U0389386

中医思维方法

方法体系卷

主　编　邢玉瑞

副主编　邢　梦　屈可伸

　　　　任秀玲　胥孜杭

科学出版社

北　京

内 容 简 介

　　《中医思维方法·方法体系卷》是作者 20 余年来在对中医思维深入研究的基础上，系统总结了现代中医思维方法的研究成果，明确了中医思维方法的相关概念，首次提出了中医思维方法体系框架，系统论述了中医思维方法的哲学基础，以及经验思维、象思维、逻辑思维、辩证思维、系统思维、直觉与灵感等思维方式，比较与分类、分析与综合、求异与求同、正向与逆向、隐喻思维、溯因思维、顺势思维等思维方法，并全面阐述了中医临床全过程的思维方法问题。

　　本书可作为高等中医院校中医思维方法的教学参考用书，也适用于广大中医临床、科研工作者以及爱好中医的学者。

图书在版编目（CIP）数据

中医思维方法. 方法体系卷 / 邢玉瑞主编. —北京：科学出版社，2023.10
ISBN 978-7-03-076624-3

Ⅰ. ①中…　Ⅱ. ①邢…　Ⅲ. ①中医学–思维方法　Ⅳ. ①R2-05

中国国家版本馆 CIP 数据核字（2023）第 188202 号

责任编辑：鲍　燕 / 责任校对：刘　芳
责任印制：徐晓晨 / 封面设计：黄华斌

科 学 出 版 社 出版
北京东黄城根北街 16 号
邮政编码：100717
http://www.sciencep.com

河北鑫玉鸿程印刷有限公司　印刷
科学出版社发行　各地新华书店经销

＊

2023 年 10 月第　一　版　　开本：787×1092　1/16
2023 年 10 月第一次印刷　　印张：36 1/2
字数：890 000
定价：198.00 元
（如有印装质量问题，我社负责调换）

前　言

十余年前，因为学校创办中医实验教学班的需要，我编写了《中医思维方法》一书，美其名曰"创新教材"，但从内容的体量与深度而言，只能算是学生学习的参考资料了。岁月如梭，转瞬12年已经过去了。而近十余年来，中医思维方法的研究得到了中医界的广泛关注，获得了国家重大基础专项、国家社科基金重大项目等支持，取得了不少成果。反观十余年前的《中医思维方法》，无疑有诸多欠缺，亟待加以修订。本次修订对全书进行了系统的修改，删去了第五章中医思维能力培养与创新、第三章的经学思维、决策思维两节、第四章的循证医学思维模式。增补的内容主要有第一章的中医思维方法体系框架、中医思维方法的哲学基础，第三章的比较与分类、正向思维、隐喻思维，第四章的中医临床诊疗模式一节等。有些保留的章节也做了较大幅度的修订。需要说明的是，第二章的辩证思维一节原由我的好友任秀玲教授撰写，求异思维与求同思维由乔文彪教授撰写，这次也做了较大的改动。

古人言：授人以鱼，不如授人以渔。哈佛大学的名言：成功和失败者的差异，不是知识，也不是经验，而在于思维。由此可见思维方法之重要性。中医思维方法作为中医理论体系与临床活动的内在核心，对中医理论体系的建构、演变以及中医临床诊疗活动都具有深刻的影响，也是中医学区别于西医学的内在原因。近十余年来，中医思维方法的研究得到广泛关注与长足进步，但由于思维问题的复杂性、涉猎学科的多样性等主客观因素，中医思维方法的研究仍然存在着许多不尽如人意的方面，值得引起同道的高度重视。

1. 明晰相关基本概念

任何学科都是由特定的概念群所建构的，中医思维方法也不例外。由于思维本身的复杂性，对思维科学的研究相对较晚，涉及的学科众多，中医学界该方面的知识储备不够，导致在中医思维方法的研究中，常常出现概念不清、使用不规范或错误、生造概念等问题。因此有必要强化思维科学、逻辑学、认知科学、心理学、中国古代哲学、系统科学等相关学科知识的学习，搞清相关基本概念的内涵与外延，使中医思维方法的研究建立在科学、规范的基础之上。

首先，以中医思维方法研究中最核心的概念——思维为例。思维在日常生活中也称之为"思考"或"想"，但要从学术的角度加以定义却非易事。目前大约有三种较有代表性的观点：一是从间接反映论的思维观定义思维。如《逻辑学大辞典》定义为："人脑对现实世界能动的、概括的、间接的反映过程。包括逻辑思维与形象思维，通常指逻辑思维。"《心理学大辞典》定义为："认知活动的一种。人脑借助言语、表象或动作实现的、对客观现实的概括和间接的反映。反映的是事物的本质特征和事物之间的内在联系。"这种思维定义不足以概括思维的全部客观现实，将动作思维、创造思维等排除在外。二是从解决问题的思维观定义思维。如陈新夏等①将思维界定为人脑接受、加工、存储和输出信息以指导人的行为的整个活动和过程。美国学者认为"思维是通过判断、抽象、推理、想象和问题解决这些心理特征之间复杂的相互作用，来实现信息转换，从而形成新的心理表征的过程"②。这种思维定义运用信息论、控制论和电子计算机模拟研究人的认知活动，试图用信息的输入、存储、检索、加工、输出等概念，统一说明感性到理性的全部认识过程。这种基于"计算-表征主义"的思维定义，又受到了以具身性观念为代表的"4E"运动——具身认知、嵌入认知、延展认知和生成认知的挑战，后者强调阐释认知的基本单元是大脑-身体-环境的动态耦合体。三是从建构操作论的思维观定义思维。如苏富忠③认为思维是主体以其机体结构，特别是以其中的心理结构为依据，在整体整合和心理相对独立的整合作用下，在其他心理过程的参与下，在自体内外矛盾的推动下，遵循特定的逻辑规律，运用多种思维方法，操作特定的心理工具、肢体或外物，拓通特定的思路，主动建构一定新成果的操作过程。上述三类定义各有优缺点，但从中可以归纳出思维的特点为概括性、间接性、问题性、能动性、层次性，思维的功能不限于认知，还应该包括实践、创新，是知行的统一。故唐孝成等④指出：从广义上讲，思维就是人和动物能动地、连续性地获取各种环境信息，由特定的组织（大脑）或组织体系（神经回路）对获得的环境信息进行解码，产生应对环境变化的方案和行为。当然思维必须借助语言和语言认知来表达，又受个体以往经验、社会文化背景的制约，与学习和记忆、存储和恢复等脑的高级功能密切相关。明确思维的概念，有助于我们正确把握中医思维方法，如思维的认知活动，与中医理论的建构有关，思维提供关于客观现实的本质的特性、联系和关系的知识，故思维方法与理论知识不能划等号，那种将象数思维与气一元论、形神合一混同为中医原创思维的提法就值得商榷。而由思维"产生应对环境变化的方案和行为"，则与中医临床诊疗实践相关，但思维方法属于较高层次的、临床各科共性的方法，不能等同于临床诊疗路径、指南之类。

其次，在对中医思维方法的研究中，常见对概念的内涵、外延等基本知识运用的

① 陈新夏，郑维川，张保生. 思维学引论[M]. 长沙：湖南人民出版社，1986：28.
② [美]罗伯特·L. 索尔所 M. 金伯利·麦克林 奥托·H. 麦克林. 认知心理学[M]. 第7版. 上海：上海人民出版社，2008：371.
③ 苏富忠. 思维科学[M]. 哈尔滨：黑龙江人民出版社，2002：53，77-82.
④ 唐孝成，何洁，等. 思维研究[M]. 杭州：浙江大学出版社，2014：2-3.

错误。如赵文等①提出中医思维的内涵为整体观念，主要表现在人体的空间整体、天人合一和时间整体 3 个方面，其外延主要应用体现于中医各学科中，主要为中医基础理论、中医诊断学、中药学、方剂学、中医内科学。即表现出对内涵、外延的理解与应用的错误，对中医思维的界定以及文中"中医思维是中医人在从事医学活动过程中的思维现象"或"一类独特的传统思维现象"等表述自然也值得商榷。这里整体观念是中医思维的哲学基础而不是其内涵。关于中医思维，人们主要关注的是思维方法而不是思维过程，比较准确地应该表述为中医思维方法，其内涵是指以中国传统哲学观为指导思想，认识世界与人体生命活动，构建中医药理论与开展临床实践活动的手段、方式和途径。外延包括理论建构、临床实践、科学研究中所采用的基本思维方式、方法，以及运用中医药理论知识指导临床诊疗、科研活动的方法等。当然，外延也可以方法为划分的标准，如经验思维、象思维、逻辑思维、系统思维等。

另外，中医思维方法研究中常见的将表象与意象、象思维与象数思维、象思维与概念思维混为一谈，提出"还原论式"的象思维方法，自造"原生态思维""玄思维""相和性思维""理思维""唯物的自然逻辑概念"等概念，均是思维科学基本知识欠缺，概念不清的表现。

2. 掌握逻辑思维基本方法

科学理论是具有一定逻辑结构的理论体系，其内部必须在逻辑上自洽，而不能自相矛盾，同时应与公认的有关的科学理论具有一致性。也就是说要遵循同一律、矛盾律、排中律和充足理由律等逻辑基本规律以及相关规则。逻辑的自洽性即追求知识的统一性、兼容性，也是科学理论评价的重要标准之一。

概念不清自然会导致逻辑的混乱，在对思维方法以及相关理论的论述中亦多有反映。如吴寒斌等②对现代化、国际化背景下中医思维特色的研究认为，中医哲学思维特色突出地表现为以下 10 个方面：①整体观念；②人本观念；③重"气一元论"和阴阳五行；④恒动变易的系统观；⑤司外揣内、取象比类的方法论；⑥重用轻体的功能观；⑦辨证论治的治疗观；⑧知常达变的统一论；⑨养胜于治的预防观；⑩以平为期的平衡观。这里一方面将中医思维等同于中医哲学思维，另一方面所总结的中医哲学思维特点的 10 个方面，将哲学观、理论知识、诊疗方法与思维方法混为一谈，逻辑层次不清。再如赵文等③认为辨证的外延体现在以探求主要矛盾为目的的八纲辨证、病机辨证、气血津液辨证、病因辨证，以空间为主要视角的脏腑辨证、经络辨证，以时间为主要视角的六经辨证、卫气营血辨证、三焦辨证，以及以微观辨证、态靶辨证、证素辨证、

① 赵文，林雪娟，闵莉，等. 中医思维的内涵与外延[J]. 中华中医药杂志，2020，35（1）：46-49.
② 吴寒斌，高虹. 现代化国际化背景下中医思维特色刍议[J]. 中华中医药杂志，2018，33（1）：30-32.
③ 赵文，林雪娟，周常恩，等. 中医辨证的内涵与外延[J]. 中国中医基础医学杂志，2021，27（11）：1689-1693.

数字化辨证等为代表的新一代中医辨证应用。这里不仅"辨证"外延的提法错误，而且以主要矛盾、空间、时间、新方法划分辨证方法，明显犯了"多标准划分""子项不当并列"的逻辑错误，自然相关的分类也不尽合理。赵文①提炼《伤寒论》的中医诊疗思维，分为汤方辨证思维、平脉辨证思维、症状辨证思维、动态辨证思维以及状态辨识思维，则违反了子项的外延必须为不相容关系的划分原则，犯了"子项相容"的逻辑错误。如状态辨识是否包括症状、脉象。另外，平脉辨证一词出于《伤寒杂病论》张仲景原序，其本义为脉、症合参，误解为依靠脉象辨证而单列，是否还应该有辨舌或舌诊思维？陈谦峰等②对中医诊法原理的阐发，认为因发知受还包含了认识发病，辨识状态，又体现了司外揣内的诊断原理。这种过度诠释，混淆了审证求因与辨证的区别，同时司外揣内与因发知受相互包含，同作为诊法原理，则又犯了划分时"子项相容"的逻辑错误。夏淑洁等③认为"因发知受"的内涵主要包括司外揣内和审证求因，其运用离不开整体观念、辨证思维、恒动思维等中医思维的指导。这里一方面将因发知受视为一种方法过度诠释，与陈谦峰等犯了同样的逻辑错误；另一方面，又认为中医状态辨识以"因发知受"为原理，则原理之上又出现了原理；三是因发知受等本为中医诊断辨证的思维方法，那么又如何受辨证思维的指导？辨证思维与因发知受到底是指导与被指导的关系？还是一种包含关系？

3. 全方位开展思维方法研究

近十余年来，在对中医思维方法的研究中，象思维的研究可谓一枝独秀，并将其视为中医原创思维，在国家项目层面加以研究，夸大了象思维在中医学中的价值，很容易对其他学者造成误导，将中医思维方法的研究局限于象数思维或意象思维的范围，其他思维方式、方法的研究则寥寥无几。如武峻艳等④认为从解剖直观下的脑结构，到仿象臆测中的脑功能，再到意象思维下的脑特性，司外揣内的象思维方法始终是认识脑之生理特性的重要指导。其论证过程中无疑夸大了象思维的作用，如引《医林改错·脑髓说》（1830年）"灵机记性在脑者，因饮食生气血，长肌肉，精汁之清者，化而为髓，由脊骨上行入脑，名曰脑髓……所以小儿无记性者，脑髓未满；高年无记性者，脑髓渐空"一段文字，认为此乃古人所论解剖直观之脑结构。而汪昂《本草备要》（1694年）"人之记性皆在脑中。小儿善忘者，脑未满也；老人健忘者，脑渐空也。凡人外见一物，必有一形留于脑中"，几乎相同的文字，则成了仿象臆测之脑功能的证据，也显示了其逻辑论证的混乱。现代医家张觉人、张学文等有关脑为神明之府的认识，恐怕更难说是象思维的结果。王永炎院士提出中风病"毒损脑络"的病机，吴以岭院士构

① 赵文. 基于中医状态辨识的《伤寒论》诊疗思维与逻辑及智能诊疗模型研究[D]. 福州：福建中医药大学，2021.
② 陈谦峰，李灿东. "因发知受"是中医诊断思维的体现[J]. 中医杂志，2020，61（11）：1004-1006.
③ 夏淑洁，李书楠，林雪娟，等. 从"因发知受"到中医状态辨识[J]. 中华中医药杂志，2020，35（1）：27-31.
④ 武峻艳，王杰. 象思维下脑的生理与病理探析[J]. 中华中医药杂志，2018，33（7）：2856-2859.

建了络病理论体系，都是在临床经验的基础上，结合现代医学对相关微观机制的认识而提出的，也难以说都是象思维下脑的病理探析。方克立[①]曾质疑钱学森提出的"唯象中医学"概念，这个"唯"字是不是用得太绝对了？把中医看作是完全从现象概括、总结出来的理论，从思维方式来说就是经验思维、唯象思维，而看不到察类、求故、明理的逻辑思维在中医理论形成和发展过程中的作用。并明确指出中医思维是感性经验思维、理性逻辑思维和悟性直觉思维多种形式互相交织、互相补充的一个复杂系统。因此，在明晰中医思维方法体系的基础上，应开展全面、系统的研究，而不是偏重于一隅。

4. 多学科开展思维方法研究

思维作为人类区别于其他动物的本质特点之一，自古以来，就是人类生存和发展最为关注的问题之一，现已成为哲学、逻辑学、心理学、认知科学、脑或神经科学、语言学、信息学，乃至人工智能等众多学科共同感兴趣的问题。近年来中医思维方法的研究，也借鉴了相关学科的知识与方法，并取得了一定的成果，特别是模型化推理、隐喻思维方面的研究成果甚为丰硕，以《中医模型化推理研究》《中医隐喻研究》《〈黄帝内经素问〉隐喻研究》的出版为标志。另外，桂欣然等[②]运用具身认知理论阐释中药知识概念域的形成及发展，以社会文化认知方法研究中药五味文化的知识系连方式，深度挖掘中药五味文化知识域的建构机制。吴彤等[③]首次提出了一个基于认知神经科学的五行推理研究工作假说：五行推理分为同行归类推理和五行生克推理，其本质是"推类"，其认知过程是"个别–普遍–特殊"，包含复杂的分类机制和类比机制。应用事件相关电位和功能性磁共振成像技术，测试大脑进行各类五行推理任务时产生的神经生理活动，揭示其时空变化，将五行推理的大脑神经生理活动转变为可视化存在，藉此揭示五行推理所蕴含的中医特异性思维机制。刘玉良[④]提出现象学与中医思维结合研究，将现象学和先秦哲学相交融，运用对比分析的方法从中提炼总结出与中医思维方式相关联、相启发的素材，更为客观、深刻地探究中医学思维方式的起源、特点、优缺点，深化与完善中医思维方式理论的研究。

虽然中医思维研究已经涉猎其他学科，但相对而言，中医思维的多学科研究薄弱，由此进一步造成中医思维研究的创新性不足，难以取得重大成果。因此，中医思维的研究，亟待不同学科专家的参与，或中医学人自觉地应用多学科的知识与方法来研究。

除上述所论外，中医思维方法研究还存在着象思维的泛化、研究结果的玄虚化倾

---

① 方克立. 要重视研究钱学森的中医哲学思想[J]. 中国哲学史，2018（1）：42-44.
② 桂欣然，申俊龙，魏鲁霞. 具身认知视域下传统中药五味文化认知理论建构探析[J]. 中华中医药杂志，2021，36（7）：3887-3889.
③ 吴彤，黄慧雯，贾春华. 基于认知神经科学的五行推理研究及工作假说——中医思维研究的新动态[J]. 中华中医药杂志，2021，36（10）：5787-5791.
④ 刘玉良. 现象学与中医学思维方式结合研究的概况与思考[J]. 医学与哲学，2021，42（3）：17-20.

向，脱离中医临床实际，也无助于对中医认知方式的真正把握。针对上述存在问题，中医思维方法的研究应该补上逻辑学基础知识这一课，夯实研究的基础；从经验思维、逻辑思维、系统思维、直觉与灵感等多方位开展研究；积极追寻哲学、逻辑学、心理学、认知科学、脑或神经科学、语言学、信息学等学科研究的前沿与热点，开阔视野与思路，借鉴其他学科的知识与方法；加强顶层设计，开展团队协作，不断提升研究水平。

本次修订，进一步完善了中医思维方法体系，展现了现代中医思维方法的研究成果，加之中医思维方法涉及多学科的知识，因此，全书的体量相对较大，也具有一定的深度。为解决此问题，特编著《中医思维方法·趣味应用卷》，读者可相互参阅。

虽然我们已竭尽全力，但由于中医思维方法研究的多学科性及其本身的难度，仍然可能有不尽如人意之处，诚请各位读者批评指正，以便再版时修订，更重要的是通过学术讨论与争鸣，以进一步促进中医思维方法的研究。最后，对参与上一版编写的任秀玲、乔文彪教授以及科学出版社的曹丽英、鲍燕两位女士所付出的心血，表示衷心感谢。

邢玉瑞

2022 年 5 月 15 日

目　　录

人类面对着同样的人体，为着防治疾病与维护人类健康的共同目的，为什么会形成中医学与西医学两个差异巨大的医学体系？究其原因，关键在于方法论的差异。

　　中国传统科学在近现代科学的冲击下，相继被淘汰了。唯有中医学不但把一个完整的理论体系保留到今天，而且还处处爆发出夺目的光彩。这是科学史上的一个奇迹，也值得从方法论上加以研究。

　　针对现代中医药院校教育学生中医临床能力弱化的问题，一些老专家认为关键是学生不懂得中医思维，因此，提出加强中医思维方法研究与学生思维能力的培养，甚或提出了中医原创思维的概念。

　　现代中医学术的发展面临着诸多困难，破解发展的困境，必须搞清楚"我是谁，我从哪里来，我将走向何方"的基本问题，而这也有赖于中医思维方法的研究与揭示。

　　那么，相对于西医学，中医学的思维方法有何不同？有没有自己原创的思维方法？中医学基本的思维方法体系如何？这些有关中医学术发展的重大问题，都亟待我们去探索。

1 思维方法概论

"阴阳应象大论"是《素问》重要的篇章之一，为大多数学习中医者所熟知。如果只是熟知此篇名，仅仅是一种记忆而已，并未进入思维环节。那么，对于此篇名，你有何想法？可以提出哪些问题呢？

这里我们可以尝试提出如下问题：阴阳指什么？此范畴是如何形成的？有什么特点？"象"指什么？阴阳为什么要应象？为什么能够应象？阴阳应象的方法论意义是什么？有什么局限性？由此可见，思维之重要价值所在。

一般说来，科学理论的建构都要借助于观察、实验、测量、调查、数学、逻辑、科学抽象、创造思维、建立假说和理论等科学研究方法体系。科学哲学认为，方法是学科体系中最深层、最本质的内容，它决定着学科的众多特点。中医学之所以能成为一种独特的医学体系，在很大程度上取决于它的科学研究方法体系，包括认识人体生命活动规律和疾病的方法，加工经验材料的方法，建立科学理论和检验科学理论的方法，叙述科学结果的方法等。其中，作为中华传统文化"基因"的思维方式与方法，无疑起着决定性的作用，它不仅为中医理论奠定了方法学基础,而且成功地为中医临床实践提供方法论的指导，同时也决定了中医学未来发展方向的基调。

1.1 思 维 概 述

思维作为人类区别于其他动物的本质特点之一,被恩格斯誉为"地球上最美丽的花朵"。自古以来,思维也是人类生存和发展最为关注的问题之一,在理论探索上,它已成为哲学、逻辑学、心理学、认知科学、脑或神经科学、语言学、信息学,乃至人工智能等众多学科共同感兴趣的问题;在应用活动中,思维问题可以说渗透到实际生活领域的各个方面。思维作为人类的基本活动之一,自然也贯穿于中医学的理论建构和临床实践的全过程,并由于思维对象的原因而表现出一定的特点。

一、思维的概念与特征

诺贝尔奖获得者杰勒德·埃德尔曼(Gerald Edelman)说:"当你有一个想法的时候,你头脑中发生了什么呢……答案必定仍然是:我们的确不知道。"

加里·R·卡比,杰弗里·R·古德帕斯特《思维——批判性和创造性思维的跨学科研究》

(一)思维的概念

思维在日常生活中也称之为"思考"或"想",尽管我们每个人每天都在思维,但很少有人认真地思考一下"思维"的定义和特点。思维是什么?迄今为止没有任何一个定义可以准确地描述出这一"地球上最美丽的花朵"。怎样准确界定思维?实际上是一个十分复杂的难题。

大脑是人体思维的器官,它由约 860 亿个神经细胞以及千亿计的胶质细胞组成。每一个神经元通常拥有几百个以至几千个突触联结,人脑的全部突触数约有 10^{15} 个之多。相对于人类对于宇宙基本规律、原子以及我们身体其他器官的认识,大脑仍然是一个奥秘之所。人类对思维本体的探求,经历了哲学对思维的各种本体论思辨与猜想之后,进入了近代科学的观察实验范式,但至今仍然难以回答大脑怎么能够创造出一个既没有质量又不占空间的私人精神世界等问题。

我国学者大多从哲学认识论的角度出发,以间接反映论的观点来界定思维概念,如《逻辑学大辞典》将思维定义为"人脑对现实世界能动的、概括的、间接的反映过程。包括逻辑思维与形象思维,通常指逻辑思维。"[①]《心理学大辞典》定义为:"认知活动的一种。人脑借助言语、表象或动作实现的、对客观现实的概括和间接的反映。反映的是事物的本质

---

① 彭漪涟,罗钦荣. 逻辑学大辞典[M]. 上海:上海辞书出版社,2004:290.

特征和事物之间的内在联系。"①从思维的定义来看，思维包含思维主体、思维客体与思维工具三个要素，共同点是肯定了思维是对客体的间接概括的反映这一基本思想。

间接反映论的思维观体现了反映论的心理观，所概括到的经验事实，主要是运用符号语言的逻辑思维，而动作思维、形象思维、经验思维、直觉思维等则被排除在外，以这种定义去概括或反映思维的动态发展，也就难免胶柱鼓瑟。况且"思考是与感觉传导方向相反的一种心理作用。当感觉由接受客体（或介质）刺激的神经末梢作向心传递的时候，思考也就同时由大脑中枢指向客体。所以将思维简单地比拟为一种'反映'，是容易引起误解的。因为'反映'纯粹是客体到主体的作用，主体似乎是一面消极被动的镜子。而实际上思维是在由客到主的'刺激–反应'过程基础上产生的反过来由主到客的心理活动，是一种由主体发动的力求如实地描绘客体、表征客体和改变客体的心理指向活动"②。

随着对认知科学以及思维科学研究的深入，人们对思维概念的认识也不断地深化。现代学者从解决问题的思维观出发，运用信息论、控制论和电子计算机模拟研究人的认知活动，试图用信息的输入、编码、转换、存储、检索、输出等概念，统一说明感性到理性的全部认识过程。基于信息加工的理论，将思维界定为人脑接受、加工、存储和输出信息以指导人的行为的整个活动和过程；或者说思维是符号的操作和假设的运用，是人脑对输入信息的加工和处理。从广义上讲，思维就是人能动地、连续地获取各种环境信息，由特定的组织（大脑）或组织体系（神经回路）对获得的环境信息进行解码，产生应对环境变化的方案和行为。思维的认知加工方式包括分析、综合、比较、抽象、概括、判断、推理、具体化和系统化等基本过程，并通过联想和逻辑过程来实现③。

以往对思维的研究，大多不涉及情感，甚或认为在某种程度上，思维和情感相互对立。而在当代认知科学看来，思维作为一种复杂的认知活动，不仅包括推理、决策和问题解决等理性过程，还应把人在认知过程中与思维相关的情感因素包含在内。加里·R·卡比等④所著《思维——批判性和创造性思维的跨学科研究》专门讨论了情感与思维的关系，提出"情感是人们思维背后的一种力量"。周振华⑤认为思维的生理心理基础是记忆，情感是动力和评价修正因素，语言则是内外表征的主要形式。从认知哲学的角度，将思维划分为隐喻思维、情感思维、机器思维，分别代表"模拟维度""动力维度"和"表征维度"的记忆、情感和语言三者之间的互动，构成了通常意义上的"认知"活动。在思维过程中作为动力的情感是人意识的起点，承担着快速做出判断的任务，并且构成了主体的主要性格与人格魅力。以隐喻作为主要表征形式的语言则是认知语境的主要构成因素，使得抽象的情感获得了具体表象，同时也是科学发现与创造的源泉。记忆不仅承担了语言与情感的双向存储任务，同时也是人工智能进行思维模拟的主要功能所在，正是对大脑记忆的功能性模拟才使得机器思维成为可能，而人工智能的快速发展也为我们反观自身思维结构提供了很好的参照与借鉴。现代认知科学研究方式，从基于计算表征范式转向"4E+S"认知理论模型，

① 林崇德，杨治良，黄希庭. 心理学大辞典[M]. 上海：上海教育出版社，2003：1184.
② 陈新夏，郑维川，张保生. 思维学引论[M]. 长沙：湖南人民出版社，1986：19-20.
③ 唐孝威，何洁，等. 思维研究[M]. 杭州：浙江大学出版社，2014：3-4.
④ 加里·R·卡比，杰弗里·R·古德帕斯特. 思维——批判性和创造性思维的跨学科研究[M]. 韩广忠译. 4版. 北京：中国人民大学出版社，2013：118-129.
⑤ 周振华. 思维的认知哲学研究[M]. 北京：科学出版社，2018：88-90.

即体化认知、嵌入认知、生成认知、延展认知和情境认知，有学者称为"超脑认知论"，认为心灵是一个可分布、跨越于大脑、身体、环境的复杂系统[①]。由上可见，思维是一种指向问题解决，反映与建构、理性与情感、认识与实践、主观与客观、主体与客体辩证统一的一系列心理活动。

（二）思维的特征

思维作为人类大脑之内的主体性精神活动，与外在的客观事物或人的肉体活动相比较具有许多不同之处，可概括为以下几个主要方面。

1. 能动性

思维直接发源于主体，在与客观对象作用的过程中，它一直处于主动的地位。一是思维能够主动地、有选择地认识世界，客观、准确地反映事物的内在本质和固有规律，形成知识体系。二是思维可以通过实践把对世界的认识变为对世界的改造，把思想化为行动，使世界符合人的目的，甚至创造出自然界所没有的东西，基于对客观规律和本质的把握物化出人工自然系统，使世界打上人类意志的印记。比如，人类不仅认识了物体离开地球所需的宇宙速度，还制造了人造地球卫星和宇宙飞船；人类不仅认识了遗传的奥秘，揭示了大自然潜藏的遗传密码，而且还采用遗传工程这一方法制造了人工生物。

此外，思维的能动性还表现于思维对人的大脑和自身机体功能的调节上，经常思维的大脑，有较高的潜能，不容易衰老，解剖后发现突触较多，神经元比较丰富；而较少使用的人脑突触较少，神经元比较单薄。临床上的想象疗法，实际上就是发挥思维的能动作用，调节身体的抗病机制，从而增强了身体的抗病能力。

2. 概括性

思维的概括性指在大量感性材料基础上，抽取一类事物共同的本质的特征及规律，加以概括。思维的概括性主要体现在两个方面：一是思维反映事物的本质属性或一类事物的共同特征。如世界上有 150 多万种生物，形态各异，但"新陈代谢"是它们共同的、本质的属性。由于概括，人能举一反三地把一种场合获得的认识推广到其他同类场合中去。二是思维反映事物之间的关系与规律。如由于眩晕、肢体颤动或抽搐、游走性疼痛或瘙痒，甚或某些脏器的运动亢进和风邪致病之间有规律性的联系，可以得出"风胜则动"的概括。概括使人的认识摆脱了具体实物的局限，超越了具体时间、空间的制约，扩大了认识范围，加深了对规律的理解。因此，概括水平在一定程度上代表了思维水平。

在临床思维过程中，医生对临床症象的概括表现出不同的水平，既有感性的概括，也有理性的概括。概括的水平，无论从医生作为思维个体来讲，还是整体来讲，都是随着临床经验的不断积累与丰富，临床理论知识的增加，由低级逐步向高级发展起来的。概括的水平越高，医生的思维就越深入地反映生命的本质特征和内在联系，透过现象看到本质，达到正确的诊断和临床治疗。

---

① 李建会，于小晶，夏永红. 超脑认知论：心灵的新哲学（代序言）[M]. 北京：中国社会科学出版社，2018：3.

3. 间接性

思维的间接性是指人借助于已有的知识与经验或一定媒介来认识事物。首先，思维凭借着知识与经验，能对没有直接作用于感觉器官的客观事物加以反映。例如，医生虽然不能直接看到六淫邪气对人体的侵袭，但是医生根据中医学知识和临床经验，通过望、闻、问、切四诊检查，就能确定其病因、病情和做出治疗方案。其次，思维凭借着知识与经验，能使人的认识能力突破时空的限制，既可以了解遥远的过去，也可以预见未来。例如，考古学家根据原始部落的遗址遗迹发掘出来的遗物、化石等，推知原始人的生产、生活情况；气象学家根据已有的气象资料，以推知今后的天气变化。再次，思维的间接性可使人们超越感官的局限去认识事物，揭示事物的本质和规律。例如，虽然人听不到超声波和次声波，但通过一定的仪器可以认识它们。另外，思维的间接性也指思维必须依靠感性认识为它提供加工材料，它不能直接加工客观事物，客观事物也不能直接进入大脑，进入大脑的只是感性认识所获得的关于客观事物的信息，思维加工的只是这样的信息。

4. 问题性

思维总是指向于解决某个任务，产生于对问题探索的需要，具有一定的目的性。当人们在实践活动中，接触到某种新的、不太理解的事物时，就必须去认识、揭示和理解它，以便完成任务，解决问题。所以，思维过程主要是体现在解决问题的过程中，在因果关系上，它受人认识未知事物的需要所制约。只有具有解决任务的倾向，才能赋予思维以问题和探索的性质，这也是思维过程的一个很重要的特征。如果一个人对别人问他的东西都很熟悉，就用不着思维，只要运用他保持在记忆中的知识就可以了。所以，思维总是在有问题的情景中发生的，在这种情况下，仅靠从记忆中提取信息已不能解决所面临的问题，就需要对头脑中已有的经验进行更新和改组，以找出能够解决问题的方法。这种改组的结果往往是新思想、新理论的产生或新产品的出现。因此，也有学者认为思维对经验的改组是其特征之一[①]。

二、思维方式与方法

> 在探索的认识中，方法也就是工具，是主观方面的某个手段，主观方面通过这个手段和客体发生关系。
>
> 黑格尔《逻辑学》

思维方式与思维方法作为思维活动的模式、工具，人们在日常活动中对其区别大多不加深究，甚或混同对待。因此，有必要对二者各自的涵义、区别及其关系予以简单讨论。

---

① 张淑华，朱启文，杜庆东，等. 认知科学基础[M]. 北京：科学出版社，2007：80.

（一）思维方式

1. 思维方式的含义

思维方式是一个被广泛使用而又歧义颇多的范畴，人们可以从不同的角度、关系规定它的内涵。概而言之，思维方式是指在人类社会发展的一定阶段上，思维主体在先前的实践和认识基础上，按照自身特定的知识、观念、语言、情感与意志、个性倾向等，运用思维工具去接受、反映、理解、加工客体对象或客体信息的思维活动的样式或模式，本质上反映思维主体、思维客体、思维工具三者关系的一种稳定的、定型化的思维结构，也是形成文化心理深层结构的"硬核"，属于文化现象背后的，对人类文化行为起支配作用的稳定因素。

从人类的理性认识活动及其方式的角度来考察思维方式，它是由思维主体、思维客体、思维工具及手段等几个相互依存的部分组成的整体动态过程。其中思维主体是指处在一定社会历史发展阶段上和现实关系中进行思维活动的人，它是思维活动的物质承担者，依赖于大脑机制，通过实践活动方式的不断内化和积累而表现为一种特定的认知结构和价值结构。思维客体也就是思维对象，它包括人们从自然和社会中获取的一切感性材料。思维工具是思维活动的中介系统，是连结思维主体和思维客体的桥梁，人们在头脑中运用的概念、判断、推理和方法，以及思维运算过程中所使用的物化仪器等，都属于思维的工具和手段。思维主体运用思维工具观念性地理解、把握以及评价思维对象的过程，同时也就是它依据某种特定的形式把思维要素进行联结的过程，从而构成了思维要素之间特定的关系，表现为某种特定的思维结构，形成特定的思维模式，即所谓思维方式。

从现代系统科学的观点来看，人们按一定方式所进行的思维活动，实质上就是思维主体对感性材料、外界信息进行加工、处理和控制的动态过程。在此过程中，思维主体是思维的转换系统，感性材料是输入的信息，思维主体用各种思维工具，运用思维的框架、结构和方法，对输入的感性材料进行加工改造，从而创造出社会性的精神或观念产品。由此可见，从人类理性认识活动看，思维方式本质上是一个理性的认识或反映方式，是一个信息的加工、处理的转换过程或方式。在思维活动中，思维主体形成某种固定的转换程序、运行方向，以及固定的思维结构和逻辑的格；而所有这些当为人们所普遍接受、采用，成为人们普遍遵循的转换方式时，就形成了特定时代的思维方式。所以，思维方式就是某种被人们普遍接受的对信息的反映、加工和改造的思维转换方式。某种思维方式可以看作是思维加工中的流水线，类似计算机中的"模块结构"和"流程结构"。在某种思维方式中，一方面，外来的信息或感性材料被定型化、社会化的思维流程所分解，并按照一定的思维方向和路线流动起来；另一方面，感性材料又被社会化了的思维的格、方法和规范等工具手段所改造、变形，最后形成人们所需要、所期望的观念产品。某种思维方式一旦形成，就具有相当的广泛性、普遍性和典型性，并且为该时代的多数人所采用。因此，也可以说思维方式是一个民族或一个区域的人们在长期的历史发展过程中所形成的、长久稳定而又普遍起作用的一种思维定势或思维惯性，是一种被定型化的思维活动样式、结构和过程。

2. 思维方式的发展

恩格斯在《自然辩证法》中指出："每一时代的理论思维，从而我们时代的理论思维，都是一种历史的产物，在不同的时代有不同的形式，并因而具有非常不同的内容。"思维方式的发展，归根到底是社会实践的产物，是生产发展、科学发展在人们的思维结构和观念上的反映。从人类历史上看，思维方式经历过多次巨大的进步，不断地由幼稚走向成熟，由感性走向理性，由神秘走向科学。

（1）古代朴素唯物辩证的思维方式 在公元 5 世纪之前的一个很长的历史时期，自然科学只限于天文学、数学和力学，当时还没有精密的科学实验，更谈不上独立的自然科学，自然科学是同哲学结合在一起，古代的哲学家往往同时又是自然科学家。

古代朴素唯物辩证的思维方式，最突出的是两个方面：一是认为世界或者是构成世界的本原都处于运动变化和发展之中。古希腊哲学家赫拉克利特曾指出，世界是永不熄灭的火，他还指出，人不能两次走进同一条河流，因为万物都在不停地运动着。二是看到自然界矛盾的两个方面，并把对立面的统一和斗争看作事物发展的动力。如阴阳学说把复杂纷纭的事物概括为阴和阳这一对基本范畴，以阴阳的对待统一来说明自然界发展的内在原因。五行学说认为五个物质元素及其所代表的事物属性是可以相互转化的，不是固定不变的。古代朴素唯物辩证的思维方式从总体上看是正确的，它看到了世界的总画面。但是，限于当时人类的实践和认识水平，这种自然哲学还没有进步到对自然界进行解剖和分析的地步，自然现象的总联系还没有在细节方面得到证明，它还没有取得也不可能取得足够的科学基础。这就使这种思维方式不能不带有浓厚的直观、思辨和猜测的性质，没有对现象以及现象规律做仔细研究，而急于跳到普遍性的原理高度。如培根①对亚里士多德思想的评价说："他是先行达到他的结论的：他并不是照他所应做的那样，为要构建他的论断和原理而先就商于经验；而是首先依照自己的意愿规定了问题，然后再诉诸经验，却又把经验弯折得合于他的同意票，像牵一个俘虏那样牵着它游行。"

（2）形而上学的思维方式 即孤立、静止、片面地认识事物的方式。随着近代自然科学的独立和发展，人们开始对自然进行分门别类的研究，科学家们给自己划定了研究的范围，这就容易使他们"把自然界的事物和过程孤立起来，撇开广泛的总的联系去进行考察，因此就不是把它们看作运动的东西，而是看作静止的东西；不是看作本质上变化着的东西，而是看作永恒不变的东西；不是看作活的东西，而是看作死的东西"②。另一方面，这个时期科学发展的水平还不高，人们所获得的材料还不足以说明各种自然现象之间的联系和发展，所以不能把世界理解为一种过程。当时只有力学得到了较高的发展，所以往往用力学观点去解释自然现象，"用位置移动来说明一切变化，用量的差异来说明一切质的差异"③。这样就形成了自然科学研究中长达几个世纪所特有的形而上学的思维方式。

形而上学思维方式的产生，在当时是认识史上的一个进步。一般来讲，要想深入地研究各种自然现象的规律性，就必须对自然界的各种现象分门别类地搜集材料，并对这些材

---

① 培根. 新工具[M]. 北京：商务印书馆，2011：39.
② 恩格斯. 反杜林论[M]. 北京：人民出版社，1970：18-19.
③ 恩格斯. 自然辩证法[M]. 北京：人民出版社，1971：231.

料加以整理和分析，而不能像古代学者那样简单地依靠笼统的直观。要科学地描绘自然界的总图景，就首先要弄清楚构成这幅总图景的各个细节。对自然现象做分门别类的研究，正是达到这个目的的必要步骤，正是自然科学成长发展的必要条件。对于形而上学的思维方式，恩格斯给予了科学的评价。他指出："形而上学的思维方式，虽然在相当广泛、各依对象的性质而大小不同的领域中是正当的，甚至是必要的，可是它每一次都迟早要达到一个界限，一超过这个界限，它就要变成片面的、狭隘的、抽象的，并且陷入不可解脱的矛盾。因为它看到一个一个的事物，忘了它们互相间的联系；看到它们的存在，忘了它们的产生和消失；看到它们的静止，忘了它们的运动，因为它只见树木，不见森林。"①

（3）唯物辩证的思维方式　从 19 世纪 30 年代末到 70 年代，在自然科学的各个领域相继涌现出一系列新的发现——细胞学说、能量守恒与转化定律、生物进化论等决定性的重大发现以及自然科学的其他成就，越来越深刻地揭示出了自然界的辩证法。这就使得人们有可能在接连而来的发现的纷乱状态中建立起联系，从而使它们条理化，同时自然科学除了从形而上学思维复归到辩证思维，也已经没有其他出路。正是在历史发展的这种必然进程中，也是为了适应自然科学和哲学发展的需要，马克思和恩格斯科学地总结和概括了当时自然科学以及技术发展的最新成就，批判地继承了哲学史上的宝贵遗产以及人类文明史中一切有价值的成果，特别是吸取了黑格尔哲学中辩证法的合理内核，并在唯物主义的基础上对它加以革命的改造，把唯物主义和辩证法结合起来，创立了崭新的科学的思维方法。

唯物辩证的思维方式把事物看成是互相联系、互相制约、互相影响的。自然界从宏观世界的巨大星系到微观世界的基本粒子，从无机界到有机界，无不处于普遍联系之中，没有什么事物是孤立的事物，没有什么事物不受着其他事物的影响。而只要承认世界是相互联系的，就必然得出世界是永恒发展的结论，因为相互联系包含着相互作用，而相互作用必然导致事物的运动、变化和发展。现代科学证明，世界不仅存在着纵向联系，而且存在着横向联系，纵向联系和横向联系交织在一起，构成了普遍联系的整体性。世界上每个事物都和其他事物联系着，不同的东西经过大量的中介过程统一起来。任何事物都是世界发展链条上不同的环节，因而本来就是相互联系的，并在一定条件下相互转化。科学史表明，把人们通常看来似乎没有联系的事物联系起来，往往是科学上的重大发现，现代科学发展的一个重要特点，正是在两门学科的交叉处或多门学科的相关处建立起新学科。例如，把粒子性（非连续性）与波动性（连续性）结合起来确立了量子力学，把生物有机体与环境联系起来建立了生态学，等等。

（4）系统思维方式　系统科学作为新兴的学科群，是 20 世纪科学发展的产物。20 世纪 40 年代，由于理论科学和工程技术两方面同时取得巨大进展，产生了一批以系统为研究对象的新兴科学，如一般系统论、控制论、信息论、运筹学、系统工程学等等；20 世纪 60 年代后又出现了耗散结构论、突变论、超循环理论、协同学、混沌学等系统理论，从而形成了现代系统论。现代系统论的创立标志着人类的思维方式由以前的"实体中心论"进入到现代的"系统论"。

① 马克思恩格斯选集[M]. 第 3 卷. 北京：人民出版社，1995：61.

系统科学是探索系统的存在方式和运动变化规律的学问，是对系统本质的正确反映和真理性认识，是一个知识体系。系统科学的理论和方法，本身就是认识世界和改造世界的手段，系统科学的发展催生了系统思维方式的诞生。这种思维方式从系统科学思想的基本观点出发，把研究对象作为系统来看待，着重从要素、系统、环境之间的相互作用和结构与功能之间的相互联系综合地研究和精确地考察对象，以揭示其规律，达到最佳处理问题的目的。它以实体思维方式为基础，但不是把研究对象当成一个质点来思维，而是作为一个整体来考察。系统思维方式实现了整体与部分的辩证统一，分析与综合、定性研究与定量研究的有机结合，被认为是现代科学发展的主要特征之一。

（二）思维方法

1. 思维方法的含义

方法是人们为了达到一定目的（认识、变革或创造客体）所选取的手段、途径或活动方式。思维方法是指人的智力活动方法，是人脑借助信息符号，对感性认识材料进行加工处理的方式、途径。或者说，是人们通过思维活动为了达到一定思维目的的途径、手段或办法。思维方法的种类繁多，常用的如比较与分类、分析与综合、抽象与概括、归纳、演绎、类比、隐喻、联想、想象、发散、收敛、反向思维等。

2. 思维方法与思维视角

每一个思维方法都有其特定的思维视角、思维空间以及思维的线路与规则。思维视角是指主体从哪方面、从哪种关系去认识世界，或者说，是主体所确立的认识世界的方面、关系。思维视角是不同思维方法区别的根据之一，如归纳法的视角是"共同性"，演绎法的视角是"包容性"，静态分析方法的视角是"共时性"，而动态分析方法的视角则是"历时性"，如此等等。视角的确定性是思维方法有效性的根据，也是其局限性的原因。随着思维水平的提高，多视角的综合成为趋势，从而使过去互相分离的方法统一起来，产生了新的思维方法，如归纳–演绎法、静态–动态分析法、抽象–具体方法、历史逻辑方法等，促使着思维方法内容的丰富和水平的提高。思维空间是指由思维视角所规定的思维视野，即某种思维方法所能"看"到的范围和层次，所能接受、理解和处理信息的容量框架。随着思维角度的不断分化和多样化，人们的思维空间也不断扩大化、网络化和层次化，不仅表现为并存性空间、继起性空间、因果性空间等，也可表现为可能性空间、理想性空间等等。在思维方法中，还包括概念在其中联结和运行的线路与规则。人们运用不同的思维方法，也就是使反映思维客体的各种概念，按照不同的线路和规则联结起来、运行起来。不同的思维方法的线路与规则尽管相区别，但它们都要受各自的思维视角的制约，在各自的思维空间中存在，并都具有稳定性或一贯性的特点。

（三）思维方式与方法的关系

1. 思维方式与思维方法的联系

思维方法作为构成思维方式的实质性因素，在思维方式中占有重要的地位和作用。首先，思维方法是思维方式的核心内容。思维方法是思维主体把握思维对象的具体手段，离开了思维方法就不能形成一定的思维方式；同时，在思维方式中，不同世界观和知识水平都要通过思维方法体现出来，思维方法的不同往往标志着思维方式的不同。如近代分门别类考察对象的典型分析方法只能形成形而上学的思维方式，现代着重对象联系和发展的辩证思维方法则构成了辩证思维方式的特征。一定时代思维方式的特征及其类型在很大程度上就体现在该时代的思维方法的有机结合上。

其次，思维方式是思维方法遵循一定的思维逻辑或规则联结成的一个整体。思维方法作为思维方式的基本构成要素，若干思维方法在总的观点制约下，通过逻辑的和非逻辑的联系而构成作为其整体的思维方式。在这种整体形式中，各种思维方法的关系呈现出秩序性和层次性。例如，归纳方法与比较方法相连，却又比后者处于更高层次；它也与抽象方法相连，但与后者相比则处于较低层次。这种秩序性和层次性就使诸思维方法形成为一个整体性结构而存在于思维方式之中。在一定意义上可以说，思维方式就是总体的思维方法，任何一种思维方式都包含不止一种思维方法，在一定范围内，这些思维方法的增减变化不会使思维方式发生质变，思维方法的丰富表现了思维方式的充实，新思维方法的出现则推动着思维方式的发展。另一方面，一种思维方法也可以看作是一种具体的思维方式。每种思维方法都有自己的思维视角、思维空间和思维线路，从而会得出与运用其他思维方法相区别的思维结果，因而也是把握世界的一个独特的、具体的认知方式。正因为思维方法与思维方式具有这样的同一性，所以前者才能成为后者的构成要素或基本内容。

第三，思维方法的丰富内容为思维方式的多样化奠定了基础。思维方法是随着人类实践活动的深入和科学认识的进步而不断丰富和完善的，至今已包含了十分丰富的内容，并形成了较为完整的思维方法体系，从而也就为思维方式的多样化奠定了基础。

第四，思维方法是形成现实的思维方式的运行机制。思维方法是思维主体认识和把握思维客体的桥梁和中介，是主观性和客观性辩证统一的结果。它不是有关客体的纯粹的知识，而是把建立在客观基础之上的思维主体的认识和实践需要结合起来，把被认识了的客观规律同思维主体的主观意向结合起来，是主体和客体、主观和客观双重因素的结合、统一。因此，没有思维方法的运用，就不能形成现实的思维方式的运行机制。而且，正是从这个意义上说，思维方式的其他主要构成要素，都需要通过思维方法才能在思维方式中发挥作用，并且才能得以体现。

最后，思维方法规范、制约着具体的思维运动，体现和规定思维方式运行的线路，并且往往是思维方式整体转换的前提。人类认识、思维史表明，旧的思维方法不断被淘汰，新的思维方法不断地创立，是认识、思维活动的规律。随着思维方法的增设，思维主体认识、思维的深度、广度不断拓展，思维能力不断增强，思维效率不断提高，从而促使原有的思维方式向另一类型转换。因此，思维方法转变是思维方式转变的基本内容之一。

2. 思维方式与思维方法的区别

由于思维方式具有相对稳定的特点，在支配人们认识事物的过程中具有自发性和习惯性等特性，这使思维方式与具体的思维方法区别开来。思维方式是思维活动中比较稳定的、基本的模式和态度。人们用某种思维方式看问题往往是不自觉的。思维方法则不同，它是人们在思维活动中为实现某种特定的目的而自觉运用的思维技巧或方法。思维方法的改进和变化，通过有关的思维技巧的教育训练比较容易达到；而思维方式的变化发展则有赖于对思维规律的深刻认识，在直接现实的基础上有赖于实践方式的发展和进步。对于思维主体个人而言，要自觉地运用和拒斥某种思维方式，必须在社会实践和思维过程中不断修养和锤炼，逐渐领会和把握思维规律及思维方式的深层本质。这是思维能力的提高过程，也是世界观的改变过程和人生境界的升华过程。

三、思维的分类

思维作为人类实践的产物，一方面受制于具体的实践对象和环境，另一方面又受制于实践主体自身的状况和素质。思维主体的实践目的、价值模式和知识背景等因素，都会赋予思维活动风格迥异的特征。加之人们对思维本质的认识不同，以不同的标准和层次对思维进行分类，因此导致对思维的分类的认识众说纷纭，莫衷一是，颇有百家争鸣之状。 思维分类问题实质上是一个与思维的定义紧密相关的问题，也是一个明确思维概念外延的复杂逻辑问题。在此我们介绍几种常用的分类方法。

（一）根据思维的凭借物或思维状态分类

1. 直观动作思维

又称实践思维。当思维的任务以直观的形式给予，解决问题的方式是实际动作时，就属于直观动作思维。其特征是与实际躯体动作密切联系着，借助于实际动作以实现问题解决。如类人猿可以用木棍拨取肢体所够不着的食物，可以将树枝加工成较为适用的"工具"。这表明，它们已经能够在一定程度上把握客体间的关系，解决本能行为所不能完成的任务，已经有了初级的思维或思维萌芽。直观动作思维属于初级的思维方式，3 岁前幼儿的思维通常属于直观动作思维，因为他们只能在动作中思考。成人有时也需要运用动作思维，但由于有过去的知识经验和语词的参与，所以水平比幼儿高得多。

2. 形象思维

对于形象思维的本质、特征、规律等的认识，学术界仍然有很大的分歧，至今仍无定论。一般说来，形象思维是以意象为基本单元，通过联想、想象等方法，形象地反映客观事物的内在本质和规律的思维活动或思维形态。所谓意象，是指一类事物共同性的形象信息抽象与概括的结果，是初步概括了事物某些本质特征的观念性形象。意象为形象思维的细胞，故也有人称形象思维为意象思维，犹如概念为抽象思维的细胞，而将抽象思维称之为概念思维。形象思维的主要方法为联想、想象与整合，主要特征为直观性、生动性与创造性。

3. 抽象思维

所谓抽象思维，就是以概念为思维的基本单元，以抽象为基本的思维方法，以语言、符号为基本表达工具的思维形态。其基本特点为概念性、抽象性、逻辑性和语言符号性。抽象思维可划分逻辑思维与辩证思维两个阶段。其中逻辑思维是指由感性具体上升到思维抽象并运用思维抽象的成果进行初步的抽象思维的过程。主要内容包括：对以表象为主的感性认识成果，采用比较与分类、分析与综合、抽象与概括等方法，进行初步加工，从某一侧面或层次抽取关于本质或规律的抽象规定，形成概念、判断；以概念为基本单元，通过一系列判断来反映客观事物的情况；运用判断进行推理，从而由已知的知识推出原来未知的新知识；运用概念、判断与推理，对某些观点、思想、方案、计划等进行讨论，建立相应的思想、理论体系，或者反驳、批判错误的思想、观点。逻辑思维的基本形式是概念、判断和推理；基本规律即同一律、矛盾律与排中律，建立科学理论时所用的假说与论证，则是对这些基本形式以及规律的综合运用。辩证思维又称为具体思维、辩证逻辑思维等，是抽象思维的高级阶段，即由思维抽象上升到思维具体的过程，是具有具体同一性、辩证矛盾性与联系发展性的抽象思维。主要内容包括：将知性思维阶段关于同一客观事物的各种抽象规定综合、统一起来，形成能够全面、完整地反映该事物深刻本质或规律的具体概念，并以这些具体概念为基本思维单元，形成能够全面、完整地反映事物的内部矛盾、运动发展与相互联系的辩证判断与推理，建立深刻、辩证的思想理论体系，把客观事物的真实面貌、内在规律与广泛联系，完整、具体地在思维中再现出来，满足实践需要。辩证思维的基本形式是具体概念、辩证判断与辩证推理；基本规律有具体同一律、辩证矛盾律与联系发展律[1]，其核心是对立统一思维律；基本方法为归纳与演绎相结合、分析与综合相结合、从抽象上升到具体以及逻辑的方法与历史的方法相结合等。

4. 直觉思维

直觉思维是指思维主体不受固定逻辑规则的约束而直接洞察思维对象的特征，并迅速做出综合判断的思维活动。这类思维活动主要包括人们常说的直觉、灵感和顿悟等方法，主要体现为对信息材料的快速洞察领悟。它是显意识和潜意识通融交互作用的结果，来源于人的知识和经验的沉积，启迪于意外客观事物的激发，得益于探索和独创智慧的闪光。

（二）根据思维的层次分类

1. 日常层面的思维方式

日常层次的思维方式是人们将思维方式置于日常生活中，"以感性的经验和形式理解和把握对象世界"[2]。日常思维方式是人以具体的客观实在的实物，即以看得见摸得着或者是可以真实感知的具体事物为依据，对这些具体事物进行感觉上的认识和把握。而且通常人

---

[1] 赵光武. 思维科学研究[M]. 北京：中国人民大学出版社，1999：220-222.
[2] 高晨阳. 中国传统思维方式研究[M]. 济南：山东大学出版社，2000：2.

们在这种认识的基础上还会形成某种日常的经验。因此，日常思维方式就使人们眼中的世界成为一个感性、经验和形象的世界，超感性、超经验和抽象的东西是不会被它接受和理解的。即使这些超感性、超经验性的事物进入了它的视野，它也会以自己熟悉的自认为是正确的感官的形式，在观念中改变这些性质，使之成为感性的思维存在，并以自己感性的认识去处理一切事物。在这种思维方式的影响下，人们的活动总是表现为种种自觉或不自觉的生活习惯、行为习惯等。

概而言之，日常思维与超越既定思维规定的创造性思维相对而言，是指停留于既定思维规定的给定性思维，主要包括日常经验、传统习惯和常识，与人的自在性存在方式密切相关，是在日常生活中占主导地位的思维方式，表现出自发性、重复性、非个体性、实用性和非批判性的特点①。

2. 科学层面的思维方式

科学的思维方式，顾名思义，是人们以科学活动为文化场所，"用实证的思维形式理解世界"②、解决问题，所把握的是客观世界的某一领域的具体规律。科学思维方式打破了日常思维方式那种"非此即彼""绝对对立"的理解与解释，进入一个更加广阔的求证研究领域。它的求真态度和实证精神使人们能够更好地看清客观事物的状态及其发展规律，有利于人们正确地探索和改造客观世界。感觉和经验对一个人来说很重要，是他评判事物的标准之一，但并不是唯一的标准，而且在许多情况下，单凭感觉经验所获得的对事物的理解，往往与事物的实际状态相差甚远。科学思维方式的求真态度和实证方法，为人们能够更加正确深入地研究某一具体事物的发展规律提供了重要的依据和标准。在科学思维方式的引导下，人们获得的是关于客观事物的具体知识，即科学知识。

3. 哲学层面的思维方式

哲学思维方式是人们在超越了自身的感觉和经验，超越了客观存在的具体实物的基础上，以一种最广阔的甚至是无限的视野，对整个宇宙即对客观世界和人类自身以及人与世界之间的一系列问题进行整体的和最根本的把握。哲学思维方式"把握的是对象世界的整体或最一般的本质，属于被系统化、抽象化、理论化了的最高层次的东西"③。哲学思维方式不是局限在具体的日常生活中，也不是局限在具体的科学实证中，它以一种最大的限度，以一种探索宇宙的无限性，超越了日常思维方式和科学思维方式把握具体事物、具体领域的有限性。哲学思维方式的目的不在于认识和把握具体的客观事物，不在于认识日常生活中的某种感觉、某个经验和各个具体科学领域的某个具体的有限的规律，而是通过对客观世界以及人类与客观世界的关系的最一般、最本质的不断探求与反思，发现人的本质、人的主体性、人生意义等，从世界性、人类性的高度来关怀人的生存和发展，对人的价值、人的自由的实现和人的完整性进行终极的思索。

显而易见，这三种思维方式在层次上是有高低、深浅之分的。日常思维方式以思维的

① 王国有. 日常思维与非日常思维[M]. 北京：人民出版社，2005：16-23，68-82.
② 高晨阳. 中国传统思维方式研究[M]. 济南：山东大学出版社，2000：2.
③ 高晨阳. 中国传统思维方式研究[M]. 济南：山东大学出版社，2000：2.

非理性、非系统性和随机性为特征，它属于最浅层次的思维方式。科学思维方式虽然以思维的系统化、理论化为特征，但是它揭示的是事物的普遍规律，并未触及到事物最根本的本质。因此，它属于中间层次的思维方式。而哲学思维方式不仅以系统化、理论化和抽象化为特征，更重要的是它以溯本求源的思辨的方式揭示事物的本质，是对自然、社会和人的自身最深层次的认识与探索。在三种思维方式中，日常思维方式是科学思维方式的基础。任何一个理性的知识或观念都是在积累大量感性材料的前提下提出的，同样，人们在进行科学实践中，只有凭借、依靠、掌握丰富的日常经验，并加以提升，使之理性化，才能形成科学的思维方式。科学思维方式又不断回归日常思维，丰富和改造日常思维方式，同时它本身又成为哲学思维方式的基础。哲学思维方式是人们为了探索自然、社会、人类的何去何从以及人类与宇宙关系的高度概括的理性思维方式。以理性化和精确性为特点的科学思维方式恰恰为哲学思维方式提供了较为准确的科学知识与理论，使这些科学理论成为哲学直接反思的对象。哲学思维方式反过来对日常思维方式和科学思维方式有着重大的影响。哲学思维方式不仅是对日常思维方式和科学思维方式的单纯的概括和升华，更是对日常思维方式和科学思维方式的批判和超越，乃至引导和规范，进而引导日常思维方式影响下的经验活动和科学思维方式影响下的实证活动，最终以一个制高点的姿态"支配着人类文化创造活动的内容、方向和性质"①。可见，日常思维方式、科学思维方式和哲学思维方式之间的关系犹如一个"金字塔"层层递进，层层制约，相互影响，相互作用。而哲学思维方式在其中无论是地位还是意义都是最高的，是引导人类文化发展的最深层次的生存方式。

（三）根据思维探索答案的方向分类

1. 求同思维

又称辐合或收敛思维。它是指人们根据已知的知识、经验，运用逻辑方法或规则去寻求唯一的正确答案。也就是思维中信息朝一个方向聚敛前进，是一种具有方向性、范围性和条理性三个特点的思维方法。

2. 求异思维

又称发散思维或辐射思维。它是指人们从不同角度、不同途径去设想，探索多种答案，力图使问题获得圆满解决的思维方法。也就是思维中问题的信息朝着各种可能的方向扩散，并引出更多新信息使人能从各种设想出发，不拘泥于一个途径，不局限于既定的理解，尽可能做出合乎条件的多种答案。

另外，按思维的工具或方式，可分为逻辑思维与非逻辑思维。其中逻辑思维包括演绎思维、归纳思维、类比思维与溯因思维等，非逻辑思维包括直觉思维、灵感与顿悟思维等。如果从思维方法的功能着眼，那么这些类型的思维方法既可用于创新思维中（有人称为创新思维方法），也可用于批判性的评价或论证思维中（有人称为批判性思维方法）。

---

① 高晨阳. 中国传统思维方式研究[M]. 济南：山东大学出版社，2000：3.

拓 展

一、钻求和发现真理，只有亦只能有两条道路。一条道路是从感官和特殊的东西飞越到最普遍的原理，其真理性即被视为已定而不可动摇，而由这些原则进而去判断，进而去发现一些中级的公理。这是现在流行的方法。另一条道路是从感官和特殊的东西引出一些原理，经由逐步而无间断地上升，直至最后才达到最普通的原理。这是正确的方法，但迄今还未试行过。

二、上述两条道路都是从感官和特殊的东西出发，都是止息于最高普通性的东西；但二者之间却有着无限的不同。前者对于经验和特殊的东西只是瞥眼而过，而后者则是适当地和按序地贯注于它们。还有，前者是开始时就一下子建立起某些抽象的、无用的、普遍的东西，而后者则是逐渐循级上升到自然秩序中先在的而为人们知道得较明白的东西。

三、理解力如任其自流，就会自然采取与逻辑秩序正相吻合的那一进程（就是走前一条道路）。因为心灵总是渴欲跳到具有较高普遍性的地位，以便在那里停歇下来；而且这样之后不久就倦于实验。但这个毛病确又为逻辑所加重，因为逻辑的论辩有其秩序性和严正性。

四、希腊人的智慧乃是论道式的，颇耽溺于争辩；而这恰是和探究真理最相违反的一种智慧。（培根《新工具》）

以培根上述论述为切入点，分析讨论古代与近代思维方式的差异及其形成的原因。

1.2 中国传统思维方式

"一切皆流"这一观念是人类尚未系统化的、几乎没有分析的直觉所作的最初的模糊概括……在这种泛泛而论的意义上，有机论哲学似乎更接近印度和中国思想的某些倾向，而不是西亚和欧洲的思想。一方使过程带有终极意味，另一方使事实带有终极意味。

A·N·怀特海

中医学发源于中国传统文化的土壤之中，与传统文化的关系尤为密切，可以说没有哪一门自然科学能够像中医学一样，包容着如此之多的中国古代哲学思想及其思维方法，传承如此完整的中华民族文化精髓，而且，在长期的发展过程中，中医学也已成为中国传统文化的有机组成部分之一。因此，要深入理解中医学的思维方法，就有必要首先了解中国传统思维方式的相关问题。

一、中国传统思维及其特征

所谓传统思维方式，就是经过原始选择，正式形成并且被普遍接受，具有相对稳定性的思维结构模式、程式和思维定势，或形成所谓思维惯性，并由此决定着人们"看待问题"的方式和方法，影响着人们的社会实践和一切文化活动。中国传统思维方式是在中国特定的社会环境条件和文化背景下形成的一种稳固的思维结构模式和程式，它是传统文化的"母胎"，是传统文化的"主体设计者"和"承担者"。

任何事物的特征总是与其他事物相比较而言，中国传统思维方式的特征即是与西方古今思维方式相对而言的。中国古代半封闭的温带大陆型自然地理环境，以农为本的农业社会生产环境，注重血缘、膜拜祖先、推崇传统、家国一体的宗法式的社会环境，造成了与西方思维方式迥异的中国传统思维方式，它以把握动态中事物的关系为主要倾向，以阴阳五行为主要思维工具，以取象比类为主要认识方法，形式化的逻辑方法并不成熟。有学者从思维的心理机制考虑，认为东方思维方式的主要特征是直觉思维，由此而演绎出东方人思维出发点的整体性和有机性、思维过程的体悟性和跳跃性、心理表征的形象性、思维结果的模糊性和混沌性、擅长使用的是介于逻辑与非逻辑方法之间的模拟方法。西方思维方式的最主要特征是逻辑性，由此演绎出西方人思维出发点的分割性和可析性、思维过程的严密性和连续性、心理表征的抽象性、思维结果的精确性和确定性、擅长使用的方法为分析法和演绎法[1]。这里我们从"关系"与"实体"范畴的比较入手，对中国传统思维方式的特征予以剖析。

（一）重关系而轻实体

文化的总体特征和需求制约着思维方式的形成与演变，中国传统文化的精神基础是伦理，哲学首先是对人生的有系统的反思，是以人为中心展开有关人与自然、人与社会以及人与人心的不可分离的一体化关系的理解。因此，着眼于关系研究问题就成为其固有的特点。如果说西方思维方式以实体为中心而展开，那么中国传统思维方式则以关系为中心而展开。中国现代哲学家张东荪通过中西思想文化之间的比较研究指出："欧洲哲学倾向于在实体中去寻求真实性，而中国哲学则倾向于在关系中去寻求。"[2]西方汉学家李约瑟认为这个论点"或许有助于说明这两种文明思想的许多特征"，"无论如何，中国人的思想总是关注着关系，所以就宁愿避免实体问题和实体假问题，从而就一贯地避开了一切形而上学。西方人的头脑问的是：它本质上是什么？而中国人的头脑则问：它在其开始、活动和终结的各阶段与其他事物的关系是怎样的，我们应该怎样对它做出反应？"[3]从这个意义上说，"在所有的中国思想中，关系（连）或许比实体更为基本。"[4]日本学者山田庆儿也指出："中国人的逻辑的长处，说它是感应，说它是体用，总之是给出对象间的关系，亦即使思考起着大致上给出方向的指针的作用。对象是在意义相关中可以给出各自具体意义的'存

---

① 傅世侠，罗玲玲. 科学创造方法论[M]. 北京：中国经济出版社，2000：648.
② 张东荪. 思想与社会[M]. 沈阳：辽宁教育出版社，1998：186.
③ 李约瑟. 中国科学技术史（第二卷）[M]. 科学出版社，上海古籍出版社，1990：509，221-222.
④ 李约瑟. 中国科学技术史（第二卷）[M]. 科学出版社，上海古籍出版社，1990：221.

在'。"①从这样一个角度去认识中西传统科学思维的差异，的确抓住了本质问题。

罗素认为，西方思维重视实体，不可毁灭的"实体"一直都是哲学、心理学、物理学和神学的基本概念。在源于西方的逻辑分析思维中，"实体"之所以成为认识的出发点，就在于认识对象首先需要从事物的诸种联系中相对独立出来，从孤立的、静态的角度加以考察，这样才能保证同一性、可靠性、精确性。如果认识对象不停地变易，始终处于与周围事物的关系网络之中而不可分离，那就不能用逻辑分析的方法加以认识，而只能从关系出发来认识和规定实体（认识对象）。中国传统科学思维方式的本质特征之一，则是通过关系来规定实体，把握事物的方法就是要辨析其本末、先后，亦即把握事物部分与整体、内在与外在、源与流、结构与功能以及天与人之间的各种微妙关系。中国哲学中的许多范畴，如阴阳、五行、八卦、本末、体用等，类似于代数式中的 X Y 等符号，其所指并不固定，其作用在于表明事物内部各部分或各事物之间的某种确定关系。如《易经》谓"易有太极，是生两仪""一阴一阳之谓道""阴阳合德"。在这里，阴与阳已不是截然有别相互对立的固有的两个实体、两种属性，而是一种相辅相成的你中有我、我中有你的关系范畴体系。注重关系的辩证思维方式是与现代科学的发展潮流相吻合的。但是中国哲学长期忽视实体性概念和非实体性概念的区别，缺乏在物质结构方面的深入研究，这也成为中国近代科学产生和发展的一个重要障碍。

功能体现于关系之中，故由重视事物之间的关系又可推演出重功能轻形体的思维特质，常常从考察事物的功能入手，来体察事物的内在变化，认识事物与其整体的关系，即由用知体。事物的相互作用总是发生于一定的过程之中，因此，中国传统思维又具有重视时间的特性，并形成了循环往复、大化流行的整体观。

（二）重整体而轻局部

既然把动态中事物的关系作为认识对象，势必导致对事物整体的把握，局部、个体作为整体系统的构成要素，对其考察要服从于整个运动系统的认识要求，对于物体结构的认识服从于对功能、关系的认识，如此则形成了整体性的思维方式。所谓整体思维方式，即从整体的角度出发，着眼于整体与部分、整体与层次、整体与结构、整体与环境的相互联系和相互作用，把对象世界理解与规定为一个连续的、不可分割的整体，整体由部分构成，但部分作为整体的构成要素，其本身也是一个连续的、不可分割的整体，整体与部分并不是完全间隔的两个世界。《易经》最早提出了整体论的初步图式，把一切自然现象和人事吉凶统统纳入由阴（ーー）阳（ー）两爻组成的六十四卦系统。《易传》进一步提出"易有太极，是生两仪，两仪生四象，四象生八卦"的整体观，和空间方位、四时运行联系起来，以"生生之谓易""天地之大德曰生"的有机论为其轴心，形成了一个有机整体论的思维，为整个传统思维奠定了基础。道家所说的"混沌"和"朴"，也是原始未分化的整体。后来，八卦和混沌思维被太极（元气）和阴阳五行思维所代替，标志着有机整体思维模式的正式完成。太极、阴阳、五行、八卦作为把握事物整体的模式，其特点就在于它们是一种从直观上把握整体的思维模式。

---

① 山田庆儿. 古代东亚哲学与科技文化[M]. 沈阳：辽宁教育出版社，1996：88.

　　整体思维的最大特征就在于把宇宙万物视为一个生生不息的无限过程，万物一体相联而存在，相通而变化，强调了万物存在变化的连续性和不可分割的整体性，把自然界的万事万物和整个人类社会看作一个和谐的系统整体，把思维的客体对象和主体自身的关系看作是一个紧密联系、相互作用的过程，以主体的内在尺度去把握客观对象。它同西方文化重视分析、重视个体思维方式不同，往往不重视区分主体和客体，不善于把整体分割成不同的部分进行研究，"天人合一"则是这种整体思维的根本特点。中国传统思维立足整体，统筹全局，在动态中把握和协调整体和部分的关系，从整体上寻找解决复杂系统问题的方法论原则，与现代系统论的思维方式虽有相通之处，如耗散结构理论的创始者普利高津①所说："物理学正处于结束'现实世界简单性'信念的阶段，人们应当在各个单元的相互作用中了解整体，要了解在相当长的时间内，在宏观的尺度上组成整体的小单元怎样表现出一致的运动。"这种新的思想与中国传统的学术思想更为相近，因为"中国传统的学术思想是着重于研究整体性和自发性，研究协调与协和"。但由于中国传统整体思维否定具体事物的独立实体地位，分析方法的发育极不充分，缺乏对事物内部结构、性质和功能清晰、定量的分析，这种系统思维只是系统观的一种特定的历史形态，它根本无法超出古朴的混沌整体性的界限，不能发展成为真正科学的系统论思维方式。

　　（三）重直觉而轻理性

　　所谓直觉，即是一种不经过逻辑分析过程而直接洞察事物本质的思维活动。从逻辑分析的角度看，这种思维活动由于不讲究逻辑顺序，缺乏逻辑思维的分析和科学推进，因而带有很大程度的神秘性。直觉思维的本质和规律是知、情、意的高度统一，是悟性、意志和情感的内在联系。

　　中国传统思维着眼于关系、整体来认识对象，相应地就决定了其认识过程的直觉性。以中国哲学的重要范畴"道""气"为例。"道"作为道家哲学的基本范畴，按老子所说，道是无形无象、不可感知、不可言说的；按庄子所说，道是万物的根源，万物只是道之"一偏"，"大全"之道，同样不可言说，不可分析，不能用名言、概念所认识，而只能靠直觉或体悟。就气范畴而言，气无边无形，"其大无外，其小无内"（《管子·心术上》），具有非结构性与整体关联性的特征，是连续的、不可分割的整体，不能将其加以分割研究，这样也导致了在认识论上以直观、直觉的方式整体把握。由于整体思维所讲求"一元整体"的"大全"模式，既不能用概念分析，也不能用语言表达，不可能求助于科学的理性思维，而只能求助于整体直观和心灵体悟。因此，与西方人注重以理性为基础，以逻辑分析和系统的演绎推理为特征的抽象思维相比较，中国人更注重以直观、体悟和体验为特征的直觉思维。正如张岱年②所说："中国哲学只重视生活上的实证，或内心之神秘的冥证，而不注重逻辑的论证。体验久久，忽有所悟，以前许多疑难涣然消释，日常的经验乃得到贯通，如此即是有所得。"

　　直觉思维是贯穿于中国哲学史始终、并为大多数哲学家所采用的思维方式，老子的"涤除玄览"，庄子的"以明""见独"，孟子的"尽心、知性"，乃至佛教的"顿悟"和后来程

---

　　① I·普利高津. 从存在到演化[J]. 自然杂志，1980，3（1）：11-14.
　　② 张岱年. 中国哲学大纲[M]. 北京：中国社会科学出版社，1982：8.

朱的"格物致知"、陆王的"求理于吾心"等等，都具有直觉思维的特点。韦政通[①]对中西文化的比较研究认为，从方法上看，中国文化重直觉，西方文化重理智。直觉的方法是不可说的，理智的方法必须通过言说，而且是愈详尽愈好。直觉的方法产生一种特殊之见，理智的方法主要在能获得普遍之见。特殊之见，所见属个人的；普遍之见，则为人所能共知。直觉的方法不依赖思维、推理和经验；理智的方法，则必须依赖思维、推理和经验。直觉的方法是直入事物内部，与事物融而为一，理智的方法是环绕事物的外部，与事物是保持距离的。由此导致在文化成绩上，中国文化在道德这方面收获最丰硕，西方文化在科学方面效果最大。正是传统的直觉思维，致使古代中国忽视思维的精确化，尤其不重视思维过程的证明。例如，中国古代的数学和技术发明是发达的，但古人往往只重视最终结果，不重视证明原理和发明过程，以致后人对这些发明、创造只知其然，不知其所以然。

直觉思维也形成了一套与之相适应的中国传统表达思想的方式。科学认识的成果必定是概念，按照美国学者诺思罗普的分法，概念的主要类型有直觉的与假设的两种："用直觉得到的概念，是这样的一种概念，它表示某种直接领悟的东西，它的全部意义是某种直接领悟的东西给予的。'蓝'，作为感觉到的颜色，就是一个用直觉得到的概念……用假设得到的概念，是这样的一种概念，它出现在某个演绎理论中，它的全部意义是由这个演绎理论的各个假设所指定的……'蓝'，在电磁理论中波长数目的意义上，就是一个用假设得到的概念。"[②]西方科学传统偏爱从假设的概念出发，把知识纳入构造性的理论体系。中国有机论传统却偏爱运用直觉概念，紧紧围绕着基本范畴和中心命题，通过类比以图直接领悟。这样，与西方传统的表达相比，中国传统的表达所提供的就不是精确的知识，而是某种原则的贯通性。

（四）重形象而轻抽象

与中国传统思维习惯于从整体到局部进行思维密切相关，重视物象、意象等形象也成为其重要特征之一。由于汉字以象形性为其根基，"六书"中的"象形""指事""形声""会意"都是以"象"为核心，"象形"之后的"三书"，也可称之为"象事""象声""象意"，而汉字的独立呈意性使它在任何场合，均无需严密的句法即可表明意义，因而句法的规定性、约束力相对比较松散，这又使得中国传统思维似乎不那么注意"逻辑""秩序"和"规则"。加之中国古代哲学经典《周易》又以"观物取象"和"立象以尽意"为其基本方法，因此，象思维（或称为"取象思维""意象思维"）就成为中国传统思维的基本特征。象思维是从具体物象或形象符号中把握抽象意义的思维活动，集中地表现在"书不尽言，言不尽意""立象以尽意"（《易系辞上》）以及"得意在忘象，得象在忘言"（王弼《周易明象》）等命题中。意是语言所指称、物象所代表的抽象意义；象不完全是具体形象，也可以是借喻意义，如代表某种意义的卦象。

中国的《周易》和儒、道、佛诸经典所提出的最高理念虽然形式不同，但在本质上都可以归结为"道"。《周易》推崇"太极"的"一阴一阳"之道，道家老、庄推崇"自然"

---

① 韦政通. 中国文化概论[M]. 长沙：岳麓书社，2003：18-19.

② 诺思罗普. 东方直觉的哲学和西方科学的哲学互补的重点[J]. 见摩尔编：东方和西方的哲学[M]. 普林斯顿大学出版社，1946：187.

之道，儒家孔、孟推崇"仁义"之道，禅宗推崇"自性"而"性空"之道。这种种推崇的极致，可用孔子一句话概括："朝闻道，夕死可矣。"这种"道"都不是最终不动的"实体"，而呈现为动态生成的非实体性。如《易传》所谓"生生之谓易"，"易有太极，是生两仪，两仪生四象，四象生八卦"。亦如《老子》第四十二章所说："道生一，一生二，二生三，三生万物。"实体性源头的范畴，可以诉诸逻辑分析的概念思维，即对实体下定义，并进而作判断、推理、分析、综合，其核心是在抽象思维活动中下定义以作规定，即形成概念。而非实体性源头的范畴，由于其显示为一种动态的终极的原发创生性，所以不仅不能用概念思维，而且只有中止概念思维，或进入象思维，才有可能领悟非实体性的源头范畴，从而有可能使思维跃升至原发的创生境域①。故中国传统思维表现为以"象"为核心，围绕"象"而展开。当然，这里的"象"包括形象、表象，更重要的是远远高于后两种象的"原象"或"精神之象"，在《周易》就是卦爻之象，在道家那里就是"无物之象"的道象，在禅宗就是回归"心性"的开悟之象②。岂止"道"范畴如此，其实作为中国古代哲学以及中医学核心范畴的气、阴阳、五行范畴，无不体现着形象性的特点，由此也使中国传统思维凸现出形象性的特征。

对有机联系、整体、具象性的事物的认识，中国传统思维往往不是直接地探究该事物本身而是在观照他物，在编织起的此物与他物互倚互重的整体中达到对此物的理解。因此，取象比类、直观外推、经验比附的方法也就成为中国古代思维方式引人注目的特点。"推己及人"或"推己及物"，将人的经验（包括社会的和心理的诸方面）合理外推，通过类比达到对自然或社会人事的理解，《易传·系辞》将这种方法概括为观物-取象-比类-体道四个主要环节，即通过对对象的反复观察和直接感受，将对象概括、提炼为如象形文字或八卦图像那样的模式表达，在变化中进行比较，从而体认有关道的信息。这种思维的特点就是依靠经验，外推天道，再以天道反观人道，并不去深究自然之底蕴、事物之机理。

（五）重实用而轻理论

科学起源于哲学家纯粹理性的思辨与工匠的实际操作和经验积累，以及二者的交互作用。中国传统文化属于典型的伦理道德文化，以社会人生为视觉焦点，重视的是人伦道德等级秩序，一切认识都以人为核心，"究天人之际，通古今之变"，人们共同的认识目的是人伦关系、社会道德、安邦治国、修身养性，对大自然奥秘的探索只是作为理解和解释社会问题的例证。正如侯外庐③评价《论语》时所说：《论语》不是以自然为知识对象而发现其规律，乃是依古代直观的自然知识为媒介而证明人事范围的道德规范。"因而中国古代的所谓学问，并不是关于客观世界的纯知识，而是安身立命的道德信条和治国平天下的经世之学，它考虑问题的出发点，并不着眼于知识本身，而是力图寻求把握对象的关键。在认知方面，无意于构造知识的逻辑关系，而是致力于原则和原理能向人伦日用的直接转化，带有极强的功利色彩。这种"重伦理，轻自然"的传统，造成了在中国学术思想史上很少出现过"为学术而学术"或"为哲学而哲学"的倾向，这正是所谓"广大高明不离乎日用"，

---

① 王树人. 回归原创之思——"象思维"视野下的中国智慧·导言[M]. 南京：江苏人民出版社，2005：10.
② 王树人. 回归原创之思——"象思维"视野下的中国智慧·绪论[M]. 南京：江苏人民出版社，2005：2-3.
③ 侯外庐. 中国思想通史[M]. 第1卷. 北京：人民出版社，1957：178.

对自然的关注不是惊奇于大自然的奥秘而对知识性的追求，只是满足于日常需要的实用技术。故张岱年①总结中国哲学特色时认为，中国哲学具有"同真善"的特点，"中国哲人认为真理即是至善，求真乃即求善。真善非二，至真的道理即是至善的准则……为求知而求知的态度，在中国哲学家甚为少有……宇宙真际的探求，与人生至善之达到，是一事之两面。穷理即是尽性，崇德亦即致知。"英国哲学家罗素②也指出："西方文明的特殊贡献是科学方法，而中国文明之特殊功绩在于合理的人生观。"这种将人的思维定位在社会人生的范围之内，限制了人们对自然现象的追究和对具体事物的构成、属性的认识，削弱了穷究其终极原因的兴趣，从而造成了知识尤其是自然科学知识长期束缚在经验技艺的水平，难以实现向系统的理论的层次的转变和发展。

重实用轻理论的思维习惯，使中国古代在科学研究方面倾向于以解决一个或一类具体问题为满足，缺乏通过抽象思维与严格论证以探求事物普遍规律的热忱。如古代中国人与欧洲人都迷恋于炼丹术、炼金术，接触了大量化学变化，但欧洲人以实验为线索，促使炼金术逐步转变为化学科学，而中国则只收获了一批道士。像数学这种具有高度抽象的理论性很强的学科，也是技术高于理论。古代的数学名著《九章算术》《周髀算经》在解决一个个具体难题时表现了卓越智慧，但却未能像希腊人那样上升为一般规律。宋代学者沈括在《梦溪笔谈》中算出了下围棋的可能走法共有 3316 种，这是十分卓越的智慧，但他却没有兴趣（或者更确切地说，没有一种思维惯性）去推敲其中隐含的一般数学规律。指南针的发明是人们长期的经验性总结的结果，即使是在指南针开始普遍用于确定方位之后，人们仍对其中的原理不清楚，或者也不需要关心其中的原理；只是人们在生活中发现了这种现象，在经验中积累了相关知识而已。如沈括作为我国古代杰出的科学家，在《梦溪笔谈》中系统总结了指南针应用的四种方法，然而，由于历史的局限，他也没有深入探究其中的科学原理，只是简单归结于阴阳五行学说的定性解释，"磁石之指南，犹柏之指西，莫可原其理"。《本草纲目》《天工开物》等描述了许多经验体会，但却甚少有理论研究。我们曾经有过令人自豪的四大发明，但造纸术和火药不等于化学，指南针和印刷术也不等于物理学。自庄子始，中国人对物质不灭与能量转化已有所认识和表述，但直至清代王夫之，仍停留在"聚而成形，散而归太虚"的混沌的整体性的直观水平上。中国古代的技术发明大多来自于民间生产实践的经验总结，出于自发而非自觉，缺乏严格的控制和定量分析的方法，这样的研究成果往往极难被推广应用，只能在个体经验的传授中成为家传的"秘方"或"绝技"，一旦血脉中断，"绝技"便会失传。由此可见，中国古代的科学技术缺乏西方科学的思辨性，更注重科技的实用性，由此造成认识论与方法论的欠缺。

中国传统思维方式的致用倾向也直接导致了人们认知定势上是内向的、收敛的，它不是把自然对象化，而是把自然人化，把主体与认识对象直接同一，把认识过程与伦理实现化过程同一，以对自我的认识、对自我的实现、对自我的超越为终极价值追求。

（六）崇尚辩证思维

从整体上、功能关系上来认识宇宙万物，又铸就了中国传统思维的辩证理性特征，体

---

① 张岱年. 中国哲学大纲[M]. 北京：中国社会科学出版社，1982：7.

② 罗素. 一个自由人的崇拜[M]. 北京：时代文艺出版社，1988：14.

现于中国传统哲学和科学之中。《老子》第二章指出："有无相生，难易相成，长短相形，高下相盈，音声相和，先后相随。"把对立面的相互依存和相互转化看作是自然界的根本法则，揭示了矛盾的对立统一关系，还第一次提出"反者道之动"的辩证法否定原理。《易传》提出"一阴一阳之谓道"，"乾坤成列，而易立乎其中矣"（《系辞传》），初步提出发展是对立面的统一的辩证法原理。荀子阐述了"辩合"（分析与综合相结合）、"符验"（理论应接受事实的检验）、"解蔽"（克服主观片面性）的辩证逻辑方法的基本原理。阴阳学说以一种更全面精致的形式吸收、融合并发展了上述辩证观，它深刻地回答了运动的原因来自于内部的对立，揭示了事物各领域、各层次的对立，较为全面地揭示了对立统一规律。气范畴的引入，则使阴阳具有了对立、消息、互根、转化、平衡的特点，并回答了世界的统一性问题。五行学说将众多具体的事物按其不同的性质、状态、特征分为五类，纳入五行关系中，并用生克制化的关系说明五行中每一行与其他四行的关系，其中蕴涵着对立统一与动态平衡等思想，体现着辩证思维的精神。

这一在先秦时期已具雏形的朴素辩证法，经过后世学者的进一步发展，并广泛渗透到其他领域，使许多门类的科学得到了辩证方法论的指导。无论是先秦时期还是秦汉以后，中国古代都没有形成真正意义上的形式逻辑，但辩证逻辑却在中国古代经历了长期的发展，取得了较大的成就。爱因斯坦[1]指出："西方科学的发展是以两个伟大的成就为基础的：希腊哲学家发明形式逻辑体系（在欧几里得几何学中），以及（在文艺复兴时期）发现通过系统的实验可能找出因果关系。在我看来，中国的贤哲没有走上这两步，那是用不着惊奇的。作出这些发现是令人惊奇的。"李约瑟[2]则指出："当希腊人和印度人很早就仔细地考虑形式逻辑的时候，中国人则一直倾向于发展辩证逻辑，与此相应，在希腊人和印度人发展机械原子论的时候，中国人则发展了有机宇宙的哲学。"因此，他又明确指出："先秦以来，科学家主要是从朴素的辩证逻辑取得方法论的指导。"[3]当然，中国古代的辩证逻辑思想是朴素的，不具备严密的科学形态。但由于它强调思维形式必须与客观对象相对应，思维方法必须符合客观现实的运动发展规律，从而更有利于解决逻辑思维把握世界过程中静止和运动、抽象和具体、有限和无限的矛盾。

（七）重思辨而轻实证

蒙培元[4]曾将中国传统思维方式概括为"经验综合型的主体意向性思维"，认为中国传统思维"重视对感性经验的直接超越，却又同经验保持着直接联系，即缺乏必要的中间环节和中介"。即从感性经验直接飞越到最普遍的哲学原理，而且是一种人生社会哲学的思辨，导致排斥逻辑推证、缺乏经验或事实作基础的空泛思辨极为发达，常常用气、阴阳、五行等哲学的思辨来容纳一切，以逃避经验事实的证伪与具体生活的反驳，达到永远的正确。表面上看起来解释了一切，实际上对于具体事物间的联系顶多是给予一种泛泛的哲学性的、方向性的说明，不自觉地限制了人们对认识的深入，往往以感性的说明代替了理性的深入

① 爱因斯坦. 爱因斯坦文集[M]. 第1卷. 许良英，李宝恒，赵中立，范岱年译. 北京：商务印书馆，2017：772.
② 李约瑟. 中国科学技术史[M]. 第3卷. 北京：科学出版社，1975：337.
③ 李约瑟. 中国科学技术史[M]. 第3卷. 北京：科学出版社，1975：209.
④ 蒙培元. 论中国传统思维方式的基本特征[J]. 哲学研究，1988，（7）：54-60.

分析，由此也阻碍了古典自然科学向近代实证科学转化。

重思辨、轻实证的思维特点，在阴阳五行学说中体现得最为典型。阴阳是传统文化中解释自然、社会、人体生命活动乃至一切的重要范畴，所谓"阴阳者，天地之道也，万物之纲纪"（《素问·阴阳应象大论》）。如"阴阳相激而为电"，地震是由于"阳伏而不能出，阴迫而不能蒸"引起的，人体疾病乃是由于阴阳的失调，等等。人们往往满足于这样一种模糊思辨，而不再去求根究底，也不去设法用实验加以验证。实际上，能够解释一切，永远正确的理论是不存在的，相反这样一种追求与思维习性则会造成或惰于观察与实验，或惰于实证的风气，从而堵塞通向真理的道路。如关于磁学虽在战国时已发现磁石引铁现象，汉代已掌握了人工磁化方法，到宋代沈括又发现磁偏角现象，并开始制作有方位盘的指南针即罗盘，用于航海，但"莫可原其理"。稍后的寇宗奭试图做出解释，也只是用五行历法方位说与易学的万物交感论解释为磁石偏东南"盖丙为大火，庚辛金受其制"和"物理相感耳"（《本草衍义》卷五）而已。清初刘献廷《广阳杂记》最早记载了磁屏蔽现象，指出："磁石吸铁，隔碍潜通。或问余曰：'磁石吸铁，何物可以隔之？'犹子阿孺曰：'惟铁可以隔耳。'其人去复来曰：'试之果然。'余曰：'此何必试，自然之理也。'后见一书曰：'蒜可以避磁石之吸铁。'尚未之试。"本来磁石为什么能够吸铁？铁又为什么能够隔磁？用"隔碍潜通"是丝毫也没有讲清楚的，但由于刘献廷受了阴阳学说的影响，认为这是自然之理，没有进行试验的必要。甚至对于蒜是否可以避磁石之吸铁的问题，也没有做一下试验，让它存疑起来。刘献廷作为清初的大博学家对试验的态度尚且如此，其他坐而论道之辈的态度就更是可想而知了。又如《梦溪笔谈》卷二十五记载："信州铅山县有苦泉，流以为涧。挹其水熬之，则成胆矾。烹胆矾则成铜；熬胆矾铁釜，久之亦化为铜。水能为铜，物之变化，固不可测。"这里所论即在硫酸铜溶液中加铁而使铜成为粉末状或块状之沉淀的一项化学反应过程，这是一个极卓越的观察，而且可能是世界上最早的文献。然沈括解释其原理说：按《黄帝素问》有"天五行，地五行，土之气在天为湿，土能生金石，湿亦能生金石"，此其验也。沈括对于五行学说毫无批评地接受，妨碍了他对溶液与化合物性质的正确了解，该说一直到公元1675年Robert Boyle所著的《论化学沉淀之机械原理》证实之。

满足于空谈玄辩，轻视对假说和理论的实验证实，可谓是中国学术界之通病。即使是宋明理学的"格物致知"，虽然提倡对客观事物不遗余力地研究以完善人类的知识，方以智认为对自然现象的哲学思考——"通几"应建立在对自然现象的考察即"质测"之上。王夫之同样认为"格物"是研究自然现象的活动，揭示自然现象长期发展的深层规律。然而，几乎所有这些学者都未能再前进一步，认识到实验在发现自然现象因果联系的重要作用，从而主动对自然提问，反而更多的是要通过内省思辨，通过静坐修心等功夫，以便达明心见性的目的。当然，中国古代也有某些系统的观测与精巧的实验，但主要都集中在一些实用领域，如天象观测、弓弩设计等，缺乏对实验条件自觉严格的控制和定量分析的传统，其与假说或理论的联系大多较为松散，而摒除功利、实用目的而为验证假说或理论的实验，更是难得一见。轻视实证，理论和实验脱节，使中国在日常经验和直观可以把握的领域不乏精彩的论述，但一旦超出这一领域，特别是对于较复杂的对象，则或者无所适从，或者沦为空泛的玄辩。如明代吴又可《瘟疫论》的"杂气说"已提出了近乎传染病的病原微生物假说，而被认为"已经踩着了近代医学的门槛"[1]，但由于各种原因所导致的实证研究的缺乏，"杂气说"在中国古代只能走向被排斥、改造、埋没的境地，不可能发展为现代病原微生物学[2]。

（八）重传统而轻创新

中国传统思维同传统农业文明和自然经济在本质上是一致的，在传统农业文明条件下，支配人的生活和社会活动的主要文化要素是传统、经验、常识、习惯、自然节律，而不是理性主义文化模式所倚重的理性、科学、自由、主体意识、创新精神。同时，中国传统的伦理道理文化，也很容易形成祖先崇拜、厚古薄今的思维倾向。因此，中国传统思维是"以过去为定向"的，具有保守性和消极性。

在中国传统思维方式中，保守性思维主要表现在两个方面：一是依恋过去，重视先例，偏重于从过去的惯例和周期性发生的事实中引申出一套基准规则。中国古代史学特别发达，史学著作浩如烟海，世罕其匹，即体现了对经验的过分依恋。同时，习惯于沉浸在几千年的优秀文化中，以"古已有之"自诩，而不去探求现实中落后的原因。二是"惟古""惟圣"，把圣人的言行、古代的经典凌驾于一切理性之上，成为世人一切言行与思维活动的根本规范。所谓"正朝夕者视北辰，正嫌疑者视圣人。圣人之所命，天下以为正"（《春秋繁露·实性》），清楚地说明了"惟圣""惟古"的内涵。人们的思想和生活总是受到圣人言行、古代典籍的强烈制约，难以实现突破和创新。《论语·季氏》也说："君子有三畏，畏天命，畏大人，畏圣人之言。"表现了对传统的盲目遵从，缺乏一种反传统的独立意识和创新精神。因此，尽管我国历史上王朝更迭频繁，但是每一个王朝都将"四书""五经"尊为最高权威，视为人间生活的普遍准则和规范。就其实质而言，不是某种经典权威，而是强调经典权威的保守态度和尚古思想真正限制和束缚了中国人的自由思维，缺乏对前人思想内容的怀疑、批判和超越精神，不善于开拓新的认识领域和问题领域，使得思维缺乏前瞻性、创新性。这就使得人们很少关心理论的创新与重构，即便在生产和生活领域，人们也主要注重于对已有经验的传授与吸收，以致使经验的传播较快，而再生和创造能力相对不足。西方思维方式则恰恰相反，他们不满足于已有的知识框架，不囿于传统的范式，尤其在理论研究上，往往更赋有创新意识，不断否定、批判、超越传统，进而推出新的理论思想。西方思维传统中的这种批判性意识对于破除人们既有的思维框架、崇尚心理，激发个人的潜能与创造精神，无疑起了积极作用。

综上所述，中国传统思维是以"关系"为逻辑起点，以整体性为根本特征，以"经世致用"为目的，以"象"为主要的思维细胞，重视直觉体悟的朴素的辩证思维方式。从总体上看，思维的整体性乃是中国传统思维方式的最根本特点，其他思维方式大都与整体思维存在内在的联系。

以上我们只是就东西方比较而言各自的特征，而如摩尔根[3]所说："人类的经验所遵循的途径大体上是一致的；在类似的情况下，人类的需要基本上是相同的；由于人类所有种族的大脑无不相同，因而心理法则的作用也是一致的。"因此，人类的思维也有同构、同质

---

① 聂广. 杂气学说能够发展成为现代微生物学吗[J]. 医学与哲学, 1989, （6）: 36-38.

② 邢玉瑞. 中医学的科学文化研究[M]. 北京: 中国中医药出版社, 2021: 183-206.

③ 路易斯·亨利·摩尔根. 古代社会[M]. 商务印书馆, 2009: 8.

的特征，人类的思维既有特征又有普遍性，中国传统思维乃至中医思维必然也具有人类思维的普遍性特征。

 拓 展

一、理查德·尼斯贝特《思维版图》(中信出版社，2017)

科学与数学　为什么中国人古代在代数和算术方面极为出色，而在几何方面则不然？几何学为何是希腊人的长处？为什么现代的亚洲人在数学和科学方面成就卓著，但是在创新性的科学方面比西方人要逊色？

观察和感知　为什么东方人比西方人能够更好地看到事件间的关系？为什么东方人把一个物体从其所在的环境中剥离出来相对比较难？

因果推理　为什么西方人那么容易忽视背景对物体甚至人的行为的影响？为什么东方人更容易受到"后见之明的偏见"的影响，这使得他们认为自己"一直就知道这件事情"？

知识的结构　为什么西方的婴儿学名词比学动词的速度快得多，而东方的婴儿学动词比学名词要快得多？为什么东亚人以物体或事件的相互关系为基础对物体和事件进行分组，而西方人则更依赖于以范畴为依据进行划分？

推理　为什么西方人在对日常事件进行推理的时候，更倾向于使用逻辑，而他们同时又坚持认为逻辑推理有时候会使他们出错？为什么东方人那么乐意接受明显矛盾的命题，这种方式又是如何帮助我们掌握真理的？

二、《张衡浑天仪注》说："浑天如鸡子，天体圆如弹丸，地如鸡子中黄，孤居于内，天大而地下。天表里有水，天之包地，犹壳中裹黄。天地各乘气而立，载水而浮……天转如车毂之运也，周旋无端，其形浑浑，故曰浑天。"从西汉起，杨雄、王充、张衡、葛洪到张载围绕日月是否出入和怎样出入颇有争论。王充质疑像太阳这种阳性的星体如何通过被视为阴的水。晋·葛洪提出星宿属阳性，但如龙，因而能生活在水中，还根据《周易》中的卦象来说明天体和日月可进入地下，"《明夷》之卦离下坤上，坤在上，以证日入于地也"，离是火代表太阳，坤是地。宋代张载认为地球也是在气上漂浮着的，"太虚无形，气之本体，其聚其散，变化之客形尔"。

文化如何影响了中国古代天文学的发展？你认为古代宇宙结构的浑天说存在哪些问题？

二、中国传统思维方式与中医学

中医学生长在中国文化的土壤里，与传统文化有着密切关系，作为中华五千年文明史中的重要支流，它从中华文化的母体中分化出来，带着母体的哲学精神与方法，又以无数医家的经验为生存发展基础，延续至今。因此，作为传统文化内核的思维方式与方法，无疑就成为中医学的文化基因，决定着中医学的发展，它不仅为中医理论奠定了方法学基础，而且成功地为中医临床实践提供方法论的指导，同时也决定了中医学未来发展方向的基调。

由于思维方式是人类文化现象的深层本质，属于文化现象背后的，对人类文化行为起支配作用的稳定因素；反之，文化现象作为思维方式的体现，不同的文化则反映着不同的思维方式。因此，对中国传统思维方式与中医学关系的考察，我们也可以从文化的角度加以认识。

（一）文化与医学的关系

著名哲学人类学家蓝德曼[①]曾指出："人类生活的基础不是自然的安排，而是文化形成的形式和习惯。正如我们历史地所探究的，没有自然的人，甚至最早的人也是生存于文化之中。"克利福德·格尔茨[②]也指出："我与马克斯·韦伯一样，认为人是悬挂在由他们自己编织的意义之网上的动物，我把文化看作这些网，因而认为文化的分析不是一种探索规律的实验科学，而是一种探索意义的阐释性科学。"文化作为一种知识背景，无疑引导或决定着人们观察客观事物的目的、内容，并做出不同的观察陈述，形成不同的理论体系或流派。况且医学作为一门具体的学科，有着内在的特殊性，即医学的研究对象与研究者都是具有"社会—生物"双重属性的人，都处于具体的文化氛围之中，文化传统中的价值观念必然左右着他们的心态与追求目标，思维方式又限定着他们的研究方法与手段。因此，对同一客观事物或现象的认识和判断，由于认知主体不同的文化心理和视角，而势必运用不同的认识手段，经过不同的思维加工过程，而形成不同的医学理论体系。总之，作为人类文化一个分支的医学，其本身也是文化的产物，文化影响着医学的起源、发展，并可作用于医学概念框架和方法论原则的形成，进而对医学理论内容和形式有所影响。

观察渗透理论也为文化与医学的关系，提供了很好的说明。首先，科学观察不仅是接受信息的过程，同时也是加工信息的过程。科学家在观察过程中，不仅仅要"看到"事实和现象，同时也要对"看到"的事实和现象进行理解和估价，这必然会涉及对外界的信息进行评价、选择、加工和翻译。这就与人的理论知识背景有关，不同的知识背景，不同的理论指导，甚至不同的生活经历，对同一现象或事物会做出不同的观察陈述。例如，2003年我国某研究机构的科学家虽然早在 2 月 26 日就用电子显微镜拍摄到或者"看到"了冠状病毒颗粒，但由于受到某种错误理论的误导，所以并没有认识到这种病毒颗粒和"非典"之间的因果关系，结果不仅丧失了发现冠状病毒的机会，而且对"非典"病因做出了错误的解释和判断。其次，观察陈述是用科学语言表述出来的，通过语言，来自客体的信息被编码记载下来。但科学语言总是与特定的科学理论联系在一起的，在使用科学语言时，与之相应的理论框架也会同时发挥作用。第三，理论在观察中既起着"定向"作用，引导观察者有选择地接受外界信息，又起着"加工改造"作用，帮助观察者理解观察到的究竟是什么。科学上的观察，不仅仅在于看到某种事实或现象，更重要的在于对这种事实或现象的解释。爱因斯坦[③]分析说："是理论决定我们能够观察到的东西"，"只有理论，即只有关于自然规律的知识，才能使我们从感觉印象推论出基本现象"。只有理论，才能推动科学家不断地做出意义重大的科学发现，才能想象出肉眼观察不到的现象如何发生，事物之间如何相互作用，并最终找到真正有科学价值的事实和现象。理论决定观察的目的和对象、内

① 蓝德曼. 哲学人类学[M]. 北京：工人出版社，1988：260.
② 克利福德·格尔茨. 文化的解释[M]. 上海：上海人民出版社，1999：5.
③ 爱因斯坦. 爱因斯坦文集[M]. 第 1 卷. 北京：商务印书馆，1979：211.

容，提供了观察语言。文化也有着类似于这里的理论的作用。

（二）中西文化比较与中西医学的差异

从中西医学比较的角度，更有助于我们理解中国传统思维与中医学的关系。众所周知，中西不同文化决定了中西医学的起源与发展的差异。如从劳动生产方式的角度，对中西文化进行比较可以发现，古代中医文化是一种农业文化，近代西医文化是一种工业文化。传统农业劳动是"生物型"生产劳动，近代工业劳动是"机械型"生产劳动，两种劳动各有不同的特点，对人们的认识和思维方式产生了不同的影响。农业生产的胚种与成体都是有机体，它不能机械分割；胚种的生长是发育的过程；农业生产需要和谐的自然环境；农民是多面手，分工的限制较少。所以，农业文化本质上是有机性文化，把自然界看作一个有机整体、一个变化过程，强调人与自然的和谐。古代哲学的有机论是生物型的农业文化的结晶。中医文化是这种有机文化、农业文化的一个组成部分。工业生产中的机器是人造的，是人用各种零件组装而成的。机器可以机械分割，各零件被拆开后仍可保持其相对独立性；零件在机器中占有确定的位置，可精确测量；机器是白箱，可以拆开观察；机器结构是具有高度稳定性的静态结构；机器运转的简单性和可重复性直接影响到工业时代认识模式的形成，近代哲学的机械论是近代工业社会机器文化的结晶。西医文化是机器文化的一部分，故有人是机器之说[①]。从农业文化与工业文化的视角来认识中西医文化，对于我们正确认识中医发展规律提供了一些有益的启示。中国的农业社会历史漫长，农业文化在历史上占主导地位，中医文化本质上是一种农业文化、有机体文化。因此，在近两千年的发展过程中，中医能够一直保持传统形态延续下来，是与中国农业文化的连续性密不可分的。近代以来，中医受到了严重的冲击，从表面看这是中西医之间的碰撞，实质上是两种不同文化的撞击，是农业文化与工业文化的撞击，是有机论与机械论的碰撞。20 世纪 80 年代以来，世界范围内的中医热的兴起，是和现代人类从"机器时代"进入"信息时代"的转变、现代自然观从机械论走向新的有机论分不开的。

从时空的角度而言，东方文化是时间型文化，西方文化是空间型文化。即西方文化按照空间型轨迹演进，中国则走着时间型的道路。时间在这里的定义是"周期性变化"，空间在这里的定义是"非周期性变化"。一切符合周期性变化规律的，都属于时间范畴，而一切符合非周期性变化规律的，可以纳入空间属性的存在模式。我们说，中国文化意识具有时间特性，是说这一文化圈中的精神现象主要以追求时间意识（探讨时间现象）为特征；我们说西方文化意识具有空间特性，则是说，在那里，精神现象与空间意识是紧密相连的[②]。除了周期性与非周期性两大属性外，还可以演绎出时空模型的其他属性。时间型文化：周期性变化、连续、合一、求同、无形、一维、无限、动态等；空间型文化：非周期性变化、间断、分离、求异、有形、三维、有限、静态等。从中西两种医学范式的奠基性著作《黄帝内经》与《希波克拉底文集》中，即可看出中西医学时间型与空间型文化的特点。《黄帝内经》阴阳五行——时间与周期性变化。希波克拉底认为组成人体有四种基本元素——血液、黏液、黄胆汁、黑胆汁。四种元素在比例、能量、体积等方面配合得当，且完美地混

---

① 拉·梅特里. 人是机器[M]. 北京：商务印书馆，2002：73.

② 赵军. 文化与时空[M]. 北京：中国人民大学出版社，1989：3-6.

合在一起，人就享受健康。如某种体液分离，不相协调，任何一方的过多或偏少就会导致疾病。四体液说与五行学说貌似相合，都是用几种物质来解释人体健康及疾病，其实两者内在差异很大。五行注重的是"行"，即事物的动态功能及其变化之序，突出表现为变化之循环规律；四体液说则偏重的是"素"，即事物的组成要素、成分、比例等。循此方向发展起来的近现代医学之基本概念，如细胞、细菌、病毒、基因、抗菌素等，都具有典型的空间特征——非周期性变化。由此可见，中西医文化的差异本质上可看成是时间型文化与空间型文化的差异。中医文化强调周期性变化、连续、合一、求同、无形；西医文化偏重非周期性变化、间断、分立、求异、有形。

（三）中国传统文化演变与中医学的发展

以上可以说是从中、西医学比较的横断面，阐述了文化对于医学的影响作用。其实，从中医学纵向的发展而言，也很容易发现中医学的演进和中国古代传统文化的发展之间具有同步演进的规律[①]。春秋战国以前呈现为创生期的同步演进，春秋战国、秦汉时期为第一高峰同步演进，晋、隋、唐时期为第二高峰同步演进，宋、金、元时期为最高峰同步演进，鸦片战争以后，随着传统文化的衰落，中医学也随之进入发展滞后期。换言之，从中医文化发展的脉络来看，每次理论的创新和突变都与此时的文化思潮、价值理念有着极为密切的关联，从秦汉之际的黄老学说到《黄帝内经》理论的出现；从汉魏易学卦爻六位模式的出现到《伤寒论》"六经传变"理论的提出；从魏晋时期"文人的自觉"到服食之风的兴盛；从隋唐儒、道、释三家思想的合流到"普救众生"医学伦理思想的倡导；从宋明理学的勃兴到丹溪"滋阴"思想的提出；从清代乾嘉学术的出现到清季医籍的厘定整理；从清末西学的侵入到"中西医结合""废除中医"等变革声浪。可以说每一次科学技术高峰都伴随着一次中医学的发展高峰，表现为高峰时相上的同步，而且在发展高度与性质上，二者也表现出同步性。总之，中医学的发展同样是一个文化过程。

综上所述，可见文化作为内在于人的一切活动之中，影响人、制约人、左右人的行为方式的深层的、机理性的东西，特别是作为文化结构内核的思维方式，无疑是医学发生、演变的文化基因。中医学在自然观、认识论、方法论、逻辑推理、概念体系、技术手段等各个层面都一以贯之的体现着中国传统文化的特性，如天人合一的自然观，形神统一的整体观，辨证论治的治疗观，不治已病的预防观，阴阳自和的调理观，司外揣内的功能观，取象比类的思维观，哲学意蕴的语言观等等，无不是中国传统文化基因的表达。当然，近代以来引进的科学技术知识，"支撑起了一个全新的话语系统和思想世界，使得原来建立在旧的知识结构基础上的思想文化传统因为脱离了原有知识系统的支持而失去了语境，经学体系最终坍塌了，而一种被称为'现代性'的新语境和新思想悄然兴起，由此标志着一种划时代意义的社会思想文化变革的开始。"[②]由此则引发了中医文化与现代社会文化之间的冲突，造成文化错位、话语阻隔等现象，导致了中西医学的百年论战，至今仍是中国医学界困惑与未能解决的问题。

---

① 李如辉. 论中医文化学研究[J]. 浙江中医学院学报，2002，26（2）：4-7.
② 段治文. 中国现代科学文化的兴起[M]. 上海：上海人民出版社，2000：9.

（四）中国传统认识模式与中医学的变革

中国古代科学的认识模式基本上有两种类型：一种是刚性的认识模式，其特点是重视经验证实原则，采用一元逻辑思维形式，由概念、判断和推理组成理论的基本构架；认识成果的发展采用批判、革命的扬弃方式。这种认识模式在中国古代的代表只有墨家，但墨家并没有把这种认识模式稳定地建立起来并达到成熟，只不过是有这种雏形而已。另一种是柔性的认识模式，其特点是重视经验直觉认识和内省体验认识，采用多元逻辑思维形式，由原始概念和类比推理组成理论的基本构架，对认识的成果采用积淀式积累和蒸发式的升华过程，对传统科学思想的内核有高度的继承性。《周易》、阴阳五行学说、道气论和在它们指导之下的中医学思想，都属于这种认识模式的代表。虽然《周易》的象数思维，阴阳五行学说和元气论的太极式思维、直觉思维等，其思维形式、机制和过程并不完全相同，但由于它们都具有柔性的特点，即使在检验中得到否定的结果，也不必采用形式逻辑那种二中择一的方式决定取舍和扬弃，而只需要蒸发掉其中同传统内核根本不相容的东西。

由柔性认识模式所建构的中国古代科学思想结构，呈现出如下的特点：首先，它们有一个稳定的内核。比如，中医学是以阴阳五行学说和元气学说为内核的。这个内核大致决定了科学理论的生长点和理论的形态。内核之所以得到公认，受到推崇，是因为它是大量朴素经验的总结，是辩证思维的产物。它的最高原则，是用最简洁的语言表达古代人通过经验直觉和抽象思维所得出的关于自然、社会和人的深刻见解，因而，不易被个别事实所否证。同时，这个内核非常适应中国传统文化的土壤，使它得以保持自身的生命力。其次，它们有一个不断丰富、发展，内容多样化的外围。对其统一的内核，不同时代、不同观点的学者可以根据自己的观察、经验和研究成果做出不同的解释，或者以注释经典的方式进行发挥，从而使生长于内核之上的科学成果不断积累。但是，也有大量的应用性技术成果同科学思想的内核距离比较远，从而造成科学和应用技术的分离。

中医学作为中国传统文化、传统哲学和科学思想同医学实践相结合的产物，其整体医学思想、阴阳和谐平衡的思想、辨证施治思想以及人与环境和谐而回归自然的思想常被现代人所称道。但由于受中国古代科学认识模式的影响，中医学的发展模式也形成了自己独特的历史逻辑。这种历史逻辑是思维过程和思维发展模式在历史坐标图上所呈现出来的宏观图式。这个模式的特点是：一部经典，千年供奉，流派千家，不离其宗。整个中医学的历史成果是丰富、驳杂而又高度统一的。自从《黄帝内经》问世以来，它对于中医学界而言，犹如孔子的著作对于儒家一样。以后经历了几次重要的发展，以致有些医学经典也具有几乎可以和《黄帝内经》相提并论的地位，但毕竟在医学思想上并没有根本性的变化。对《黄帝内经》的注释和研究贯穿了整个中国医学史，这种医学思想的因袭是中华文化基因稳定性和深厚性的表现。若按照当代科学哲学对科学革命的理解，可以说，中医学在其发展历史上不曾有过真正的科学革命。中医学把"师法古人"作为重要的认识论原则，过分重视回溯古代权威的思想观点，维护正统，致使其科学"范式"或研究纲领得到充分的尊重和延续，新的临床经验也常常被纳入旧有的理论框架之中，技术与经验的积累并不能代替观念的革命。时至今日，读经典，拜名师，做临床，仍然是培养优秀中医临床人才的重要途径。

如果说中医学是中国传统医学知识和智慧的结晶，那么，中国传统思维无疑是其智慧的闪现，这种智慧与西方近代以形式逻辑思维为框架的分析型认知传统，形成了一种太极图式的互补、和谐、互动关系，并已为大量科学创造的实践和思维科学的研究成果所证明，因而引起许多科学家的注意。从彭加勒、爱因斯坦到普利高津等人，都对中国传统思维问题给予了应有的关注。还有一批西方学者致力于对中国古代科学思想的发掘、整理和评价，如李约瑟、卡普拉等人，都主张重视东方科学传统，进一步发掘它的价值。这些观点，自然也适应于对中医学的认识与研究。

当然，中医学作为中国传统文化的有机构成部分，一方面受到了中国传统思维的影响，另一方面，中医学认识生命的思维方法同样也会渗透到中国传统文化之中，二者相互影响，使中国传统文化呈现出明显的生命文化的征象。

拓 展

春秋战国时期的"名家"曾表现出对形式逻辑的探究精神。但形式逻辑和演绎推理中的公理化倾向在中国传统思想中并不突出，远逊于欧洲，由此造成的影响是深远的。它使中国的"科学思维"缺少清晰性和证伪性，对科学理论的发展造成致命的影响。阴阳学派的邹衍就看到缺少形式逻辑的规范对人的认识的危害，"辩者，别殊类使不相害，序异端使不相乱，抒意通指，明其所谓，使人与知焉，不务相迷也。故胜者，不失所守；不胜者，得其所求。若是，故辩可为也。及至烦文以相假，饰辞以相悖，巧譬以相移，引人声使不得及其意。如此，害大道。"在邹衍看来，形式逻辑能正确分类，准确界定范畴概念，正确地推理论证，并精确地表达思想。形式逻辑是科学思维运演的规范程序，没有它，人的思维就不能从经验层次的混沌状态中超脱出来，达于理性思维阶段，科学理论当然也就无法形成。梁启超和胡适就指出，《墨经》的作者是"科学的方法的创始人"，墨家被边缘化，而"辩者"盛行，使中国古代逻辑思维不发达。这种思维特征其实也与中国古代的文言文语言有关。

"公理化"是科学理论建构必须遵守的一个重要原则，它体现在作为理论出发点的基本概念或大前提同推论假说之间的逻辑性，所有的推论或假设应被表述为是由一套特殊的公理推论出的定理的形式，且具有验证性。（何平，夏茵.李约瑟难题再求解——中国科技创新乏力的历史反思[M].上海：上海书店出版社，2016）

中国古代有没有形式逻辑方法，形式逻辑与公理化方法的弱化对中国古代科学技术以及中医学的发展有什么影响？

1.3　中医思维方法体系框架

开宗明义，思维科学只研究思维的规律和方法，不研究思维的内容，内容是其他科学技术部位的事。

钱学森《关于思维科学》

最有价值的知识是方法的知识。

笛卡尔

中国有句古语云："工欲善其事，必先利其器。"中医学作为中国传统医学知识和智慧的结晶，中医思维方法则是其智慧之器。因此，无论是学习中医理论知识，提升中医理论水平，还是提高临床分析问题、解决问题的能力，以及正确认识中医学与现代科学的关系，有效利用现代科学技术开展中医学术研究，都离不开中医思维方法的指导。然由于中医思维方法研究的滞后，相关问题还有较大争议。

一、中医思维方法的概念

中医思维方法，泛指以中华传统哲学观为指导思想，认识世界与人体生命活动，构建中医药理论与开展临床实践活动的手段、方式和途径。包括理论建构、临床实践、科学研究中所采用的基本思维方式、方法，以及运用中医药理论知识指导临床诊疗、科研活动的方法等。掌握中医思维方法的概念，必须明确方法与知识以及思维方法有无原创性两大问题。

（一）思维方法与理论知识的关系

任何门类的科学，其内容都可划分为科学知识与包括思维方法在内的科学方法，二者既有区别又密切相关。就思维方法与理论知识的区别而言，理论知识是过去研究活动的最终成果，它是对已知事物的认识；而思维方法则是进行未来研究活动的手段，它所面对的是未知的事物和领域。如象思维属于思维方式，而借助于象思维建构的中医藏象学说，则属于理论知识。就思维方法与理论知识的联系而言，一方面思维方法决定着理论知识的产生及其性质。认识自然界，必须借助于一定的方法和手段。法国数学家拉普拉斯在谈到牛顿时说："认识一种天才的研究方法，对于科学的进步……并不比发现本身更少用处。"如物理学史上多次出现过这样的情况，即理论因不能解释一些新的物理现象而陷入困难时，是先从方法论上取得突破以后，才使物理学冲出危机状态的。例如牛顿力学向相对论的转化，又例如连续性观念向量子化的过渡等。物理学史上有许多因方法运用不好或不及时，丧失获取重大发现机会的事例。另一方面，理论知识一经证明是正确、有效、科学的，那么它在同一知识领域，甚至在不同领域建立其他新理论的过程中，作为出发点和条件，在实质上起着思维方法的作用。如近代牛顿的力学体系成了认识论和当时迅速发展的科学方法论的基础，作为机械唯物主义宇宙观的科学基础和思想背景，对人类认识化学现象、生物现象乃至认识人自身及社会规律，都产生了重大的影响，笛卡儿就曾提出"动物是机器"的主张，法国医生拉美特利则提出"人是机器"之说。在当时的人看来，高度发展的机械原理可以说明一切事物，力学方程和公式可以描述宇宙的全部状态。现代系统科学知识，作为一种方法论更是迅速地被应用于生理学、心理学、生物学、语言学和经济学等不同领域。

　　总之，思维方法与理论知识相互促进，推动科学的发展。但对于一门学科而言，二者又有着明确的区别，思维提供关于客观现实的本质的特性、联系和关系的知识，故思维方法与理论知识不能划等号，那种将象数思维与气一元论、形神合一混同为中医原创思维的提法就值得商榷。而由思维"产生应对环境变化的方案和行为"，则与中医临床诊疗实践相关，但思维方法属于较高层次的、临床各科共性的方法，不能等同于临床诊疗路径、指南之类。

（二）中医思维方法的原创性问题

　　近年来，中医原创思维的概念受到了中医学界较为广泛的关注，并被纳入"973"中医基础理论重大研究专项以及国家社科重大项目之中。追溯其概念形成的渊源，大约最早与钱学森[1][2]20世纪九十年代所提唯象中医学、唯象气功学，以及建立唯象理论有关。其后王树人[3]提出了"象思维"的概念，并认为创造性或具有创生机制，是象思维的基本性质，他把具有创新性的思维方式，又表述为"自己独具原创性的'象思维'"[4]，很容易造成创新性思维方式与原创的思维方式混淆。进入21世纪，王永炎[5]明确提出了中医原创思维的概念，指出："所谓原创思维，是指特有的、与众不同的、创造性的思维方式。"中医学"是通过与西医学完全不同的视角与思维方式所形成的具有特定概念与理论的医学体系……是真正意义上的原创思维。中医学以形象思维和整体观念为核心，重视临床医学，其原创思维既体现了科学与人文融合，也强调天人相应、调身与调心并重。"王琦[6][7]认为"原创"一词"具有时间第一性及唯我性"，著有《中医原创思维研究十讲》，提出中医原创思维模式是中国传统医学认识自然生命现象、解决医疗实践问题的特有的思维方式，其内涵是"取象运数，形神一体，气为一元"的整体思维模式，即中医学的"象数观–形神观——一元观"。这里取象运数即象数思维，无疑属于思维层面的问题。但将"形、神、气"属于理论层面的概念纳入思维模式之中，则有思维模式与中医理论混淆之嫌。多数学者则将中医原创思维界定为意象思维或象数思维[8]~[10]。

　　如王树人所言，象思维是中国传统思维方式的基本特征，而中医学是中国古代科学唯一现存并还在不断发展的学科，中医思维只是中国古代哲学与科学思维方式的现存代表，因此，不能将中国传统的思维方式仅仅说成是中医原创的东西。更重要的是从思维发生的角度而言，人类思维的差异性是在共性的基础上逐步发展而来的，维柯在《新科学》中说，埃及人把整个以往的世界分成三个时代：神的时代、英雄的时代和人的时代，分别对应于三种语言，即象形符号的或神的语言、象征的或比喻的语言（即英雄的语言）和书写的或

① 钱学森. 建立唯象气功学——当前气功科学研究的一项任务[J]. 自然杂志, 1986, 9（5）: 323-326, 362.

② 钱学森, 陈信. 人体科学是现代科学技术体系中的一个大部门[J]. 自然杂志, 1988, 11（5）: 331-338.

③ 王树人, 喻柏林. 象思学论纲[J]. 中国社会科学院研究生院学报, 1997, （4）: 66-65.

④ 王树人. 中国的"象思维"及其原创性问题[J]. 学术月刊, 2006, 38（1）: 51-57.

⑤ 王永炎. 概念时代应重视中医学原创思维的传承与发展[J]. 中华中医药学刊, 2008, 26（4）: 677-679.

⑥ 王琦. 关于中医原创思维模式的研究[J]. 北京中医药大学学报, 2012, 35（3）: 160-164.

⑦ 王琦. 中医原创思维模式的提出与论证[J]. 中医杂志, 2012, 53（6）: 458-460.

⑧ 郭刚. 意象思维: 中医哲学的原创思维意蕴——兼论其对中国哲学的贡献[J]. 自然辩证法通讯, 2014, 36（1）: 87-92.

⑨ 马晓彤. 中医原创思维模式的理论与实践特征[J]. 科学中国人, 2012, （23）: 40.

⑩ 赵中国. 论中医原创思维模式的象思维本质与科学性品质[J]. 中华中医药杂志, 2015, 30（4）: 1004-1006.

凡俗的语言（即人的语言）。人类最初各民族都用诗性文字来思维，用寓言故事来说话，用象形文字来书写①。这一认识体现了历史与逻辑相统一的原则。按照张光直先生的认识，与西方的突破式的文明演进相比较，以中国为代表的世界式的文明演进是连续性的②，无疑也是说中国文化及其思维方式更多地具有人类早期思维的特征，因而也更多地具有人类思维的共性特征。王树人③也认为，象思维乃是人类共有的始源性的思维方式，也即最根本的思维方式。世界各民族，在其作为初民之时，都处于这种思维方式之中。象思维的本原地位不仅表现为概念思维是在象思维基础上发展起来的，而且还表现为即使在概念思维发展的成熟阶段，例如形式逻辑、数理逻辑、辩证逻辑、模糊逻辑等诸多体系建立以后，它们本身的运用与发展仍然是以象思维为基础的④。以上所论，都清楚地告诉我们，如果把中医思维的研究放置于人类历史思维发展的整体中，而不是仅仅局限于中医与西医或现代科学思维的比较之间，那么就很难说中医学的思维是特有的、与众不同的、独创的思维方式，即所谓中医原创思维。

原创思维也可以从思维价值的角度，理解为具有原始创新性的思维方式，这就又牵扯到思维方法与理论知识的关系问题。王永炎⑤认为，"只有具备了原创思维的学科，才能拥有原创性的成果与原创性的优势，才会不断的发展与完善"。但严格来讲，创新思维原则上并不构成一种思维类型，因为一种新概念的产生，既可能通过逻辑的方式，也可能通过非逻辑的方式或两种方式的混合使用而产生。当科学家进行科学研究时，他的大脑的思维方式不可能被某种既定的方式限制，他会在不断试错中不断调整自己的思路，"不择手段"地寻找那个处于"黑暗"之中的科学发现。从思维与知识的关系而言，知识具有原始创新性，而思维方式往往具有人类共通性，原创性的知识的产生，并不具有一种固定的所谓原创性的思维模式。因此，关于中医思维方法的研究，不宜提倡所谓中医原创思维的观点。方克立⑥质疑钱学森提出的"唯象中医学"概念，这个"唯"字是不是用得太绝对了？把中医看作是完全从现象概括、总结出来的理论，从思维方式来说就是经验思维、唯象思维，而看不到察类、求故、明理的逻辑思维在中医理论形成和发展过程中的作用。这与中医学界一些人只讲"象思维"、过分夸大"象思维"的作用和意义有些相似。他明确指出中医思维是感性经验思维、理性逻辑思维和悟性直觉思维多种形式互相交织、互相补充的一个复杂系统。

综上所述，从思维发生与演变的角度，可以说不同的思维方式在不同的人类群体中都存在，由于历史的、地域文化的、研究对象的等诸多因素的影响，人们对不同思维方式的运用，自觉或不自觉地有所偏重，长此以往，形成一定的思维定势，造成不同民族、学科思维方式各具一定的特点，并形成各具特色的思维方法体系。

---

① [意]维柯. 新科学[M]. 北京：商务印书馆，1989：112，213.

② 张光直. 考古学专题六讲[M]. 北京：文物出版社，1986：17-18.

③ 王树人，喻柏林. 象思学论纲[J]. 中国社会科学院研究生院学报，1997，（4）：66-65.

④ 王树人，喻柏林. 论"象"与"象思维"[J]. 中国社会科学，1998，（4）：38-48.

⑤ 王永炎. 概念时代应重视中医学原创思维的传承与发展[J]. 中华中医药学刊，2008，26（4）：677-679.

⑥ 方克立. 要重视研究钱学森的中医哲学思想[J]. 中国哲学史，2018（1）：42-44.

拓 展

一、法国人类学家爱弥儿·涂尔干[①]曾记述，祖尼人将自然中的一切存在与事实，连同所有非生物体、植物、动物和人，都被划分、标注和指定到一个单一而整合的"体系"的固定位置上；在这个体系中，各个部分根据"相似性程度"或平起平坐，或有所隶属。这种分类形式的原则是把空间划分成七个区域：北、南、西、东、上、下、中。宇宙中的每样事物都被分配到这七个区域的一个当中，包括自然界的事物、季节、社会功能、颜色等，如火和夏天属于南，夏天和火都是红色的，故南方是红色；南方又是温热、农耕和医疗的区域等。

阅读列维·布留尔《原始思维》、列维·斯特劳斯《野性的思维》，研讨中医学与其他民族古代思维方式的关系。

二、美国学者米勒在对多位著名科学家等发明创造研究的基础上，指出："听觉模式、感觉模式和视觉模式的心理意象在创造性思维中占中心地位。莫扎特基于听觉意象，听到了一部新交响乐的'整体效果'。法国伟大的数学家、哲学家庞加莱的'感觉意象'引导他'一眼看出'数学证明的全过程。爱因斯坦的创造性思维则产生于视觉意象，而用词语形式表示这种创造性思维则是'第二阶段艰难的任务'。"[②]

具有创造性的形象思维，可以说是古今中外著名科学家常用的思维方式，由此进一步思考中医是否有原创思维模式。

三、希波克拉底《人之自然》（公元前400年）

	A	B	C	D
（四季）	春	夏	秋	冬
	湿热	干热	干冷	湿冷
（四体液）	血	黄胆汁	黑胆汁	黏液

比较希波克拉底此论与《素问·四气调神大论》的论述，有何异同？

二、中医思维方法体系的结构

为了促进中医思维方法研究的科学化、团队化，有必要构建一个概念明确、表述规范、结构合理、层次清晰，能够指导中医理论建构、临床诊疗以及中医学术研究的思维方法体系框架。当然，这样的思维方法体系框架也不可能一蹴而就，最初也可能不完善，但框架的建构对中医思维方法研究有着不可或缺的指导作用，可在以后的研究中逐步完善。

中医思维方法体系框架的构建与思维的分类有关，而思维分类问题实质上是一个与思维的定义紧密相关的问题，也是一个明确思维概念外延的复杂逻辑问题。由于人们对思维本质的认识不同，以不同的标准和层次对思维进行分类，因此导致对思维的分类的认识众

① [法]爱弥儿·涂尔干，马塞尔·莫斯. 原始分类[M]. 北京：商务印书馆，2012：49-51.
② [美]米勒. 科学思维中的意象[M]. 武汉：湖北教育出版社，1991：215-216.

说纷纭，莫衷一是，颇有百家争鸣之状。如唐孝威等[①]提出从人的思维方式出发，可以将思维分为动作思维、形象思维和抽象思维；从人的意识状态出发，可以将思维分为意识思维、潜意识思维、无意识思维。邵志芳[②]根据抽象性分为直观行为思维、具体形象思维、抽象逻辑思维；根据实践活动的目的性分为上升性思维、求解性思维、决策性思维；根据思维活动的方式分为再现性和创造性思维；根据思维的意识性分为我向思维和现实性思维。苏富忠[③]认为思维的主要要素有 11 种，以此为标准将思维分为 11 种类型，然后又在此基础上展开亚层次的分类，论述到的思维方式达上百种，显得过于繁琐，很难让人接受。

根据中医思维方法的实际，结合上述思维分类的认识，参考钱学森关于思维科学体系的构想[④]，中医思维方法体系框架似可分为哲学观、思维方式与方法、中医临床思维三大板块。其中哲学观主要有天人合一、气一元论、道法自然、恒动变易、中和协调、形神合一、常变相关等。思维方式如经验思维、象思维（象数思维）、逻辑思维（形式逻辑、辩证逻辑）、系统思维、直觉与灵感；思维方法如顺势思维、求同思维、求异思维、逆向思维、溯因思维、决策思维等；而分析、综合、比较、概括、抽象、判断、推理（归纳、演绎）、类比、隐喻、想象、联想等方法当隶属于相应的思维方式之下。中医临床思维是中医师在整个医疗过程中，运用中医理论知识与思维工具对患者、所患病证或相关事物及现象，进行一系列的调查研究、分析判断，形成决策、实施和验证，以探求疾病本质与治疗规律的思维活动过程，实质上是各种思维方式和思维方法的综合运用。如此，中医思维方法体系的框架可如下图所示（图 1-1）。那么，上述三大板块即为中医思维方法体系的主要内容。概言之，中医思维方法可以说是以日常生活世界为问题境域，以"天人合一"为认识论基础，以关系为逻辑起点，以"象"为思维的主要要素，以模式推理为主要推理方法，以整体性为根本特征，重视直觉体悟、富有辩证思维特点，追求天人、形神、气血、阴阳和谐的方法系统[⑤]。

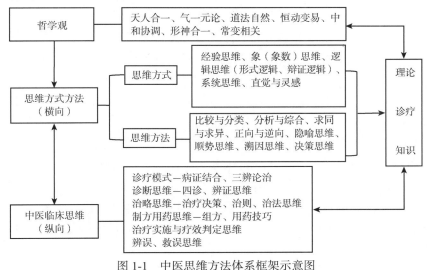

图 1-1 中医思维方法体系框架示意图

① 唐孝威，何洁，等. 思维研究[M]. 杭州：浙江大学出版社，2014：3.

② 邵志芳. 思维心理学[M]. 第二版. 上海：华东师范大学出版社：2007：8-9.

③ 苏富忠. 思维科学[M]. 哈尔滨：黑龙江人民出版社，2002：53，77-82.

④ 钱学森主编. 关于思维科学[M]. 上海：上海人民出版社：1984：20.

⑤ 邢玉瑞. 关于中医原创思维方法体系的初步研究[J]. 中医杂志，2012，53（1）：8-11.

1.4 中医思维方法的哲学基础

自然科学家尽管可以采取他们所愿意采取的态度，他们还得受哲学的支配。问题只在于：他们是愿意受某种蹩脚的时髦哲学的支配，还是愿意受某种建立在通晓思维历史及其成就的基础上的理论思维形式的支配。

恩格斯《自然辩证法》

中医学理论体系的建构、发展与演变，植根于中国传统文化的土壤之中，与中国古代哲学有着密不可分的联系，中医思维方法也是建构于中国古代哲学观基础之上的，而且在现代以前，中医药学与中国古代哲学及方法论水乳交融，呈现出同步发展的趋势。

一、天 人 合 一

天人合一在中国文化中是重要的理论预设、思想共识、共同信仰和思维模式。

刘笑敢[1]

汤一介[2]指出："'天'与'人'是中国传统哲学中最基本的概念，'天人合一'是中国传统哲学的最基本的命题，在中国历史上许多哲学家都以讨论'天''人'关系为己任。"但什么是天？天人合一如何？不同历史时期、不同学术流派的学者，则有不同的认识。张岱年[3]认为"天"有三种涵义：一指最高主宰，二指广大自然，三指最高原理。从历史的角度而言，可以说"天"在中国传统文化中是一个开发的不断生成的范畴，涉及到天象、天数、天意、天命等概念。天象，即宇宙之自然本体的"图像"，如天体运行中星辰有序地变化，以及日、月食，流星等变异，北斗七星位置不同所体现的季节转移，气候与物候变化以及地震、海啸、台风等现象。在古代，天象为中国人规范时间范畴，特别是制定生活原则的一项重要的参照系，犹如一部超越人为意志的大法。天数亦称"天运"，是指天象变化和运转的周期、节奏和韵律。对于天数考察和计算的直接结果，就是所谓历法。古人认为这种"大秩序"运转节奏不仅不以人的意志为转移，而且规定着人间的生活秩序，使人们不仅得以确立集体生活所依据的框架，还可通过其预测功能，使这种生活进入某种可以调适的有序世界。天意是"天"作为一个不以人的意识支配力量，其"行为"包含着强烈的

① 刘笑敢. 天人合一：学术、学说和信仰——再论中国哲学之身份及研究取向的不同[J]. 南京大学学报（哲学·人文科学·社会科学），2011，（6）：67-85.
② 汤一介. 我的哲学之路[M]. 北京：新华出版社，2006：8.
③ 张岱年. 天人合一评讲[J]. 社会科学战线，1998，（3）：68-70.

象征意义，其本质上是人们借助于天象和天数，所类比、塑造和建构的"人类预期"[①]。人们观察天象，筹算天数，解释天意，试图把握天道运行的自然规律即"天命"。由此可见，传统中国的"'天'既是创造者，又是整个被创造的世界"，它是"自然显现""人类文化创造"相结合的产物，二者连为一体，密不可分。"'天'本身就是由持续发展的文化与所产生的、聚集的精神性"[②]。故葛兆光[③]指出：在古代中国的知识、思想与信仰世界中，"天"这种被确立的终极依据……作为天然合理的秩序与规范，它不仅支持着天文与历法的制定，支持着人们对自然现象的解释，也支持着人们对于生理与心理的体验和治疗，还支持着皇权和等级社会的成立，支持着政治意识形态的合法，支持着祭祀仪式程序的象征意味，支持着城市、皇宫甚至平民住宅样式的基本格局，甚至支持着人们的游戏及其规则，以及文学艺术中对美的感悟与理解。所谓"天人合一"，其实是说"天"（宇宙）与"人"（人间）的所有合理性在根本上建立在同一个基本的依据上。它实际上是古代中国知识与思想的决定性的支持背景。

天人合一的内涵非常丰富，如阴阳五行家的"人与天调"，老庄的以"人"合"天"，《易传》的人"与天地合其德"，《中庸》和孟子的"性""天"合一，董仲舒的"天人同类"，都可谓"天人合一"。故余英时[④]指出："我们不要误以为天人合一是某种有特定思想内容的'理论'。反之，它仅是一种思维方式，这种思维方式几乎体现在中国文化的各个方面，例如艺术、文学、哲学、宗教、政治思想、社会关系等等。"说明依据具体的语境，天人合一可以是一种认知模式及相应的世界图景，一种存在方式、理想人生境界及相应的人生态度和行为方式，等等。

中医学深受天人合一观的影响，主要从自然之天与人的关系角度来研究天人关系以及人的生命活动，提出了"人与天地相参"（《素问·咳论》）的命题，系统阐述了天人合一的原理，主要反映在以下三个方面：一是天人同源，即气是宇宙万物与人生成的本原，此乃中医理论体系构建的基元。二是天人同构，即人与自然具有相同的阴阳、三才、五行等结构，由此形成中医理论体系构建的框架。如葛兆光[⑤]说："在古代中国人的意识里，自然也罢，人类也罢，社会也罢，它们的来源都是相似的，它们的生成轨迹与内在结构是相似的，由于这种相似性，自然界（天地万物）、人类（四肢五脏气血骨肉）、社会（君臣百姓）的各个对称点都有一种神秘的互相关联与感应关系。"三是天人同道，即人与自然万物之间具有相同的阴阳消长及五行生克制化等规律，由此形成中医理论体系构建的理据。

从中国哲学思维模式的角度而言，天人合一可以说就是"推天道以明人事"，这也是中国哲学的一个普遍架构。中医学正是以天人合一的哲学观为基础，作为自己的认识论、方法论和价值观，来建构中医理论体系并指导中医临床实践。中医学主要从自然之天与人的关系角度来研究天人关系以及人的生命活动，由此奠定了中医学的整体观。中医学对生命活动的认识、病证的辨识、治法与处方用药、具体治疗措施的综合应用等，都贯穿着系统

① 萧延中. 中国思维的根系：研究笔记[M]. 北京：中央编译出版社，2020：190-241.
② 郝大维，安乐哲. 汉哲学思维的文化探源[M]. 南京：江苏人民出版社，1999：249-250.
③ 葛兆光. 中国思想史·导论[M]. 上海：复旦大学出版社，2013：38.
④ 余英时. 人文与理性的中国[M]. 程嫩生，罗群译. 上海：上海古籍出版社，2007：14.
⑤ 葛兆光. 众妙之门——北极与太一、道、太极[J]. 中国文化，1990，（3）：46-65.

整体的理念。从方法论的角度而言，天人合一强调主体与客体的合一，由此必然引出整体思维、取象比类、直觉思维等方法；同时天人合一又是中医理论建构及临床思维中逻辑推演的大前提，从天有四海推演出人身有四海，从天道循环推演出人体气血循环不休等。从价值观的角度而言，天人合一观从天、地、人一体，天人合德及天人合道的角度，规定着人生的价值取向和人生境界。人作为天地万物的一部分，应该与其他物类一样，遵循天地之道。因此，"圣人之为道者，上合于天，下合于地，中合于人事"（《灵枢·逆顺肥瘦》），养生与治疗疾病应"法天则地""和于阴阳""顺四时而适寒暑""合人形以法四时五行而治"，均是这一价值观在中医学的体现。

二、气 一 元 论

> 西洋哲学中之原子论，谓一切气皆由微小固体而成；中国哲学中元气论，则谓一切固体皆是气之凝结，亦可谓适成一种对照。
>
> 张岱年《中国哲学大纲》

胡志强等[①]认为，在自然科学研究中，一些关于自然的总体模型往往构成科学家共同体深刻的信念背景，决定了作为总体的科学研究的基本方向、基本方法、基本机制和基本概念。气是中国古代哲学、医学乃至整个民族传统文化中最基本、最著名、最独特的范畴，是中医理论与中国古代哲学的本质结合点，也是中医理论体系的核心范畴和中医学里应用最多的范畴，并由此范畴决定了中医学的思维方式、研究方法及发展趋势。

一般而言，气是指化生天地万物的本原，是至精无形、充盈无间、连续的、可入的、能动的、无限的物质存在，同时也是宇宙万物之间相互联系、相互作用的中介性物质，充当着宇宙万物之间各种信息传递的载体。然中国古代哲学概念大多不存在相对确定的逻辑内涵与外延，逻辑多义性、模糊性特征比较突出。气概念实质上没有确定的逻辑内涵，也缺乏确定的逻辑外延；它可以诠解自然、生命、精神、道德、情感、疾病等一切认知对象的起源与本质。若想在西方概念库中寻求一个在内涵与外延上都和气概念十分吻合的对应词，绝对是不可能的。但基于不可言说而又不得不说的要求，可以认为哲学之气是指生成宇宙万物的实在本元，也是生成人类形体与化生精神的实在元素。中医学之气在当代科学语境下，可以认为是指生成人体、维持人体生命活动的物质、能量、信息的总称。

气范畴与西方原子论自然观相比较，表现出整体性与个体性、连续性与间断性、无形性与有形性、功能性与结构性、化生性与组合性、辩证性与机械性、直观性与思辨性诸多方面的差异，由此造成了中西医学思维方法以及后续发展路径的根本差异（表 1-1）。

---

① 胡志强，肖显静. 科学理性方法[M]. 北京：科学出版社，2002：119.

表 1-1　元气论与原子论的区别

比较项	元气论	原子论
自然观	有机论	机械论
世界本原	元气	原子
矛盾形式	阴与阳	原子与虚空
动力源泉	内在矛盾	外力
发生机制	分化	组合
注意中心	关系（功能）	实体（结构）
整体观	元整体	合整体
形质状态	无形连续	有形间断
时空特征	时间为主	空间为主
数量特征	一（重质）	多（重量）
认识方法	直观体悟	抽象思辨
研究方法	宏观观察	分析还原
发展演变	自然哲学	自然科学

金春峰[①]认为气弥漫充盈于太虚之中，无处不在，无时不在，因而既不存在没有气（阴阳）的时间，亦不存在没有气（阴阳）的空间。所谓"无"，不过是气的一种初始的状态，从而排斥了真空观念，排斥了"刚体""质点"这种产生近代自然科学所必需的物质形态的观点，而形成了"有机体是消息"这种和现代控制论相类似的思维方式，开辟了重视信息和系统的科学研究途径，形成了独特的研究方法。这种方法的特点是：①不是着眼于个体，而是着眼于整体或系统。②不是着眼于静态，而是着眼于动态，在时间和气的流转中，把握客观对象的运动形态。③不是着眼于物本身的具体结构、组成，而是着眼于它的功能、属性。因为物本身是不断流转的，是不断流转中的暂时的"稳态"，并没有固定的结构可言。④不是着眼于具体部分的性能，而是整体功能，整体反应能力；因此对物的研究强调通过捕捉信息，以把握物或有机体的能量和物质输入和输出的情况及其维持机体平衡的能力。⑤不注意几何模型、运动轨道，而是通过大量观察及对观察资料的统计、计算、归纳、分类，以描述对象的运动和发展趋势。中医学正是运用这一方法的典型代表。中医学正是着眼于整体或系统、整体动态功能或属性、信息，通过对人体生命活动以及与环境关系的大量观察、体验，以归纳、总结、描述人体生命活动的规律，以及养生和疾病诊疗的理论。

当然，我们也要清醒地认识到，气作为对客观事物的一种解释性模式，存在着自身难以克服的缺陷。首先，从其本体而言，气是一种混沌的、连续的、无结构性的整体存在，不可能从事物的量及结构层次方面来把握事物质的区别，也不能从质的规定性方面对事物进行分类归纳的认识，不能将事物分解成最简单的因素，从事物的内在结构来分析、解释事物存在和变化的宏观现象，其对万物生成变化的解释没有试错性，即不可能在实践过程

---

① 金春峰. "月令"图式与中国古代思维方式的特点及其对科学、哲学的影响[J]//深圳大学国学研究所. 中国文化与中国哲学[M]. 北京：东方出版社，1988：126-159.

中对它的解释加以证实或证伪。曾振宇[1]指出，气概念实质上属于逻辑学意义上的"自毁概念"，它没有确定的内涵，也缺乏确定的外延，可以诠释自然、生命、精神、道德、疾病等一切认知对象的起源与本质。它是一个大而无当的宇宙本原，是一个无限性的终极性根据。而在哲学与逻辑学意义上，如果一个概念能够解释说明一切认知客体，那么它实质上什么也解释不了，什么也说明不了。因为每一个概念受其确切的内涵和外延的制约，都是一个个有限性的范畴。林德宏等[2]也认为元气论认识模式的局限性在于，元气内涵简单，外延极广，对其本质十分不易把握，比较难以向可操作的目标转化，因而难以进行可重复性的实验证实。谨慎一点说，它同现代场的概念有点类似，那不过是出自一种臆断。现代科学中的场，从其被初次定义和使用时起，就是含义确切、外延有限的。迄今我们知道的场只有四种，它们有质量、动量和特定的相互作用方式，可以定量刻画。它和粒子之间的相互转化是可以精确描述的。这就充分表明，形成场和场论的认识模式和元气论有根本不同。这样用气模式来解释人体生命现象，就不可避免地会导致用猜测性的思辨来代替实践性的验证，用先验的臆测来印证客观事实，在本质上阻碍了实验科学的发展，阻碍了理论思维和科学实践的结合。其次，从其运动而言，是一种气的聚散、返本归原式的循环论变易，着眼于化生、功能、整体的转换，当讲到气化流行时，并没有揭示其由低级向高级、由简单到复杂的上升发展过程，忽视了对具体事物运动的特殊规律、细节和原因的探究，因而，只能诉诸朴素的、整体直观的猜测。由此造成对自然万物的存在和自然现象变化的认识和解释就处于两端：气本原与表象描述，即猜测性思辨和感性经验材料的结合。在中医学中，则表现为脱离了具体的生理结构和生理过程来解释各种生理、病理现象及其联系变化，使医疗经验被一种成熟、完备的思维框架和解释系统所包容，形成了一种早熟、发育不全的理论，阻碍了中医学向解剖分析、定性定量研究、实证判断方向发展的可能性。

 拓 展

一、严复在《名学浅说》中指出："有时所用之名之字，有虽欲求其定义，万万无从者。即如中国老儒先生之言气字。问人之何以病？曰邪气内侵。问国家之何以衰？曰元气不复。于贤人之生，则曰间气。见吾足忽肿，则曰湿气。他若厉气、淫气、正气、余气、鬼神者二气之良能，几于随物可加。今试问先生所云气者，究竟是何名物，可举似乎？吾知彼必茫然不知所对也。然则凡先生所一无所知者，皆谓之气而已。指物说理如是，与梦呓又何以异乎！"

对于严复关于气范畴的质疑批判，你是如何认识的？

二、原子论的基本思想与演变

古希腊时期的留基伯和德谟克利特：万物的本原是原子和虚空。原子是宇宙中最微小、坚硬、不可入、不可分的物质粒子，它的基本属性是"充实性"，每个原子都是毫无空隙的。原子在数量、种类上是无限多的，彼此之间在质上没有什么区别，在量

① 曾振宇. "气"作为哲学概念如何可能[J]. 中国文化研究，2002（冬）：53-62.
② 林德宏，肖玲，等. 科学认识思想史[M]. 南京：江苏教育出版社，1995：152-154.

上则存在大小、形状、次序和位置四种不同。世间万物的多姿多彩是因为原子的形状、位置、排列方式不同罢了。

19世纪，道尔顿在《化学哲学新体系》中提出原子是构成物质的最小微粒，同一元素的所有原子的性质和重量完全相同，不同的元素的原子的性质和重量不同，原子的重量是元素的基本性质，原子在所有化学变化中保持自己的独特性质，原子既不能创造，也不能消灭。1910年以前曾经提出过长岗的土星模型、勒纳德的中性微粒模型、里兹的磁原子模型、汤姆逊的实心带电球模型等，而以汤姆逊的原子模型最有成效也影响最大。1911年卢瑟福提出原子太阳系模型（原子行星模型），认为原子的质量几乎全部集中在直径很小的核心区域，叫原子核，电子在原子核外绕核作轨道运动。原子核带正电，电子带负电。1913年玻尔的定态跃迁原子模型承认卢瑟福的原子太阳系模型，放弃一些经典的电磁辐射理论，把量子的概念用于原子系统中。20世纪20年代以后，玻尔的定态跃迁原子模型又与新的实验相矛盾，不能解释稍复杂的元素的光谱线以及其他一些重要实验事实，因而又显示出很大的局限性，以后又被量子力学对原子结构的处理方法——原子的量子理论模型所取代。

对照原子论的演变，梳理元气论思想的变化，有何启发？

三、道 法 自 然

> 道不离物，物不离道，道外无物，物外无道。用即道物，体即物道
>
> 成玄英《道德经义疏》

道法自然与天人合一的观念密切相关。老子在道论的基础上提出天道和人道两大法则，认为人道应当效法天道，《老子》二十五章指出："人法地，地法天，天法道，道法自然。"提出了"道法自然"的命题，并得到其后道家的不同诠释，至今仍然是学界讨论的热点。王玉彬[①]系统梳理了有关"自然"的古今诠释，将其概括为两种进路：一是"自然"是"万物"的本然存在状态，"万物之自然"是"道之无为"的结果。在此进路的理解模式下，"自然"不应当被视为老子思想的核心价值或理论旨归，而不过是圣人之无为的必然结果或附加效应。这种古典、朴素的理解进路或许更趋近于老子的"本义"。二是"自然"即"道的本性"，也是人应效法的"尺度"，"无为"即"人之自然"。老子之后的思想史更倾向于此诠释路径，将"道"诠定为内在于万物的存在本体，这样，"道"便不再只是圣人可守、可行的政治原则，而是万物、百姓都应守之、行之的本然"德性"。由此，自主、自由便可带入对"百姓之自然"的解读中，"无为"亦堪称圣人的"自然本性"，体现出更圆融的解释力。

一般认为，"道法自然"就是把"自然"视为"道"的内在法则，根本存在方式，肯定"道"的本性是纯任自然——即自己如此。它强调的是宇宙和世界是完全按照自然而然的法则、自己如此的方式存在和活动的。而人道要效法天道，天道是"万物作焉而不辞，生而

---

① 王玉彬. 论老子"自然"观念的两种诠释进路[J]. 人文杂志, 2021, (9): 26-33.

不有，为而不恃，功成而弗居"（《老子》二章），即无为而因任自然。因此，人道应同天道一样，顺乎万物之自然，遵从事物发展的必然趋势，反对人为的干扰、征服和破坏，这就是无为。所以刘笑敢[1]认为自然与无为是密切相关的，"自然"是老子哲学的中心价值，"无为"则是实现中心价值的原则与方法。陈鼓应[2]则认为"'自然无为'是老子哲学中最重要的一个观念"，"'无为'的观念，可说是'自然'一语的写状，'自然''无为'这两个名词可说是二而一的"。罗安宪[3]指出，"自然"的本义是"自己而然"、无有外力强迫，亦即自生、自化、自成，自本自根。"自然"是一共有概念，是人与物相共的；"无为"是人类所独有的概念，是抵达"自然"、恢复"自然"之简便途径。自然无为既可合而言之，亦可分而言之。合而言之：自然即无为，无为即自然，故曰自然无为。分而言之：自然是道之本性，亦可称为道体；无为是道之运作，是人之所应效法者，亦可称为道用。至于二者的关系，虽有手段与目的、主体与客体区分之不同，但都把"无为""自然"视为因果关系。杨杰[4]研究认为，老子实际上没有一种自觉的目的与方法或主体与客体的区分，后人对"自然"与"无为"的使用，则结合时代思潮与自身的哲学需要而有意识地进行诠释，以严遵、王充为界，道家思想的诠释主旨亦即"自然""无为"的思想地位在学术史上实现了第一次转变，，形成以"自然"为主的解释道家的思想理路，确立了自然主义的时代思潮。

就人道之无为而言，不同于天道之不掺杂任何一点人的因素，人道则要有人的参与，故不是无任何作为，而是要因势利导，因性任物，因民随俗，给外物创造良好的条件，使其自然化育，自然发展，自然完成，如《老子》六十四章言："辅万物之自然而不敢为。"可见，无为实际上是一种合乎自然法则的有为，即所谓"道常无为而无不为"（三十九章），由此又引出了"因循"的观念。如庄子把"自然"同"为"和"无为"结合在一起思考，明确提出了对"自然"的"因"和"顺"，如《德充符》云："常因自然而不益生。"《应帝王》说："顺物自然而无容私焉，而天下治矣。"《管子》在把无为的原则提升为"道"，指出"无为之谓道"（《心术》）的同时，也特别强调"因"，认为无为就是"因"，《心术》上曰："因也者，舍己而以物为法者。感而后动，非所设也；缘理而动，非所取也。"即"因"就是遵循自然或事物的法则。《淮南子》也通过"因"这一概念来界定"无为"，并吸收儒法精神，把因君势依法度、因臣资用众能、因民性得民心、因风俗行教化纳入无为的实际内容中，从而实现了对无为理论的创造性转化，使无为与有为达到了有机整合。

成书于战国中期的《黄帝四经》，以道家无为思想为基础，融入"名法之要"，又兼采阴阳、儒、墨，并综合了当时一些自然科学成就，把"道"看作是客观存在的天地万物的总规律，在强调"执道""循理"的同时，又较为深入地阐述了"审时""守度"的思想。由于"道"本身就处于周而复始的运动状态，是把宇宙展开为一个"阴阳无始，动静无端"的时间绵延，所谓"周行不怠"，即要通过一个有来有往的时间序列显示出来，而时序又蕴育着人们必须遵循的法则，故"时"与"道"相互渗透，相互包含，特别体现于四时节序的变化上。正由于如此，面对茫茫宇宙，中国古人更看重和青睐时间，着眼于时间的流动

① 刘笑敢. 老子之自然与无为概念新诠[J]. 中国社会科学，1996，（6）：36-149.
② 陈鼓应. 老子今注今译[M]. 北京：商务印书馆，2003：48，50.
③ 罗安宪. 论老子哲学中的"自然"[J]. 学术月刊，2016，48（10）：36-42.
④ 杨杰. "道恒无为"还是"道法自然"——论先秦汉晋道家哲学主旨的转变[J]. 哲学研究，2019，（7）：38-49.

和延续，把对时间的体察看得重于对空间的度量。同时，由于中国古人对作为宇宙变化之道的时间的观察和把握，实际上是以其自身的身体为基准、坐标和尺度，即以身为度，坚持时和身是须臾不可分的，同时对于古人来说，有"身"即有"生"而身生相通，因而时间也就是一种生命化的时间，二者共同具有当下、作息、两性、和谐、征候、利害以及超越等属性，生命的规定同时也就是时间的规定，对生命的解读同时也就是对时间的解读[①]。

综上所述，"道法自然"为人提供了一种认知方式，塑造着人们看待世界的独特视角，影响着人的思想和行动。中医学正是基于这种道法自然的理念，发展出顺势思维的方法，而且着重把人视作生命功能状态和信息传导的自然流动过程，研究人身自然生命运动的时间性规律，时间性被中医理解为人的基本存在方式，形成了独具特色的时态医学体系，指导着临床疾病的诊治以及养生实践。

四、恒 动 变 易

> 二气交感，化生万物，万物生生不已，变化无穷焉。
>
> 周敦颐《太极图说》

中国先哲大都崇尚变易，习惯于把宇宙整体看作是一个变动不已的整体过程。正如张岱年[②]所说："中国哲学有一个根本的一致的倾向，即承认变易是宇宙中之一根本事实。变易是根本的，一切事物莫不在变易之中，而宇宙是一个变易不息的大流。"所谓"变易不息的大流"，正是对中国传统哲学恒动变易观的确切表述。中国古代哲学认为气是宇宙万物构成的本原，而气分阴阳，阴阳二气的相互作用，推动着事物的运动变化。《老子》四十二章说："道生一，一生二，二生三，三生万物，万物负阴而抱阳。"实际上是认为"道"作为宇宙的本原，其内部蕴涵着阴阳两种不同的势力，在阴阳两种力量的推动下，表现为道体化育万物的过程。《易传·系辞》曰："刚柔相推而生变化""刚柔相推，变在其中矣"。阳的性质为刚，阴的性质为柔，刚柔相互作用而推动事物的变化，也就是阴阳推动事物的变化。《易传·系辞》并指出："易之为书也，不可远，为道也屡迁。变动不居，周流六虚，上下无常，刚柔相易，不可为典要，唯变所适。"说明运动是事物之本性，一切都在流转之中，世界本身就是一个不息的运动过程。

中国传统变易思维具有生化日新、循环反复、阴阳调节、变化相成、唯变所适等显著特点。①生化日新。即把宇宙看作连续性的、整体性的变易过程，是一个大流行，并且视宇宙整体有如生命机体那样的生化功能，表现为一个新陈代谢、日日生新的过程。所谓"天地之大德曰生""生生之谓易""日新谓盛德"（《易传·系辞》）。这种观念，实际上是以人的自身特性反观或规定宇宙万物的特性，从而赋予了宇宙整体以某种似乎人的生命机体的意义，具有把宇宙万物生物化以至人化的倾向。②循环反复。即把对象世界理解与规定为一个由始而终、由终而始、循环往复的无限过程，而且这种反复一般所强调的不是像西方

---

① 张再林. 中国古代身道研究[M]. 北京：生活·读书·新知三联书店, 2015: 128-137.
② 张岱年. 中国哲学大纲[M]. 北京：中国社会科学出版社, 1982: 94.

人那样的物质质点在虚空中的机械性位移与变化，而是整体在形态、属性或功能方面的反复转换。如《老子》四十二章曰："反者道之动。"《易传·彖传》曰："反复其道，七日来复……复，其见天地之心乎！"《系辞上》亦曰："一阖一辟谓之复，往来无穷谓之通。"均强调运动变化的本质就是"反复"，一进一退，一开一合，如此"往复无穷"，循环往复是变易的总体趋势。③阴阳调节。即将阴阳看作整体内部的对立双方，它们之间的对立统一推动着整体的运动变化，即生化日新与循环往复，本质上是宇宙万物一种自发性的自我调节过程，呈现出超循环的"正反馈自生与负反馈自稳往复循环"的一般进化论机制模型。④变化相成。《素问·天元纪大论》说："物生谓之化，物极谓之变。"《素问·六微旨大论》曰："夫物之生从于化，物之极由乎变，变化之相薄，成败之所由也……成败倚伏生乎动，动而不已，则变作矣。"这里"化"指事物的产生和渐进发展，"变"指事物发展到一定阶段后发生的本质改变。中国古代哲学很早就发现了运动变化的量变和质变两种形态，并十分重视对量变的认识与把握，认为一切运动形式都有一个渐积的过程，一切突变皆因渐积而来。《易经》中的《渐》卦，即包含着对事物渐进过程及其规律性的猜测。《老子》明确指出："合抱之木，生于毫末；九层之台，起于累土；千里之行，始于足下。"（六十四章）"图难于其易，为大于其细。天下难事必作于易，天下大事必作于细"（六十三章）。《易传·系辞下》并提出了"几"这一重要概念："几者，动之微，吉之先见者也，君子见几而作，不俟终日。"可见"几"就是事物发展变化的征兆和苗头，善于观察运动变化的人必善于"知几"，及时采取正确的行动，促使事物向有利的方向转化发展。⑤唯变所适。中国古代哲学变易观的根本目的，乃在于为人们提供一种处世法术。由于宇宙万物都在流转中，世界本身就是一个不息的运动过程，人们处理事物应"唯变所适"，切不可将易理当教条，刻板硬套，而须"变而通之以尽利"（《易传·系辞上》），只有"通其变，使民不倦；神而化之，使民宜之。《易》穷则变，变则通，通则久，是以自天祐之，吉无不利"（《易传·系辞下》）。

中国哲学恒动变易的观点，确立了中医学以变化的观点考察人体生命活动及其与环境的关系的思想基础。正是基于恒动变易的观点，中医学形成了生命的和谐运动观、疾病的动态失常观、诊疗的动态变化观，认为人体的脏腑功能活动、气血津液的输布代谢、疾病的发生演变都处于不断的运动变化之中，辨证论治也正是以运动观为思想基础，如张仲景所言"观其脉证，知犯何逆，随证治之"（《伤寒论》第16条）。

五、中 和 协 调

喜怒哀乐之未发，谓之中；发而皆中节，谓之和。中也者，天下之大本也；和也者，天下之达道也。致中和，天地位焉，万物育焉。

《中庸》

"中和"，即中正和谐，是中国古代哲学世界观、方法论和境界说的统一，它对中国人的思想方式、处世态度和价值取向乃至民族性格，都产生了巨大而深远的影响，在中医学中也留下了比较显著的印记。

　　"中"字源于立表测影定时与聚众建旗的特殊活动，而立表与建旗都体现着四方之中央的空间思想，意味着部落、氏族群体传递信息的中心和指挥中枢，后又引申表达对事物分寸的适度把握和控制上，强调做事在"度"的不偏不倚、恰到好处。"和"字在殷商甲骨文中也已出现，系一种古乐器的象形字，引申为和声、和谐、适中等，后上升到哲学范畴，以标志天、地、人和谐状态及人所追求的理想状态。"和"是不同事物或对立物之间的和谐统一，是宇宙万物赖以产生和发展的根本规律，是对立物处于无"太过""不及"的适度（均衡）的状态，也是人的一种价值追求对象。

　　早在殷周时期就出现了"尚中"的观念，《尚书》多有论述。《易经》也提倡"尚中"，反复提到"中行""中正""中节"等，并认为六十四卦的第二、五两爻，居于下、上卦之中，有统摄全卦卦义的举足轻重的作用。孔子把"中"与"庸"联结起来，上升到哲学的高度，正式提出"中庸"概念，具有道德论和方法论的意义。战国时期《中庸》一书继承、发展了孔子的中庸思想，把"中"与"和"联系起来，正式提出了"中和"的概念，以"致中和"解释"中庸"，把道德论、人性论与本体论结合起来，提高到哲学高度进行考察，指出："喜怒哀乐之未发，谓之中；发而皆中节，谓之和。中也者，天下之大本也；和也者，天下之达道也。致中和，天地位焉，万物育焉。""致中和"有三层含义：一是从人性论角度解释中庸，人的喜怒哀乐之性"未发"时，不偏不倚，故称为"中"；已发之后"皆中节"，既无过也无不及，处于和谐状态，故称为"和"。二是从本体论角度，提出"中也者，天下之大本也"，这个意义上的"中"与中国哲学的最高范畴"天道"具有绝对的同一性，从而具有形而上的本体论意义。根据埃利亚德的理论，初民通常认为人是小宇宙，小宇宙的人和大宇宙的自然本质上是一体的，人必须处于宇宙的中心，才能与宇宙融为一体，吸取宇宙的灵力和精华①；也只有这样，才能与天地同寿，与日月齐光。所以，《左传·成公十三年》曰："民受天地之中以生，所谓命也。"牟宗三认为："天地之中即天地冲虚中和之气，或一元之气。"②冲气、中气居阴阳二气之中，而且能"冲和"二气以成万物。故中气就是生人之气，人也就是中气的生命化、肉体化、智能化，"中"也就成了人的存在形式、存在根据。三是只有通过道德修养，才能达到"中和"的境界，从而使天地得其位，万物得其育。

　　儒家倾向于强调"人和"的重要性，道家则更重视"天和"。《老子》二十五章云："万物负阴而抱阳，冲气以为和。""冲气"即是阴与阳的和谐之气。《庄子·天道》说："夫明白于天地之德者，此之谓大本大宗，与天和者也；所以均调天下，与人和者也。与人和者，谓之人乐；与天和者，谓之天乐。"只有做到人与天地和者，才能达到"静而圣，动而王，无为也而尊，朴素而天下莫能与之争美"的"心和"境界。把"和"看成了天地万物、人类社会和心灵世界的最高原则和普遍规律。《管子·内业》则指出："凡人之生也，天出其精，地出其形，合此以为人。和则生，不和不生。"《易传》作者在儒道论"和"思想基础上，从世界观高度提出了"太和"的观念，《乾·象传》指出："乾道变化，各正性命，保合太和，乃利贞。"即只有保持阴阳相合的太和之气，才能使宇宙万物得以生存，使万国得以安宁，从而构成整个宇宙的和谐境地。《淮南子·氾论训》则强调指出："天地之气，莫大于和。和者，阴阳调，日夜分，而生物……生之与成，必得和之精。"认为阴阳和而万物生，"和"是宇宙万物产生

　　① M·埃利亚德. 宇宙创生神话和"神圣的历史"[J]. 朝戈金等译. 西方神话学论文选[M]. 上海：上海文艺出版社，1994：194.
　　② 郑家栋. 道德理想主义的重建——牟宗三新儒家论著辑要[M]. 北京：中国电视广播出版社，1992：192.

的根本法则。汉代大儒董仲舒在《春秋繁露·循天之道》中全面阐述了中和观，他认为中和是宇宙万物赖以生成的根据，是治国与养生的根本原则，"能以中和理天下者，其德大盛；能以中和养其身者，其寿极命"，并从饮食、居处、劳逸、欲恶、动静、情志等方面论述了致中和以养生的方法。至此，中和协调的理念在中国传统文化中的主导地位得以全面确立。

中和协调的理念作为中国古代哲学的世界观、方法论和境界说，也蕴含着中国古人对人的生命形态的独特理解，成为中医学生命观、疾病观、治疗观、养生观建立的思想基础。中医学从此哲学观出发，提出了中和的健康观、失中的病因观、失和的疾病观以及求和、适中的养生与治疗观等，认为人体的健康乃是人体脏腑、气血、阴阳、形神以及人与环境之间关系的和谐，"所谓平人者不病，不病者，脉口人迎应四时也，上下相应而俱往来也，六经之脉不结动也，本末之寒温之相守司也，形肉血气必相称也，是谓平人"（《灵枢·终始》)，亦可概括为"阴平阳秘，精神乃治"（《素问·生气通天论》）。疾病乃是由于"生病起于过用"（《素问·经脉别论》）而对上述和谐状态的破坏，所谓"血气不和，百病乃变化而生"（《素问·调经论》）。诊治疾病与养生以中和为最佳境界，治疗当"和"以所宜，令其条达，达到人与自然以及人体气血、阴阳、形神的有机和谐，所谓"谨察阴阳所在而调之，以平为期""疏其血气，令其调达，而致和平"（《素问·至真要大论》），并创立了独具特色的治法——"和法"；用药强调"适中"，中病即止，"补泻无过其度"（《灵枢·五禁》），"无使过之，伤其正也"（《素问·五常政大论》）；养生主张要"法于阴阳，和于术数，食饮有节，起居有常，不妄作劳，故能形与神俱，而尽终其天年，度百岁乃去"（《素问·上古天真论》），"因而和之，是谓圣度"（《素问·生气通天论》）。

 拓 展

一、《国语·郑语》："夫和实生物，同则不继。以他平他谓之和，故能丰长而物归之。若以同裨同，尽乃弃矣。故先王以土与金木水火杂，以成百物。是以和五味以调口，刚四肢以卫体，和六律以聪耳，正七体以役心，平八索以成人，建九纪以立纯德，合十数以训百体……夫如是，和之至也……声一无听，物一无文，味一无果，物一不讲。王将弃是类也，而与剖同。天夺之明，欲无弊，得乎？"

《左传·昭公二十年》：齐景公问曰："和与同异乎？"对曰："异。和如羹焉。水火醯醢盐梅以烹鱼肉，燀之以薪，宰夫和之，齐之以味，济其不及，以泄其过。君子食之，以平其心。君臣亦然。君所谓可而有否焉，臣献其否以成其可；君所谓否而有可焉，臣献其可以去其否。是以政平而不干，民无争心……今据不然，君所谓可，据亦曰可；君所谓否，据亦曰否。若以水济水，谁能食之？若琴瑟之专一，谁能听之？同之不可也如是。"

以上有关"和""同"之辩，对中医思维有何启发？

二、《灵枢·本脏》："是故血和则经脉流行，营复阴阳，筋骨劲强，关节清利矣。卫气和则分肉解利，皮肤调柔，腠理致密矣。志意和则精神专直，魂魄不散，悔怒不起，五脏不受邪矣。寒温和则六腑化谷，风痹不作，经脉通利，肢节得安矣。此人之常平也。"

本篇谓"此人之常平也"，其中突出一个"和"字，即"血和""卫气和""志意和""寒温和"，可以总括为血气运行和畅、精神活动正常、人能适应外界寒温环境三个方面。分析本篇对健康标准的认识，并与世界卫生组织对健康的定义进行比较。

六、形 神 一 体

形者神之质，神者形之用；是则形称其质，神言其用；形之与神，不得相异。

范缜《神灭论》

一般认为，形与神是标志人的结构和生命本质的一对范畴，形神关系是哲学、宗教和自然科学的重大问题。形，指形体，即脏腑身形；神，指以五神、五志为特征的心理活动。二者是生命体的两大构成要素，缺一则不成其为活着的人。由于中医学对神的含义的不同理解，形神观又涉及到物质与运动、机体与功能的关系，这里仅讨论形体与精神的关系。

中国古代先哲在探索形神关系这一奥秘的过程中，充满着无神论与有神论的激烈论争。《庄子》开始以形与神对举，并最早提出以薪与火比喻形与神的关系："指穷于为薪，火传也，不知其尽也"（《庄子·养生主》）。意谓脂膏作为烛的主要燃料终究要烧尽，而火是一直继续存在的，以此比喻形体会消灭而精神是不灭的。但在庄子那里，着重讨论的是形神与生命的关系，而不是形与神的关系。《管子·内业》篇基于精气说，认为人的精神活动来源于精气，是精气的作用，所谓"气，道（通）乃生，生乃思，思乃知。"荀子提出"形具而神生"的命题："形具而神生，好恶、喜怒、哀乐藏焉，夫是之谓天情；耳、目、鼻、口、形，能各有接而不相能也，夫是之谓天官；心居中虚，以治五官，夫是之谓天君"（《荀子·天论》）。明确肯定了形体与精神的主从关系，真正形成了唯物主义的形神一元论。《淮南子》依据"精气为人"的思想，认为"精神者，所受于天也；而形体者，所禀于地也"（《精神训》）。形与神的关系是："形者，生之舍也；气者，生之充也；神者，生之制也。一失位，则三者伤矣。"它虽然认识到形、气、神在人的生命体中的有机联系和精神对形体的巨大作用，但却错误地认为"以神为主者，形从而利；以形为制者，神从而害"（《原道训》），主张养神为主，使形、气居于从属地位。而且认为精神和形体分别禀受于天地，是两个来源，这样则把精神看成为独立于形体之外的东西了。东汉桓谭《新法·祛蔽》以烛火比喻形神曰："精神居形体，犹火之然（燃）烛矣……烛无，火亦不能独行于虚空，又不能后然其烛。烛犹人之耆老，齿堕发白，肌肉枯腊，而精神弗为之能润泽内外周遍，则气索而死，如火烛之俱尽矣。"比较明确地阐明了形亡而神灭的观点。王充将形神观纳入他的元气学说，认为"人未生在元气之中，即死复归元气"，人的生命只是元气变化过程中的一种短暂形态。他继承并发展了烛火之喻，主张"精神依倚形体"，"形须气而成，气须形而知。天下无独燃之火，世间安得有无体独知之精"（《论衡·论死》）。南朝范缜主张"形神相即"，并以体用范畴解释形神关系，提出了"形质神用"的新命题，以"刀刃之喻"说明形神关系曰："神之于质，犹利之于刃；形之于用，犹刃之于利。利之名非刃也，刃之名非利也。然而舍利无刃，舍刃无利。未闻刀没利存，岂容形亡而神在！"（《神灭论》）

上述形神关系，中国古代多具体化为身心关系。当然，在中国古代传统中，"身"不仅指生理形躯，还包含有伦理德性、精神生命的含义；"心"的结构也是多层次的，与知、情、志、性、天等相关联。中国传统哲学中的身体在本质上是一种"身心互渗"的身体，主张

"身"与"心"相互依存、相互融贯，强调心物不二、身心一如的境界。这种认识大多是以气论为哲学基础的，气出于身心两端之底层，身是气的凝聚在场，心是气的神妙发用。气充布、运行于有形之身，并与灵明之心互动、耦合。正是凭借气的运行，身心得以一体贯通，保证了心与身一体两面，相互渗透，共同融构有机的生命整体。这种身-气-心一体贯通的身心观，又为中国古代哲学的体知-具身认知思想奠定了坚实的理论基础。张再林[①]认为中国古代哲学为一种以身体为其根本的哲学，不是"意识"而是"身体"始终被置于中国哲人关注的中心，"身体"体现了我与非我、灵魂与肉体、内在世界与外在世界的"混然中处"的原始统一。从"身体哲学"的角度，进一步揭示了中国古代形神一体认识的机制。

中医学依据长期医疗实践中积累起来的生理病理方面的知识，并吸取先秦哲学家的形神关系思想，提出独具特色的形神观。①形与神俱。人的形体与精神，是一个不可分割的统一整体，神寓于形中，形盛则神旺，形衰则神去。人的精神活动依附于五脏而存在，是五脏的一种生理功能，其中心主神明为主宰，所谓"心者，君主之官，神明出焉"(《素问·灵兰秘典论》)。同时，五脏均参与人的精神活动，所谓"五脏所藏：心藏神，肺藏魄，肝藏魂，脾藏意，肾藏志"(《素问·宣明五气》)。《素问·阴阳应象大论》指出：心"在志为喜"，肝"在志为怒"，肺"在志为悲"，脾"在志为思"，肾"在志为恐"。说明人的情志活动也分属于五脏所主管。另外，精神活动不仅是五脏的生理功能，而且还取决于气、血、津液等生命物质。②神由形生。神受先天之精与后天水谷之精的共同作用，且受外物的影响而成。《灵枢·本神》曰："故生之来，谓之精，两精相搏谓之神。"说明神受先天之精的作用而成。《素问·六节脏象论》说："五味入口，藏于肠胃，味有所藏，以养五气，气和而生，津液相成，神乃自生。"阐述了后天水谷精气营养五脏，五脏功能正常，气、血、津液和调，"神乃自生"。《灵枢·本神》指出："所以任物者谓之心"，随后才有意、志、思、虑、智等心理活动，强调了神的形成与外物刺激的关系。③神为主宰。在肯定形体决定精神的同时，又十分强调神对形的主宰作用，认为人体脏腑功能的协调，对外界自然、社会环境的适应，均离不开神的调节作用。《灵枢·本脏》指出："志意者，所以御精神，收魂魄，适寒温，和喜怒者也……志意和，则精神专直，魂魄不散，悔怒不起，五脏不受邪矣。"即说明了神对形的调节作用。④形神互病。形与神生理上的相辅相成，自然导致在病理情况下会相互影响，情志太过可影响脏腑气机，进而由神病波及形体；脏腑气血不和，功能活动失常，则可导致相应的神志病变。故《慎斋遗书》卷一谓："病于形者，不能无害于神；病于神者，不能无害于形。"⑤形神共治。正是基于上述形与神之间的互用、互制的关系，中医学在治疗疾病和养生方面，认为调神可以健形，刺形可以调神，强调形神的兼养共调。如《素问·四气调神大论》强调养生要循四时阴阳变化的规律，而形神兼养。《灵枢·本神》指出："凡刺之法，先必本于神。"强调在治疗疾病的过程中，医生要充分发挥病人的能动性，注意精神因素的作用。《素问·针解》具体指出："必正其神者，欲瞻病人目，制其神，令气易行也。"均体现了形神共治的思想。

---

① 张再林. 作为"身体哲学"的中国古代哲学[J]. 人文杂志，2005，(2)：28-31.

拓 展

一、机体与功能的关系

《黄帝内经》中神又可指生物和人体的一切生命活动和生理功能，因此，形神关系也包含着机体与功能的关系。《素问·五常政大论》曰："根于中者，命曰神机，神去则机息；根于外者，命曰气立，气止则化绝。"《素问·六微旨大论》说："出入废，则神机化灭；升降息，则气立孤危。故非出入，则无以生长壮老已；非升降，则无以生长化收藏。"其中动物有生有知，称其生命功能为"神机"；植物有生无知，称其为"气立"。人属于"根于中者"，人的生命活动功能也称之为"神机"。这种生命活动尚须后天水谷精气的营养，故《灵枢·平人绝谷》说："故神者，水谷之精气也。"《灵枢·小针解》正是从这一意义上指出："神者，正气也；客者，邪气也。"在疾病的诊断和治疗中，中医学更重视对功能状态的判断和调理，《素问·移精变气论》曰："得神者昌，失神者亡。"《灵枢·九针十二原》在论述针刺治疗时明确指出："粗守形，上守神……粗守关，上守机，机之动，不离其空。空中之机，清静而微，其来不可逢，其往不可追。知机之道者，不可挂以发；不知机道，叩之不发。"这里所谓"上守神""上守机"，即是对生命活动状态的一种把握。

二、物质与运动的关系

《荀子·天论》言："列星随旋，日月递炤，四时代御，阴阳大化，风雨博施，万物各得其和以生，各得其养以成，不见其事而见其功，夫是之谓神。"这里的神即指自然界奇妙的变化。《黄帝内经》将之表述为"阴阳不测谓之神"。《素问·气交变大论》云："天地之动静，神明为之纪，阴阳之往复，寒暑彰其兆。"明确指出神明是自然界运动变化的规律。《黄帝内经》认为事物的规律是呈现于自然界各种不同的事物以及不同的征象中，故《素问·天元纪大论》说："神，在天为风，在地为木；在天为热，在地为火；在天为湿，在地为土；在天为燥，在地为金；在天为寒，在地为水。故在天为气，在地成形，形气相感，而化生万物矣。"说明天之风寒暑湿燥火六气，地之金木水火土五行，以及六气与五行交互作用化生的万物，都是神的作用和体现。而神的产生又以阴阳二气为基础，《素问·阴阳应象大论》说："阴阳者，天地之道也，万物之纲纪，变化之父母，生杀之本始，神明之府也。"肯定了阴阳的对立统一是宇宙间一切事物遵循的总规律，阴阳的相互作用是事物运动变化的内在动力，而神明就寓于其中。可见《黄帝内经》所描述的形神关系，实际上包含着古代哲学家对物质与运动关系的朴素认识。

七、常 变 相 关

易含三义，易简一也，变易二也，不易三也。

郑玄《周易正义》

变易，体现宇宙万物永恒运动的本质；不易，说明事物运动可感知、可认识的相对静止状态以及事物发展的规律性；易简，说明易卦阴阳变化规律本质的非神秘性和简明性。"常"，有恒久、常则、常住、不变等意义；"变"，指变易、变化。"常"因有常住、不变之意，而和"静"即静止相通；"变"与动互相包含，而与运动相通。"常"与"变"是中国古代哲学的一对范畴。事物的本质规定性、基本规律和一般原则等具有相对稳定性，故称"常"；具体事物及具体应对方法又有多样性，且随时而化，故称"变"。"常"相对于"变"而言，是存在于"变"之中的常道。"常"是根本，"变"是派生。因此，既要掌握事物的基本规律和一般原则，也要根据客观形势的变化灵活运用这些常道。"知常达变"反映了古人关于普遍性与特殊性、原则性和灵活性辩证统一的认识论和方法论。

老子大概是最早提出"常"这一范畴，并把常与变、动与静作为一对范畴来考察事物运动变化的哲学家，《老子》十六章曰："夫物芸芸，各复归其根。归根曰静，静曰复命。复命曰常，知常曰明。不知常，妄作，凶。"明确认识到万物运动变化存在着不易之常则，即循环往复，返本归根。《管子》的作者也注意到变化之中包含着相对不变的规律，称之为"常"或"则"，如《形势》篇说："天不变其常，地不易其则，春夏秋冬，不更其节，古今一也。"《易传》在肯定变化的普遍性、绝对性，变化的根本要义是反复、生生、日新的基础上，更为明确地阐述了"常"这一哲学范畴，《易传·系辞上》说："动静曰常，刚柔断矣。"《恒卦·彖传》也说："天地之道，恒久不已……观其所恒而天地万物之情可见矣。"这里的"动静"是变化的意思，就是说在变化中蕴涵着相对不变的常则。正是因为有了常则，变化才有规律可循。抓住了规律，也就是从总体上把握了宇宙。荀子以比较清晰的语言确立了常变相偶范畴："夫道者，体常而尽变，一隅不足以举之。"（《荀子·解蔽》）即常与变是对立统一的，体常不变而能穷尽事物的变化，事物的变化是以体常为依据的。战国末年哲学家韩非通过对"道"与"理"的分疏以及二者相互关系的解析，在一定程度上猜测到了普遍规律与特殊规律的辩证关系。他认为"道"是宇宙万物的总规律，也是殊异的"理"的共同依据；而"理"是表明具体事物的度量的规定性范畴，是每个事物所具有的特殊的内在规律。正如《韩非子·解老》云："凡理者，方圆、短长、粗靡、坚脆之分也，故理定而后物可得道也。""道者，万物之所然，万理之所稽也。理者，成物之文也；道者，万物之所以成也……万物各异理，而道尽稽万物之理。"理体现于道，道寓于理之中，二者密不可分。所以圣人用"执道循理""缘道理以从事者，无不能成"。明清之际的王夫之对中国古代的常变学说做出了历史性的总结，提出了超过前人的独特的理论见解，他用朴素辩证法的观点把"常"与"变"统一起来，认为"常以制变，变以贞常，功起矣"（《周易外传》），即常可以制约变，变可以显现常，二者构成对立统一的关系。王夫之主张"执常以迎变，要变以知常"，"因常而常，因变而变"（《周易外传》），人作为认知主体，一方面应当掌握一般的规律，以应付客体的无穷变化；另一方面又要根据客体的无穷变化，而灵活地掌握一般规律。

常变观也是中医思维的重要哲学基础，在归纳生命活动规律，总结医疗经验，建构中医理论体系，以及临床诊疗的实践过程中，始终围绕着"常"与"变"的关系而展开，并在对"常"与"变"关系的把握中，充分体现了"常"与"变"之间对立统一的辩证关系以及以常知变的方法论特点。中医学对人体的生理、病理规律的把握，即体现着常变相关的思想，如《灵枢·天年》对个体生、长、壮、老、死各阶段脏腑气血功能活动演变规律的总结，《素问·八正神明论》根据日月阴晴圆缺变化对人体气血运行的认识，都反映了变乃常、常乃变的思想。由此提出知常达变的认知方法，如对于疾病的诊断，《素问·平人气象论》提出以平人的呼吸与脉动关系为标准，以判断疾病之虚实，所谓"平人者，不病也。常以不病调病人，医不病，故为病人平息以调之为法"。其他如论发病之常变、传变之常变、辨证之常变、论治之常变，标本缓急、正治反治、三因制宜等治则的确立，都包含着知常达变的思想。

拓 展

张介宾在《类经附翼·医易》中结合易学之理，对常变观的论述十分精辟："以常变言之，则常易不易，太极之理也；变易常易，造化之动也。常易不变，而能应变；变易不常，靡不体常。是常者《易》之体，变者《易》之用；古今不易《易》之体，随时变易《易》之用……由是以推，则属阴属阳者，禀受之常也，或寒或热者，病生之变也；素大素小者，脉赋之常也，忽浮忽沉者，脉应之变也；恒劳恒逸者，居处之常也，乍荣乍辱者，盛衰之变也；瘦肥无改者，体貌之常也，声色顿异者，形容之变也。常者易以知，变者应难识。故以寒治热得其常，热因热用为何物？痛随利减得其常，塞因塞用为何物？检方疗病得其常，圆底方盖为何物？见病治病得其常，不治之治为何物？是以圣人仰观俯察，远求近取，体其常也；进德修业，因事制宜，通其变也。"

据此进一步分析常变观在中医临床诊疗过程中的具体运用。

2　中医思维方式

　　思维方式是思维主体运用思维工具去接受、反映、理解、加工客体对象或客体信息的思维活动的样式或模式，本质上是反映思维主体、思维对象、思维工具三者关系的一种稳定的、定型化的思维结构。

高晨阳《中国传统思维方式研究》

　　思维方式不仅随着人类的社会实践、科学发展而演变，而且在不同的学科领域，由于人们研究的视角、对象、目的等差异，对思维方式的应用也有所偏重。根据人们对思维方法的习惯表述以及中医学中的实际应用情况，这里我们划分为经验思维、象思维、逻辑思维、辩证思维、系统思维以及直觉与灵感六大类加以介绍。

2.1 经 验 思 维

经验的研究是科学家的手，理论的观点是科学家的眼睛。

罗蒙诺索夫

人的认识总是从经验开始的，经验思维是人类思维发展历史中最早的基本形式与一个必经的阶段，也是人类思维活动发展的历史基础和逻辑前提，它普遍存在于人类日常生活的诸多领域之中。实践经验积累的事实，也是科学发展必不可少的条件，如著名生理学家巴甫洛夫[①]所说："在科学中要学会做笨重的工作，研究、比较和积累事实。不管鸟的翅膀怎样完善，它任何时候也不可能不依赖空气飞向高空。事实，就是科学家的空气，没有它你任何时候不可能飞起，没有它，你的'理论'就是枉费苦心。"

医学本身就是一种经验科学，经验对医学的发展、进步至关重要，中西医学概莫能外，只是相对而言，中医学经验思维的特点更为突出。2000多年来，中医积累了大量实践经验，这些经验不但对后人有所启发，而且促进了中医理论的发展、进步。

一、经验的涵义

经验在日常生活中具有非常丰富的内涵，它可以包括所有从我们自己或者别人做过、经历过的事情中学到的知识和技能。作为认识的不同层次，经验是人们在实践的基础上形成的、尚未升华为理论的、比较初级的认识，理论则是建立在经验基础上的更高级的认识成果。

经验来源于实践，但又不同于实践。一方面，经验作为主体与客体保持直接联系的知识是实践活动的一种结果。另一方面，经验作为主体与客体相互作用的一种过程，表现为人们的经历和体验，是实践活动的一个组成部分。经验也不同于感觉，不论是作为认识的过程还是结果，经验都不仅是感觉的复合，而是感性的知觉要素和理性的思维要素的综合。这种综合，有别于依赖感官直接获取的、反映个别对象的外部联系和具体现象的纯粹感性经验，而是在理性的参与下，带有初步的抽象概括，却又未能超越个别对象、达到一般属性层次，未能透过具体现象、揭示本质特征层次的经验性认识。尤其是科学经验，往往是科学家运用科学概念以及科学符号对感性材料进行概括、归纳的结果。

经验可分为日常经验与科学经验。日常经验是指日常生产、消费和日常交往活动中累积的经验。在日常生活中，很多经过确证的生活经验会逐渐被人们认可和接受，在社会共

---

① 吴生林，贾耕，赵璧如，等. 巴甫洛夫选集[M]. 北京：科学出版社，1955：31-32.

2 中医思维方式 | 57

同体中通过经验习得、耳提面命和重复性的实践固定和流传下来，成为社会共同体内部每个个体不自觉的、相对稳定的活动方式，内化为人们惯常的无意识心理结构，就成为传统习惯。日常经验、传统习惯和一些在日常生活中经常运用的自明性的知识即常识，就构成了日常思维，即停留于既定思维规定的给定性思维的主要思维形式。

科学经验一般是通过观察、实验等获得的知识，它与科学研究的对象联系密切，属于科学认识中较初级的阶段。科学经验的实质内容是对客观存在着的物体、属性、事件、效应及其过程和关系的一种感知和反映，表达形式多为一些单称命题。以一定的观测数据为基础而建立起来的数学模型一般称之为经验公式，对于一定数量的感性材料所呈现出来的必然关系的定性或定量的描述一般称为经验定律。它们也属于经验知识，处于经验与理论的交界上，是纯粹由经验得到的表达事实之间关系的局部定律。科学经验具有以下功能和特征：第一，作为初级的科学知识，它可以为较高层次的知识即科学理论奠定基础。从科学发展的历史来看，现在成熟的各门科学都首先经历了一个积累经验知识的阶段。经验知识的不断积累，不仅为进一步的理论研究提供了新的事实材料，而且还会为进一步的理论认识提供新的课题。第二，经验知识只是对现象的感知与描述，它不能对事物的本质做出说明。第三，经验知识往往是归纳的产物，而由归纳得到的结论并不总是可靠的。因为归纳不能像演绎一样保证从可靠的前提推出可靠的结论[1]。从中、西医学比较的角度而言，中医学更多日常经验的成分，而西医学更具有科学经验的特征。犹如有学者对古代中国与希腊科学的比较所言："古代中国的知识是'经验'的，因此它便是'技术'的，古代希腊的知识是'理论'的，所以它就是'科学'的。"[2]

二、经验思维的概念与特点

（一）经验思维的概念

经验思维与理论思维相对而言，是指经验认识的延伸和拓展，是一种从实际经验出发思考和解决问题的、比较初级的思维类型，它是人类把握自身与世界关系的最普遍、最基本的方式。理论思维则是由经验上升的理论认识的传承和开拓，是一种以科学抽象和理论洞察来思考和解决问题的、较为高级的思维类型。

经验思维离不开实践、观察，它是在实践与观察的基础上进行经验概括，形成经验概念、命题，并进行经验推理的过程。所谓经验性概括，是从事实出发，以关于个别对象观察陈述为基础上升为普遍性的认识。它是以归纳的方式进行的，因而所得出的一般性认识的结论带有一定的或然性。经验概念，是指人们在认识事物过程中，通过对周围事物感性经验的直接概括而形成的概念。人们日常生活中所使用的大多是这类概念。经验概念虽然也是思维抽象的结果，但其抽象程度不高，所抽象出的共同属性还具有直接性的特点，并未深入对象的内部联系，还不能揭示对象的本质，因而尚未达到科学概念的水准。中医学六淫、痰饮等病因概念，大多属于经验概念的范畴，如上火即是对心烦失眠、口腔溃疡、

---

① 孙小礼. 科学方法中的十大关系[M]. 上海：学林出版社，2004：240.
② 吾淳. 古代中国科学范型[M]. 北京：中华书局，2001：190.

口干咽痛、大便干结、小便黄赤等人体一系列火热表现及其病机的概括。当然，人们在认识过程中，逐步近似地描绘变化着的客观现实的过程，大体上说就是一个从经验概念向理论概念不断变化、发展的过程。

经验命题是运用句子表达的组合经验概念而形成的，以经验为内涵的经验逻辑形式。由于经验概念的内涵和外延都是经验，揭示其内涵的命题只能是对此经验的描述，即——指明其外延，属于一种外延定义。例如《论语·子路》中记载孔子对"仁"的界定为"居处恭，执事敬，与人忠"，即属于外延式定义。由于经验之间有一定的相关关系，但不存在从属关系，因而，经验推理是根据经验间的相关关系而展开的相关推理，而不能形成必然推理。例如《礼记·大学》说："物格而后知至，知至而后意诚，意诚而后心正，心正而后身修，身修而后家齐，家齐而后国治，国治而后天下平。"这里从格物开始，经知至、意诚、心正、身修、家齐推到天下平，推理的前件与后件之间只有相关关系，而没有必然关系，所得到的结论不是必然的科学结论。这种推理可以开阔人的思路，激发人的创造性，但结论却甚不可靠。另外，就中国古代经验思维而言，其观察方法特别重视对"象"的观察，即某些事物或现象由于其复杂性和隐秘性难于被直接把握，但这些事物或现象通常有一些伴随事物或现象，通过对这些伴随事物或现象的观察以获取所需了解事物与现象之消息。同时，古代中国经验思维又特别注意对一类事物或现象作具有联系性的考察，这也就是类方法，其中又以比类方法发展得最为突出。以经验为基础，自然会发展或衍生出直觉和归纳两种重要的思维形式，它们都位于经验的尾端，是通向理论与逻辑的桥梁①。

经验思维以经验作为思维知识背景的重要组成部分，这些经验可能是形象形态的，也可能是概念形态的，或者是形象和概念的交织，它们作为以往思维成果的积淀，往往是相关性信息的汇聚，成为一个个"信息块"形式的知识储备。这些既存在于人脑中，我们又不经常意识到其存在的知识，构成了我们思维活动赖以进行的一个十分重要的"记忆库"。当我们接受新的信息，遇到新的情况或解决新的问题时，这个记忆库就活跃起来。于是，我们会着意去寻找、选择那些与新信息、新情况、新问题相同或相类似的经验知识，把它们作为解决当前问题的借鉴，靠它们提供解决当前问题的思路，即回忆起有关的实际经验并由此出发思考问题、解决问题。

经验思维作为一种认识能力，是兼含感性认识能力和理性认识能力于一身的。正如金岳霖在《知识论》中所说："经验的重要不仅在供给内容而已，它也供给范畴。"因此，不能把经验思维仅仅理解为停留在只能认识事物的现象、具有表象性和片面性等内涵上。经验思维不仅是一种直观性的思维，本质上它也是一种浅层次的理性思维，尽管它不如理论思维具有深层次的理性思维的特点。因为，它不但能达到对事物的特性、现象之间联系的感性认识层次，也能达到对事物本质的某一个方面、浅层本质甚或浅层本质之间关系的理性认识的程度；就是说，它既能把握事物发展的个别性，也能把握其特殊性及特殊规律。

在经验思维方式支配下，日常经验、传统习惯、常识以及经验知识等是主要思维内容，人们在经验常识和习惯的表象中认识世界，自发地领悟人与世界的关系。由于日常经验和习惯是人们在长期生活实践中自然积累和沉淀的结果，因而完全适用于人们的日常生活，

① 吾淳. 中国思维形态[M]. 上海：上海人民出版社，1998：102.

是人们日常生活实践中普遍存在而又较稳定和有效的要素。

（二）经验思维的特点

由于经验有日常经验与科学经验之分，因此，人们对经验思维特点的认识由于出发点的差异，也不尽一致，主要可概括为以下几个方面。

1. 适用性

由于经验是与实践最贴近的一种知识，是人的认识活动从感性认识上升到理性认识的中间环节，它能较详细地把握事实，初步揭示同类事物和过程的外部特征和表面联系，并具有一定程度的抽象概括性。经验思维的内容直接来自实践活动及其感悟，经验思维的成果又能直接为同类或类似的实践活动所采纳与借鉴。因此，当我们处理大量日常工作中带有重复性、类似性的问题时，经验思维就有较强的适用性。

2. 快速性

由于经验通过反复运用，多次奏效，便可能被积累和沉淀为相对固定的思维模式，并被吸收和转变为条件反射、下意识的过程，进而演变为自发的思维习惯。因此，我们的思维在涉及与这些经验同类或相似的情况，进而要求作出判断、选择行为方式时，就"老马识途"似地依赖于经验路径，并常常感到驾轻就熟，能够十分迅速、简洁地把问题处理完毕。

3. 非批判性

非批判性是指经验思维本质上不具有自我批判、自我反思和自我超越的能力。在经验思维方式支配下，人们的一切认知和评价活动都被纳入人的经验常识和传统习惯的知识结构和情感模式中去理解，其结果往往只是经验的量的增加而非质的突破和飞跃。经验思维方式具有非批判性，根源在于其自身不具备可自我批判的条件。当代科学哲学家瓦托夫斯基[1]指出："可批判性的条件至少是，批判的对象必须是被明确表达出来的，是自觉反思的对象而不再是不能言传的东西。"而在经验思维方式的支配下，日常经验和习惯等往往在人的思维过程中本能地发挥作用，自发地在思维过程中处理着人与世界的关系。因此，经验思维作为一种"很难从物质里将它自身摆脱出来而同时还能独立存在"的思维方式，不可能具有批判性本质。

4. 个人性

感觉是以个体为基础发展起来的，它不像概念等逻辑形式那样，必须具有可被通约的可能。感觉的主体是个人，由于感受的角度与方式不同，也由于经历不同，对同一件事物，不同人的感受可能会有一定的差异。中医的脉诊活动可谓其典型代表。当感觉得到强调，当个体性的感受得到强调，当所有这一切成为一种习惯或传统之时，它也会对逻辑这种公

---

[1] 瓦托夫斯基. 科学思想的概念基础——科学哲学导论[M]. 北京：求实出版社，1982：89.

约形式的运用产生消极的影响。具体地说，即会产生一种拒斥心态。但由于个体性思维不会或者较少受到制约，通常又与直觉、联想、想象相联系，这就赋予了创造以最大的活力和自由度，因此，个体性思维却又与创造性保持着更紧密的联系，它往往是发现和发明的重要思维基础。

5. 公众性

经验的公众性是指经验不会永远满足或依赖于个体的感觉，经验会不断地累积，不断地归纳，而其结果即是形成一种带有普遍或一般意义的规范，这种规范为经验的运行设定了一条公众所公认的标准。从事相同活动的人都可以借鉴或遵守这一标准，这就为经验的操作与传授提供了极大的便利。具体来说，公众性即体现为范本形式的出现。如《黄帝内经》《伤寒杂病论》，从理论到实践，从针灸到方剂都提供了大量具体的指导方法。这些范本的出现使得经验公众化了。但是，正是由于公众性又使得经验导向了稳定性、恒久性甚至保守性的格局。作为经过成果总结的规范化的经验被认为不仅在空间上具有普遍适用性，而且在时间上也具有普遍适用性，其结果便是极大地制约了创造力。

经验的个人性与公众性是一对矛盾。一方面，经验与个体直觉和想象紧密结合，表现出一种旺盛的活力。在这里，经验体现出多样性，而其在知识上的成果就是各种各样的发明创造。但是，经验的个人特征同时也造成了理解和接受的狭窄性。它不易被传授，也不易被保存。于是，它造成一些伟大的创造发明在昙花一现之后便不复存在。另一方面，经验又与公众或社会规范相结合，它使得原来仅属于个人的感觉社会化，也即在更大的范围之内具有可操作性和重复性，这就使得知识得到了有效的传授和保存。不过，这样一来，经验往往又成为一种巨大的制约力量，它限制着直觉和想象的发挥，限制着创造力的发挥，在某种意义上，公众性又恰恰将经验知识引向死亡。经验的个人性越大，其传授性则小，创造性则大；经验的公众性越大，其传授性则大，创造性则小。

三、经验思维与中医理论的建构

一般说来，理论总是来自于实践经验的概括、升华，中医理论的建构也概莫能外，同时，中医理论的建构又与人们的日常生活经验有着密切的联系。

（一）日常生活经验的归纳推论

这种思维方式，立足于日常生活经验，以日常生活中的种种现象为观照，由此推导出认知的路径，并得出相应的结论。

1. 生活经验常识的归纳推论

中医理论的建构，离不开对生活经验的直觉关照。阴阳范畴的形成，即一方面来源于古人"远取诸物"的自然现象，即天地、日月、阴晴、昼夜、寒暑这些与人类生存关系最密切的客观现象；另一方面则来源于"近取诸身"的生殖现象。对日、月等自然现象的把握，不如男女间的性关系容易被初民所体验和认知。故李约瑟①指出："中国人的科学或原始科学思想认为：宇宙内有两种基本原理或力，即阴与阳，此一阴阳的观念，乃是得自于人类本身性交经验上的正负投影。"中国古代哲学家把原始社会生殖崇拜中重生的观念一直延续下来，并使之不断发展，加之中华民族早已形成的重内重己、推己及物的思维定势，促使古代学者不仅重视人自身的繁衍，而且以对人的认识和自我体验去推认天地自然等一切客观事物。因此，他们把人的男女两性的关系普遍地向外推广，认为天地万物都有生命，并且都应该以男女阴阳的观点去看待它们。《礼记·中庸》即言："君子之道，造端于夫妇；及其至也，察乎天地。"这就是说，先认知夫妇关系，然后再把它推导到天地或日月关系上去。正如吕思勉②所说："古之人，见人之生，必由男女之合；而鸟亦有雌雄，兽亦有牝牡也，则以为天地之生万物，亦若是则已矣。"《易传》在中国哲学史上提出了"一阴一阳谓之道"的命题，而《易传》又是以男女关系来理解、思索阴阳关系的。《系辞上》说："乾，阳物也；坤，阴物也。""夫乾，其静也专，其动也直，是以大生焉；夫坤，其静也翕，其动也辟，是以广生焉。"这种对天地乾坤的描述，完全与人的两性生殖联系在一起。《系辞下》则云："天地氤氲，万物化醇；男女构精，万物化生。"天地阴阳之气交感化生万物的思想，正是对男女两性交合的引申。男女交媾生育后代的过程，是阴阳矛盾关系中高级的运动形式，在普遍存在的阴阳关系中，具有代表性、典型性，可以成为研究其他阴阳关系的指南与借鉴。由此可见，"阴阳之道"的最基本的含义，就是两性之道，是对生殖崇拜意识的升华。故嵇文甫③说："男女一小天地也，天地一大男女也。乾完全是表示男性，坤完全是表示女性。由他们的交媾翕辟，万物就化生出来。这明明是把两性关系移到宇宙上，成为一种性的宇宙观。"在这里，以男女间的交媾繁育万物为宇宙的总法则，"一阴一阳谓之道"则是对它的哲学概括。由此促进了阴阳作为本原性意义上的概念的形成和广泛应用，这里的阴阳，也就成为哲学意义上的元阴、元阳。

中医对肾的相关功能的认识，即源自对人体自身生长发育过程的观察与体悟。《素问·上古天真论》对男女生长发育与生殖功能演变过程的论述，可谓其典型。该篇认为人体生长发育生殖规律在女性以七岁为年龄段，男性以八岁为年龄段，大致可划分为三期：一是生长发育期，女性七岁至二七，男性八岁至二八岁，此时肾中精气充盛，齿更发长，天癸至，月事以时下，"精气溢泻，阴阳和"，始有生育能力；二是壮盛生育期，女性为三七至四七，男性为三八至四八，此期肾中精气满盛，"真牙生……筋骨坚，身体壮盛，发长极"；三是渐衰期，女性为五七至七七，男性为五八至八八，此期肾中精气逐渐虚衰，面憔发白，甚至发脱齿落，天癸竭，丧失生育能力。这里围绕着老年人生育能力问题的讨论，首先，观察总结出了男女两性不同的生长发育及生殖的年龄阶段及规律，虽然对于女性以七、男性以八为生长发育的基数问题，后世医家有不同的解释，但七、八之数无疑是来自于古代医家对人体生长发育及生殖规律的实际观察总结。一般情况下，女性到14岁左右月经初潮，到49岁左右绝经为更年期，而男性发育较女性稍迟，故女性以七、男性以八为基数，基本符合各自的生长发育及生殖规律。其次，由男性的"精气溢泻"–"阴阳和"–"故能有子"

① 李约瑟. 中国古代科学思想史[M]. 南昌：江西人民出版社，1999：349.
② 吕思勉. 先秦学术概论[M]. 北京：中国大百科全书出版社，1985：6.
③ 嵇文甫. 嵇文甫文集[M]. 郑州：河南人民出版社，1985：39.

的时序因果联系中，可以推论出"精气溢泻"之"精气"具有"生殖功能"的结论（故后世称之"生殖之精"）。故《灵枢·经脉》说："人始生，先成精，精成而脑髓生……。"同时，由于机体的生长、发育与生殖功能的发展具有同步性，这又使得《黄帝内经》极其自然地将"主生长、发育"归结于"生殖之精"。"茎垂者，身中之机，阴精之候，津液之道也"（《灵枢·刺节真邪论》），由于"茎垂"既是津液（尿液）排泄之道，又是泄精之道，实合二为一，均属"前阴"。而肾主水，合膀胱，开窍于前阴，尿由前阴出，精亦由前阴出，从而推知前阴溢泻之精（生殖之精）也为肾所主，故曰"肾藏精"，也是其理论发生的可能依据之一。第三，由于观察到骨骼、牙齿、毛发的发育状态与肾中精气的盛衰以及生殖功能的发展具有同步性，况且"骨者，髓之府"（《素问·脉要精微论》），齿为骨之余（叶天士《外感温热篇》），在病理情况下，"肾气热，则腰脊不举，骨枯而髓减，发为骨痿……肾热者，色黑而齿槁"（《素问·痿论》）。由此则形成了肾主骨的理论，并将齿、发也归属于肾，当然其中也不乏五行学说的影响。第四，既然生殖之精藏于肾，为个体发育之始基，所谓"两神相搏，合而成形，常先身生，是谓精"（《灵枢·决气》），据此后世概括出"肾为先天之本"的结论。但生活经验告诉人们，个体出生后，必须依赖"水谷"与"清气"才能生存，如《灵枢·五味》所说："谷不入半日则气衰，一日则气少矣。"《素问·六节藏象论》则云："天食人以五气，地食人以五味。"说明先天要依赖后天的滋养。因此，《素问·上古天真论》提出"肾者……受五脏六腑之精而藏之"的命题，后世医家则概括为"肾藏先后天之精"。

另外，中医理论中"脏腑"概念的形成，"风胜则动"、血遇寒则凝等病因、病机的认识，提壶揭盖、釜底抽薪、增水行舟、逆流挽舟等治法的提出等，都与生活经验常识有着密切的联系。

2. 农业生产经验的类比推论

中国传统社会以农业经济为主，而农业生产方面的播种收获贮藏，与自然界的春夏秋冬节令紧密相连。人们从祖祖辈辈的实践中认识到，要想获得好的收成，就必须顺应自然节令；而自然节令的春夏秋冬前后相继，白昼黑夜的交替循环，是不以人的意志为转移的客观现象。因此，人们认识事物，处理问题，必须以长期的经验观察所得为依据，而不能超越经验所得，从玄思冥想中去另行设定农业生产的程序。中医学从农业生产的季节性、周期性与自然节令的关系，认识自然界的规律，提出了四时阴阳消长节律、四时气机升降浮沉节律等，并以此规律来指导临床对疾病的诊治。《素问·四气调神大论》明确指出："夫四时阴阳者，万物之根本也。""故阴阳四时者，万物之终始也，死生之本也。"认为随着阴阳之气的消长盛衰变化，而呈现出春温、夏暑、秋凉、冬寒的四时节律变化。由于人以"四时之法成"，因此，自然界不仅用自己的物质材料产生和滋养着人，而且把自身的基本属性即"阴阳四时"传输给人，故四时阴阳这一时间节律既是天地合气而为人所依循的主要法则，也是人体自身所具有的最重要的规律。换言之，人体阴阳与自然界四时阴阳的变化具有同步性。因而人体功能活动受四时阴阳消长变化的影响，表现在脉象上，则如《素问·脉要精微论》所说："四变之动，脉与之上下。"具体脉象则为："春日浮，如鱼之游在波；夏日在肤，泛泛乎万物有余；秋日下肤，蛰虫将去；冬日在骨，蛰虫周密，君子居室。"表现于疾病的发生与病理变化上，《素问·阴阳应象大论》指出，随着四时阴阳消长的变化，四季气候寒热不同，则会形成不同的时令邪气而伤害人体，即所谓"冬伤于寒，春必病温；春伤于风，夏生飧泄；夏伤于暑，秋必痎疟；秋伤于湿，冬生咳嗽。"宋代朱肱在阐发"冬伤于寒，春必病温"时说："冬伤于寒，即时而病，名曰伤寒；不即时而病，至春夏阳气转盛，寒邪因春温之气而变，名曰温病；因夏暑热之气而变，名曰热病。"喻嘉言《医门法律》则云："风也，湿也，二者无定体而随时变易者也，湿在冬为寒湿，在夏为湿热。风在冬为寒风，在春为温风，在夏为暑风，在秋为凉风。"说明六淫邪气可因时令阴阳消长的影响而变化。《素问·阴阳应象大论》还论述了阴阳偏盛的病证与季节阴阳消长的关系：阳盛身热的患者，"能冬不能夏"；阴盛身寒的患者，"能夏不能冬"。依此推论，阴虚的病人夏季受阳盛的制约而病情加重，冬季得阴助而病情缓解；反之，阳虚的病人夏季得阳助而病情缓解，冬季得阴盛的制约而病情加重。《素问·六元正纪大论》并提出了"用寒远寒，用凉远凉，用温远温，用热远热，食宜同法"的治疗和饮食调理原则，说明了四时阴阳消长节律在临床的指导意义。

3. 天文现象观察经验的类比推论

农业生产离不开对天文气象知识的了解，加之天文星占在古代的兴盛，人们对天文现象实际上较现代人更为关注，由此也积累了不少天文现象的经验知识，这些知识也常被中医学借用于建构中医理论体系。如月相的盈亏变化是人们很容易观察的现象，《黄帝内经》就将人体、月相和潮汐现象联系起来加以考察，提出人体的气血随着月相的盈亏变化而有盛衰变化节律。《灵枢·岁露论》明确指出："人与天地相参也，与日月相应也。故月满则海水西盛，人血气积，肌肉充，皮肤致，毛发坚，腠理郄（闭），烟垢著。当是之时，虽遇贼风，其入浅不深。至其月郭空，则海水东盛，人气血虚，其卫气去，形独居，肌肉减，皮肤纵，腠理开，毛发残，瞧理薄，烟垢落。当是之时，遇贼风则其入深，其病人也卒暴。"《素问·八正神明论》也有类似的论述，认为人体气血的盛衰、对疾病的反应性以及对治疗的敏感性和耐受性，都随月节律而变化，由此提出了根据气血盛衰的月节律来确定补泻的治疗原则："月生无泻，月满无补，月郭空无治，是谓得时而调之。因天之序，盛虚之时，移光定位，正立而待之。故曰月生而泻，是谓脏虚；月满而补，血气扬溢，络有留血，命曰重实；月郭空而治，是谓乱经。"强调治疗疾病，必须"以日之寒温，月之虚盛，四时气之浮沉，参伍相合而调之"。认为日、月、四时节律，对于疾病的治疗具有同等重要的意义。《素问·缪刺论》并具体论述了针刺治疗行痹时，必须以月相的盈亏、人体气血的盛衰为依据来确定针刺取穴的多少。

中国古人很早就认识到事物的环周运动，《夏小正》中已记述了物候、天象和农事活动的许多周期变化。《吕氏春秋·圜道》篇基于"日夜一周，圜道也；月躔二十八宿，轸与角属，圜道也；精行四时，一上一下各与遇，圜道也；物动则萌，萌而生，生而长，长而大，大而成，成乃衰，衰乃杀，杀乃藏，圜道也；云气西行云云然，冬夏不辍，水泉东流，日夜不休，上不竭，下不满，小为大，重为轻，圜道也"的经验观察，提出圜道观，认为宇宙万物有着周而复始的环周运动，一切自然现象和社会人事的发生、发展、消亡，都在环周运动中进行。《黄帝内经》也以圜道观为依据，明确提出了"经脉流行不止，环周不休"

（《素问·举痛论》）的观点。《灵枢·动输》还对病理情况下气血的环流问题作了精辟的论述，在"营卫之行也，上下相贯，如环之无端"的基本认识基础上，提出了"络绝则经通"的问题，认为如果某一经脉因寒邪或其他原因而阻塞不通，则营卫之气可以通过气街横向沟通而暂时改道，即所谓的"络绝则经通"，保持如环无端循环不息。气街保证了人体在异常情况下营卫之气的正常运行，完成生理功能，实际上揭示了机体本身的代偿功能，犹如现代医学中的侧支循环。

当然，由于科学发展水平的限制，中国古代对天文现象的认识也有许多错误的地方，如古人认为天常动，地喜静。天上的日月星辰永无休止地旋转，云雨风雾、阴晴冷暖从无常驻，地上动植物的生死枯荣以及几乎所有的人事活动，都随昼夜和季节而转移，而昼夜季节的形成，直接根源于天体的运动。因此，人们认为天比地重要，天统摄着地，天的运动法则规范着世间的一切变化，而天的法则，首先表现为历数。所以古人又将"天"与"时"联系起来，统称为"天时"，在他们看来，时间推移的根据和可靠标志，就在于天体的运行。对天的推崇势必导致对时序的看重，即时间重于空间；另一方面，对时序的重视又与偏向功能动态联系在一起，导致对事物研究重视功能而轻于实体的倾向。

（二）临床实践经验的归纳总结

临床实践经验是中医理论建构与不断发展的不竭动力，中医学术发展史上各种流派的形成，莫不是临床实践经验的总结和升华，中医学在现代社会的存在、发展，也以临床实践所取得的疗效与经验为根本保障。故邓铁涛[①]指出：中医学的传统研究方法是继承前人的理论–进行临床实践–总结提高–创立新论。临床实践是传统研究的最重要一环，在继承前人理论的指导下诊察病人、治疗病人，给病人以治疗信息，进而收集接受治疗后反馈的信息，如是循环往复，总结提高上升为理论，以修改、补充前人的论述。这种黑箱式的调控正是经验医学的特色，它是人类积累医疗经验的主要手段，从"神农尝百草"的药症效应到辨证论治，在一定程度上记录并传播了医病方法，满足了人们的医疗需求。以下仅举几例以说明临床实践经验与中医理论形成之关系。

1. 临床经验与金元四大家的形成

近代医家费伯雄在《医醇賸义·四家异同》中指出："所谓四大家者，乃刘河间、张子和、李东垣、朱丹溪也。就四家而论，刘、张两家，善攻善散，即邪去则正安之义……李、朱两家，一补阳，一补阴，即正盛则邪退之义。"究其学术见解及师承关系，主要有河间与易水两大学术流派。河间学派的创始人是刘完素，因其为河北河间人，故有河间学派之称；易水学派的创始人是张元素，因其为河北易州人，故有易水学派之称。张从正私淑刘完素之学；李杲是张元素的学生，朱丹溪则先受业于刘完素的再传弟子罗知悌，又旁通李杲之学。这些金元医家生活、实践在同一时期，并且几乎在同一地区，尤其是刘完素与张元素都生活在 12 世纪，都是河北人，他们的理论渊源又大多不出《黄帝内经》、张仲景之书，但是他们对疾病的看法与采取的治疗办法却有较大的差异，这种不同见解形成的原因，恐

---

① 邓铁涛. 邓铁涛文集[M]. 北京：人民卫生出版社，2001：337.

怕也只能从各自不同的临床实践经验中去寻找。范行准[①]曾指出："其实金、元学派的论争，基本上由于各人地位关系，而表现在传染病疗法的不同上。""实由各人所处的地位不同，在医学上遂有不同的看法，这样自然有不同的理论而发生了学派上的论争。如刘完素、张从正之主攻伐，是因他们平民出身，平日所接触的又多是广大的劳苦人民。而张元素、李杲等人，多是士大夫阶级或贵族出身，他们服务的对象也是贵族或有钱的地主富翁。他们生病，只有温补之药才容易接受，医家也自然不敢投以病家认为虎狼之药硝黄之剂。"也就是说，在某一特定的时期内，医学家的地位决定了他们的生活环境与服务对象及所遇到的基本医学问题，由此形成的不同医疗经验极大地影响了他们学术思想的形成。

2. 临床经验与瘀血生风病机的提出

瘀血生风，是指以血液运行不畅，或局部血液凝聚，或体内离经之血为主因，引发以动摇、眩晕、抽搐、震颤等为主症，并兼见瘀血症状的病理变化。对于内风的产生，以往人们归之于热极生风、肝阳化风、阴虚生风与血虚生风，但在中医临床实践中，人们发现很多内风病证均同时出现瘀血证的症状特点，在治疗上亦常常使用活血化瘀药物，且每每取得较好的疗效。例如，现代临床常见的脑血管意外、脑动脉硬化症、癫痫病、震颤麻痹综合征等多属于中医内风证的范畴，中医称之为中风、眩晕、痫证、颤证等。临床实践证明，这类病症除了具有动摇、眩晕、震颤、抽搐等风气内动的症状外，常常兼见舌质紫暗或舌下脉络青紫、面色灰暗或青黑、皮肤粗糙、血液黏稠度增高等瘀血症状。首选的方剂为桃红四物汤、通窍活血汤，或补阳还五汤加减化裁，最常用的药物为当归、赤芍、川芎、桃仁、红花、丹参、鸡血藤、地龙、全蝎、牛膝、山楂等。总之，大量的临床实践表明，内风证常兼有瘀血症状，活血化瘀可以治疗内风。何绍奇[②]在《现代中医内科学》中总结临床实践经验，明确提出："瘀血阻滞，脉道不通，血行不畅，筋脉失濡而手足颤动，屈伸不利，此即瘀血生风。"刘昭纯等[③]结合临床实践经验，总结出瘀血生风的发病特点为多见于老年患者、多继发于慢性病、多出现神志异常、多与其他内风证并存，进一步完善了瘀血生风的病机理论。

3. 临床经验与中风病机理论的创新

对中风病的发病机理，中医学以往认为其发病涉及风、火、痰、虚、瘀诸要素，病机为诸因素扰动脑神、壅塞经络致神识昏蒙、半身不遂。由于病因不同，具体或为肝阳暴亢，风火上扰，鼓荡气血，气逆血乱，上冲于脑，元神扰动；或为湿痰借助风阳上逆之势，蒙塞清窍，阻滞神明出入之路；或为风火夹痰热瘀血上犯于脑，闭塞清窍，扰乱神明。现代学者则在总结中风病临床病变特征、治疗成败经验的基础上，提出了"毒损脑络"的病机假说，认为中风发病是由于毒邪损伤脑络，络脉破损，或络脉拘挛瘀闭，气血渗灌失常，致脑神失养，神机失守，形成神昏闭厥、半身不遂的病理状态。毒之来源，因于脏腑虚损，阴阳失衡，内风丛起，风火上扰，鼓荡气血，气逆血乱，上冲于脑，或风火夹内生瘀血、

① 范行准. 中国医学史略[M]. 北京：中医古籍出版社，1986：165-166.
② 何绍奇. 现代中医内科学[M]. 北京：中国医药科技出版社，1991：455.
③ 刘昭纯，马月香，刘红杰，等. "瘀血生风"假说的形成及其意义[J]. 中国中医基础医学杂志，2005，11（2）：88-91，95.

痰浊上犯于脑，交结阻于脑络等，终致营卫失和而壅滞，则毒邪内生。并指出该假说提出的理论与实践依据有三：一是脏腑虚损为本，瘀、痰、火化毒损络；二是对中风病理机制的深入研究，为"毒损脑络"病机假说提供了现代生物学依据；三是泄毒治法的实践发展①。这里将理论的逻辑推演与现代医学对中风病缺血性损害过程研究的新观点，作为毒损脑络假说提出的首要依据，似乎有本末倒置之嫌。

毒损脑络假说的提出，仍然是根源于临床经验的归纳总结。首先是20世纪80年代后期日本学者运用黄连解毒汤治疗中风取得良好疗效，继而国内也有大量运用黄连解毒汤加减治疗中风的报道，加之中风病临床大多以清开灵、醒脑静注射液为主，运用于中风病急性期的治疗效果显著。其中清开灵注射液主要含有牛黄、水牛角、金银花、栀子、黄芩、板蓝根等药物，醒脑静注射液主要含有牛黄、黄连、栀子、郁金、冰片等药物，皆可谓集清热解毒药之大成，具有明显的清热泻火解毒之功。其次是通腑化痰泄热法在中风病治疗中的应用。临床观察发现，中风病急性期的转归与腑气不通有密切的关系，随着大便秘结或不通程度的加重，病程延长、病情加重、疗效降低。其中便秘、舌苔黄腻、脉弦滑为中风病急性期的三个重要特征，这些特征是热毒、痰浊蕴结不散之象，采用通腑化痰、泄热法治疗中风急性期患者，常可取得良好的疗效，有较早地减轻脑水肿的作用。一般认为，通腑化痰、泄热法对中风病急性期的良好疗效，是其发挥了畅利枢机，疏导蕴结之热毒、痰浊的作用，为内生之毒的清除打开了门户之故。这也为中风病毒损脑络病机假说的形成提供了临床经验的支持。因此，中风病毒损脑络病机假说的产生，主要源自临床经验的归纳总结，至于现代医学对中风病缺血性损害过程研究的新观点，应该说是对该假说的深化和完善。

中医理论的建构，一方面来自于对中国古代哲学概念与原理的引进，另一方面来自于临床实践经验的归纳总结。辨证论治作为中医学临床诊疗的基本实践模式，是以状态调整为导向、证—治—效紧密相关的一种整体、动态的个体化复杂干预过程。它是中医学术发展的基本实践活动。其过程中个体医生对临床经验进行积累，通过归纳总结个体病人形成的病人群体的共性特征，形成自己独特的学术观点；而个体医生的学术观点被医生群体所采用，学术观点逐渐变成了学术思想；如果学术思想被传承、被流传就形成了学术流派；学术思想如果被进一步提炼升华，就上升为中医理论。无论个人经验、个人学术观点、学术思想或中医理论都是在临床实践中不断得到检验和修正，不断被凝练升华。但中医学术的发展由于缺乏科学理性的反思和科学实验方法对现象背后本质的进一步揭示，因此，中医理论从某种角度而言，就成了一个贮存和再现经验事实的工具系统，其对病、证的认识，由于搜集的材料局限于表象经验范围内，故病与证也只能以临床表现的排列组合或主症兼挟来构造，内在机制则靠推测来填充和弥补，这样构造的病与证的模型，无疑仍然是经验型的，辨证论治也是对众多经验的分类捆绑。例如"风热袭肺"的理论陈述，我们不必计较其实际内容——"风热"为何袭肺，它只是"发热、微恶风寒、头痛、无汗或少汗、咳嗽、胸闷、口微渴、苔薄白、舌边尖红、脉浮数"等疾病表象的载体（或代称），"辛凉解表，宣肺泄热"也不论其所指为何，是否确凿，它只是银花、连翘、桔梗、薄荷、牛蒡等

---

① 王永炎，黄启福. "毒损脑络"病机假说的形成及其理论与实践意义[J]. 北京中医药大学学报，2001，24（1）：1-6.

方药组合的载体。这样，理论无非使经验知识化繁为简，变无序为有序，运用起来方便简单，临床上说到"风热袭肺"，一系列临床表现便不言而喻，提起"辛凉解表"，一系列方药组合就随机而现。作为工具的中医理论，只联络有关临床事实，并不表达真实机制，或此或彼无须考察是否符合客观实在。中医理论的这种工具性特征，表明中医学仍停留在经验水平，这种貌似理论的经验工具极大地妨碍了中医经验的理性化、客观化要求[①]。

四、经验思维与中医临床活动

我们说医学本身就是一门经验性的科学，也主要是从临床诊治疾病的活动而言的。与西医学相比较，经验在中医临床实践上具有不可替代的作用，故有"熟读王叔和，不如临证多""多诊识脉，屡用达药"等说法。医案、验方等作为经验的表达方式，也就成了中医学独有的著作形式，并且为古今中医家所推崇。如章太炎所说："中医之成绩，医案最著，学者欲求前人之经验心得，读医案最有线索可寻，循此钻研，事半功倍。"何廉臣所编《全国名医验案类编》夏应堂序也指出："案者治病之实录，临症之南针也。"

从认识论的角度看，经验是人们认识客观事物的起点。人们对于疾病的认识，首先是从经验开始的。临床经验不仅是中医理论产生的基础、医学技术发明的源泉，而且它作为临床医生在临床实践中获得的诊治疾病的知识、方法和技能，对于掌握医学理论，引导临床思维，促进临床发现等都具有重要的作用。

（一）临床经验是临床思维的向导

医生的临床经验来源于对大量同类疾病的反复体验的积累，这种积累达到一定程度，就逐渐形成了一种较为稳固而潜在的思维模式，这是临床医生思维经验的总结。一旦形成这种相对稳定的经验以后，当类似的信息再度刺激大脑时，他就会按熟知的模型或模式，借助以往的经验和眼前病人的症状进行类比或叠加，自觉或不自觉地对其所反映的事物，比较迅速地做出判断，这一判断的过程正是临床医生经验思维方式的具体运用过程。具体地说，中医专家诊断疾病时，并非像机器那样，事先脑子中已摆好了关于疾病的各种分类及满足每一类型的条件，然后严格按这些条件，看能归入哪些类型。事实上，中医专家在多年临床诊断的经验中，脑子中存储了很多有意义的病情实例，同时又具有一种模糊的直觉联想能力，当遇到一个新病例时，他是由相似性而联想到某一过去的病例，并与之比较，这种相似性是把事物与范例相对照，按相似性来分类，是实例与实例对比，而非实例与规则对比进行分类，实际上也是一种形象性思维。例如冉雪峰[②]记载一治验曰：

> 武昌某氏，有女年十一二，姿质秀丽，但嘴唇偏左上端，有指大一长块，硬化凸起，其色青紫，嘴为之尖，殊不雅观，病虽不重，已历五六年，以为奇恒瘤疾，中西方药不效，乃来我处求治。问之不痛不痒，但微感麻痹，欠灵活，说话

① 聂广. 中医感悟录[M]. 北京：中国医药科技出版社，2006：5.
② 冉雪峰. 冉雪峰医案[M]. 北京：人民卫生出版社，2006，50-51.

吃饭均感不便，予想到徐洄溪医案，有恶风一条，与此类似，特彼在面间，此在唇上。徐法系用破气破血，软坚变质，以毒攻毒，诸暴悍药如蜈蚣、全蝎之类，内搽外敷，因仿其意，用：当归三钱，炒甲珠三个，蜈蚣一条，全蝎一个，红花三钱，薄荷一钱五分，三七、甘松、雄黄、硝石各一钱，为细末，酒调敷患处，日换药二次，若痛或肿起，即停敷来诊；内服药用：当归、白芍各三钱，秦艽二钱五分，薄荷八分，没药三钱，琥珀、甘松各一钱，同煎，日服 1 剂。第一日平平，无若何反应；2 日患处微感痒痛，不时掣动；3 日唇部肿起，查阅患处情况，风毒瘀滞，似已推动，但恐胶结未全活动，必留残余，又未便再敷日前重剂，因改用散瘀软膏，再敷 2 日，诊察颜色转好，开始收效。再改用消肿药膏外敷，内服银翘散加活血通络之品，1 星期肿消，硬处已消大半，停药，1 月后肿硬消尽，惟留残余黑影，3 月后恢复如常人。

此即借助以往他人之经验，以处理当下面对的临床问题。不仅如此，在收集和分析临床资料的过程中，临床经验还能够提示临床医师应该向哪类疾病、哪种疾病、证候以及哪种程度的疾病去思考，充当着诊断思路的向导。这种向导作用，根源于它对疾病表现的个体性和特殊性的识别及隐藏体征的发现。一般说来，临床经验越丰富的医生，在中医理论的指导下，诊断时考虑问题就越全面，判断就越正确，询问病史和体检也就越有针对性，能够在错综复杂的疾病表现中，抓住重点，洞察其实际内涵。在疾病早期，其特异性往往未完全暴露，给诊断造成困难时，有丰富临床经验平时又重视学习的医生，常常可以抓住不明显征象的深刻诊断意义。在临床实践中，有些疾病的本质特征现象已摆在面前，但由于缺乏临床经验，也可能熟视无睹；平时一些不明显的阳性体征，也会由于缺乏临床经验而认不出来。

（二）临床经验是连接理论与实践的桥梁

临床经验是把理论转化为认识能力和实践能力的要素，是连接一般与个别的纽带。人们的一般理论知识只有通过经验才能由个别丰富起来，才能转化为人们的认识工具。越是被个别丰富起来的一般，越能在认识过程中发挥作用。中医理论要对临床实践发挥指导作用，必须以临床经验为基础，因为不与实践经验相结合的理论是无法具体运用的理论。对于没有临床经验的医生来说，书本上的疾病理论模型在他的脑子里是抽象的，而不是具体的，是空洞的而不是生动的，因而不能成为自己的临床认识能力。

一个有素养的临床医师越是经多见广，越知道疾病的变化无穷。丰富的临床经验，可以促进中医理论在临床实践中的运用和发挥，能够提示和启发诊断思路，产生广泛的联想和类比，使医生在难以确诊时转换思维方向，从新的角度进行思考。有丰富临床经验的医师，在对诊断假说进行"反思"的时候，临床经验可以起到"印证"作用，即用已有的临床实践来验证现行的诊断结论。尤其在一些危急病症的抢救上，时间往往不允许进行全面的问病查体，依靠临床经验和理论知识，常可及时抓住重点，避免思维的盲目性，恰当地提出关键性的诊断线索，迅速确诊，使病人得到及时抢救和治疗。如何绍奇[①]记载治疗一瘰

① 何绍奇. 读书析疑与临证得失（增订版）[M]. 北京：人民卫生出版社，2005：338.

满案例：

> 友人张仕伟之妻，农村妇女，患脘腹胀满已数月，当地医生屡用理气消胀之
> 品，如木香、香附、大腹皮、白蔻、砂仁、厚朴、萝卜头、苏梗之类乏效。我先
> 用香砂六君子，继用半夏泻心汤辛开苦降亦无效。治脾胃不应，改用疏肝，用四
> 逆散（柴胡、白芍、枳实、甘草）加川楝子、砂仁、香附，有小效，但其胀终不
> 除。或舒服半日、一日后，又复如故。寻思良久，乃忆及王旭高《西溪书屋夜话录》
> 有云："疏肝不应，必是血络中瘀滞"之语，《临证指南》亦谓"胀久不愈，当从肝
> 经络脉治法"。其舌脉却无瘀滞之征，而前贤经验如是，何妨一试。方用桃仁、红
> 花、丹参、旋覆花、当归须、川芎、生麦芽、柏子仁。数帖后其恙竟然如失。

本案依照一般辨证论治的思路，胀与饮食有关，病在脾胃，和中消食，健脾助运或苦
降辛开；胀与饮食无关，其病在肝，疏肝理气，复其条达之常，初从脾胃论治不应而改用
疏肝，效果均不显。后借助前人经验，虽舌脉无瘀滞征象，仍用活血通络之法而治愈。从
此案例可见，不管是做临床，还是读古籍，对于一个临床中医而言，是否具有丰富的经验
知识，是决定其临床技能高低的重要因素。

（三）临床经验是掌握中医学理论的基础

理论的发展往往滞后于实践，尤其是临床医学，在许多领域尚未发展为精确的科学，
中医临床医学更是如此。所以在临床实践中，很大程度要依赖于医生的临床经验。临床经
验是在医学理论指导下进行临床实践的产物，同时又是理论进一步发展的基础，它实际上
是一种知识形态的东西，是医学理论的具体化表现和补充，是感性认识和理性认识相交叉
的产物。

应该看到，疾病的理论模型与具体的病例之间差别是明显的，理论模型是对疾病一般
规律的抽象和概括，舍去了它丰富的生动的表现，而各种疾病虽然都有共同的规律，但由
于每个人的遗传因素、生活环境、抵抗能力以及心理状态等不尽相同，因而同一种疾病在
不同个体的表现是千差万别的。张孝骞[①]指出："临床医生要把自己的基点放在认识每一个
具体不同的病人身上。不能把诊断看成是用书本上的公式、条条去套。医学不能公式化，
用公式化的办法对待临床医学，就会出问题。"要掌握临床医学理论，把某种疾病迅速准确
地诊断出来，不经过若干这种疾病的诊疗实践，并从中进行体会和总结，积累经验，是无
法做到的。要对某种疾病选用最有效的药物治疗，不亲身观察用药后的疗效，单凭书本推
测，是不能证明的。医学理论要经过医生的亲身实践，反复体会和验证，并形成经验，才
可能具体化，转化为解决问题的能力。如冉雪峰[②]治疗一亡阴案例，可谓灵活运用张仲景《伤
寒论》理论之范例。

> 胡姓妇女，年七旬晋四，体瘦神健，年高液衰，大便坚，夏月伤暑，兼感凉，
> 医者满纸参、耆、术、苓，内外合邪，搏于少阳如疟状。更医，不知邪在膜理膈

---

① 中国医院杂志社. 医界名家从医感悟[M]. 北京：人民军医出版社，2005：24.
② 冉雪峰. 冉雪峰医案[M]. 北京：人民卫生出版社，2006：16-17.

间属少阳，误为入腑属阳明。迎合病者意旨，下之，邪热内陷，胸胁痞满，气逆撞痛，液枯神怯，循衣摸床，势急矣，已集家族备后事。闻名延予诊，脉数劲急，又参伍不调，七八至或十余至一止，疑其亡阴，查其舌，果如去油猪腰，无津，症属不治，静思，得其可治数端：伤寒，若已吐下、发汗、温针、谵语，柴胡证罢，此为坏证，此病虽误下，无谵语，午后发热，柴胡证未罢，可治者一；又阳明病，心下硬满者，不可攻之，攻之利遂不止者死，此病虽误攻下，利数次即止，无一泻不止现象，可治者二；一部伤寒论，纯为救津液，审察津液存亡之法，尤注意小便，小便利者，其人可治，此病尚有小便，内液未尽夺，可治者三。盖亡阴固在不治，而阴未尽亡则尚在可治之列。救治奈何？凡柴胡证下之，若柴胡证不罢者，复与柴胡汤，此病大好在柴胡证未罢，但单热不寒，与柴胡正治有别。用后贤清解少阳，兼清热保津法，热去，转用大剂甘寒润沃之剂，二剂津回舌润，自大便一次，神志清楚，惟胸膈痞痛，气逆上冲残在，仿泻心汤意，去其大苦，一剂气稍下，膈稍舒，然舌上津液复去，急改清润养液，津液既足，则大便自然通畅，正气既充，余邪自不容留，劝安服清养肺胃之剂收功。

此案例对病机的分析丝丝入扣，井然有序，对张仲景辨证论治方法的运用可谓出神入化，没有丰富的临床经验积累，恐难为之。

当然，单纯的临床经验主要是从有限的医疗实践中归纳出来的，它注重的只是同一范围内相似体的叠加，如果把经验绝对化，难免造成误诊误治。在临床实践中，单用经验思维方法是不够的，这不仅因为疾病的现象极为复杂，很难用几种固定的经验"模式"概括无遗，而且还因为疾病的现象和医学本身都在发展变化。旧的病种发病率在降低，甚至被消灭；新的病种在产生或被发现；而且疾病情况因人而异，所以诊治疾病不能停留在已有的临床经验上，更不能把它绝对化，而要看到临床经验的不足，将其置于理论的指导之下，不断将经验升华为理论，使之普遍化和深刻化。新的疾病具有新的症状和新的体征，不同的病人有不同的临床表现，解决新问题可以借助老经验，但不能依赖老经验，这是临床医生必须遵循的基本原则。为了正确做出诊断，临床医生在积累经验的基础上，还要注意运用另一种思维方式——理论思维。一般而言，临床医生对某一疾病的诊断往往是既利用以往的临床实践的思维经验，又利用他掌握的各方面的理论知识进行辩证的综合思维的结果。如果是常见疾病，则往往是经验思维形式占优势，医生较快地做出诊断。相反，如果是罕见病或疑难病，则往往需要较多地运用理论的思维形式，以求得对这些疾病的正确诊断。认识的发展必须以经验思维与理论思维的不断相互作用为前提，这一认识论原则同样适用于临床思维活动。

总而言之，就中医学而言，虽有自己独特的理论体系，甚至相当完整、系统，但其理论并未完全从自然哲学中分化出来，医学的发展并未摆脱经验方法，实践中主要还是靠经验的引导摸索，理论面对实践缺乏积极的能动作用，理论的发展缺乏内在的加速机制，仍然依赖经验来驱动，时至今日，仍然有大量的医案著作及病例总结论文发表即是明证。同时，对经验的理论解释带有很大的随意性，概念往往不够确切或确定，使经验的传达所借助的理论媒介作用有限，常常造成只可意会不可言传的现象，非亲身体验则不能掌握。中医养生学更是主张反听内视、反观内照、内修内证式的自我调节，以达到身—心—性—命的自我提升、自我超越，而回到生命的真正本源。这些，都反映出经验思维的特点。

 拓 展

《庄子·天道》：桓公读书于堂上，轮扁斫轮于堂下，释椎凿而上，问桓公曰："敢问公之所读者，何书邪？"公曰："圣人之言也。"曰："圣人在乎？"公曰："已死矣。"曰："然则，君之所读者，古人之糟粕已夫！"桓公曰："寡人读书，轮人安得议乎！有说则可，无说则死。"轮扁曰："臣也以臣之事观之，斫轮徐则甘而不固，疾则苦而不入。不徐不疾，得之于手而应于心，口不能言，有数存焉于其间，臣不能以喻臣之子，臣之子亦不能受之于臣，是以行年七十而老斫轮。古之人与其不可传也，死矣。然则，君之所读者，古人之糟粕已夫！"

法国哲学家梅洛–庞蒂提出了"具身的主体性"（embodied subjectivity）概念，这一概念所强调的是，人既不是一个可以脱离身体的心智，也不是一架没有心智的机器，而是一个活的创造物，其主体性是通过物理性的身体与世界的互动而形成的。在这里身体就是主体，即所谓的"身体主体"（body-subject）。不是"我"在知觉，而是身体在知觉。人以"体认"的方式认识世界、他人和自己。而这种体认就其本质来说是一种"身体经验"，是源自于身体的结构和身体感觉运动系统的独特体验。

通过此故事，探讨经验思维的特征是什么？并比较与具身认知有何关系？

2.2 象 思 维

《周易》以"观象制器"的命题来解说中国文化的起源；中国文字以"象形"为基础推演出自己的构字法；中医倡言"藏象"之学；天文历法讲"观象授时"；中国美学以意象为中心范畴，将"意象具足"作为普遍的审美追求……意象，犹如一张巨网，笼括着中国文化的全幅领域。

汪裕雄《意象探源》

"象"是中国传统文化与中医学中一个重要的概念。由于汉字在符号化中扬弃地保留着象形性的根基，与中国哲学源头《周易》对"象"的重视，决定了中国传统思维具有明显的取象性特征。张东荪[①]在进行中西哲学比较时指出："西方人的哲学总是直问一物的背后；而中国人则只讲一个象与其他象之间的互相关系。例如一阳一阴一阖一辟。总之，西方人是直穿入的，而中国人是横牵连的……中国人的思想以为有象以及象与象之间有相关的变

---

① 张东荪. 知识与文化[M]. 长沙：岳麓书社，2011：100-101.

化就够了。"象思维方式不仅活跃在哲学、文字、科学、艺术等中华文化的各个领域，同样也充分体现于中医思维之中。

一、"象"的概念

从语言文字的角度看，象的本义指大象，如《说文解字》言："象，长鼻牙，南越大兽。"从思维方法的角度而言，象是客体整体信息及其在人大脑中的反映与创造，贯穿于思维的全过程，涉及到思维的客体、主体及认知目的各个方面。具有主客交融性、自然整体性、时间有序性、功能动态性、多义流动性、象数互换性等特征。象作为一个多元的和多层次的复杂信息系统，内涵十分丰富，通过对于象的分类研究，有助于我们全面把握和准确理解象的各种含义。

关于象的分类，由于划分前提的不同而有不同的分类方法。从人类认识事物的发展过程而言，现代对认知表征演进的研究认为，种系发展的认知表征呈现出感觉运动认知→意象认知→语言认知的演化过程；人体发展的认知表征演化为动作表征→形象表征→符号表征[①]。象思维的过程则表现为象的层次的不断演化，如此可以将象划分为物态之象（物象）、功能之象、共性之象、规律之象（道象）[②]。这里我们主要从人类思维要素的构成与结果的角度加以划分。

（一）客体之象

任何认知活动都离不开相应的认知对象，都是始于对认知客体的感知觉探测。但由于认知者的文化背景、认知目的及方法等的不同，人们所关注的事物或事物的层次有很大的差异。从思维客体的角度而言，刘长林[③]认为以"象"为认识层面的思维，就是意象思维。"象"指事物在自然本始状态下的呈现，即事物的现象层面。现象是事物在自然状态下运动变化的呈现，是一个过程。从内涵上说，现象是事物整体功能、信息和性态的表现，是事物系统全部的内在联系（稳定的与不稳定的）和外在联系（不稳定的与稳定的）自然的整体显示、整体反应。从状态上说，现象是事物自然整体联系的错综杂陈，充满变易、随机和偶然。作为认识对象的事物系统的现象，是由事物系统内部的所有关系、事物系统与天地自然及社会生活环境的关系、事物系统与认识主体的互动关系三方面的关系所规定的[④]。也有学者对此提出不同意见，认为本质与现象的对立，乃是"概念思维"所预设，而在"象思维"方式中，则不可能存在此种预设。"象"的世界乃是"体用不二"的。将"象科学"的对象规定为现象或"象"的层面，而将"体科学"的对象规定为本质或实体层面，颇为不妥[⑤]。正由于如此，有学者提出"象"并非西方哲学中所谓的"现象"。现象相对于本质而言，人们认识事物要"透过现象看本质"，现象与本质的对立是主客二分的逻辑分析思维

① 张淑华，朱启文，杜庆东，等. 认知科学基础[M]. 北京：科学出版社，2007：174.
② 王前. 中西文化比较概论[M]. 北京：中国人民大学出版社，2005：65-69.
③ 刘长林. 中国象科学观——易、道与兵、医[M]. 北京：社会科学文献出版社，2008：43.
④ 刘长林. 中国象科学观——易、道与兵、医[M]. 北京：社会科学文献出版社，2008：6.
⑤ 王南湜. 中西思维方式的差异及其意蕴析论[J]. 天津社会科学，2011，（5）：42-52.

的产物。"象"是通过"用心"思维来确定的①，而用心思维的特征在于注重心物交融，直观体悟，知情意相贯通。

（二）工具之象

工具之象是主体认知客体的方法的体现。人类对客观事物的认知，总是要借助于一定的工具或方法来实现的，由于认知的水平、认知对象的特性或认知者文化背景等诸多因素的影响，人们对认知工具的选择亦有差异。如果说中国传统思维的认知对象是事物整体功能、信息和性态表现之象，这种象难以用分析还原的方法加以认知，对它们的说明和阐释，必须通过"以象说象"的途径，即通过适当的比喻、在不给出逻辑上的定义的情况下，以揭示出"象"的抽象内涵或本质特征。因此，其思维的工具必须以相应之象为中介，这种工具之象可以是自然界之物象，如中医学借助于太阳之象以认识人体的阳气，以河水的流动等认识人体血液的运行等；也可以是人为创造的一种意象，如太极图、卦爻之象等。

（三）认知之象

对客体认知所形成的象，也可以称之为意象。上述从人类认识事物的发展过程分类所提到的功能之象、共性之象、规律之象，都属于思维成果之象，是思维的结果。王树人②对象思维的认识，即强调了认知成果之象，他明确指出："象思维之象亦可称为'精神之象'。这种'原象'或'精神之象'，在《周易》中就是卦爻之象；在道家那里就是'无物之象'的道象；在禅宗那里就是回归'心性'的开悟之象。"它与表象之象、形象之象的区别之一，就在于它是动态整体之象。但应该指出的是这里将《周易》之"卦爻之象"等同于"大象无形"之"象"，并不符合易象的本意，值得商榷。虽然"象思维"之象是多层次的，有外在可感知之象，有内感之象，有象的"流动与转化"而生成联想之象或意象等。但可感知之象，只是象思维的起步或中介，借此向神思的"原象"过渡，跃升至"大象无形之象"或"无物之象"。这里所提到的"原象""无物之象"，都属于认知之象。

从思维方法命名的角度而言，象思维是与概念思维相对而言的，二者乃是从思维工具的角度加以区分的，即以象为思维的工具，称为象思维；以概念为思维的工具，则称为概念思维或抽象思维。作为思维工具之象，总体可划分为物象与人工意象，后者包括符号意象（如太极图、卦符等）与观念意象（如阴阳、五行）。意象是主体以表象为原料，经过分析、综合、抽象、概括等，按照主体的目的重新建构起来的形象，因而是一种赋值形象，它既是已往形象思维的成果结晶，又是整合、加工新形象的思维结构，通过它们不仅能够对物象特征进行选择、识别、解释，还可以从表入里，从已知进入未知。

思维的工具之象，类似于科学方法论中的模型，其中物象相当于天然模型，意象相当于人工模型，包括人工实物模型与思想模型。刘长林③指出："象"是功能模型。利用模型，特别是符号–图像模型来认识世界乃是中华民族的一个传统。在中国古代学术文献中，类比方法的使用极为普遍。而每一个类比推理的实例，在一定意义上都可以看作是建立了一次

① 王前. 中西文化比较概论[M]. 北京：中国人民大学出版社，2005：65.
② 王树人. 回归原创之思——"象思维"视野下的中国智慧·绪论[M]. 上海：江苏人民出版社，2005：3-4.
③ 刘长林. 中国系统思维——文化基因探视[M]. 北京：社会科学文献出版社，2008.

模型。他认为中医藏象经络理论是依照取象比类方法建立起来的，其本身正是关于人之生命的一种功能动态模型。赵中国[1]则根据工具之象的不同，将象思维分为间接象模型思维和直接象模型思维两类。间接象模型思维是以间接象模型为核心的思维运行方法，这里的间接象模型是指依靠普遍意义的象概念而建构的理论体系，比如元气模型、阴阳模型、五行模型或者卦象模型就属于间接象模型。直接象模型思维是以直接象模型为核心的思维运行方法，这里的直接象模型是指依靠对人体观察所获得概念并由之建构而来的理论体系，比如五脏六腑、十二正经、奇经八脉、营卫气血等为对象的思维框架，因为它即从观察人体获得，所以具有直接性。

二、象思维的概念

象思维是以客观事物自然整体显现于外的现象为依据，以物象或意象（带有感性形象的概念、符号）为工具，运用直觉、比喻、象征、联想、推类等方法，以表达对象世界的抽象意义，把握对象世界的普遍联系乃至本原之象的思维方式，是客观之象与心中之象的转化与互动过程，是将获取的客观信息转化为"意象"而产生的关联性思维。

对于与象有关的思维方式的命名及界定，由于人们的着眼点不同而众说纷纭，大致可以划分为从思维客体的角度定义、从思维工具的角度定义、从思维目标的角度定义、从思维主体的角度定义等四个方面。

（一）从思维客体的角度定义

刘长林[2][3]认为中医以时间为本位，重视对"象"的研究，主要采用意象思维方法。所谓意象思维，就是在彻底开放而不破坏事物之自然整体的前提下，对事物进行不离开现象的概括，探索其现象层面，即自然整体层面规律的思维。它不对现象做定格、分割和抽取，而是要尽量保持现象的本始性、丰富性和流动性，不是要到现象的背后去寻找稳定性和规律，而是要在现象本身之中找到稳定性和规律。它也对事物进行概括，发现事物的普遍性，但始终不离开现象层面。概括的结果，仍以"象"的形式出现。故他明确指出："以'象'为认识层面的思维，就是意象思维。"王永炎等[4]也着眼于思维客体界定象思维，认为象思维就是以事物的各种外在表现为依据，充分借用观察者已有的知识经验，通过广泛联系，旁征博引，体悟事物的内在本质或变化规律的思维方法。

另外，何裕民[5]认为，这种不注重区分对象的层次，特别注重整体层面的信息（即表象、象），并尽可能努力地加以全面细微的捕获，同时关注这些表象与周遭环境的互动关系，然后将各方面信息"整合"起来，形成一种带有总体性的认识的思维方法，用"整合思维"

① 赵中国. 论象思维的两种类型以及中医学发展的一个路向[J]. 中华中医药杂志, 2016, 31（4）: 1323-1325.
② 张宗明. 中医学是象科学的代表——访全国著名中医哲学研究专家刘长林研究员[J]. 南京中医药大学学报（社会科学版）, 2012, 13（1）: 1-8.
③ 刘长林. 中国象科学观——易、道与兵、医[M]. 北京: 社会科学文献出版社, 2008: 43.
④ 王永炎, 张启明. 象思维与中医辨证的相关性[J]. 自然杂志, 2011, 33（3）: 133-136.
⑤ 何裕民. 经络研究应更注重整合思维[N]. 中国中医药报, 2010: 10, 14, 4.

命名最为熨帖。它的认识论前提是"自然乃整体也",万物"一气牵系"、互渗、互动、相互影响,"有诸内,必形诸外"。

(二)从思维工具的角度定义

大多数学者对象思维的界定,是着眼于思维的工具及要素,认为象思维的根本特点是在观察事物获得直接经验的基础上,运用客观世界具体的形象及其象征性符号进行表述,然后依靠比喻、象征、联想、推类等方法进行思维,反映事物普遍联系及其规律性。与以概念为思维要素的概念思维相对而言,象思维以自然物象或意象为思维工具及要素。因此,象思维总是在感性、形象之中具有理性、抽象,理性、抽象之中又夹杂着感性、形象,二者相互渗透、相互补充、相互凝融,保持着有机的统一。如高晨阳[①]认为意象思维的根本特点是以带有感性形象的概念、符号,运用象征的方式表达对象世界的抽象意义,或以直观性的类比推理方式把握对象世界的联系。张其成等[②]认为,象思维通过取象比类的方式,在思维过程中对被研究对象与已知对象在某些方面相通、相似或相近的属性、规律、特质进行充分关联类比,找出共同的特征、根本内涵,以"象"为工具进行标志、归类,以达到模拟、领悟、认识客体为目的的方法。

由于思维工具之象与数可以等值互换,进而可运数推演,故象思维也可称为"象数思维"。当然这里的"数"是象数之数,它已不具有量的含义,是形象和象征符号的关系化,以及在时空位置上的排列化、应用化和实用化。象数之数与一般的数不同,它没有单位,没有大小可比性,也没有精确计算之性,更是只有整数没有小数,因而其义随意而宽阔,它更多地反映了客观世界质的而非量的特征,主要并不是用来计算,而是一种象征,是一种特殊的象。正如王树人等[③]所指出:象数之数"并不标志超出直观,而是标志着直观的动态化。就是说,《周易》的象数,只是使直观不致僵化,而不是要超出直观达到某种程度的抽象。正因为如此,把《周易》的数称为'象数',也许更为贴切。"因此,在对中医相关问题分析时,应明确区分象数之数与一般之数,绝对不能将一般的数作象数来看待,更不能将象数之数作为数量来理解和应用。

(三)从思维目标的角度定义

王树人[④]认为,"象"包含外在感知之象、内在感知之象,把握某种小宇宙整体内涵的气象或意象,乃至本原之象或大宇宙整体之象等无限丰富的层次。"象思维"正是借助象的流动与转化,以达到与大宇宙整体之象或"道"一体相通的"把握"。故对象思维的界定,也多倾向于思维的目标。他认为象思维与概念思维相对而言,前者所要把握的是道、气、太极等非实体,属于动态整体;后者所要把握的是作为一种对象、一种客体的实体,属于静态局部。在思维语言上,前者所用"象语言",既有在形下层面的视觉形象,还包括嗅、听、味、触等感知之象,又有形上层面的如老子所说"大象无形"之象等;后者所用则为

---

① 高晨阳. 中国传统思维方式研究[M]. 济南:山东大学出版社,1994:167,172,179.
② 张其成. 中医哲学基础[M]. 北京:中国中医药出版社,2004:290.
③ 王树人,喻柏林. 传统智慧再发现——常青的智慧与艺魂[M]. 北京:作家出版社,1996:80.
④ 王树人,喻柏林. 论"象"与"象思维"[J]. 中国社会科学,1998(4):38-48.

完全符号化的概念语言。

（四）从思维主体的角度定义

在诸多有关象思维的名称中，具象思维更多地强调与思维个体直观动作的关系。刘天君等[1~4]提出具象思维是中医学基本的思维形式，具象思维是指以物象为媒介的思维活动。物象即感官对于事物形象的具体感知，也就是感知觉。人们在品尝佳肴、辨别寒热或进行其他以感知觉变化为中心内容的认知活动时，即多用具象思维。具象思维的初级阶段即直观动作思维，其特点是被动性，与生俱来。高级阶段的具象思维则需要后天的主动学习与锻炼。高级阶段的具象思维是个体对其意识中的物象资料进行有目的加工（构建、运演、判别）的操作活动。其操作的基本过程包括构建物象和运演物象两个步骤以及贯穿于这两个步骤始终的判别物象。这里的物象不同于形象思维的表象，也不同于抽象思维的语言，它是感知觉本身，是具象思维区别于形象思维和抽象思维的本质特征。以"我的左脚泡在温热的水中"这一主题为例，默念这句话（词语符号）是抽象思维，想象其画面（表象）是形象思维，体会左脚温热的感觉（物象）是具象思维。

具象思维的特点在于它的直感性，即它与被思维对象直接联系，不经过任何形式的抽象，它的思维活动不脱离具体的感知活动。这种强调主体参与的具象思维，与当代认知心理学中的具身认知有一定联系，后者强调语义表征在我们用来与外界交流的知觉和运动系统中。根据具身认知的观点，认知依赖于身体带来的各种体验，而身体拥有不可分割地相互联系的特定的知觉和运动能力，并且它们共同组成了孕育推理、记忆、情绪、语言和其他所有心理活动的母体[5]。

总括上述不同角度的定义，可以看出象思维是把客体"存在"看作一个"象"，即自然的整体显示，由于这种客体之象之不可分割，无法借助概念用理性和逻辑把握，只能借助于以"象"组成的符号与文字体系去表征，以对"象"的诠释与解说导出关于世界的本质和规律的认识，即以象说象。象思维的工具本身可视为一种模型，而象思维与模型化推理的机制都需要借助联想、想象、类比等，因此，象思维与模型化推理之间有着密切的联系[6]。

三、相关概念辨析

象思维是借某种直观形象作为诱导物，触类旁通引起联想，推导出相关的结论。其中蕴涵着抽象思维的成分，又与类比推理关系密切，有必要加以区分。

① 刘天君. 具象思维是中医学基本的思维形式[J]. 中国中医基础医学杂志，1995，1（1）：33-34.
② 魏玉龙. 具象思维的形成、发展和研究[J]. 中医学报，2009，24（6）：18-20.
③ 张海波 刘天君. 具象思维的概念及其意义探讨[J]. 北京中医药大学学报（中医临床版）：2011，18（5）：43-45.
④ 刘天君. 具象思维是中医学基本的思维形式[J]. 中国中医基础医学杂志，1995，1（1）：33-34.
⑤ [美]约翰·安德森. 认知心理学及其启示[M]. 第7版. 北京：人民邮电出版社，2012：130-131.
⑥ 邢玉瑞. 中医模型化推理研究[M]. 北京：中国中医药出版社，2021：29-33.

（一）象思维与抽象思维

抽象思维是以概念为思维的基本单元，以抽象为基本方法，以语言、符号为基本表达工具的思维形态。象思维与抽象思维都要以感性认识的表象为基础，在对感性认识进行加工时，都要采用比较、分类、分析、综合、抽象、概括等方法。但象思维又不同于抽象思维，首先，在感性认识的基础上，抽象思维对这些形象信息进行抽象性加工，形成一系列反映一类事物的共同的、一般的特性的抽象规定，即概念；而象思维则是对这些形象信息进行初步的形象性加工，形成一系列反映一类事物的共同的、一般的特性的形象规定，即意象。其次，抽象思维方式是按照概念、判断、推理等思维形式逐级构建的，即在概念的基础上构成判断，在判断的基础上进行推理。如果抽象思维的前提真实，思维过程合乎规则，就能得出一个必然性的结论。象思维则不具有上述内容，其前提是一些具体事象，前提与结论之间没有必然的联系，只能靠想象这一媒介去推知一个事理，没有论证过程，所以结论不是必然的而是或然的，提高结论的真实性或可靠性，只能靠人们的想象力和悟性。王树人①把"象思维"与逻辑概念思维进行比较，认为二者有显著区别：其一，"象思维"富于诗意联想，具有超越现实和动态之特点。而概念思维则是对象化规定，具有执着现实和静态之特点。其二，"象思维"诗意之联想，具有混沌性，表现为无规则、无序、随机、"自组织"。概念思维之对象化规定，则具有逻辑性，表现为有规则、有序，从前见或既定前提出发，能合乎逻辑地推出规定系统。其三，"象思维"在"象之流动与转化"中进行，表现为比类，包括诗意比兴、象征、隐喻等。概念思维则在概念规定中进行，表现为定义、判断、推理、分析、综合以及逻辑式演算与整合成公理系统等。其四，"象思维"在诗意联想中，趋向"天人合一"或主客一体之体悟。概念思维在逻辑规定中，坚守主客二元，走向主体性与客观性之确定。概而言之，"象思维"是发现和提出问题的智慧，而逻辑概念思维是解决具体问题的智慧。

（二）象思维与类比推理

类比推理即类比法，是指从两个或两类对象某些属性的相同或相似出发，根据其中某个或某类对象具有某种属性，推出另一个或另一类对象也具有某种属性的思维方法。它从本质上和研究历史上说，都是属于形式逻辑思维的方法，是与演绎、归纳并列的三种基本的形式逻辑思维方法和推理类型之一，都隶属于抽象思维的范畴。但类比推理的对象是两类不同的事物，其思维过程是由个别到个别，它不同于归纳法的由个别到一般，也不同于演绎推理的由一般到个别，而是在比较两类不同事物的基础上，找到、抓住它们之间的相似之处，并以此为根据，将关于一类事物的知识，迁移、推广到另一类事物上去。因此，两类事物之间的相似性是类比之所以能够进行的过渡环节或逻辑中介。类比推理的基本模式可表示为：

A 对象具有属性 a、b、c、d

B 对象具有属性 a、b、c

所以，B 对象具有属性 d

① 王树人. 文化观转型与"象思维"之失[J]. 杭州师范大学学报（社会科学版），2008，（3）：6-9.

其中，A、B表示两个或两类对象，a、b、c表示相同或相似属性，d表示推出的属性。

类比推理的主要目的是要由已知推出未知，它与归纳、演绎方法相比较，具有联系广、跨度大，启发性、探索性最强，灵活性最高等特点，一般被看作一种创造性思维方法，在许多科学规律的发现，科学理论的建立，技术的发明、创造中都起着重要作用。由于类比推理的对象非常广泛，类比的内容非常复杂，因此，类比推理的种类也多种多样。章士嵘[1]认为，类比推理依类比对象的性质，可分为经验类比、模型类比和理论类比；依类比的实质，可分为形式类比和实质类比，形式类比又可分为数学类比和同构类比等，并把数学类比分为积分类比、对称类比、协变类比等；实质类比又分为因果类比、结构-功能类比和概念—机制类比。卢明森[2]从思维科学的角度，将类比推理分为质的类比（主要是共存类比）、量的类比（主要是量的协变类比）、因果类比（包括以因求果、由果溯因）、对称类比、结构类比和综合类比，综合类比是将质与量、性质与关系、结构与功能等结合起来，从多方面进行类比，其中以结构功能类比为最多，以类比的推广形式——模拟应用最广泛。

类比推理与象思维有更多相似之处。首先，二者都可以用作两个或两类对象之间的比较。如《素问·灵兰秘典论》采用象思维方法，将养生与治世、人体脏腑与社会系统相类比，以阐明养生的方法和各脏腑的功能及其相互关系；卢瑟福把原子的结构和太阳系的结构相类比，创立了原子结构的太阳系模型。其次，象思维和类比推理都必须以相似性为前提，离开了客观事物的相似性，推理就无法进行。因此，有学者即提出类比方法的实质是在思维活动中，以相似关系为基础而进行的、相似块的运动过程[3]。第三，象思维与类比推理都可以进行结构、功能、因果、对称、模型等类比，都具有从已知推导未知，求得新知的功能。正由于此，也使不少学者将类比推理直接等同于象思维，造成方法上的混乱。但象思维与类比推理也有许多不同之处。首先，二者所涉及的范围有大小之异。象思维的范围大于类比思维，其中还涉及部分演绎推理和归纳方法的应用。如包含式推衍即带有演绎推理的色彩，据象比附则具有归纳的特色。其次，二者的逻辑中介不完全相同。类比推理是形式逻辑中的一种推理方法，其用于推理的中介是属性，一般具有严格限定的内涵和外延。象思维的逻辑中介是象，即物象或意象，象的本质一般着眼于功能与关系，具有多维性的特点，容易引起人的联想，因而在思维过程中，人的主观因素或悟性占有重要的地位。第三，二者的相似性前提有差异。象思维所关注的是现象、功能的相似；类比推理则着眼于现象后本质的相似。第四，二者的认识结果不尽相同。类比推理主要是从已知推导未知，以求得新知，所得到的结论是或然性的。象思维不仅可以类比推导求得新知，而且在许多情况下是作为类比说理，论证解释的手段来应用的；另外，据象比附则是谋求在不同的类之间建立某种必然性的联系。

四、象思维的过程

象思维的过程总体上可概括为观物取象→取象比类→据类推演→体象悟道的过程。

① 章士嵘. 科学发现的逻辑[M]. 北京：人民出版社，1986：172.
② 卢明森. 思维奥秘探索——思维学导引[M]. 北京：北京农业大学出版社，1994：354-363.
③ 樊坚. 类比方法透视[J]. 自然辩证法研究，1988，4（4）：37-44.

（一）观物取象

通过对事物的观察，认识事物的形象，特别是功能动态之象，并建构相关的意象和功能模型，即从物的形象到观念的形象。如《尚书·洪范》云："水曰润下，火曰炎上，木曰曲直，金曰从革，土爰稼穑。润下作咸，炎上作苦，曲直作酸，从革作辛，稼穑作甘。"这里的五行，已经主要不再是关于五种物质材料的概念，其主要含义已由五种物质材料升华为五种功能属性，成为代表五种功能属性的符号，是五种象征性意象或形象化符号，属于"象"的范畴。

（二）取象比类

在观物取象的基础上，发现不同现象或事物之间的相似性，进而采用比喻、象征的方法以说明问题。其特点一是思维是在个别或具体的事物与现象之间做横向的运动，即从个别走向个别，从具体走向具体。也就是说，是从事物与现象走向事物与现象，横向思维涉及的两端事物间完全是一种表象上的类似，而不是一种本质上的类属关系，两端之间并无任何知识上的类属关系可言。二是思维的联想性，即通过联想来建立起类比事物与现象之间的联系，因而类比在富有想象力和创造力的同时，也具有比较强烈的主观色彩。《素问·玉机真脏论》云："春脉如弦，夏脉如钩，秋脉如浮，冬脉如营。"即以比较具体的象来说明比较抽象的象。又如《孙子兵法·兵势》篇根据自然界事物的特征比喻作战要创造有利的态势："故善战者，求之于势，不责于人，故能择人而任势。任势者，其战人也，如转木石。木石之性，安则静，危则动，方则止，圆则行。故善战人之势，如转圆石于千仞之山者，势也。"可见据象比类不仅建立了比较抽象的象与比较具体的象的直接联系，而且把这两种象原来所涉及的体验世界也连接起来。当孙子将"战势"与"转木石"联系起来后，对转木石的某种体验不仅转化为对战势特性的体验，而且可以使人由战势联想到为何用兵要"以正合，以奇胜"，由"奇正相胜"联想到"阴阳互补"，由此扩展到对蕴含于天地万物变化的"道象"的体验和理解，同时也加深对从物态之象中领悟出更为抽象、更为本原的象的体验和能力。

（三）据类推演

在对"类"认识深化的基础上，推演出新的知识，即从已知之象到未知之象。如古人通过对诸多事物的观察，很早就认识到宇宙万物有着周而复始的环周运动，并将其概括为"圜道观"，《黄帝内经》即以"圜道观"为依据，推演出"经脉流行不止，环周不休"（《素问·举痛论》）的结论。吾淳[①]对据象类推的形式有较为深入的研究，一般可概括为两大类型：一是平行式推衍，通常是某种法则或范本的延伸，在这种法则、范本与新的推衍对象之间并不存在包含关系。如《灵枢·外揣》说："故远者，司外揣内；近者，司内揣外。"《素问·阴阳应象大论》提出"以我知彼，以表知里"。《灵枢·刺节真邪》又说："下有渐洳，上生苇蒲，此所以知形气之多少也。"二是包含式推衍，可以分为两种形态：①从某种抽象模式或图式的推衍。这突出地表现在阴阳五行的运用上，如《素问·阴阳离合论》说：

---

① 吾淳. 中国思维形态[M]. 上海：上海人民出版社，1998，270-274.

"阴阳者，数之可十，推之可百，数之可千，推之可万。万之大，不可胜数，然其要一也。"《素问·脏气法时论》云："五行者，金、木、水、火、土也，更贵更贱，以知死生，以决成败，而定五脏之气，间甚之时，死生之期也。"②具有命题色彩的推衍。这一形态已初步具有了三段论推理的成分或性质。如《素问·通评虚实论》说："故曰滑则从，涩则逆也。夫虚实者，皆从其物类始，故五脏骨肉滑利，可以长久也。"在这段话中，"滑则从，涩则逆"是就脉象而言，但隐含着一切生物生时呈现滑利，死时呈现枯涩的大前提。从"夫虚实者，皆从其物类始"可推出人是一种生物的小前提。如此，可以得出机体滑利的人生命力强，枯涩的人生命力弱的结论。

（四）体象悟道

通过体验把握自然变化中整个宇宙的秩序，即大化流行所蕴含之大象。王树人①称为无待之观，是超越对可感知之象有待之观的"大象无形"或"原象"之"观"，即进入思和精神完全自由的境域，能开启无限的创造生机。当然，对"原象"的把握，只能在一步步"悬置"可感知之象时才能体悟到。

王永炎等②从中医临床诊疗过程的角度探讨了象思维的思维路径，认为大体经过观天地以察象、立象以尽意、得意而忘象、依象而思虑、据象以辨证、据证而施治等几个步骤，最终实现据"象"而"思"，"依思惟道理而生智慧"的根本目的。"以象为素，以素为候，以候为证，据证言病，病症结合，方证相应"的临床诊疗路径与模式，其核心与根本仍然是象思维。其中人以六根（眼、耳、鼻、舌、身、意）感知事物的"色、声、香、味、触、法"，此为察象；以象为素，见素抱朴，外观其象，内察其质，此为立象；察象、立象，寻找规律，立象以尽意，此为意象；参悟、证悟意象以明理悟道，此为法象。

另外，在象思维的过程中，当人们在考察不同类事物的联系时，通过与"象""数"相联结，如果将"表象"等同于"本质"，将"相似"绝对化为"相同"，将"关联"神秘化为"必然"，就形成了一种比附思维③。比附思维分为附象思维和附数思维两类，主要表现在天人比附和五行比附两个方面。天人比附主要表现为天人相类，如《灵枢·邪客》所言"天有日月，人有两目"之类。五行比附又有附象与附数之分，其中五行中单独每一"行"与天地万事万物相比附为附象思维，整个五行与天地万事万物相比附则为附数思维。比附思维违背了逻辑学中"异类不比"（《墨子·经下》）的原则，带有原始思维的成分，构成了古人的一种世界图式。

五、象思维的模式

象思维的基本模式，大致可概括为取象类推、归纳演绎、据象辨证、体象悟道四种。通过四种模式的讨论，有助于我们进一步加深对象思维的理解，明晰象思维与逻辑思维、

① 王树人. 中国哲学与文化之根——"象"与"象思维"引论[J]. 河北学刊，2007，27（5）：21-25.
② 王永炎，于智敏. 象思维的路径[J]. 天津中医药，2011，28（1）：1-4.
③ 蒋开天.《吕氏春秋》类思维研究[M]. 北京：中国社会科学出版社，2021：3.

形象思维等的关系，促进对于象思维的准确把握与实际运用。

（一）取象类推模式

取象类推可以说是象思维最基本的模式，它是在观物取象的基础上，发现不同现象或事物之间的相似性，进而采用比喻、象征的方法以说明问题的一种方法。虽然与形式逻辑的类比推理都以事物的相似性为前提，是由个别到个别的推理，且都具有从已知推导未知，求得新知的功能；但取象类推不同于类比推理着眼于现象后本质的相似，所关注的是现象、功能的相似，是通过联想来建立起类比事物与现象之间的联系，因而类比在富有想象力和创造力的同时，也具有比较强烈的主观色彩。诚如张晓芒[①]在对中国古代推类方法与传统逻辑类比推理同异的系统比较中指出，在思维的依据上，传统逻辑的类比推理所依据的是客观事物之间的客观属性的同一或相似，而中国古代推类方法所依据的是对客观事物的主观认识上的同一或相似性，即是类事理的同一或相似的合理性。这一思维模式具有发现新知与解释已知的双重功能，具体如图 2-1 所示。

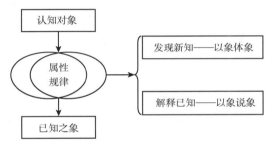

图 2-1　取象类推模式

举例而言，上海市中医医院王翘楚受花生叶"昼开夜合"与人"入夜则寐，入昼则寤"同步一致的启发，提出花生叶中可能存在某种促睡眠物质。从临床、药化、药理、毒理、生药、文献和制剂工艺等进行了系统研究，临床系统观察 604 例，治疗失眠的总有效率为83.33%，该成果荣获 2001 年上海市科技进步三等奖[②]。此即以象体象而发现新知之典型案例。张介宾《类经》论营卫之气的运行不同说："盖营气者，犹源泉之混混，循行地中，周流不息者也，故曰营行脉中。卫气者，犹雨雾之郁蒸，透彻上下，遍及万物者也，故曰卫行脉外。是以雨雾之出于地，必先入百川而后归河海；卫气之出于胃，必先充络脉而后达诸经……经即大地之江河，络犹原野之百川也，此经络营卫之辨。"此则偏于以象说象的解释说明。

（二）归纳演绎模式

象思维不同于形式逻辑类比推理的重要一点，是象思维中也包含着归纳、演绎推理的成分。即先通过归纳提取共象，然后又以共象为基础对个象进行演绎推理，其典型形式即阴阳、五行之象的推演。阴阳学说是古人在生产、生活实践中，通过对自然界大量两极对

① 张晓芒. 中国古代从"类"范畴到"类"法式的发展演进过程[J]. 逻辑学研究，2010，（1）：89-113.
② 施明，许红，张晓峰，等. 落花生枝叶治疗失眠症临床观察和有关药理研究[J]. 江苏中医药，2003，24（7）：48-50.

待现象与人类男女生殖现象的观察，认识到了以水火为征兆的阴阳属性划分以及阴阳对待制约、互根互用、消长转化的规律，总结出了"阴阳者，天地之道也"（《素问·阴阳应象大论》）的结论；然后则以阴阳规律指导认识新的事物，演绎推理其阴阳属性及关系。如《素问·阴阳别论》对临床脉象的认识，正是基于对阴阳属性的把握，然后推论临床所见脉象的阴阳归属，指出："所谓阴阳者，去者为阴，至者为阳；静者为阴，动者为阳；迟者为阴，数者为阳。"正由于此，《素问·阴阳离合论》指出："阴阳者，数之可十，推之可百，数之可千，推之可万。万之大，不可胜数，然其要一也。"张志聪《侣山堂类辩》论莲子的效用说："夫莲茎色青味涩，中通外直，具风木之象，花红，房白，须黄，子老而黑，有五行相生之义，故能补五脏不足。五脏主藏精者也，肾为水脏，受藏五脏之精。石莲子色黑味涩，故用之以固精气。"此则为五行演绎推理之例。归纳演绎模式可示意如图2-2。

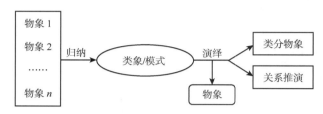

图2-2　归纳演绎模式

（三）据象辨证模式

中医对病证的诊断，正是由人的面象、声象、舌象、脉象等外在之象，充分运用物象或意象，推论疾病的病因、病机，进一步做出相关病证之象的判断。中医临床诊断病证的过程，正是在象思维方法的引导下，根据望、闻、问、切所获得的资料（象），通过相关的物象或意象以达到认识病证的过程。中医的证，从根本上说，是病变在人身自然整体功能层面的反应，本身即属于象的范畴。辨证即辨象，也就是认识病"象"的规律，确定人身自然整体功能病变的境域。由阴阳→表里、寒热、虚实→脏腑、六经、卫气营血等辨证的三个层次，其境域由大到小，由宽到严，由广（普遍）到狭（个案），这一认识过程始终着眼于象的层面，是对某种共有的象的认识与规定。中医对病的认识，也是基于现象层面的共象概括，如张仲景对六经病的概括即是如此，他论太阳病说："太阳之为病，脉浮，头项强痛而恶寒。"三种病象的组合构成了太阳病概念的基本内涵。故中医临床诊断模式可用图2-3示意如下。

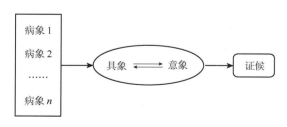

图2-3　据象辨证模式

此一过程即是在以往认识构成病证理论之象的基础上，将四诊之"象"与中医理论之

"象"联结，导致它们各自所涉及的"象"关系网络联成一体，得到病患的证候之"象"。这也是辨证论治的实质所在。戴汝为①对中医专家诊断疾病的思维分析也认为，中医专家诊断疾病也是采用象思维的相似性分类，即在多年临床诊断的经验中，脑子中存储了很多有意义的病情实例，同时又具有一种模糊的直觉联想能力，当遇到一个新病例时，他是由相似性而联想到某一过去的病例，并与之比较，这种相似性是不能用严格的逻辑形式描述清楚的，也不能用语言描述，可以借助于心理学研究者罗希提供的经验论证据来进一步说明这一事实。罗希指出，人类并不是把事物作为抽象规律的实例来分类，而是把事物与范例相对照按相似性来分类，是实例与实例对比，而非实例与规则对比进行分类，她说："范畴存入大脑，既不借助于该范畴中每个个体一览表，也不是该范畴成员的必要充分的形式标准一览表，而是通过某种典型范畴成员的原型，是具体形象。"

（四）以象体道模式

以象体道模式与直觉思维有关，它是在对某一物象或意象观察的基础上，直接体悟出相关的规律或大道。冯友兰曾认为：哲学有两种方法：正的方法和负的方法。前者是可思的、清晰的、假设的概念；后者是不可思的、神秘主义的、直觉的概念。前者是西方的，后者是东方的②。中国古代的思想家大都善于从整体上以直觉、顿悟的形式获得智慧。如老子借助于水之象以悟道，指出："上善若水。水善利万物而不争，处众人之所恶，故几于道。"（《老子》八章）《荀子·宥坐》则有更为精辟的阐述："夫水，大遍与诸生而无为也，似德；其流也埤下，裾拘必循其理，似义；其洸洸乎不漏尽，似道；若有决行之，其应佚若声响，其赴百仞之谷不惧，似勇；主量以平，似法；盈不求概，似正；淖约微达，似察；以出以入，以就鲜洁，似善化；其万折也必东，似志。是故君子见大水必观焉。"由此观之，以象体道模式可以图2-4示意如下。

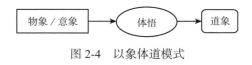

图2-4　以象体道模式

赵献可《医贯·阴阳论》取乾坤、天地之象以论气血阴阳的病机与治法，指出："夫言阴阳者，或指天地，或指气血，或指乾坤，此对待之体。其实阳统乎阴，天包乎地，血随乎气。故圣人作《易》，于乾则曰：'大哉乾元，乃统天'；于坤则曰：'至哉坤元，乃顺承天'。古人善体《易》义，治血必先理气，血脱益气，故有补血不用四物汤之论。如血虚发热，立补血汤一方，以黄芪一两为君，当归四钱为臣，气药多而血药少，使阳生阴长。又如失血暴甚欲绝者，以独参汤一两顿煎服，纯用气药。斯时也，有形之血，难以速生，几微之气，所当急固，使无形生出有形，盖阴阳之妙，原根于'无'也。"这里无疑是借助于乾坤、天地之间的关系以体悟人体气血之间的关系，进而提出相应的治疗原则与方法。

① 戴汝为. 系统学与中医药创新发展[M]. 北京：科学出版社，2008：82.
② 冯友兰. 三松堂全集[M]. 第6卷. 郑州：河南人民出版社，1989：305.

六、象思维在中医学中的应用

象思维是古代医家获取知识、经验，建构理论体系的重要方法。中医学通过对"象"的把握来认识人体生理、病理变化，进而形成自身独具特色的理论体系，其中主要是以与阴阳五行有应合关系的象为依据，来理解人身构造和生命机理，着眼于探索人身生命之象的规律，因而无论在生理病理还是临床治疗上，都着重把人身看作一个自然之象的流程。

（一）象思维与藏象理论的建构

中医藏象学说对脏腑生理功能与特点、气血循环与作用的认识，以及经络系统的建构，都借用了象思维的方法。概而言之，可分为以下三个方面。

1. 建构藏象系统

《素问·五脏生成》说："五脏之象，可以类推。"通过对"象"的类比推理，《黄帝内经》将人体五脏六腑与形体官窍、生理心理活动，乃至自然界的物象也联系起来，构成了中医学的藏象系统。如《素问·阴阳应象大论》论肝藏象言："东方生风，风生木，木生酸，酸生肝，肝生筋，筋生心，肝主目……神在天为风，在地为木，在体为筋，在脏为肝，在色为苍，在音为角，在声为呼，在变动为握，在窍为目，在味为酸，在志为怒。"此段原文即以五行为框架，将五脏、四时、五方、五气、五味、五色、五体、五官、五志等联系在一起，从而构建了中医的肝藏象理论。在这里，对藏象系统的界定，明显是着眼于事物在自然状态下整体变化的"象"，以"象"的自然的功能动态性质为标准对事物进行分类，并最终通过"象"来界定"藏"。

2. 阐释脏腑功能

中医学对脏腑生理功能的认识，多借用象思维以推论。如《素问·灵兰秘典论》将人体脏腑与社会系统相类比，不仅说明五脏六腑是统一和谐的整体，同时也阐述了五脏六腑的主要生理功能及地位，指出："心者，君主之官也，神明出焉。肺者，相傅之官，治节出焉。肝者，将军之官，谋虑出焉……凡此十二官者，不得相失也。故主明则下安，以此养生则寿，殁世不殆，以为天下则大昌。主不明则十二官危，使道闭塞而不通，形乃大伤，以此养生则殃，以为天下者，其宗大危，戒之戒之。"古代学者在人体脏器功能和国家官员职能之间比类、参照，由此将对两方面的认识推向深入。他们以人体和国家在诸多功能结构上相类为依据，于是由国家之各部门"不得相失"，推出人体各组织系统也必须信息畅通、动作协调，生命才能正常运行；由国家命脉系于君主是否明智，推出维系生命的关键在于心之神明是否健全。在《黄帝内经》看来，既然人体和国家在功能结构上相类，所以二者的行为机制可以相互推认，相互参照。

《素问·六节藏象论》则借用自然界气候、物候的特点以说明五脏的生理功能及其特点，如对肾的论述："肾者，主蛰，封藏之本……为阴中之少阴，通于冬气。"即以冬天的气候、物候特点推论肾的生理功能及其特点。

3. 推论气血运行

中医学在没有必要的实验性研究的情况下，是不可能对呼吸生理、血液循环产生正确认识的①。但这并不妨碍中医学从总体上提出气血循环的理论。中国古人很早就认识到宇宙万物有着周而复始的环周运动，并将其概称为"圜道观"。如《吕氏春秋·圜道》说："日夜一周，圜道也；月躔二十八宿，轸与角属，圜道也；精行四时，一上一下各与遇，圜道也；物动则萌，萌而生，生而长，长而大，大而成，成乃衰，衰乃杀，杀乃藏，圜道也；云气西行云云然，冬夏不辍，水泉东流，日夜不休，上不竭，下不满，小为大，重为轻，圜道也。"圜道，即循环之道。圜道观认为宇宙万物有着周而复始的环周运动，一切自然现象和社会人事的发生、发展、消亡，都在环周运动中进行。中医学也以"圜道观"为依据，明确提出了"经脉流行不止，环周不休"（《素问·举痛论》）的观点，只不过其论气血的循环，大多以胃为中心。如《灵枢·玉版》言："人之所受气者，谷也。谷之所注者，胃也。胃者，水谷气血之海也。海之所行云气者，天下也；胃之所出气血者，经隧也。经隧者，五脏六腑之大络也。"《灵枢·五味》亦指出："谷始入胃，其精微者，先出于胃之两焦，以溉五脏，别出两行，营卫之道。"这里明显认为胃为气血之源头，并借助海之行云气于天下，推论胃之所出气血通过经隧而布散五脏六腑。而十二经脉首尾衔接的气血循环，则如《灵枢·经脉》所论，始于中焦，由肺手太阴之脉起，循十二经脉流注次序，而最后复归于肺，形成气血的循环圈。如此，终而复始，与天地同纪。后世提出胃的支脉络于心，大概也与此有关。如徐彬《金匮要略论注》曰：中风"至入腑，腑邪必归于胃，胃为六腑之总司也。于是风入胃中，胃热必盛，蒸其津液，结为痰涎，气壅隧道，胃之支脉络心者，才有壅塞，即堵其神气出入之窍，故不识人。试观……按住颈间两人迎脉，气即壅逆不识人。人迎者，胃脉也，则不识人之由胃气壅，不信然哉！"这里也借助象的联系来论证疾病状态下病机的变化。

4. 阐述阳气生理

中医学对阳气生理的认识，即借用太阳作为类比推理的模型，如《素问·生气通天论》说："阳气者，若天与日。失其所则折寿而不彰，故天运当以日光明。"此将阳气与太阳相比，一方面从太阳的发光、发热等，推论出阳气具有温煦、蒸化及"阳因而上，卫外者也"等作用；另一方面，可根据日出日落来推论人体内阳气的消长规律。如《素问·生气通天论》说："阳气者，一日而主外，平旦人气生，日中而阳气隆，日西而阳气已虚，气门乃闭。"即阳气的昼夜消长与太阳的昼夜运动周期同步，而这无疑是通过对太阳的观察，类推及人的结论。

太阳，在古代是对人类影响最大的自然物。通过对太阳的观察，古人不仅推知阳气的生理作用，同时也推出很多理论，其中较有影响的当为朱丹溪的"阳有余阴不足论"及张介宾的"大宝论"。从同一对象出发，竟然推出几乎两种截然不同甚或矛盾的观点，让人有些费解。这是因为象思维具有联想性特点．从同一对象的不同属性或作用出发，可以联想到不同的事物或现象，而产生不同的结论。朱丹溪《格致余论·阳有余阴不足论》言："天

---

① 廖育群. 中国古代医学对呼吸、循环机理认识之误[J]. 自然辩证法通讯，1994，16（1）：42-49.

地为万物母。天，大也，为阳，而运于地之外；地，居天之中，为阴，天之大气举之。日，实也，亦属阳，而运于月之外；月，缺也，属阴，禀日之光以为明者也。人身之阴气，其消长视月之盈缺。"朱丹溪将日月相比，从日常圆推出阳常有余，从月之盈缺推出阴常难成。而张介宾《类经附翼·大宝论》说："凡万物之生由乎阳，万物之死亦由乎阳。非阳能死物也，阳来则生，阳去则死矣。试以太阳证之可得其象。夫日行南陆，在时为冬，斯时也，非无日也，第稍远耳，便见严寒难御之若此，万物凋零之若此。然天地之和者，惟此日也；万物之生者，亦惟此日也。设无此日，天地虽大，一寒质耳。人是小乾坤，得阳则生，失阳则死。"如此，张氏从太阳的唯一性出发，即"天之大宝，只此一丸红日"，而推出"人之大宝，只此一息真阳"。双方的类比对象虽然相同，但出发点、推理过程皆不同，得出的结论自然也不尽相同。

另外，《素问·阴阳应象大论》还以自然界天地之气的升降推论人体清阳、浊阴的升降运动，指出："故清阳为天，浊阴为地；地气上为云，天气下为雨；雨出地气，云出天气。故清阳出上窍，浊阴出下窍；清阳发腠理，浊阴走五脏；清阳实四肢，浊阴归六腑。"张介宾注云："所以先举云雨为言者，正欲示人以精气升降之如此。"由此又可以推论出相关的病机和治法，如清阳不能出上窍，则可导致耳目不聪，治疗须用益气升阳之法；清阳不能发腠理，则可导致表虚不固自汗或易感冒，治疗当用益气固表之法等。

5. 建构经络理论，阐释气血多少

经络学说是中医学的组成部分之一，在经络学说中，也运用了象思维来建构和阐释其理论。如经脉之数定为十二，就是从天人合一的附数思维而来，《素问·阴阳别论》说："人有四经、十二从……四经应四时，十二从应十二月，十二月应十二脉。"《灵枢·阴阳系日月》并具体论述了十二月与十二脉的对应关系。即以经脉配十二月建立经脉循环，则经脉在数量上需要满足十二条，故经脉之数不足十二时，则将原先五脏中的心脏分为心与心包络，以凑足其数。而当经脉之数超过十二时，三阴三阳分类已不能容之，则另立奇经八脉以统之。《灵枢·海论》还根据九州之中有东南西北四海，推论人体也有四海："人亦有四海，十二经水。经水者，皆注于海。海有东西南北，命曰四海。黄帝曰：以人应之奈何？岐伯曰：人有髓海，有血海，有气海，有水谷之海，凡此四者，以应四海也。"在这里还涉及自然界有十二条主要河流，人身则有十二条经脉的类推。其实经络理论建构很重要的一个方面即取象于自然界的水系，如经、络、支、别等词语即源于水系。如《管子·度地》曰："水有大小，又有远近。水之出于山而流入于海者，命曰经水；水别于他水，入于大水及海者，命曰枝水。""故圣人之处国者，必于不倾之地，而择地形之肥饶者。乡（向）山，左右经水若泽，内为落渠之写（泻），因大川而注焉。"《太素·十二水》明确指出："一州之内凡有十二水，自外小山小水不可胜数。人身亦尔，大脉总有十二，以外大络小络亦不可数。"《论衡·书虚》言："夫地之有百川也，犹人之有血脉也。血脉流行，泛扬动静，自有节度，百川亦然。其朝夕往来，犹人之呼吸气出入也。天地之性，上古有之。经曰江、汉朝宗于海。"而《黄帝内经》中也有气血运行的潮汐之说，如《灵枢·动输》说："黄帝曰：气之过于寸口也，上十焉息？下八焉伏？何道从还？不知其极。岐伯曰：气之离脏也，卒然如弓弩之发，如水之下岸，上于鱼以反衰，其余气衰散以逆上，故其行微。"另外，经

络学说的建构也以树为喻，说明人体远隔部位间诊疗关联的脉和络，其本质特征在于本末相应，十二经脉之本皆位于手足，而末"应"于头面躯干，脉的方向是从本到末，具体内容见于有关标本根结、本输、标输的阐述之中。

中医学对十二经之血气多少的阐述，也使用了象思维。《灵枢·经水》根据"经脉十二者，外合于十二经水，而内属于五脏六腑。夫十二经水者，其有大小深浅广狭远近各不同，五脏六腑之高下小大、受谷之多少亦不等"的原理，具体阐述了十二经脉与十二经水的对应关系，应用类比推理的方式，将人身的十二经脉与十二条河流相类比，借河流之大小、水量之多少、源流之长短远近，说明"十二经之多血少气，与其少血多气，与其皆多血气，与其皆少血气，皆有大数"（《灵枢·经水》）。在临床应用时，根据"其源流远近固自不同"，"而刺之浅深，灸之壮数，亦当有所辨也"（《类经·经络》）。其他如五输穴的阐述等，也借用象思维以推论。

（二）象思维与病因病机理论

中医六淫病因理论，即是典型的取象比类的产物。在古代缺乏对病因认识的现代科学手段的情况下，人们凭借直观经验人们会发现季节气候、地理条件等生活环境与发病密切相关，自然就从疾病与生活环境的直接联系上去认识病因，经过长期的观察总结，人们将自然环境因素归纳为风、寒、暑、湿、燥、火六类，并建立起六类病因与若干病症的联系，即形成了具有实体性质的六淫病因。六淫实体病因虽然对指导疾病的预防有一定的价值，但难以全面解释发病现象（如气候正常情况下的发病），不能深入说明病因的性质，不能满足控制疾病的需要。在此情况下，古人采用了模拟或者说隐喻的方法，以自然界风、寒、暑、湿、燥、火六类气候变化为模型或始源域，将人类通过对"六气"的身体体验获得的普遍常识，投射到人体疾病状态下六组病因的目标域之上，从而建立起六种病因模型。如自然界的风有利于水分的蒸发、风越往高处风速越大、风动不居、风吹物动、变化多端；故当人体疾病状态下出现腠理开泄汗出、头面症状、病位游移不定、变化迅速无常、症状动摇不定等现象时，与自然界风的特征相似，即认为乃风邪致病。故六淫概念的确立，究其实质，虽然仍然包含着六种气候因素的意义，但从主要方面来看，它是标示能够使人体产生六类证候的病因符号，是依据人体证候特点对多种实体病因的六种综合归纳，是以机体整体反应性为基准的关于外界病因的综合性功能模型。

象思维在《黄帝内经》病机理论中的应用，突出体现在《灵枢·五变》有关发病的论述中，该文在论述"一时遇风，同时得病，其病各异"的机理时，以斧斤伐木为喻，类推人体发病情况，指出同一棵树，其阴面阳面的坚脆程度不同，所以同样用刀砍伐，受伤的程度各不相同。如果砍到树杈交节的地方，反而会损坏刀刃。而不同的树木，由于木质各异，因而遭受同样的灾害，受伤的情况也不一样。树木如此，人亦如此。由于人体质的差异，决定了不同的人虽然一同感受邪气，他们所患疾病的种类和轻重都有所不同。清·吴德汉《医理辑要·锦囊觉后篇》说："要知易风为病者，表气素虚；易寒为病者，阳气素弱；易热为病者，阴气素衰；易伤食者，脾胃必亏；易劳伤者，中气必损。须知发病之日，即正气不足之时。"明确指出体质类型决定发病的倾向性。《医宗金鉴》进一步发挥说："六气之邪，感人虽同，人受之而生病各异者，何也？盖以人之形有厚薄，气有盛衰，脏有寒热，所受之邪，每从其人之脏气而化，故生病各异也。是以或从虚化，或从实化，或从寒化，或从热化。"

《素问·离合真邪论》借用气候变化对江河之水的影响，推论六淫邪气对经脉气血的影响，指出："天地温和，则经水安静；天寒地冻，则经水凝泣；天暑地热，则经水沸溢；卒风暴起，则经水波涌而陇起。夫邪之入于脉也，寒则血凝泣，暑则气淖泽，虚邪因而入客，亦如经水之得风也，经之动脉，其至也亦时陇起。"韦协梦《医论三十篇》则用河水的运动以说明气的运动曰："气不虚不阻……譬如江河之水，浩浩荡荡，岂能阻塞？惟沟浍溪谷水浅泥淤，遂至雍遏。不思导源江河，资灌输以冀流通，惟日事疏凿，水日涸而淤如故。古方金匮肾气汤乃胀满之圣药，方中桂、附补火，地、薯补水，水火交媾，得生气之源，而肉桂又化气舟楫，加苓、泻、车、膝为利水消胀之佐使，故发皆中节，应手取效。"其对气虚的病机、治法及金匮肾气汤的组方原理，应用象思维的方法做了形象而微妙的阐述。

（三）象思维与病证诊断

中医诊断以司外揣内为基本方法，即观察外在的病理现象（症状、体征等），以推测内脏的变化。而此基本方法的建立，则是源自于象思维的推论。《灵枢·外揣》说："日与月焉，水与镜焉，鼓与响焉。夫日月之明，不失其影；水镜之察，不失其形；鼓响之应，不后其声。动摇则应和，尽得其情。"通过"日月""水镜""鼓响"三种具体事物之间的关系，取象类推得出了"动摇则应和，尽得其情"的事理，而人之"内外相袭，若鼓之应桴，响之应声，影之应形"，即"有诸内者形诸外"，因此可用司外揣内的方法诊察疾病。

司外揣内的方法，必然着眼于患者所表现出的各种病理现象，而对"象"的认识，自然离不开象思维的方法。故《素问·示从容论》说："夫圣人之治病，循法守度，援物比类。"《素问·五脏生成》也指出："夫脉之大小滑涩浮沉，可以指别；五脏之象，可以类推；五脏相音，可以意识；五色微诊，可以目察。能合脉色，可以万全。"中医临床诊断疾病的过程，正是在象思维方法的引导下，根据望、闻、问、切所获得的资料（象），通过相关的物象或意象以达到认识病证规律（道象）的过程。

1. 面象

《灵枢·邪气脏腑病形》认为："十二经脉，三百六十五络，其血气皆上于面而走空窍。"故通过面部色泽的变化，可以诊察脏腑的虚实，气血的盛衰。从象思维的角度而言，首先体现在以五行之象来确定病位。如《灵枢·五色》说："以五色命脏，青为肝，赤为心，白为肺，黄为脾，黑为肾。"即从五色之不同以推断病变所在之脏腑。《素问·刺热》篇则以五行方位论病位，指出："肝热病者左颊先赤，心热病者颜先赤，脾热病者鼻先赤，肺热病者右颊先赤，肾热病者颐先赤。"其次，取具体物象以阐述善色与恶色。如《素问·脉要精微论》说："赤欲如白（帛）裹朱，不欲如赭；白欲如鹅羽，不欲如盐；青欲如苍璧之泽，不欲如蓝；黄欲如罗裹雄黄，不欲如黄土；黑欲如重漆色，不欲如地苍。"《素问·五脏生成》篇也有类似的论述。通过取象揭示了善色（即原文所言"欲如"之色）的特征是色泽明润光泽，含蓄不露，是脏腑精气未衰的征象；恶色（即原文所指"不欲"之色）的特征是色泽晦暗枯槁，或过分暴露不藏，是脏腑精气衰竭的象征。同时提示出望色的要领在于五色皆以明润含蓄为顺，枯槁暴露为逆。

2. 脉象

脉诊是中医学独特的诊断方法，是指医生用手指切按患者动脉，根据脉动应指的形象，以了解病情，辨别病证的诊察方法。脉象是脉诊中最难把握的内容，素有"心中易了，指下难明"之感叹。故对脉象的认识必须借助于大量的物象加以形象的描述，如《素问·平人气象论》论四时五脏的平、病、死脉之象，即借助于日常生活中的大量物象，如论肝的平、病、死脉说："平肝脉来，耎弱招招，如揭长竿末梢，曰肝平，春以胃气为本。病肝脉来，盈实而滑，如循长竿，曰肝病。死肝脉来，急益劲，如新张弓弦，曰肝死。"这里以高举长竿末梢、触摸竿身、新张弓弦，形象地说明了肝的平、病、死脉的脉体形象。不仅如此，脉象的名称也往往借助于一定的象来表达与认识，如浮、沉、洪、滑、弦等，特别是怪脉之釜沸脉、鱼翔脉、虾游脉、屋漏脉、雀啄脉、解索脉、弹石脉、偃刀脉、转豆脉、麻促脉，无一例外均是象思维的产物。

中医学在天人合一思想的指导下，认为人的生命活动与自然变化相应，脉象也有四时相应的变化，《素问·脉要精微论》说："春日浮，如鱼之游在波；夏日在肤，泛泛乎万物有余；秋日下肤，蛰虫将去；冬日在骨，蛰虫周密，君子居室。"即以形象化的手段描述了四时正常的脉象变化。《素问·玉机真脏论》则根据五行学说，提出四时的脉象为"春脉如弦""夏脉如钩""秋脉如浮""冬脉如营"。这里则以比较具体的象来说明比较抽象的象。如春脉是什么，要用下定义的方式表达出来几乎是不可能的，也是不必要的。一个"如"字，就可以使人们在头脑中自觉地从以往体验中分辨出"春脉"的本质属性。当然，最初概括指出"春脉如弦"，则是经过长期的实践与思考、多次选择，才可能把"春脉"和"弦"这两种表面形态相距甚远的事物联系起来，通过比喻来揭示两者的共性，亦即"春脉"的本质。其他季节脉象的形成，也当如此。

诊脉以分候脏腑，最早当为《素问·三部九候论》所论上、中、下各有天、地、人的分经诊脉法，即在了解诊脉部位所属经脉的基础上，察其何处独异，而辨别病变所在的脏腑经络。《灵枢·禁服》则提出了"人迎寸口诊脉法"，以"寸口主中（内），人迎主外"，若"人迎大一倍于寸口，病在足少阳，一倍而躁，在手少阳。人迎二倍，病在足太阳，二倍而躁，病在手太阳。人迎三倍，病在足阳明，三倍而躁，病在手阳明。""寸口大于人迎一倍，病在足厥阴，一倍而躁，在手心主。寸口二倍，病在足少阴，二倍而躁，在手少阴。寸口三倍，病在足太阴，三倍而躁，在手太阴。"这种三阴三阳、五脏六腑完全相配的诊脉方法，无疑源自于阴阳推论，其立足于阴阳对比与上下划分的取脉方式，又为《难经》及后世寸口脉分候脏腑奠定了基础。《难经·十八难》说："三部者，寸、关、尺也；九候者，浮、中、沉也。上部法天，主胸以上至头之有疾也；中部法人，主膈以下至脐之有疾也；下部法地，主脐以下至足之有疾也。"即两手寸口脉的前部之所以候心、肺，是因为这两个脏器位于人体的最上部；中间的左右关脉分候肝、脾，是由于这两个脏器位居人体的中部；最后的尺脉则对应人体最下部的两肾。可见脉象分候脏腑病位，基本上是根据部位的对应关系取象模拟而来。

3. 声象

听声音是中医闻诊的主要内容，即通过听辨病人言语气息的高低、强弱、清浊、缓急变化，以及脏腑病理变化所发出的异常声响，来判断疾病的病位及寒热虚实等。与西医诊断相比较而言，中医学则十分重视疾病状态下的声象变化，而且有着详细的观察体验。《素问·阴阳应象大论》首先提出了五脏肝、心、脾、肺、肾，各有对应的声象即呼、笑、歌、哭、呻，故据此声象的变化可以诊断相关脏之病症，如《医宗金鉴·四诊心法要诀》说："肝呼而声急，肝声失正，故知病生肝也。心笑而声雄，心声失正，故知病生心也。脾歌而声漫，脾声失正，故知病生脾也。肺哭而声促，肺声失正，故知病生肺也。肾呻而低微，肾声失正，故知病生肾也。"

中医对声象的观察体验可谓细致入微，因此常要借助于各种日常生活之象加以描述。如咳嗽，中医学家见此声象不仅可以判断病位在肺，还要进一步分辨其声象的差异，以判别病证之寒热虚实等。若咳声重浊沉闷，是寒痰湿浊停聚，为实证；咳声轻清低微，多因肺气虚损，属虚证；咳声不扬，痰稠色黄，为热证；咳有痰声，痰多易咯，属痰湿阻肺；干咳无痰，多属燥邪犯肺；咳声短促、阵发，发则连续不断，咳声终止时作鹭鸶叫，为百日咳；咳声如犬吠，伴有语声嘶哑，多见于白喉。

4. 梦象

梦象是对人睡梦中出现的影像、声音及自身思考或感觉的描述，能够在一定程度上反映人体健康状况。对梦象的辨识一方面可以反映病人的病变部位及病变的性质，另一方面可以预示疾病的发展演变。《素问·脉要精微论》《素问·方盛衰论》与《灵枢·淫邪发梦》都有关于询问梦象诊断疾病的记载，犹以《灵枢·淫邪发梦》论述较为全面。《灵枢·淫邪发梦》认为梦象的产生与魂魄有关，并具体分析了一些梦象的病机，如"阴气盛，则梦涉大水而恐惧；阳气盛，则梦大火而燔灼；阴阳俱盛，则梦相杀。上盛则梦飞，下盛则梦堕；甚饥则梦取，甚饱则梦予；肝气盛则梦怒，肺气盛则梦恐惧、哭泣、飞扬，心气盛则梦善笑恐畏，脾气盛则梦歌乐、身体重不举，肾气盛则梦腰脊两解不属"等，将梦象与阴阳、五行、六淫、七情、藏象、脉象有机结合起来，形成了较为系统而完善的梦象理论。

5. 病证之象

中医对病证的诊断，正是由人的面象、声象、舌象、脉象等外在之象，充分运用物象或意象，推论疾病的病因、病机，进一步做出相关病证之象的判断。中医的证，从根本上说，是病变在人身自然整体功能层面的反应，本身即属于象的范畴。辨证即辨象，也就是认识病"象"的规律，确定人身自然整体功能病变的境域。由阴阳→表里、寒热、虚实→脏腑、六经、卫气营血等辨证的三个层次，其境域由大到小，由宽到严，由广（普遍）到狭（个案），这一认识过程始终着眼于象的层面，是对某种共有的象的认识与规定。例如，中医八纲辨证中的最基本概念阴阳，就是用四诊所得之象来描述的，而非严格的逻辑描述（表 2-1）。

表 2-1 阴证阳证鉴别表

四诊阴阳	望诊	闻诊	问诊	切诊
阴	好向壁卧，闭目恶明，不欲见人，身寒肢倦，神静无声	少言，呼吸微	欲得温，不渴，二便清白	脉沉或迟，身寒足冷
阳	好向外卧，开目望明，喜见人，身仰肢撒，身轻，神烦	多言，呼吸粗	欲得寒，口渴引饮，便秘溲赤	脉浮或数，身热足暖

中医对病的认识，也是基于现象层面的共象概括，如张仲景对六经病的概括即是如此，他论太阳病说："太阳之为病，脉浮，头项强痛而恶寒。"三种病象的组合构成了太阳病概念的基本内涵。正由于对疾病的认识与规定着眼于象，所以中医学在对疾病的命名时，特别是外科疾病的命名，常常采用取象思维的方法，如湿疮乃取发病时疮面滋水淋沥之象而得名；瓜藤缠取其发病时小腿部多个结节沿腿部血管排列，如藤上的多个果实之象而得名；红蝴蝶疮取其皮疹发生于面部两颧，形如蝴蝶且呈红色之象而命名；狼疮得名于皮损处如狼咬噬般溃烂；红丝疔乃因表浅淋巴受急性感染时表皮有红丝如线而得名；等等。充分运用意象或物象模拟疾病的状况而命名疾病，可谓中医学疾病命名的一大特色。

（四）象思维与治则治法

象思维不仅在中医理论建构中有着重要的作用，而且在中医临床实践中也发挥着重要的影响。治病求本是中医治疗疾病的根本大法，强调治病必须首先探求疾病的根本。《素问·阴阳应象大论》云："阴阳者，天地之道也，万物之纲纪，变化之父母，生杀之本始，神明之府也，治病必求于本。"张志聪注释说："本者，本于阴阳也。人之脏腑气血，表里上下，皆本乎阴阳，而外淫之风寒暑湿，四时五行，亦总乎阴阳之二气。至于治病之气味，用针之左右，诊别色脉，引越高下，皆不出乎阴阳之理。"（《素问集注》卷二）即认为阴阳是天地、万物变化、生杀的根本，由此而类推出阴阳也是疾病发生的根本，故治病必求于阴阳。中医学也常将论治与治国或兵法相类比，如《灵枢·师传》以治家治国与治病作类比，指出治国与治病"未有逆而能治之也，夫惟顺而已矣。"强调了能否按照疾病的规律施治是治疗成败的关键。《灵枢·逆顺》则以兵法类比治法，指出："兵法曰：无迎逢逢之气，无击堂堂之阵。刺法曰：无刺熇熇之热，无刺漉漉之汗，无刺浑浑之脉，无刺病与脉相逆者。"通过类比提出在病邪亢盛时不可急于用针，应该待其邪势稍退，方可刺之的治疗策略。

在临床实践中用象思维的方法，常常能独辟蹊径，手起沉疴。如清初名医喻昌在治疗痢疾时，提出"逆流挽舟"之法，即是将脾胃清气类比为舟叶，因暑湿热三气胶结不解，由表入里，以致下痢不止，里急后重，正如逆水行舟，不进则退的情形。欲使舟前行，必大力以挽之。故清气下陷，三气入里之痢疾，治以活人败毒散，用人参之"大力者负荷其正驱逐其邪"（《医门法律·热湿暑三气门》）。此即取物象思维的典型案例。喻昌善用象思维，如根据鱼介之同气相求，类比人体之阴阳二气相吸，提出"蓄鱼置介法"。指出："治本一法，实有鬼神不觑之机，未可以语言形容者，姑以格物之理明之。蓄鱼千头者，必置介类于池中，不则其鱼乘雷雨而冉冉腾散。盖鱼虽潜物，而性乐于动，以介类沉重下伏之物，而引鱼之潜伏不动，同气相求，理通玄奥也。故治真阳之飞腾屑越，不以鼋鳖之类引之下伏，不能也。"（《寓意草·金道宾后案》）根据此法，治疗时采用"上脱者，用七分阳药，三分阴药而夜服，从阴以引其阳；下脱者，用七分阴药，三分阳药而昼服，从阳以引其阴"（《寓意草·论金道宾真阳上脱之症》）。吴瑭论外感与内伤的治疗，也借用象思维，如在《温病条辨·治病法论》中言："治外感如将，兵贵神速，机圆法活，去邪务尽，善后务细，盖早平一日，则人少受一日之害。治内伤如相，坐镇从容，神机默运，无功可言，无德可见，而人登寿域。治上焦如羽，非轻不举；治中焦如衡，非平不安；治下焦如权，非重不沉。"吴瑭用"将军"与"丞相"的职责和作用的不同，类比对外感与内伤的治疗方法的区别。另外，针对"上焦如雾""中焦如沤""下焦如渎"的特点，利用类比思维，提出相应的用药原则，而立一家之言。

另外，《素问·刺法论》："黄帝曰：余闻五疫之至，皆相染易，无问大小，病状相似，不施救疗，如何可得不相移易者？岐伯曰：不相染者，正气存内，邪不可干，避其毒气，天牝从来，复得其往，气出于脑，即不邪干。气出于脑，即室先想心如日。欲将入于疫室，先想青气自肝而出，左行于东，化作林木。次想白气自肺而出，右行于西，化作戈甲。次想赤气自心而出，南行于上，化作焰明。次想黑气自肾而出，北行于下，化作水。次想黄气自脾而出，存于中央，化作土。五气护身之毕，以想头上如北斗之煌煌，然后可入于疫室。"可谓较早的具象思维方法的应用。

（五）取象思维与组方用药

中医临床组方用药，也离不开象思维的指引。首先，中医对药物性能的认识，除实践经验外，象思维也是古代建立药效的最重要的途径之一。形成于宋代，兴盛于金元时期的药类法象理论，可谓其代表之一。张元素在《医学启源》中首论药类法象，其后李东垣、王好古等亦有阐述。药类法象理论通过取法四季风热湿燥寒、生长化收藏、升降浮沉之象，将药物分为风升生、热浮长、湿化成、燥降收、寒沉藏等五类。①风为春之主气，其气升发，春时阴消而阳气渐长，而味之薄者，阴中之阳，故名之风升生类。即风药气温味薄，其性主升，犹春生之意，凡酸、苦、咸味之薄者、平者皆属此类。②热为夏之主气，其气浮而有上趋之势，而气厚者为阳中之阳，故为热浮长类。即热药气厚上浮，如夏之长养万物，辛、甘、温、热者皆属此类。③湿为长夏之主气，长夏则兼四时之气，阴阳二气盛衰消长在长夏则变化不定，或阴盛或阳盛或阳消阴长，或阴消阳盛，主万物之变化成形，故名之为湿化成。即温药兼以生长收藏四化之用，气平兼寒热温凉、味淡兼辛甘咸苦者属此类。④燥为秋之主气，秋令则万物肃杀，气主降，为阳气衰而阴气转盛之令，而气之薄者为阳中之阴，故名之以燥降收。即燥药气之薄者，除温降气，如秋之收敛，辛、甘、淡、平而寒、凉者属此类。⑤寒为冬之主气，气主沉，为阴气极盛之候，而味之厚者，阴中之阴也，故名之寒沉藏。即寒药味厚下沉，犹冬气闭藏，酸、苦、咸、寒者属此类。很明显，药类法象是以四时升降浮沉、寒热温凉、生长化收藏为模式，结合五行（五运）对药物作用的一种分类。这种基于四时五行模式的推演分类，自然有其不合理之处，对此我们应该有清醒的认识。

其次，象思维也是中医组方配伍，乃至选用煎服方法的思路之一。《素问·至真要大论》论组方原则谓："主病之谓君，佐君之谓臣，应臣之谓使。"其君、臣、佐、使的架构，即取象于人类的社会结构。韦协梦《医论三十篇》进而发挥说："官有正师司旅，药有君臣佐使。君药者，主药也，如六官之有长，如三军之有帅，可以控驭群药，而执病之权。臣药者，辅药也，如前疑、后丞、左辅、右弼，匡之、直之、辅之、翼之。佐药者，引经之药，从治之药也。引经者，汇众药而引入一经，若军旅之有前驱，宾客之有摈相……使药者，驱遣之药也。"张锡纯论小青龙汤之配伍，也以取象为法说："呼吸之机关在肺叶之翕辟（如风箱一样开关出入），其翕辟之机自如则喘自愈。是以陈修园谓小青龙汤当以五味、干姜、细辛为主药，盖五味子以司肺之翕（关闭），干姜以司肺之辟（开启），细辛以发动其翕辟活泼之机。"《灵枢·邪客》中治疗失眠的半夏汤，其用药与制作方法为："以流水千里以外者八升，扬之万遍，取其清者五升，煮之，炊以苇薪火，沸置秫米一升，治半夏五合，徐炊，令竭为一升半，去其滓，饮以一小杯。"这里针对阴阳之气不通所导致的失眠，用秫米与半夏，因其能熬出黏滑的汤汁；炊以苇薪火，取苇是管状空心之物，具有"通"的性质；用千里以外的流水，取其具有流动的性质。这些性质的集合，使半夏汤具有了纠正体内阴阳之气不通的效能，故作者断言："饮以半夏汤一剂，阴阳已通，其卧立至。"上述组方用药及其煎服方法，如果离开象思维的路径，恐怕难以找到正确的答案。

七、对象思维的评价

象思维的最主要的价值，是具有较强的创造性功能。由于象思维过程没有逻辑思维框架的约束，而当建立了未知之象与已知之象的内在联系之后，已知之象所涉及的象的关系网络就会自动将未知之象纳入其中，从而扩展象的关系网络的广度和深度，使人的思路开阔，联想丰富，充分挖掘事物之间的各种有机联系，注重事物之间功能上的相同和相似，所以能看到逻辑分析注意不到的东西，而使想象力和创造力得到极大的发挥。

中医学以象思维来构筑其理论体系，这决定了中医学对人体构造的观察方法和研究人体的主要方式，是以表示事物行为功能的动态形象为本位，以形体器官和物质构成为辅从。当涉及"体"和"质"时，总是着眼于它们表现出来的"象"，它们在一定系统中发挥的具体作用。因而中医学将人的机体自内至外，自上至下，统统看作是一群群与物象或意象有应合关系的"象"，并主要以这些"象"的相互关系为依据，来理解人体的构造和生命机理。从本质上说，几乎把一切事物都归结为与物象或意象相应合的"象"，乃是中医学认识世界的最基本的特点。事实上也只有"象"才能分阴阳、五行，而纯粹的形质，即脱离一定动作表现和相互作用的形质，是无所谓阴阳、五行的。所以，以阴阳、五行学说为理论建构的哲学基础，势必就把认识的重心置于动态之"象"这个特定的领域，所探索的是关于人身生命之"象"的规律，这与西医学以形体为本位明显不同。后者以形体为本位，则必须确定对象的体形轮廓、空间位置和物质构成。所以，西医学以解剖学、分子生物学和机体物质成分的定性定量分析为基础。而象作为气的流动，乃是活的生命整体的动态功能反应。

由于象思维方法，不做现象与本质、个别与一般的对切，在认识过程中能够以简驭繁，保存现象的丰富性、完整性，不做任何破坏，使经过辨析而被确认之"象"，囊括人体生理和病理情况下的全部要素、变量和参数，从而使中医能发现某些西医无法透彻解释的现象与关系，如经络现象；同时使中医辨证能够把类别和个别、共性和个性、常时和瞬时很好地结合起来，做到全面把握，有可能将复杂性当作复杂性来处理，这也是中医辨证论治能够因人制宜并使副作用减少到最低限度的重要原因。另外，"象"要比"体"敏感，病邪刚侵袭人体，尚未成病即可见于象。故辨证论治可提前发现不适，做到早期诊断和治疗；"象"要比"体"丰富，人是生物、心理和社会的统一，是形与神的融会，辨证论治察看人的气象，自然也可把人的精神世界纳入其中。所以，中医学有利于实现从治已病到治未病，从治病到治人的转变。

同时，也要看到象思维由于不能摆脱具体现象的限制，具有直观性、具象性、经验性的特征。蒙培元①曾将中国传统思维方式概括为"经验综合型的主体意向性思维"，认为中国传统思维"重视对感性经验的直接超越，却又同经验保持着直接联系，即缺乏必要的中间环节和中介"。这种特征也正是由于象思维方式所造成。因此，象思维呈现出对本质分析的不足，表明了其抽象思维发展的限制，并不能对事物作深入本质的微观思维分析和理论科学发掘。在这种思维方式下形成的古典自然科学，最多达到经验科学知识的水平也就是不言而喻的；同时，这种思维方式也是阻碍古典自然科学向近代实证科学转化的重要原因之一。例如，关于磁学虽在战国时已发现磁石引铁现象，汉代已掌握了人工磁化方法，到宋代沈括又发现磁偏角现象，并开始制作有方位盘的指南针即罗盘，用于航海。但用象思维的方法，则难以从本质上加以说明。所以，沈括尽管发现"磁石磨针锋则能指南，然常微偏东，不全南也"的磁偏角现象，但认为它们"犹柏之指西，莫可原其理"（《梦溪笔谈》卷二十四）。稍后的寇宗奭试图做出解释，也只是用五行历法方位说与易学的万物交感论解释为磁石偏东南"盖丙为大火，庚辛金受其制"和"物理相感耳"（《本草衍义》卷五）而已。迄至明清，我国古典天文地理与力学始终未能解开这个谜，没有发展出近代的磁力学。再如《素问·脉要精微论》对同一个梦象"相击（杀）毁伤"，却有"长虫多"和"阴阳俱盛"两种竞争性解释，其原因就在于"象"作为一种图式，在凸显（事物之间的）关系的同时，相对地忽略了它们的实体属性，这使得"象"必然只能成为一种不全面的概括。阴阳相争和寄生虫互斗，本来是两个不同层面的概念，但在"象"的思维模式下，两者的内涵被抽出，只余下了空洞的、共同的对斗争关系的描述。这可以说是个最简单的数学模型，要分析丰富具体的人体生理病理现象，仅有简单的数学模型是不够的。

象思维给中医学带来了表象性、整体性、模糊性等特点，即使像阴阳这样抽象程度较高的概念，也会直接引起一系列形象性的联想。而且，由于"象"的无限制的推类，造成科学认识局限于猜测性的思辨和表象观察描述相结合的水平，而不是沿着以经验材料为基础的实证分析的方向发展，从而使中医学一方面理论思维玄虚，几个包容量极大、可做多方面领悟、解释的基本概念包罗万象地来说明一切；另一方面，对临床及药物等各种现象的观察细致入微，并有详尽的原始记录，然而却不能通过这些大量的经验材料，经过归纳整理，总结出具有可重复性、可比性和可检验性的定律、命题，进而构成具有逻辑结构的理论来，科学实践、认识停留在感官直观观察表象的水平上，大量的经验材料往往被比附于先验的形式框架里，而失去了固有的科学事实的特征。总之，对象思维应该采用辩证的、历史的态度来看待，具体情况具体分析。

---

① 蒙培元. 论中国传统思维方式的基本特征[J]. 哲学研究, 1988, (7): 54-60.

一、李时珍《本草纲目》卷四十三论蛇蜕的药效说：蛇蜕"入药有四义：一能辟恶，取其变化性灵也，故治邪僻、鬼魅、蛊疟诸疾；二能去风，取其属巽性窜也，故能治惊痫、癜驳、喉舌诸疾；三能杀虫，故治恶疮、痔漏、疥癣诸疾，用其毒也；四有蜕义，故治翳膜、胎产、皮肤诸疾，会意从类也。"

请分析一下李时珍对蛇蜕药效的论述，涉及到哪几种思维方法？

二、张志聪《侣山堂类辩·药性形名论》："五气分走五脏，五味逆治五行，皮以治皮，节以治骨，核以治丸（松节、杉节及草根之多坚节者，皆能治骨。荔核、橘核之类治睾丸），子能明目，藤蔓者治筋脉，血肉者补血肉，各从其类也。如水草、石草，其性主升；梢秒（杪）子实，其性主降；甘香之品，能横达于四旁；寒热之气，性浮沉于上下；在土之根荄（草木的根），本乎上者亲上，本乎下者亲下；在外之枝干，在根者治本，在枝者行于四肢。此物性之自然也。又如夏枯之草，夏收之术，半夏之生，穬麦（大麦）之成，皆得火土之气，而能化土；秋英之菊，秋鸣之蝉，感金气而能制风；凌冬不凋者，得寒水之气，而能清热；先春而发者，秉甲木之性，而能生升。此感天地四时之气，而各有制化也。甘温者补，苦寒者泻；色赤者走血，色白者走气；赤圆者象心，白瓣者象肺，紫尺者益脾，香圆者入胃，径直青赤者走肝，双仁圆小者补肾，以形色之相类也（以象形而治五脏，详《金匮要略》）。阳者主上，阴者主下，阴中之阳升，阳中之阴降；轻清者主上，重浊者主下，浊中之清升，清中之浊降。凡物感阴阳之气而生，各有清浊升降之质性者也。"

这里从气、味、形、色、性、时等不同的方面，归纳了认识药效的原则，确立了演绎推论具体药效的前提，概而言之，无非性味相通、颜色相类、形状相似、部位对应、升降相聚、时间相从、习性转借等。你认为此是以"象"说"象"的解释已知，还是以"象"体"象"的发现新知，或者是二者兼而有之？

2.3 逻 辑 思 维

人类思维的逻辑规律和逻辑形式是没有民族性也没有阶级性的。但作为思维的直接现实的有声语言则虽没有阶级性，却是有民族性的。中国语言的特性就制约着人类共同具有的思维规律和形式在中国语言中所取得的表现方式的特质，这又不可避免地影响到逻辑学在中国的发展，使其在表达方面具有一定的民族形式。

沈有鼎《墨经的逻辑学》

基于思维的基本单位——概念与意象，可以将思维划分为抽象思维与形象思维两大类。

所谓抽象思维，就是以概念为思维的基本单元，以抽象为基本的思维方法，以语言、符号为基本表达工具的思维形态。其基本特点为概念性、抽象性、逻辑性和语言符号性。抽象思维又称为概念思维，可划分为形式逻辑思维与辩证逻辑思维两大类，由于习惯上多用逻辑思维指称形式逻辑思维，故这里我们也采用逻辑思维这一习用名称。

逻辑思维，亦称概念思维、抽象思维，是人们在认识过程中借助概念、命题、推理等思维形式能动地反映现实的思维方式。概念、命题和推理是逻辑思维最重要的思维工具，故逻辑思维的方法大致可以从概念、命题、归纳、演绎、类比等方面展开。

一、概　念

概念是反映事物对象本质属性或者特有属性的思维形式，是逻辑思维的最基本单位，常被比喻为逻辑思维的细胞，是科学思维必不可少的工具，也是科学研究认识成果的最后结晶。中国古代逻辑中的"名"，即相当于概念，《墨子·小取》说："以名举实。"墨家并把"名"分为"达名""类名""私名"，分别相当于一般概念、类概念、专有概念，由此建立了中国古代逻辑的基本理论。

任何一个学科体系都是建立在基本概念基础上的范畴体系，中医学理论的发生、发展，从此角度而言，也就是中医学概念的发生与演变的过程，中医思维同样离不开对概念的准确把握，因此，概念亦是中医学逻辑思维的起点。

（一）概念的内涵和外延

内涵和外延是概念的两个基本逻辑特征。概念的内涵是指对事物对象本质属性或者特有属性的反映，外延是指具有某种本质属性或者特有属性的事物的对象范围。所谓本质属性，是指一类对象共同具有，且仅为该类对象所具有的属性，与认识论意义上反映现象和本质之间界限的本质属性不同，它反映的是不同对象之间的界限。

一般来说，内涵是对概念质的规定，外延是对概念量的规定。内涵即通常所说的概念的含义、意义，它说明概念所反映的对象是什么样的，具有什么属性。外延即通常所说的概念的适用范围，它说明概念反映的是哪些事物对象。如"人"这个概念的内涵就是"会语言、能思维、能够制造和使用劳动工具的动物"，外延是"由古往今来、属于不同的民族、有不同的肤色、操不同的语言、有不同的文化和传统的所有个体构成的集合或类"。"医学"这个概念，它的内涵是研究人的健康与非健康及其转归规律的科学技术知识和实践活动的体系，它的外延可以包括现代医学（西医学）、传统医学（中医学、藏医学）等。

明确概念常用的逻辑方法是定义和划分。

（二）定义

定义就是以简短的形式揭示语词、概念、命题的内涵和外延，使人们明确它们的意义及其使用范围的逻辑方法。定义通常包括三个部分：被定义项、定义项和定义联项。被定义项就是在定义中被解释和说明的语词、概念或命题。定义项就是用来解释和说明的语词、概念或命题。定义联项是连接被定义项和定义项的语词，如"是""就是""是指""当且仅当"等。定义具有综合、分析、解释、交流等作用。

1. 定义的方法

根据不同的标准，定义可以区分为不同的类型。在中医学中，常用的定义方法为内涵定义、外延定义。

（1）内涵定义　即揭示一个词项的内涵的定义。最常见的内涵定义形式，也是最常用的下定义的方法，是先找出被定义词项的属词项，然后找出它与同一个属下的其他物种之间的区别，简称"种差"，并以"被定义项＝种差＋临近的属"的形式给出定义。

例如，我们说"中医学是在中国古代元气论有机自然观指导下，主要以系统综合型意象思维方式，研究整体层次上的机体反应状态所形成的传统的医学科学体系"，"中医学"是被定义项；"医学科学体系"是临近属概念，揭示"中医学"的固有属性；"在中国古代元气论有机自然观指导下，主要以系统综合型意象思维方式，研究整体层次上的机体反应状态所形成的传统的"是种差，是对"医学科学体系"的限定。

如果种差揭示的是被定义概念所反映的对象的发生过程，称为发生定义。如果种差揭示的是被定义概念所反映的对象所处的关系，称为关系定义。如果种差揭示的是被定义概念所反映的对象的功用，称为功用定义。

（2）外延定义　即通过列举一个词项的外延，使人们获得对该词项的某种理解和认识，从而明确该词项的意义和使用范围的方法。根据列举对象数目的情况，可分为穷举定义和列举定义。

由于中医学主要着眼于事物功能状态的研究，故在定义时也常常使用这种外延定义的方法。如五脏，是指心、肝、脾、肺、肾的合称。六腑，是指胆、胃、小肠、大肠、膀胱、三焦的合称。《伤寒论》对病证的命名大多如此，如第 2 条说："太阳病，发热，汗出，恶风，脉缓者，名为中风。"第 3 条说："太阳病，或已发热，或未发热，必恶寒，体痛，呕逆，脉阴阳俱紧者，名曰伤寒。"就是从外延描述定义证的典范，它依据的是所出现的症状体征序列。当然，这种定义也可以转换为内涵定义，如"太阳中风证是指风寒外袭，营卫失调的病证"；"太阳伤寒证是指风寒外袭，营阴郁滞的病证"。中医学对疾病名称的定义，多属于外延定义。

2. 定义的规则

定义的目的是通过揭示概念的内涵和外延，明确概念的适用范围，并因此判定该概念的某一次具体使用是否适当。因此，正确的定义必须遵守以下规则。

（1）定义必须揭示被定义项的特有属性或区别性特征。

（2）被定义项与定义项的外延必须是全同关系。如果定义项的外延大于被定义项，所犯的逻辑错误称为"定义过宽"；反之，如果定义项的外延小于被定义项，称为"定义过窄"。

（3）定义项中不能直接或间接地包含被定义项。违反这一规则，如果定义项中直接包含被定义项，称为"同语反复"；如果在用定义项去刻画、说明被定义项时，定义项本身又需要或依赖于被定义项来说明，称为"循环定义"。

（4）定义不可用含混、隐晦或比喻性词语来表示。

（5）除非必要，定义不能用否定形式或负概念。

（三）划分

划分是依据一定的标准，将一个属概念的外延分为若干个种类，以进一步明确该概念的外延的逻辑方法。划分包括三个要素：划分的母项，即其外延被划分的那个属概念；划分的子项，即由被划分的属概念中划分出来的若干个种概念；划分的标准，即划分赖以进行的依据。概念的划分可以分为一次划分、连续划分和复分。

正确的划分要遵循以下规则：①各子项外延之和必须等于母项的外延。违反这一规则，若子项外延之和小于母项，所犯错误为"划分不全"；反之，子项外延之和大于母项，所犯错误为"多出子项"。②每次划分必须依据同一标准。违反这一规则，称为"混淆标准"或"多标准划分"。③子项的外延必须为不相容关系，即两个概念的外延没有共同的分子。违反这一规则，所犯错误称为"子项相容"。④各子项必须是同一层次的概念。违反这一规则，所犯错误称为"子项不当并列"。

例如，中医学中对气概念的划分，可根据气的分布部位，特别是气的功能活动，划分为元气、宗气、营气、卫气、脏腑之气、经络之气等。气概念还可进行二次划分，如脏腑之气又可划分为心气、肺气、脾气、胃气等。有学者不懂概念划分的逻辑知识，在对胃气内涵的认识上，将胃气解释为：一指胃的生理功能；二泛指人体的精气；三指脾胃的功能在脉象的反映，即带和缓流利的脉象[①]。或将气（或精气）、气机、生理功能、生理特性乃至脉象表现、舌象表现等并列，则明显地违背了逻辑的自洽性。胃气当如同心气、肺气等脏腑之气一样，是胃腑发挥生理功能的物质基础。胃气的推动与温煦作用，是胃腑完成受纳、腐熟水谷生理功能的根本所在，胃的功能则是胃气的具体体现。脉以胃气为本观念的形成，则源自于对胃为气血生成之源及其循环中心的认识，并认为胃气是心脏与脉搏搏动的动力来源。胃气概念在不同情况下的应用，具有其内在的统一性，不可分割理解。

另外，划分不同于分解，后者是把整体分为部分，用以明确整体的构成，二者虽然有相同的结构：A 分为 A_1，A_2，…，An。但可用下述逻辑方法来检验、区分：如果"Ai 是A"（i＝1，2，…，n）这一断定成立，则说明表达是划分，否则不是。

（四）限制和概括

具有属种关系的概念的内涵与外延之间存在反变关系，即内涵较少的概念外延较大，内涵较多的概念外延较少。限制是通过增加内涵，缩小外延，从属概念得到其种概念的逻辑方法，其作用是把一般概念具体化；概括则是通过减少内涵，扩大外延，从种概念得到其属概念的逻辑方法，其作用是把具体概念一般化。限制和概括，都必须在有种属关系的概念之间进行。

中医理论与临床思维也常使用概念的限制和概括方法，如中医内科医师对疾病的诊断，首先区分为是外感还是内伤；如果是内伤疾病，则又区别为是哪一个脏系统的疾病，进而

---

① 李经纬，等. 中医大辞典[M]. 北京：人民卫生出版社，2005：1228.

再确立具体病名以及证候。例如，若是肺系疾病，还需确定是感冒，还是肺痨、肺痈、哮病、喘病……，假若是喘病，就再断定出具体证候来，比方说是肺肾两虚。从疾病→内伤病→肺系疾病→喘病→肺肾两虚证的这一诊断过程，概念"疾病"受到了多次连续限制，内涵在一步步增加，外延在不断缩小，对患者所患疾病的认识就具体化了，直到"肺肾两虚证"，其外延上包含一个分子，称为单独概念。其实临床思维总是概念的限制与概括交替或同时进行的，比如病人临床表现为发热、汗出、恶风、脉浮缓等症，根据六经辨证理论，可概括为太阳中风证，进而诊断为六经辨证之太阳病，再进一步确定为外感疾病。这里从太阳中风证→太阳病→外感疾病的诊断过程，无疑则为概念的概括过程。中医师即通过对概念的限制和概括的思维活动，达到对患者所患疾病的认识愈来愈深化，概念愈来愈明确。

⌖ 拓 展

一、正治与反治，是对治本概念的同层次划分，历版高等中医药院校规划教材《中医基础理论》，都认为正治是指逆疾病的临床表现性质或证候性质而治的一种治疗法则，反治是指顺从疾病外在表现的假象而治的一种治疗法则。即正治是针对疾病或证候性质，反治是针对疾病假象。

请从定义、划分方法及其规则的角度，分析其中存在的逻辑问题。

二、中医学概念的十大特征：①从科学语言的类型言，以自然语言为主体；②从概念的定义方式言，名词繁多而定义很少；③从概念的定义形式言，多为外延定义；④从概念所指而言，具有多相性特征，即一个概念或范畴往往是通过多个判断从不同角度、不同层面来规定，而不是从一个方面或侧面加以界定；⑤从概念的抽象程度而言，具有形象性特征；⑥从概念的构词形式言，具有辩证思维的特征；⑦从标准化的角度而言，概念的规范性弱；⑧从逻辑性的角度而言，定义缺乏逻辑的严密性；⑨从概念发生演变的角度言，叠层累积发展；⑩从概念的语用角度而言，符号替代使用[①]。

二、命　题

命题逻辑的中心问题是命题的真假界线以及命题之间关系的问题。所谓命题，即表达判断的语句。判断则是对对象有所断定的思维形式。在形式逻辑学中，人们习惯上不把命题与判断作严格的区分，一般情况下，命题、判断并用。如前所述，概念是思维的细胞，但作为知识结晶的概念，其自身是无法显示出来的，必须借助于命题来展开思维活动，推理也由命题所构成。因此，了解命题思维有助于掌握推理思维方法。命题的种类较多，大致可分为以下几种。

（一）直言命题

直言命题也称"性质命题"，是断定某个数量的对象具有或不具有某种性质的命题。直

---

① 邢玉瑞. 中医学概念问题研究[M]. 北京：中国中医药出版社，2017：7-17.

言命题的基本结构是：（量项）+主项+（联项）+谓项。其逻辑形式有四种，即全称肯定命题的形式："所有S是P"；全称否定命题形式："所有S不是P"；特称肯定命题的形式："有S是P"；特称否定命题的形式："有S不是P"。其中，S、P都代表普通概念。例如：

（1）所有情志病因是内伤病因。

（2）所有情志病因不是外感病因。

（3）有的消渴是糖尿病。

（4）有些消渴不是糖尿病。

（二）复合命题

复合命题是指包含和自身不同命题的命题。其所包含的与自身不同的命题，称为它的支命题。若一个命题中不包含和自身不同的命题，则称为原子命题。复合命题总是由原子命题依据一定的逻辑关系构成的，因此，也可以说复合命题是由原子命题和联结词构成的。复合命题可以分为联言命题、选言命题、假言命题和负命题四类。

1. 联言命题

联言命题是断定几种事物情况同时存在的复合命题。其一般命题形式是："p并且q"。其中，命题的变项p、q称为联言支，逻辑常项"并且"是联结词。因此，联言命题就是断定联言支都真的复合命题。例如：

> 胃者，水谷之海，六腑之大源也（《素问·五脏别论》）。

在日常语言中，联言命题可有并列、承接、转折、递进等形式，也可表述为"不但p，而且q""既p又q""虽然p，但是q""不仅p，也q"，或者省略联结词。

2. 选言命题

选言命题是断定事物若干种可能情况的命题。可分为相容选言命题和不相容选言命题两类，其中的支命题称为选言支。

相容选言命题是断定几种事物情况中至少有一种存在的复合命题。其特点是各个选言支可以同时为真。一般形式是："p或者q"。例如：

> 伤寒五六日中风，往来寒热，胸胁苦满，嘿嘿不欲饮食，心烦喜呕，或胸中烦而不呕，或渴，或腹中痛，或胁下痞硬……小柴胡汤主之（《伤寒论》第96条）。

不相容选言命题是断定两种事物情况中有且只有一种情况成立的选言命题。其特点是各个选言支不能同时为真。一般形式是："要么p，要么q，二者必居其一"。例如：

> "知标本者，万举万当；不知标本，是谓妄行。"（《素问·标本病传论》）

3. 假言命题

假言命题是断定事物情况之间条件关系的复合命题。条件关系可分为充分条件关系、必要条件关系、充分必要条件（简称"充要"）条件关系三种，如果用p、q分别表示两种事物情况，则 p 是 q 的充分条件，是指有 p 一定有 q，无 p 未必无 q（即如果无 p，那么有 q 或无 q 都不能确定）。P 是 q 的必要条件，是指无 p 一定无 q，有 p 未必有 q。p 是 q 的充要条件，是指有 p 一定有 q，无 p 一定无 q。根据所断定的条件关系的不同，假言命题相应地分为三种。

（1）充分条件假言命题　即断定事物情况之间充分条件关系的假言命题。例如：

> 热邪一旦深入血分，就会出现身热，舌质红绛，斑疹及出血症状。
> 下之后，复发汗，昼日烦躁，不得眠，夜而安静，不呕不渴，无表证，脉沉微，身无大热者，干姜附子汤主之。（《伤寒论》第 61 条）

充分条件假言命题的一般形式是："如果 p，那么 q"。在日常生活语言中也可表达为："只要 p，就 q"，"一旦 p，就 q"，"若 p，则 q"等。一个充分条件假言命题只有在前件真而后件假的情况下才是假的，在其余的情况下都是真的。

（2）必要条件假言命题　即断定事物情况之间必要条件关系的假言命题。例如：

> 只有使用八纲辨证方法，才能分清病证的阴阳、寒热、表里、虚实。
> 若不大便六七日，恐有燥屎。欲知之法，少与小承气汤，汤入腹中，转矢气者，此有燥屎也，乃可攻之。若不转矢气者，此但初头硬，后必溏，不可攻之，攻之必胀满不能食也。（《伤寒论》第 209 条）
> 伤寒脉浮缓，身不疼，但重，乍有轻时，无少阴证者，大青龙汤发之（《伤寒论》第 39 条）

必要条件假言命题的一般形式是："只有 p，才 q"。在日常生活语言中也可表达为："除非 p，才 q""除非 p，否则不 q""不 p，就不 q"等。一个必要条件假言命题只有在前件假、后件真的情况下才是假的，在其余的情况下都是真的。

（3）充要条件假言命题　即断定事物情况之间的充分必要条件关系的假言命题。例如：

> 如果患者有恶寒发热、苔薄、脉浮，说明其有表证；并且，只有恶寒发热、苔薄、脉浮，才能确诊为表证。
> 太阳病，下之后，其气上冲者，可与桂枝汤，方用前法；若不上冲者，不得与之（《伤寒论》第 15 条）

充要条件假言命题的一般形式是："当且仅当 p，才 q。"在日常生活语言中也可表达为："如果 p，那么 q；并且只有 p，才 q""只要并且仅仅 p，才 q"等。一个充要条件假言命题只有在前、后件取相同的真值时才是真的，在其余情况下都是假的。

（三）模态命题

模态命题是反映事物情况存在的必然性和可能性等的命题。例如"感受湿热之邪必然导致湿温病""他可能患的是中风病"等都是模态命题。模态命题包含"必然""可能"等模态词，其中包含"必然"的模态命题叫必然命题，包含"可能"的模态命题叫可能命题，二者都有肯定和否定的情况。所以，基本模态命题有四种，即必然肯定命题，其逻辑形式为："必然 p"；必然否定命题，其逻辑形式为："必然非 p"；可能肯定命题，其逻辑形式为："可能 p"；可能否定命题，其逻辑形式为："可能非 p"。

模态命题常被用于中医临床思维中，人们对病证的认识判断过程，从有把握的认为到毫不犹豫的确定，常常是可能命题、实然命题、必然命题都有可能存在。这里的实然命题，是指断定事物情况实际存在或不存在的命题，通常主要指不包含模态词的性质命题。例如：

> 阳明燥热实邪内结，必然导致大便硬结难解。
> 太阳病，发热而渴，不恶寒者，为温病（《伤寒论》第 6 条）。
> 他患的可能是中风。

这三个命题分别是必然命题、实然命题和可能命题，三类命题的关系不是等值的。由必然命题可推出实然命题，由实然命题可以推出可能命题，但由可能命题却不能推出实然命题，更推不出必然命题。

（四）规范命题

规范命题又称道义命题、规范模态命题，是指含有"必须""允许""禁止"这类规范词的命题，也就是在一定情况下给人的行为提出某种命令或规定的命题。例如：

> 太阳病，头痛发热，汗出恶风者，桂枝汤主之。（《伤寒论》第 13 条）

这一充分条件命题就是一种用来约束人们行为的规范命题，两者之间没有客观的必然联系，它不同于陈述客观事实、事态的命题，后者反映的是客观事物自身存在的必然性或可能性。研究规范命题的逻辑特性及其推理关系的逻辑学分支，称之为规范逻辑或道义逻辑，属于广义模态逻辑。

根据所包含的规范词的不同，可以把规范命题分为必须命题、允许命题和禁止命题，每一种规范命题都有肯定的和否定的情况，所以，基本的规范命题有六种，即必须肯定命题、必须否定命题、允许肯定命题、允许否定命题、禁止肯定命题和禁止否定命题。由于"禁止 p"与"必须非 p""不允许 p"之间等价，"禁止非 p"与"必须 p""不允许非 p"之间等价，也就是说，禁止做某种事情的意思，就是必须不做某种事情，也就是不允许做某种事情；禁止不做某种事情的意思，就是必须做某种事情，也就是不允许不做某种事情。因此，规范命题可以归结为四种命题，即必须肯定命题、必须否定命题、允许肯定命题、允许否定命题。例如：

> 太阳病，头痛发热，身疼腰痛，骨节疼痛，恶风，无汗而喘者，麻黄汤主之。（《伤寒论》第 35 条）
> 禁生冷、黏滑、肉面、五辛、酒酪、臭恶等物。（《伤寒论》第 12 条）
> 发汗后，不可更行桂枝汤，汗出而喘，无大热者，可与麻黄杏仁甘草石膏汤。（《伤寒论》第 63 条）
> 太阳病三日，已发汗，若吐，若下，若温针，仍不解者，此为坏病，桂枝不中与之也。观其脉证，知犯何逆，随证治之。（《伤寒论》第 16 条）

《伤寒论》有关"证-方"之间的命题就是规范命题，我们在临床治疗中应用的命题也属广义模态逻辑中的规范逻辑。即我们是在已知的医学背景知识下规范了"如果某某证，那么某某方"，进而再见到某证时应用某某方。在"证-方"之间虽然可能有"必然"与"可能"客观模态的存在，但我们在运用"如果某某证，那么某某方"的思维形式进行论治时，应用的是"应该""允许"等主观模态，在"应该、允许"与"必然、可能"模态之间存在着相应的逻辑转换。从"应该、允许"我们推不出"必然"，从"应该"中只能推出"可能"。因此，人们在《伤寒论》学习与研究中，常根据"方证相对"思想采用"以方测证法"，从逻辑学的角度而言是无效的。另外，从概念划分及其关系的角度而言，"以病机命名的证候"与"以方剂命名的证候"无论其内涵与外延均是不同的。"以方测证法"也有可能得到"以病机命名的证候"与"以方剂命名的证候"相互交叉的那一相同部分，但那是偶然的而不是必然的。

三、演 绎 推 理

推理是从一个或者一些已知的命题得出新命题的思维过程或思维形式，其中已知的命题是前提，得出的新命题是结论。一般可将推理分为演绎推理、归纳推理和类比推理等几种形式。

演绎推理是指由一般性知识的前提推出特殊性或个别性知识的结论的推理。由于在这种推理中，其结论所涉及知识的范围至少不大于前提所涉及知识的范围，故其前提与结论间具有蕴涵关系，在推理规则合乎逻辑规则的条件下，由断定其前提的真必然可以推出其结论的真，故演绎推理是必然性推理。演绎推理的主要形式有三段论、复合推理以及模态推理等。

（一）三段论

1. 结构形式

三段论是由一个共同词项把两个直言命题连接起来，得出一个新的直言命题作为结论的推理。三段论由三个直言命题构成，也称为直言三段论，因为直言命题又称性质命题，故又叫性质三段论。如《素问·通评虚实论》说："故曰滑则从，涩则逆也。夫虚实者，皆从其物类始，故五脏骨肉滑利，可以长久也。"在这段话中，"滑则从，涩则逆"是就脉象而言，但隐含着一切生物生时呈现滑利，死时呈现枯涩的大前提。从"夫虚实者，皆从其物类始"可推出人是一种生物的小前提。如此，这段话则包含着两个三段论式的推理：

> 所有生物，机体滑利者生命力强。
> <u>人是一种生物。</u>
> 所以，机体滑利的人生命力强。

> 所有生物，机体枯涩者生命力弱。
> <u>人是一种生物。</u>
> 所以，机体枯涩的人生命力弱。

这里，结论中的主项叫小项（用 S 表示），含有小项的前提叫小前提；结论中的谓项叫大项（用 P 表示），含有大项的前提叫大前提；两个前提共有而在结论中不出现的词项叫中项（用 M 表示）。如此，一个完整的三段论通常由三部分组成，即大前提、小前提和结论，通常含有三个词项，即大项、小项和中项。

2. 推理规则

三段论的公理是：一类事物的全部是什么或者不是什么，那么它的部分就是什么或者不是什么。或者说，当肯定或否定全部时，也就肯定或否定了部分。将三段论的公理具体化，即形成三段论的基本规则，它们是三段论有效的充分必要条件，是判定一个三段论是否有效的标准。

（1）在一个三段论中，有且只能有三个不同的词项。这条规则实际上是三段论定义中的应有之义。违反这条规则所犯的逻辑错误称为"四词项错误"，或称"四概念错误"。例如：

> 物质是永恒不灭的。
> 人参是物质。
> 所以，人参是永恒不灭的。

这个三段论中出现了两次"物质"概念，但实际上表达了两个不同的词项，即大前提中的"物质"表达的是哲学的物质概念，而小前提中的"物质"表达的是具体物体的物质形态概念，因此就没有一个共同的中项，而犯了"四概念错误"。

（2）中项在前提中至少要周延一次。所谓周延性指在直言命题中对其主项和谓项外延范围的断定情况。如果断定了一个词项的全部外延，则为周延；否则，就为不周延。概括而言，全称命题的主项都周延，特称命题的主项都不周延；肯定命题的谓项都不周延，否定命题的谓项都周延。三段论是凭借中项在前提中的桥梁、媒介作用得出结论的，即大项、小项至少有一个与中项的全部发生关系，另一个与中项的部分或者全部发生关系，这样就能保证大、小项之间有某种关系。否则，大、小项都只与中项的一部分发生关系，就有可能大项与中项的这个部分发生关系，而小项与中项的另一部分发生关系，结果是大项和小项之间没有确定的关系，得不出必然的结论来。违反这条规则所犯的逻辑错误称为"中项不周延"。例如：

> 有些外感病是风温。
> 某病区的患者都是外感病。
> 所以，某病区的患者都是风温。

这个三段论的大前提是特称肯定命题，其主项不周延；小前提是全称肯定命题，其谓项不周延。故中项一次也不周延，因而得不出确定的结论，这个推理是错误的。

（3）在前提中不周延的词项，在结论中不得周延。如果一个词项在前提中不周延，但在结论中周延了，即结论所断定的超出了前提所断定的，从而推理就不是必然的和有效的。违反了这条规则所犯的逻辑错误叫"周延不当"，具体有"小项周延不当"和"大项周延不当"两种形式。例如：

> 表证都应有恶寒发热。
> 张三不是表证。
> _____
> 所以，张三不应有恶寒发热。

这个三段论的大前提是全称肯定命题，其谓项不周延；结论是否定命题，其谓项周延，因而犯了"大项周延不当"的错误。从中医临床实际来看，恶寒发热除见于表证外，尚可见于里证，如疮疡火毒内发的早期，或酿脓的中期，以及疮疡已溃而毒邪未去，正不胜邪的末期，均可出现寒热并见的症状。因此，不能因为张三不是表证就不应有恶寒发热。

（4）两个否定前提不能得出结论。如果两个前提都是否定的，在前提中所断定的大、小项外延，与中项外延相排斥，大项与小项不能通过中项建立确定的联系，无法从前提中推出确定结论。例如：

> 所有的外感病不是中风病。
> 所有的郁证不是外感病。
> _____
> 所以？

（5）前提之一是否定的，则结论是否定的；如果结论是否定的，则必有一个前提是否定的。根据两个否定前提不能得出结论的规则，那么，如果前提中有一个是否定命题，另一个则必为肯定命题，这样，中项和大项、中项和小项的联系，就一个是相容关系，一个是排斥关系。而如果结论肯定，那么在前提中必须都是相容关系。所以，前提一个肯定，一个否定，结论必然是否定的。反之，结论否定，前提就不可能都是肯定，因为前提都肯定的话，结论也必然是肯定的。例如：

> 任何疾病都不是固定不变的。
> 痹病是疾病。
> _____
> 所以，痹病不是固定不变的。

以上是三段论的基本规则，由此尚可推导出两条非基本规则，即两个特称前提不能得结论；两个前提中有一个特称，结论必然特称。

（二）复合推理

复合推理是以复合命题作为前提或结论，并且根据复合命题的逻辑特征所进行的推理。复合命题的形式有联言命题、选言命题和假言命题等，因而复合推理相应的包括联言推理、选言推理、假言推理等。

1. 联言推理

联言推理指前提或结论为联言命题的推理，或者指根据联言联结词的逻辑性质进行的推理。联言推理有分解式和合成式两种形式。

（1）分解式　从一个联言命题为真而推出其各联言支为真。其逻辑形式为：

p 并且 q，所以，p。或者，p 并且 q，所以，q。

此式的意义在于，在全面掌握事物对象的基础上，结合具体情况，有目的地突出某个方面，更富有针对性，故在中医临床上常使用这种方法以明确诊断。例如：

春温和伏暑都是伏邪所导致的疾病。
所以，春温是伏邪所导致的疾病。

（2）合成式　从两个或者两个以上的直言命题为真推出用合取联结词把它们联合起来形成的命题也为真。其逻辑形式为：

p，q，所以，p 并且 q。

此式的意义在于，把分散的认识集合成一个整体，有利于对事物作总体性描述，从而使人们把握事物更全面，更具体。例如：

阴阳是实体范畴。
阴阳是属性范畴。
所以，阴阳既是实体范畴，又是属性范畴。

2. 选言推理

选言推理指前提中有一选言命题，依据选言命题的逻辑性质进行的推理。根据选言命题的分类，选言推理相应地分为相容选言推理和不相容选言推理两类。

（1）相容选言推理　根据相容选言联结词的逻辑性质进行的推理。相容选言联结词要求它的支命题至少有一个是真的，也可以都真。因此，相容选言推理的规则是：否定一部分选言支，就要肯定另一部分选言支；肯定一部分选言支，不能否定另一部分选言支。根据这些规则，相容选言推理只有一个有效式，即否定肯定式，其逻辑形式为：

p 或者 q，非 p，所以 q。
p 或者 q，非 q，所以 p。

例如：

临床疾病误诊，或因辅助检查偏差，或因临床医生经验不足。
此疾病误诊不是由于辅助检查偏差。
所以，此疾病误诊是由于临床医生经验不足。

（2）不相容选言推理　根据不相容选言联结词的逻辑性质进行的推理。不相容选言联结词要求它的支命题至少有一个并且至多有一个是真的。因此，不相容选言推理的规则是：否定一个选言支以外的选言支，可以肯定余下的那个选言支；肯定一个选言支，可以否定其他选言支。根据这些规则，不相容选言推理有两个有效式，即否定肯定式和肯定否定式，用逻辑形式表示，则分别为：

> 要么 p，要么 q；并且非 p；所以，q。
> 要么 p，要么 q；并且 p；所以，非 q。

例如：

> 这个桡骨骨折患者要么实行手术治疗，要么实行保守治疗。
> 这个桡骨骨折患者实行手术治疗。
> 所以，这个桡骨骨折患者不实行保守治疗。
> 我们的辨证要么是正确的，要么是不正确的。
> 我们的辨证并非是不正确的。
> 所以，我们的辨证是正确的。

3. 假言推理

假言推理是指前提中有一假言命题，并依据假言命题的逻辑性质进行的推理。根据假言命题的分类，相应的假言推理可分为充分条件假言推理、必要条件假言推理和充要条件假言推理。

（1）充分条件假言推理　前提中有一个充分条件假言命题，并依据充分条件假言命题的逻辑性质进行的推理。它的推理规则是：肯定前件则肯定后件，否定后件则否定前件；但是，否定前件不能必然否定后件，肯定后件不能必然肯定前件。充分条件假言推理有效式用逻辑形式表示，分别为：

> （如果 p，那么 q）并且 p，所以，q。
> （如果 p，那么 q）并且非 q，所以，非 p。

例如：

> 如果温病热入营分，那么治疗就当透热转气。
> 某温病患者热已入于营分。
> 所以，某温病患者的治疗就当透热转气。
> 如果是心血虚证，则有心悸失眠和血虚的表现。
> 某患者没有心悸失眠和血虚的表现。
> 所以，某患者不是心血虚证。

从充分条件假言推理"肯定后件不能必然肯定前件"的逻辑规则而言，人们在《伤寒论》研究中所采用的"以方测证法"是不可行的。因为如"太阳与少阳合病，自下利者，与黄芩汤"（《伤寒论》第 172 条），这种"如果某某证，那么某某方"形式的命题，从逻辑学的角度讲，"证"与所用"方"之间在有效的情况下只构成了一种充分条件命题，而不是充分必要条件命题。那么，以方测证就犯了肯定后件来肯定前件的错误。以"太阳病，头痛发热，汗出恶风者，桂枝汤主之"（《伤寒论》第 13 条）这条原文为例，我们将"太阳病，头痛发热，汗出恶风者"作为前件并将其命名为"太阳中风证"，将"桂枝汤主之"作为后件。我们可以说"如果是太阳中风证，那么应当桂枝汤主之"，也可以说"如果并非以桂枝汤主之，那么可能不是太阳中风证"。但决不能说"如果不是太阳中风证，那么不应该以桂枝汤主之"；"如果以桂枝汤主之，那么是太阳中风证"。

（2）必要条件假言推理　前提中有一个必要条件假言命题，并依据必要条件假言命题的逻辑性质进行的推理。它的推理规则是：否定前件则否定后件，肯定后件则肯定前件；但是，肯定前件不能必然肯定后件，否定后件不能必然否定前件。必要条件假言推理有效式用逻辑形式表示，分别为：

> （只有 p，才 q）并且非 p，所以，非 q。
> （只有 p，才 q）并且 q，所以，p。

例如：

> 只有邪气存在，其病机才能呈现出实证。
> 没有邪气存在。
> ─────────────────
> 所以，其病机不会呈现出实证。
> 只有风邪偏胜的行痹，才有肢体的游走性疼痛。
> 某患者有肢体的游走性疼痛。
> ─────────────────
> 所以，某患者所患疾病是行痹。

（3）充要条件假言推理　前提中有一个充要条件假言命题，并依据充要条件假言命题的逻辑性质进行的推理。它的推理规则是：肯定前件则肯定后件，肯定后件则肯定前件，否定前件则否定后件，否定后件则否定前件。即充分条件假言推理和必要条件假言推理的有效式都是它的有效式。充要条件假言推理有效式用逻辑形式表示，分别为：

> （p，当且仅当 q）并且 p，所以，q。
> （p，当且仅当 q）并且 q，所以，p。
> （p，当且仅当 q）并且非 p，所以，非 q。
> （p，当且仅当 q）并且非 q，所以，非 p。

例如：

> 被疟蚊叮咬并且只有被疟蚊叮咬，才会患疟疾。
> 某甲被疟蚊叮咬。
> ─────────────────
> 所以，某甲会患疟疾。

 拓　展

一、据说爱因斯坦提出过一个逻辑推理题，内容如下：

有一个土耳其商人，想找个协助他经商的伙伴，有两个人前来报名。土耳其商人想知道这两人中谁更聪明，于是想出一个办法来测验他们。他把两人带进一间屋子，这间屋子用灯照明，没有镜子，也没开窗户。商人指着一个盒子说道："这里面有五顶帽子，两顶红的，三顶黑的。现在我把电灯关掉. 打开盒子，我们三人每人摸一顶帽子戴在自己头上。然后我盖上盒子，开亮电灯，你们俩尽快地说出自己头上戴的帽子是什么颜色。"当电灯开亮之后，那两个人看见商人头上戴一顶红色帽子。两人相互看了看，无法判断。过了一刹那，其中一个喊道："我的是黑的！"这个人的判断是正确的，他于是被选中了。

请说说这里使用的推理方法是哪一种？

二、13世纪时，英国有个猎人，太太难产生下个孩子就死了，这个猎人养了一条忠实而凶猛的狗，非常聪明。有一次猎人外出打猎，留下狗照管孩子。因遇大雪，当日不能回来。第二天他赶回家，狗立即闻声出来迎接主人。猎人把房门打开一看，到处是血，抬头一望，床上也是血，孩子不见了，狗在身边，满口也是血，猎人发现这种情形，以为狗性发作，把孩子吃掉了，大怒之下，拿起刀来向着狗头一劈，把狗杀死了。之后，忽然听到孩子的声音，又见他从床下爬了出来，于是抱起孩子；虽然孩子身上有血，但并未受伤。他很奇怪，不知究竟是怎么一回事，再看看狗，腿上的肉没有了，旁边有一只狼，口里还咬着狗的肉；狗救了小主人. 却被主人误杀了，这真是天下最令人伤心的误会。

请分析一下猎人误会形成的逻辑推理错误是什么？

四、归 纳 推 理

归纳推理是指从个别经验知识推出一般性原理的思维，是一种存在于前提与结论之间的统计关系。

归纳推理和演绎推理都是科学研究和发现的工具，二者在人类的思维中是相辅相成、互为补充、缺一不可的共存关系。演绎推理前提的一般性知识，需要通过归纳才能得到；而为了提高归纳推理的可靠程度，需要运用已有的理论知识，对归纳的个别性前提进行分析，把握其因果性、必然性，就要用到演绎推理。当然，归纳与演绎也有着明显的区别：首先，二者思维进程的方向不同。演绎是从一般性命题引出个别性命题，归纳是从个别性命题引出一般性命题。其次，对前提真实性的要求不同。演绎不要求前提必须真实，归纳要求前提必须真实。第三，结论断定的知识范围不同。演绎的结论没有超出前提所断定的知识范围，而归纳的结论超出前提所断定的知识范围。第四，前提与结论间的联系程度不同。演绎的前提与结论之间具有充分条件的关系，前提蕴涵结论，是一种必然性推理；归纳的前提与结论之间具有必要条件的关系，前提不蕴涵结论，是一种或然性推理。

归纳推理的方法包括完全归纳法、不完全归纳法和排除归纳法。

（一）完全归纳法

完全归纳法是指通过考察一类事物的每个个体具有或不具有某种属性，然后得出该类事物都具有或不具有某种属性的思维方法。其逻辑形式是：

S_1 具有（或者不具有）P 属性；
S_2 具有（或者不具有）P 属性；
S_3 具有（或者不具有）P 属性；
……
S_n 具有（或者不具有）P 属性；
并且，S_1，S_2，S_3，…S_n 是 S 类的全部个体；

所以，所有的 S 都具有（或者不具有）P 属性。

完全归纳法由于前提中考察了一类事物的全部对象，结论断定的知识范围没有超出前提，因而是一种必然性推理，它在人们的认识中具有助发现作用和证明作用。其局限性在于前提数量的限制性，当其前提的数量非常大或者无限大的时候，就很难或者无法考察每个个体的属性，这时候就需要用不完全归纳法。

（二）不完全归纳法

不完全归纳推法指考察一类事物的部分对象具有或者不具有某种属性，然后得出该类事物都具有或者不具有某种属性的一般性结论的方法。由于其结论所断定的知识范围超出了前提，因此，前提与结论间的联系是或然的，结论也是或然的。

根据前提是否揭示对象与其属性间的因果关系，不完全归纳法又可分为简单枚举法和科学归纳法。

1. 简单枚举法

简单枚举法，也叫简单枚举归纳推理，即以日常生活经验为根据，通过考察一类事物中的部分对象具有或者不具有某种属性，并且没有遇到反例，从而推出该类事物都具有或者不具有某种属性的结论。其逻辑形式是：

迄今为止观察到的所有 S 都具有 P 属性。

所以，所有 S，不论其是否已经被观察到，都具有 P 属性。

例如，《素问·风论》对风邪致病特点的认识，即来源于简单枚举归纳法。古代医家在长期的医疗活动中发现，大量疾病的产生都与风邪有关，"风之伤人也，或为寒热，或为热中，或为寒中，或为疠风，或为偏枯，或为风也，其病各异，其名不同，或内至五脏六腑"，"风中五脏六腑之俞，亦为脏腑之风。各入其门户所中，则为偏风。风气循风府而上，则为脑风。风入系头，则为目风眼寒。饮酒中风，则为漏风。入房汗出中风，则为内风。新沐中风，则为首风。久风入中，则为肠风飧泄。外在腠理，则为泄风"（《素问·风论》）。在上述分析的基础上，《素问·风论》便得出了一个结论："故风者，百病之长也。"即风是引起各种疾病的根本原因。

简单枚举法结论的可靠性程度完全建立在枚举事例的数量及其分布的范围上。因此，要提高它的结论的可靠性，必须至少遵循以下要求：即在一类事物中，一是被考察对象的数量要足够多。二是被考察对象的范围要足够广。三是被考察对象之间的差异要足够大，特别要注意收集可能出现的反面事例。通常把样本过少、结论明显为假的简单枚举法称之为"以偏概全"或"轻率概括"。

2. 科学归纳法

科学归纳法是通过考察某类事物的部分对象，分析并找出这些对象之所以具有某些属性的原因，以研究对象内部的因果关系作为根据，从而推出该类事物都具有某种属性的结论。其逻辑形式是：

迄今为止观察到的所有 S 都具有 P 属性；

并且科学研究表明，S 和 P 之间有必然联系。

所以，所有 S，不论其是否已经被观察到，都具有 P 属性。

例如，1960 年，英国某农场的十万只火鸡和小鸭，由于吃了发霉的花生，在几个月内得癌症死去。后来用这样的花生喂羊、猫、鸽子等动物，又发生了同样的结果。1963 年，某科学家对发霉的花生进行化学分析，发现其中含有黄曲霉素，而黄曲霉素是强烈的致癌物质。因此，他得出结论：动物吃了含有黄曲霉素的发霉的花生，就会得癌症死去。

科学归纳法与简单枚举法虽然都是考察了一类事物的部分对象，而对一类事物的全体的断定，结论断定的知识范围超出前提。但两者相比较，则有如下区别：一是推理根据不同。科学归纳法是根据部分对象与其属性间因果联系的科学分析；而简单枚举法是依据某种属性在某类部分对象中的不断重复，并且没有遇到反例。二是结论的可靠程度不同。科学归纳法的结论，较简单枚举法的结论可靠程度大。因为前者考察了一类事物部分对象与其属性间因果联系的必然性，在归纳过程中引入了演绎成分，就其引进的演绎成分而言，前提与结论的联系带有必然性。三是前提的数量多少对于结论的意义不同。简单枚举法，其前提中所考察的对象数量越多，结论也就越可靠。对于科学归纳法而言，前提的数量不起重要作用，只要是真正揭示对象与其属性间因果联系的必然性，尽管前提的数量不多，甚至只考察一两个典型事例，也能得到可靠结论。例如，要知道麻雀的内部结构，不必要、也不可能解剖世间所有麻雀，只要解剖几只麻雀，就可得出"麻雀虽小，五脏俱全"的结论。因为个别麻雀，包含全部麻雀的一般性和本质。

（三）排除归纳法

排除归纳法是指在探究现象之间的关系时，依据部分事物的某现象与另一现象之间的密切联系，并排除其中不相干的现象，从而推出相关现象之间具有因果关系的归纳思维方法。也即通常所谓的"寻求因果关系的方法"，由于这些方法是英国人穆勒在总结培根等人归纳方法的基础上提出来的，史称"穆勒五法"。

因果关系是指现象之间的引起和被引起关系。引起某种现象发生的现象是原因，被引起的现象是结果。事物处在普遍的联系之中，这种普遍联系中的一种主要类型就是因果关系。因果关系具有如下特点：一是普遍性。即无论是自然、社会和思维的各个领域，任何现象都处在因果关系链条的某个关节之上。二是确定性。即在相同条件下，相同的原因会产生相同的结果，结果随原因的变化而变化。三是共存性。即原因和结果总是互相依赖、共存共生的关系，没有无因之果，也没有无果之因。四是先后性。即原因和结果总是先后相继的，但先后关系并不等于因果关系。五是复杂多样性。因果关系有一因一果、一因多果、多因一果和多因多果等多种形式，甚至有互为因果、因果共变等形式。排除归纳法就是根据上述特点而设计的，其基本思路是：考察被研究现象出现的一些场合，在它的先行现象或恒常伴随的现象中去寻找它的可能的原因，然后有选择地安排某些事例或实验，根据因果关系的上述特点，排除一些不相干的现象或假设，最后得到比较可靠的结论。

1. 求同法

求同法也称契合法，是指在被研究现象出现的若干场合中，如果只有一个情况是在这些场合中共同具有的，那么这个唯一的共同情况就是被研究现象的原因（结果）。其逻辑形式是：

场合	先行（或后行）情况	被研究现象
（1）	A，B，C	a
（2）	A，D，E	a
（3）	A，F，G	a
…	…	…

所以，A 是 a 的原因（或结果）

求同法的特征是异中求同，它根据部分场合所显示的关系来推论两个现象之间的因果关系，而且是以相关场合中有一个共同情况为基础的，因此，其前提和结论之间的联系不具有必然性。为了提高求同法结论的可靠性程度，一要增加被考察的场合。二要注意分析先行情况中有无其他共同情况，以便真正确定共同情况的唯一性。三要注意分析先行情况与被研究现象之间的相关关系，以便确定两者之间是否存在因果关系。例如，某人一天晚上看了两小时书，并且喝了几杯浓茶，又用热水洗脚，结果失眠了；第二天晚上，他看了两小时电视，抽了许多烟，又用热水洗脚，结果又失眠了；第三天晚上，他听了两小时音乐，喝了大量咖啡，又用热水洗脚，结果再次失眠。按照求同法，连着三个晚上失眠的原因似乎应该是用热水洗脚。这个结论显然是荒谬的，事实上，茶、烟、咖啡中的兴奋性成分才是真正的原因。

2. 求异法

求异法也称差异法，是指在被研究现象出现和不出现的两个场合中，如果只有一个情况不同并且只出现在被研究现象出现的场合，那么这个唯一不同的情况就是被研究现象的原因（或结果）。其逻辑形式是：

场合	先行（或后行）情况	被研究现象
（1）	A，B，C，D	a
（2）	—，B，C，D	—

所以，A 是 a 的原因（或结果）

求异法的特征是同中求异，其前提和结论之间也不具有必然性联系。求异法在天然条件下极为罕见，一般要在人工控制条件下才能进行，因而它是科学实验中广泛应用的方法。例如，医学研究中将观察对象随机分为 2 组，2 组的条件基本相同，以某一因素处理其中一组（实验组），另一组不用此因素处理（对照组），如果用某一因素处理的实验组出现了和对照组相比有统计学意义的效应，就可推测该因素是出现效应的原因或部分原因。

应用求异法时要注意以下两点：一要注意分析两个场合有无其他差异现象，以便真正确定"唯有一个情况不同，其他情况都相同"。二要注意分析两个场合唯一不同的情况，是被研究现象的整个原因还是其部分原因。

3. 求同求异并用法

求同求异并用法也称契合差异并用法，是指如果只有某一情况在被研究现象出现的若干场合（正事例组）中出现，而在被研究现象不出现的若干场合（负事例组）中不出现，那么这一情况就是被研究现象的原因（或结果）或必不可少的部分原因。其逻辑形式为：

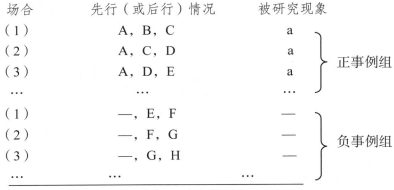

求同求异法包括三个步骤：第一步，把被研究现象出现的正事例组场合加以比较，发现只有一个共同情况，由此根据求同法确定 A 是 a 的原因（或结果）。第二步，把被研究现象不出现的负事例组场合加以比较，发现 A 情况不出现是唯一共同的，由此又根据求同法确定 A 不存在是 a 不存在的原因（或结果）。第三步，比较正反两个事例组场合，根据有 A 就有 a，无 A 就无 a，运用求异法即可得知：A 是 a 的原因（或结果）。由此可见，求同求异法实际上是两次求同，一次求异，这与求同法与求异法的相继应用是不同的。例如对青蒿素的研究，从文献的角度发现将青蒿绞汁或用于散剂、丸剂时治疗疟疾有效，而用汤剂或热提取则无效，实验结果显示高温水煎破坏了青蒿的有效成分青蒿素。那么，前一用法中含有青蒿素则有效，后一用法中青蒿素被破坏则无效，说明青蒿素是治疗疟疾获效的原因。

运用求同求异法时应注意以下两点：第一，正事例组与负事例组的组成场合越多，越能排除偶然的巧合的情形，结论的可靠性越高。第二，应选择与正事例场合较为相似的负事例场合来进行比较。

4. 共变法

共变法是指在被研究现象发生变化的各个场合中，只有一个情况发生相应地变化，而其他情况保持不变，那么这个唯一变化的情况，就是被研究现象的原因（或结果）。其逻辑形式是：

场合	先行（或后行）情况	被研究现象
（1）	A_1，B，C	a_1
（2）	A_2，B，C	a_2
（3）	A_3，B，C	a_3
…	…	…

所以，A 是 a 的原因（或结果）

共变法的逻辑特征是"同中求异"，即从相同的相关情况中寻求变化着的情况。例如，有患者因怒后啼哭，突然昏厥气闭，四肢强直，厥冷，口噤，不省人事。经同事抢救了约半小时始缓解，此后胸闷，咽中如有物梗塞，气出不畅，四个多月来每遇不如意时即可晕厥昏倒如前状，前后已发作十余次。舌淡红，苔薄白，脉沉弦。辨证为肝气郁闭。此案例即是抓住了恚怒与昏厥的共变关系，而做出了正确诊断。

应用共变法时应注意：第一，与被研究现象发生共变的情况是否具有唯一性。如果不是唯一的，那就要注意分析到底哪一个和被研究现象之间是真正的因果关系，而不能随意判定。有时还有一种情况，就是表面上两个现象之间在共变，但实际上还有一个现象，是这两个共变现象的共同原因，这个现象和那两个表面共变的现象之间才分别是真正的因果关系。第二，两个现象间的共变有一定的限度，超过限度就会失掉原来的共变关系。第三，要注意因果关系是单向的，还是双向的，即是否互为因果的情况。

5. 剩余法

剩余法即已知某一复合情况是一复合现象的原因（或结果），并且还知道复合情况的某一部分是复合现象中的某一部分的原因（或结果），那么复合情况的剩余部分，就是复合现象的剩余部分的原因（或结果）。其逻辑形式是：

复合情况（A，B，C，D）是复合现象（abcd）的原因（或结果）。

A 是 a 的原因（或结果）。

B 是 b 的原因（或结果）。

C 是 c 的原因（或结果）。

所以，D 是 d 的原因（或结果）。

临床对疾病的诊断，经常要使用剩余法。比如当用一种病机、一个疾病不能解释患者的所有表现时，医生立刻就会想到还会有其他病机、其他疾病的存在，于是详加分析并做出二元性或多元性诊断，这时所使用的就是剩余法。

运用剩余法时需要注意以下两点：一是必须确认复合情况的一部分（A，B，C）是复合现象（a，b，c）的原因（或结果），而复合情况的剩余部分（D）不可能是复合现象这一部分（a，b，c）的原因（或结果），否则，就无法断定复合情况（D）与复合现象（d）一定有因果联系。第二，复合情况的剩余部分（D）不一定是单一的情况，还可能是复杂情况，在这种情况下，就必须进一步研究，探求剩余部分的全部原因（或结果）。

 拓 展

海王星的发现是天文学中的一个巨大成就，它是运用剩余法获得成功的。

1781年，威廉·赫歇耳发现了天王星，可是不得不等到精确地计算出它与木星和土星间的引力作用，才能为这颗运动的行星绘制表格，因而后期的工作由皮埃尔·拉普拉斯在他的著作《天体力学》中完成。1821年，巴黎的波瓦尔德根据这一著作计算并发表了行星包括天王星的运动数据表。在准备天王星数据的时候，他遇到了很大的困难：根据1800年以后得到的位置数据而计算出来的轨道，与根据该行星刚刚被发现之后所观察到的数据计算出来的轨道不协调。他对以前的观察数据完全置之不理，他的图表建立在新近观察的数据之上。然而，在后来的几年里，根据该表计算出来的位置与该行星观察的数据存在不一致；到1844年差值总计达2分钟弧度。由于所有其他已知行星的运动位置与计算出来的位置一致，天王星中出现的差值引发了大讨论。

天文学家按照已知行星的引力计算，天王星的运动轨道发生了四个方向的偏离。经过观察分析，已知三个方向的偏离是由一些已知行星的引力所致，而另一方向的偏离则原因不明。法国科学家勒维烈考虑，既然其中三个方向的偏离是行星引力所致，那么剩余的一个方向的偏离也应是另一未知的行星的引力所引起的。他认为，天王星偏离问题的唯一满意的解释，是在天王星周围的某个地方存在一个干扰它运动的行星。到1846年的中期，他完成了未知行星的运行轨道的计算，9月18日他写信给柏林天文台的伽勒，请求他在天空的一特定位置寻找一个新的行星。果然，当年9月23日，在与计算结果相差不到一度之处发现了海王星。

五、类 比 推 理

（一）概念和特征

类比推理是指根据两个或两类事物对象在一系列属性上相同或相似，推出它们在其他属性上也相同或相似的思维方法。其一般形式是：

A 对象具有属性a，b，c，d。

<u>B 对象也具有属性a，b，c。</u>

所以，B 对象也具有属性d。

从类比推理的逻辑形式可以看出，类比推理是从个别到个别的推理，它包括本体和比体两个部分。"本体"是待解决的问题或事物现象，它常常是人们不熟悉的，有时甚至是较深奥或较抽象的问题或事物；"比体"是当作类比参照物的问题或事物，它可使人们从对类似、相通的事物的理解中找到待解决问题的途径。例如，宋代医家张杲《医说》卷四有"治哽以类推"说，其中列举一"以类推治鱼哽"的案例："苏州吴江县浦村王顺富家人，因食鳜鱼，被哽骨横在胸中，不上不下，痛声动邻里，半月余，饮食不得，几死。忽遇渔人张九言：取橄榄与食，即软也。适此春夏之时，无此物。张九云：若无，寻橄榄核捣为末，以急流水调服之，果安。问张九，尔何缘知橄榄治哽？张九曰：我等父老传橄榄木作取鱼掉篦，鱼若触着，即便浮，被人捉却，所以知鱼怕橄榄也。今人煮河豚，须用橄榄，乃知去鱼毒也。"此即以"橄榄木作取鱼篦，捉鱼有效"为前提，类推"橄榄能治鱼哽"。

类比推理具有以下几个特征：第一，类比推理的基础是人们对思维对象相似性的认识。不同事物之间的同一性和相似性，是类比推理的客观基础，人们之所以能对客观事物进行类比，是因为他们头脑中先前已经储存了关于相关事物的相似性认识。第二，类比推理具有较大的灵活性。类比推理是一种跨对象、跨领域的思维，是一个由特殊到特殊、由此物到彼物、由此类到彼类的认识过程，它在解决理论问题或认识事物的本质中具有由已知推出未知，起到举一反三和触类旁通的作用。相对于演绎、归纳推理而言，类比推理受前提制约程度小，类比物的选择、类推属性的选择等都具有很大的灵活性。例如，惠更斯将光波与水波、声波等类比，从而提出光的波动说。正是类比推理的灵活性，为想象力的充分发挥提供了极大的可能性。第三，类比推理的推断不具有必然性。类比推理是把某事物对象具有的属性推广到与之相似的对象上去，因而结论断定的范围超出了前提断定的范围，前提并不蕴涵结论，从前提的真实，不能必然推出结论的真实。类比推理的或然性，还因为客观事物之间既有相似的一面，也有差异的一面，如果我们得出的结论正好是它们二者的差异性时，结论必然是错误的。

（二）基本方法

类比推理按照类比物属性的有无，可分为肯定类比、否定类比和中性类比；按照类比物属性的特征，可分为性质类比、功能类比和关系类比。

1. 肯定类比、否定类比、中性类比

（1）肯定类比　根据两个或两类对象存在着若干属性相同或相似，又知其中一个或一类对象还有某种属性，从而推出另一个或一类对象也具有该属性。肯定类比也是类比推理的一般模式。例如，某药品公司的工作人员曾经比较过牛黄和珍珠的形成过程。河蚌与牛都是动物，河蚌体内因进入异物并以此为核心，经过长期分泌液体形成了珍珠。牛体内因胆结石并以此为核心，经过长期分泌液体形成了牛黄。河蚌经过人工插片能够育珠，于是推论在牛的胆内人工插片也应能生产牛黄，后经试验而取得了成功。

（2）否定类比　根据两个或两类对象存在某些属性的相异，又知其中一个或一类对象还有某种属性，从而推出另一个或一类对象不具有该属性。其逻辑形式是：

A 对象具有属性 a，b，c，d。

B 对象不具有属性 a，b，c。

所以，B 对象也不具有属性 d。

这种否定类比在临床诊断与鉴别诊断中较为常用，例如，甲患者有：a 咳嗽；b 潮热盗汗；c 舌红少苔，脉细数；d 润肺养阴治疗有效。现乙患者不具备 a、b、c，所以推测乙患者可能不是肺阴虚证，润肺养阴治疗可能无效。

（3）中性类比 肯定类比与否定类比的结合使用，即根据两个或两类对象在某些属性上相同或相似而在另外一些属性上相异，又知其中一个或一类对象还有某种属性，再平衡这些共同点和差异点，从而推出另一个或一类对象也具有（或不具有）该属性。其逻辑形式是：

> A 对象具有属性 a，b，c，p，q，r，还有 s。
> B 对象具有属性 a，b，c，不具有属性 p，q，r。
> 所以，对象 B 具有（或者不具有）属性 s。

例如，甲患者有：a 面色苍白或萎黄；b 口唇指甲淡白，舌淡；c 眩晕；p 视物模糊，雀目，甚则目视不明；q 四肢麻木，筋脉拘挛；r 月经后期，量少，甚则闭经。诊断为肝血虚证。现在乙患者具有 a、b、c，不具备 p、q、r，那么，乙患者就可能不是肝血虚证。又如人们在探索火星有无生命时发现：火星和地球都是太阳系的行星，昼夜也几乎相同，而且都有大气层、水分、适中的表面温度，其他物质组成也很相似，这是其共有属性；但是，火星周围的大气很稀薄、严重缺氧，水蒸气则只有地球上的千分之一，大气压力仅为地球上的 1/200，没有磁场……这些都是火星和地球的差异属性。人们平衡上述共同点和差异点，依据关键的相同或相异要素，推出了火星上没有生命现象的结论。

2. 性质类比、功能类比、关系类比

（1）性质类比 指作为类比物的系统与应予解释的系统在性质上是相似的类比。例如：人们根据光和声音具有一系列相似的性质，如光的反射与声音的回声、光的亮度与声音的响度、光的颜色与声音的音调相似，而声音具有波动性，由此可推出光也具有波动性。中医学对六淫病因性质的认识，即是与自然界六组气候变化的性质类比而推出的。如气候寒冷时，许多物体乃至动物呈现出收缩之象，大地冻结，水结冰等，以此类比寒邪致病具有收引、凝滞的特点。

（2）功能类比 一般是依据两类不同的事物在结构上的类似推出其功能上的类似的类比方法，有时又称为结构-功能类比或模型类比。由于事物或过程的结构与功能之间存在着密切联系，不同事物或过程在结构上的相似性很可能带来功能上的相似性。因此，人们运用功能类比方法，可由结构上的相似性推知其功能上的相似性。例如，早期人们曾把心脏的结构与水泵的结构进行类比，把心脏瓣膜比作水泵的单向阀门，这种"心脏-水泵"类比对哈维发现血液循环理论起了重要的助发现作用。又如吴孟超院士对肝脏手术的改进，即来源于自来水开关装置的启示。他想，肝动脉和门静脉是肝脏供血的"总闸门"，如果在"总闸"上安放一只类似自来水开关的装置，手术时把开关关上，阻断血流，过一段时间手术暂停，把开关打开，让血流在肝脏里充分运行 3～5 分钟后，再把开关关上，继续手术。这样反复多次地进行，就可以在常温下既争取到足够的手术时间，又能防止肝脏因缺血时间

过长而坏死。这一方法改进了低温麻醉切肝法的弊端，极大地提高了肝脏手术的成功率[①]。

（3）关系类比　也叫做形式类比，是指根据作为类比物的系统与应予解释的系统在因果关系上的相似而作的类比；或者根据两组对象有某种类似关系，并且其中的一组对象还有另外的关系，从而推出另一组对象也有类似的关系。前者如根据声音的性质（回声、响度、音高、在空气中的传播等）之间、光的性质（反射、高度、颜色等）之间是否存在把各项联系起来的纵向的因果关系加以类比，发现在声音的性质之间、在光的性质之间具有相同类型的因果关系，诸如反射定律、折射定律、强度随距离而变化等等。后者如卢瑟福受"大宇宙与小宇宙相似"的启发，把太阳系和原子结构进行类比，解释了原子的运行模式。卢瑟福从实验中发现原子的绝大部分质量以及正电荷集中在内部很小的一个核上，这与太阳系很相似；原子核在原子中占很小一部分空间，太阳在太阳系中也是这样；原子核与电子靠库仑力联系，遵守平方反比律；太阳与行星靠万有引力联系，也遵守平方反比律。卢瑟福的原子模型形象地解释了原子的结构，原子核像太阳那样居于中心，电子像行星那样循着各自的轨道绕核运动。

由于类比推理在逻辑中缺乏必要的逻辑链接，其结论是或然性的，因此，在运用类比推理时，为了尽量提高它的可靠性程度，应注意把握以下原则：一是两个对象的相同（或者相似）属性越多，则结论可靠性越大。因此，要尽量扩大类比的范围，尽可能多地考察两个对象之间的各种相似性质或关系。二是相同（或者相似）属性与推出属性之间的联系程度越紧密，则结论的可靠性越大。类比物与被类比物的相似属性有多少，这只是量上的考察，关键的是相似属性与类推属性之间有无内在联系。本质属性因其为事物内部稳定的必然联系，它在客观上制约着非本质属性，因此，依据本质属性进行两事物间的类推，才能最大限度地保证结论的可靠性。三是要尽可能分析、比较两个类比对象之间的差异性，还要与其他方法相结合，尽量避免因忽视重要差异而犯"机械类比"的错误。

六、假 说 方 法

只要自然科学在思维着，它的发展形式就是假说。一个新的事实被观察到了，它使得过去用来说明和它同类的事实的方式不中用了。从这一瞬间起，就需要新的说明方式了——它最初仅仅以有限数量的事实和观察为基础。进一步的观察材料会使这些假说纯化，取消一些，修改一些，直到最后纯粹地构成定律。

恩格斯《自然辩证法》

科学假说和科学理论作为自然科学发展的重要形式和基本方法，自然科学正是循着由假说到理论，又由新的假说到新的理论的辩证途径不断向前发展的。

（一）科学假说的概念

科学假说是科学理论发展的思维形式，是人们根据已经掌握的科学原理和科学事实，

① 卢嘉锡，等. 院士思维（卷二）[M]. 合肥：安徽教育出版社，1988：217-218.

对所研究的事物、现象的本质、规律和原因，经过一系列的思维过程所做出的一种假定性的解释和说明。构成假说的基本要素通常包括：事实基础，背景理论对现象、规律的猜测，推导出的预言和预见。

严格说来，任何一种假定性的猜测都是假说，但并不是任何假说都是科学的假说，是科学上值得研究的假说，是确能指导科学研究的假说。如在神话中，我们有关于风雨雷电如何出现的假说；在日常生活中，我们有关于疾病的魔鬼附身的假说等。科学假说与非科学假说的区分，一个重要的判据是可检验性，任何科学假说应当具有原则上的可检验性，也就是说，一个假说可能在当时、当地受着实验条件的限制不具有检验的现实性，但是，一旦条件具备，就可检验了。如果一个假说无法在原则上接受观测实验的检验，那就不能称之为科学假说，因为它与任何经验现象都没有关联，完全缺乏经验意义。第二个重要的判据是将假说放在当代科学发展的环境里来进行考察，一般来说，科学假说不应当与科学家所处的背景知识体系中已经经过严格检验的科学事实、基本的规律和理论相矛盾。

（二）科学假说的基本特征

1. 科学性与假定性的统一

科学假说是在一定的事实材料和已有科学理论的基础上，经过一系列科学论证提出来的，它不同于主观臆测及缺乏科学论证的简单猜测、随意幻想。但科学假说对问题的看法毕竟是一种推测，还没有经过实践的检验，其结果是或然的。假说是不稳定的，它或是被愈来愈多的实验事实证明而发展为理论，或是被否认、被淘汰。因此，它实际上是理论本身在形成之前的一种过渡阶段。科学假说是科学性和假定性的辩证统一，科学性使它具有发展为科学理论的内在根据，假定性使它具有发展为科学理论的一种可能性。

2. 抽象性与逻辑性的统一

假说不是由经验事实直接引发而来的，而往往是针对某个问题提出的试探性的解答。如第谷积累了丰富的天文观测事实，但并不能直接从中看到后来为开普勒发现的行星运动定律，更不能直接导出万有引力定律。因此，假说不是经验事实的简单堆积，而是经过了一定程度的科学抽象，因而具有抽象性；假说所依据的事实之间有一定的层次性和逻辑性，故假说已初步具备了理论的某种抽象性和逻辑性，当然同理论相比，假说的抽象程度不高，逻辑性尚不完备，有待实践的检验和提高。

3. 多样性与易变性的统一

对于同一自然现象的研究，由于不同主体占有的资料不同，知识结构不同，看问题的角度不同，使用的方法不同等原因，可能提出多种不同的假说，有时甚至出现两种或多种相互对立的假说。另外，随着新事实的发现，新方法的发明和人们认识的深入，假说也在不断地被修改，不断地被变换。甚至在有些问题上，相关的假说几经更迭，但都不够完满，从而形成争论不休、长期共存的局面。例如，关于癌症的病因说，迄今已有几十个，究竟哪个正确，还有待于今后科学实践的验证。

（三）假说在中医学研究中的作用

科学研究是试探性地对经验事实做出的解释，并对未来做出预测，而假说就是实现这种试探性解释和预测的基本的思维形式，它为经验研究提供指导，为理论的建立提供方案。假说在中医学研究中的作用，如同在其他科学中一样，大致可归纳为以下几个方面。

1. 假说是通向科学理论的桥梁

科学研究的根本任务是揭示自然现象的本质和规律性，但客观事物的本质有一个暴露的过程，人们对它的认识也有一个发展的过程，当客观事物的本质尚未充分暴露，人们掌握的科学资料不够完备时，只有借助假说的形式，提出猜测性的假说，才能进一步探索客观事物的本质和内在规律。

假说是作为对科学问题的解答而提出来的，相应于科学问题的不同类型，假说的内容、形式也不相同。对于常规科学问题，假说提出的主要目的在于修改、调整、扩展原初的背景知识体系。即由于新的事实的发现，需要新的假说对新事实做出解释，或者是将背景知识体系扩展到原来不曾应用的领域，在已知理论和辅助假说的基础上进行逻辑推导得出一个新的推论。对于某个领域反复出现的反常问题，假说的提出既不依赖于已知的科学事实，也不完全依赖于已知的科学理论，而是提出与已往的理论观念根本不相容的假定性说明。如爱因斯坦否定牛顿绝对时间和空间的观点，提出了狭义相对论的假说。

自然科学就是沿着假说→理论→新假说→新理论……的途径，不断向前发展的。科学史表明，自然科学理论发展的过程，就是假说的连续更替和假说的内容不断精确化、深刻化的过程。只是相对于其他自然科学门类，中医学术发展过程中提出的假说较少，假说的更替和内容的精确化、深刻化明显不足。

2. 假说是发挥思维能动性的有效方法

由于假说体现了探索性和科学性的统一，因而，假说既要立足于事实，又不能等待事实材料的充分完备；既要服从理性思维的指导，又要敢于冲破传统，大胆怀疑，充分发挥创造性思维的主观能动性。探索性的假说不仅仅是一种猜测、一种尝试，更重要的是它意味着一种进取，从而成为科学发展的重要形式。在一定意义上，假说并不是直接从科学事实中引申出来的，更主要的是为了说明事实，通过认识主体的能动性发现或发明出来的。假说就是对于蕴含在事实、现象背后的本质和规律性进行猜测、假设。这种猜测和假设本身就是人类创造性的高度表现，它显示的是一种伟大的洞察力。同时，假说对科学家收集的资料进行重新组织，帮助科学家解释某些信息、资料，而且可以为科学家的进一步研究指出一种方式、方法和方向。所以，提出假说的能力，也就成为科学才能的重要标志。

3. 假说是促进学术繁荣的工具

关于同一类对象的多种不同的假说之间的相互竞争，有利于揭露各种假说中存在的问题，相互补充，乃至发展出新的假说，从而有利于在实践的基础上使人们的认识不断地深化和精确化。科学史上氧化说与燃素说、光的波动说与微粒说、生物学上的突变论与进化论的争论等，都对上述各门学科的发展发挥了很大的推动作用。即使是错误的假说，往往也包含一些积极因素，在一定条件下，它也可以对科学的发展起推动作用。如"以太说"，仅仅为了验证"以太"是否真实存在，就已经为科学实验提出了新的课题、新的实验意图、目的和方向，其结果就有著名的"迈克尔-莫雷实验"的出现。这个著名实验的直接目的虽然是为了验证"以太说"，但其结果却又提示了人们去把握光速不变性原理。

中医学术的发展，同样离不开假说的作用，如金元四大家的学术争鸣、命门学说的发展与完善，特别是明代医家吴又可面对疫病流行十分猖獗的严酷现实，本着实事求是的精神，"静心穷理，格其所感之气，所入之门，所受之处，及其传变之体"（《温疫论·原序》），对传染病的病因病理进行悉心研究，创立"杂气"学说，阐述了杂气优劣的差异性、致病的种属选择性与特异性、广泛的传染性、表现的多样性、发病的潜伏性等，无疑是对传染病病因的伟大创见，或者说是病原微生物致病的一种假说。刘松峰高度评价说："又可先生卓识伟论，真乃冠绝今古，独辟蚕丛，诚瘟疫门中字字金针，无可訾议。"（《温疫论类编·自序》）

（四）科学假说的建立

美国哲学家杜威指出，任何思考性活动都是用来解决问题的。我们之所以要提出假说，就是要用它去说明、解释、解决某些特异的现象、过程、问题和困境。所以，问题和困境是假说提出的起点，其中包括理论与事实材料的冲突、已有理论之间的冲突两类问题和困境。

1. 建立假说的步骤

假说的构建涉及直觉、想象、类比和归纳等思维方法，可分为认定问题和提出假说两大步骤。

（1）问题认定　假说的提出不是无缘无故的，它是用来回答特定的问题、解释一定的事实的。因此，通过观察、发现问题、提炼问题来提出所面临的科学问题，是建立假说的第一步。问题的认定具体涉及以下环节：①观察现象：通过观察、实验，发现反常、奇怪的事实、现象。②发现问题：根据所观察到的现象，发现观念、理论的矛盾冲突。③提炼问题：搜集一定数量的事实、资料，在分析和思考的基础上，从更本质的角度提炼科学问题。

（2）提出假说　为了回答问题，要充分运用各种有关科学知识，并且灵活地展开归纳和演绎、分析和综合、类比和想象等各种思维活动，形成解答问题的基本观点，而这种观点常常表述为新的科学概念，并以此构成假说的核心。具体步骤包括：①提出猜想：通过推理和想象进行猜想、猜测，提出解释问题的初始假说。②收集证据：针对初始假说来收集证据，以使这个假说经过事实的进一步验证得到更高的确信度。收集证据、发现信息的过程是锤炼假说的过程，它也可能把思考引向别的方向、引出新的事实、排除一些初始假说、提示新的假说等。③修正假说：根据收集到的证据对初始假说进行一般检验，形成解释问题的修正假说。④一般检验：检验假说对已知事实的解释。此即假说的前验评价。

当然，假说的形成本身就是一个创造性的思维过程，没有什么固定的模式或程式，所以关于假说形成过程的四个阶段的划分，也只具有相对的意义。通过以上步骤的循环往复，提出的假说经过一般性检验，逐步淘汰不合理的成分，最终形成正式的解释性假说。

2. 建立假说的方法论原则

假说是由问题到达理论的中间环节与过渡形态，因此，科学理论所具有的特性与功能，就成为提出假说时应考虑的原则。

（1）解释性原则　就假说与已知事实的关系而言，提出假说不能和经过检验的事实相冲突，而应能对它们做出统一的说明与解释，并尽可能达到全面性的要求。正如达尔文所说："一种假说仅是因为它能解释大量的事实，才能发展成为一种学说。"[①]但在实际情况下，假说只要对事实的解释能够满足以下要求，往往就能维持其生存的需要：一是填补对新事实的解释空白；二是取代原有理论的错误解释；三是不存在假说无法解释的反例和/或不能用辅助性假说补充与挽救的情况。如 18 世纪时，为了解释燃烧现象，一些科学家提出了燃素学说，认为可燃物质之所以能够燃烧，是由于其中含有"燃素"，燃烧时"燃素"从可燃物质中溢出。燃素学说提出后，能够解释部分观察现象，因而受到许多科学家的认同。但后来人们发现，当某些金属物质燃烧后，反而比燃烧前要重。此即遇到了反例，为了保留燃素学说，有人提出了特设性假说，认为之所以出现这种现象是因为这些物质的燃素具有负重量，当具有负重量的燃素溢出后，当然重量会增加。很明显，这种特设性假说是不值得研究，反而是应该反对的假说。

（2）对应性原则　就假说与已知科学理论的关系而言，假说不能与经过检验的科学理论相矛盾，而应当运用和遵循已有的科学原理。尽管我们知道科学理论也有其相对性和适用范围，但在假说与原有事实和理论相矛盾时，我们首先还是要怀疑假说。只有在我们充分掌握了新的事实依据时，才有可能突破原有的理论。而且在新假说取代旧理论时，它应继承旧理论中被实践检验过的合理内容，并作为一种特例或极限形式包容在新理论之中。如相对论对牛顿力学、非平衡热力学对经典热力学等都是如此。根据我们秉承的"以最小代价获得最大收益的准则"，接受一个假说要求拒斥的先前信念越少，这个假说就越合理——假如其他情况相同的话。一个假说的合理性与它所排斥的先前信念和合理性成反比。

对应性原则的普遍意义体现了科学假说之间存在着既继承又发展的深刻联系，任何一个新理论或假说替代原理论或假说，都应满足这样两个基本要求：一是新的理论或假说比原有理论具有更丰富的检验蕴涵；二是新的理论或假说在原有理论得到充分确证的那个领域以渐进线的形式与之相一致。形象地说，如果把新理论或假说比作双曲线，则原有理论相当于作为双曲线渐进线的两条交叉直线。在交点附近的领域，两者很不相同；随着曲线和渐进线的延伸，两者渐趋一致。

（3）简单性原则　就假说逻辑性而言，要求在假说体系中"所包含的彼此独立的假设或公理最少"，以使假说尽可能地简单，能由少数几个原理或基本假设来解释一定领域内所有的已知事实，这样可以减少形成理论时造成不自洽的根源。简单性原则最著名的表述者是 14 世纪的唯名论哲学家奥卡姆的威廉，他因一句格言而享有盛名，这句格言是："如

---

① 达尔文生平及其书信集[M]. 第 2 卷. 北京：三联书店，1957：87.

无必要，勿增实体。"此格言被世人称为"奥卡姆的剃刀"。爱因斯坦认为，科学的伟大目标就是"要从尽可能少的假说或者公理出发，通过逻辑的演绎，概括尽可能多的经验事实"。但是，逻辑简单性并不是一种空洞的目标，也不是理论所追求的唯一的目标，它还必须与经验事实相符合。所以，正如爱因斯坦所说："逻辑简单的东西，当然不一定就是物理上真实的东西。但是，物理上真实的东西一定是逻辑上简单的东西，也就是说，它在基础上具有统一性。"①逻辑简单性也是在几种竞争性假说中，评判假说优劣的标准之一。

（4）可检验性原则　可检验性有两种：一是原则上的可检验性，根据现有已被证明是可靠的理论、规律来看，假说是否能够加以检验；二是技术上的可检验性，即是否具备了检验假说的技术条件和手段。

新假说原则上要能够通过观察、实验进行检验，从而判断它是否具有真理性。如果一个假说不但无法在技术上接受观测实验或一般实践的检验，而且在原则上也不能被检验，那它就不能称之为科学假说。所谓原则上不可能被检验，是指它根本没有检验蕴涵——它本身不能被检验，由它演绎推导出的命题也不能被检验。概言之，它与任何经验现象都没有关联。既然找不到哪个经验能够与它相符合或相抵触，就只能认为它缺乏经验意义，是不可检验的。例如，关于月球物质构成的假说，原则上是可以检验的，人们开始是应用间接检验方法，而当登月成功之后，就最终在技术上实现了直接检验。关于速度为每秒 40 万公里的火箭行为的推测，原则上是不可能检验的，因为根据物理学最基本的原理，物体运动超光速是不可能的。一般情况下，假说的可检验性是指假说具有检验蕴涵，因为观测实验所检验的常常不是假说本身，而是它们的推论，即从该假说中逻辑推导出来的描述个别现象或事件的判断。例如爱丁顿于 1919 年在普林西比岛对日全食的观测，所验证的就是广义相对论的一个推论。许多伪科学的假说，如天上星辰控制着地上个人的命运，我们既无法知道什么证据支持它，也无法知道什么证据反驳它；并且在遭到质疑时，还可以提出一些莫名其妙、无关痛痒的特设性假说去维护它，且不付出任何代价。

（5）谦和性原则　谦和性有两种意义：如果一个假说在逻辑涵义上比另一个更弱，就是说它被另一个假说所蕴涵而不蕴涵另一假说。如果一个假说设定已发生的事件是一更常见、更为人所熟悉的事件，因而也是一种更应期待的事件，那么这个假说就在平凡意义上更谦和。例如，当大街上发生车祸时，假定司机由于一时疏忽酿成大祸，就比假定司机故意杀人更为谦和。谦和性的要求是：在同等条件下，假说越不离奇越好；或者说，除非必要，不要构造离奇假说。

上述原则中，对应性与谦和性原则告诉我们在遇到相反的观察，需要对理论或假说做出修改时所需采用的策略：尽可能地与先前的信念保持一致，做出最小或最谦和的修改。简单性原则是对于理论表达形式方面的要求，它既是一种美学要求，同时也具有本体论和认识论方面的根据。因为世界及其结构本身就是简单的，大千世界靠一些简单、基本的规律统辖着；而且，简单性对于人或动物来说具有生存价值，它有助于从过去和现在的经验中形成关于未来的正确预期。解释性与可检验性原则是就理论或假说与其经验证据的关系而言的。一个理论所覆盖的经验证据越多，它的适用范围越广，就越普遍；而且只有存在

---

① 爱因斯坦文集[M]. 第 1 卷. 北京：商务印书馆，1979：262.

着足以拒斥或修正它的经验证据时，它才是可检验的。

（五）科学假说的评价与检验

假说的检验程序包括逻辑分析和实践检验两个步骤，前者可称为假说的前验评价，后者可称为假说的后验评价。

1. 假说的前验评价

为了选择值得实践检验的假说，有必要在实践检验之前对假说进行理论与逻辑分析，即应用逻辑推理，将推导出的结论彼此进行比较，看这些结论之间是否存在内部的逻辑矛盾，以及新假说与现有理论之间是否存在外部逻辑矛盾。假说的前验评价除上述可检验性外，还包括以下内容。

（1）假说的功能评价　一个好的科学假说不但能够解释设定它要解释的现象，而且必须广泛地解释其他的相关事实和预测未知的事实。对广泛的事实做出解释，既表明提出的假说具有很大的解题能力，同时也表明提出的假说能够得到大量事实的支持；如果哪怕是只有一件事实和假说相冲突，这个假说也有可能被修改甚至被淘汰，当然也有可能建立一个辅助性的假说来补充和挽救一个假说的硬核不被证伪。假说对其研究对象范围内随实践变化而出现的新事实、新现象、新问题应有相应的预见力，而且预见度的大小，预见精度的高低，反映了假说的成熟程度。预言的精确性较低时，即使是一个不太正确的理论也很容易被看作是正确的。假如有人提出一个理论，预言在下个一百年地震将会发生。那么这一个预言是可观察的，并且很可能是正确的，然而这样的假说又是无价值的。预言的精确性是和假说表达的精确性相关的，很多时候，用模棱两可、含混不清的语言来表达自己的理论，正是伪科学的典型特征。

（2）假说的美学评价　科学假说不仅要满足其内部的逻辑自洽性要求，而且要尽可能地与相关的科学背景知识相一致。所谓背景知识，就是指那些已经得到确证且为科学界所接纳的科学理论。例如，当我们在分不清"水变汽油"的真伪时，我们暂且把它看作是一种假说，但这一假说同地质生成石油的理论相冲突，而且没有足够的反证证据，因而我们不能证实这一假说。另一美学评价内容是假说逻辑结构的简洁美，亦即上述的逻辑简单性原则。

2. 假说的后验评价

实践检验是通过观察和实验对假说及其推论进行的验证，具体可分为以下两种形式。

（1）直接验证　即用观察和实验直接观测科学假说的实质内容，以证实或否证科学假说。如用清热解毒法治疗中风病获效，对中风"毒损脑络"病机假说的验证；用抗生素治疗消化性溃疡对幽门螺杆菌能引起溃疡的病因假说的验证。

（2）间接验证法　即用观察和实验来检验从假说基本命题所推演出来的结论或预言。这种验证法通常运用逻辑推演与实践证明相结合的方式。如1919年爱丁顿的日食观测验证了光线在引力场的弯曲效应，即间接验证了爱因斯坦的广义相对论。

3. 假说检验的复杂性与相对性

科学假说的检验是一个复杂的过程，受制于科学检验中的认识活动与检验逻辑两个方面因素的影响。

（1）认识论因素　认识主体的局限性与认识客体的无限性矛盾，决定了人的认识过程的反复循环性，科学认识不可能一次完成，而要经过实践→认识→再实践→再认识这样的反复循环过程。在一定历史时期中的实践本身有其局限性，因而实践检验的标准具有相对性。认识的反复循环也就是任何一次实践检验的结果，其意义都具有相对性，也就是说包括判决性实验在内的所有检验结果都具有相对性。

所谓判决性实验，就是在对立的两个假说之间，设计一个或一组观测或实验来证实哪一个具备预见性，或者更确切地说，证实哪一个不具备预见性。长期以来，科学家们相信，如果从一个假说做出的推断（预见）与另一个假说做出的推断（预见）相抵触，实验结果支持其中的一个推断而否定另一个推断，就可以认为该实验在两个对立的假说中做出判决，其中一个便转化为理论。如 1919 年爱丁顿对日全食的观测结果与牛顿力学的推论相悖，而与广义相对论的预言相一致，被称为是对广义相对论的验证。又如在 20 世纪 40 年代初，关于有机体遗传的物质基础，有蛋白质与核酸两种对立的假说，1944 年，加拿大生物学家艾弗里等设计了一组实验，从光滑型肺炎球菌里分离出纯的蛋白质和纯的脱氧核糖核酸，分别把它们加给粗糙型肺炎球菌，结果，只有后者能使粗糙型转化为光滑型。这个判决性实验，确定了遗传的物质基础是核糖而不是蛋白质。

一般而言，判决性实验可以指望作为推翻某一种假说的手段，但不能指望推翻一个假说同时就能完全证明与之对立的另一个假说。对判决性实验能否作为科学假说转化为科学理论的判据，至今仍有不同的看法。

（2）方法论因素　首先，一个全称判断所演绎出的经验推论在数量上是无限的，其中部分结论与观测事实相符合，只是为该科学假说提供了某些辩护和支持，还不能说完全证实了这一科学假说。其次，以全称判断形式出现的科学假说只能通过证实后件（即推论）为真从而证实前件（科学假说）为真的方法确证。但是，在逻辑上，这种方法是不能完全保真的，证实后件为真，前件可能为真，也可能为假。如果认为后件真前件必真，那就犯了肯定后件推理的逻辑错误。第三，一个科学假说所演绎出的可被直接检验的结论若与观测事实不符，则在整体上这个假说被证伪。这在逻辑上无疑是正确的，但这种不符合也可能是实验设计不合理，或者精度不够，或者科学推理中所采用的辅助性假说有误，或者经验事实受到理论概念的污染，而不一定是结论错了。

（六）假说发展的趋势

假说发展的趋势，一般可划分为以下三种情况。

1. 假说的证实与进化

一种假说不论得到哪种形式的不同程度的确证，假说便开始走向进化；但一次性的直接确证一般并不能保证使每一个假说直接转化为理论，往往需要在实践中反复得到事实的支持，能成功地解释一个又一个事实，同时没有出现反例，预见一次又一次地得到证实，假说才逐步转化为理论。假说得到越来越多的事实的支持和假说所做出的预见得到证实，是假说转化为理论的重要条件。

2. 假说的证伪与停滞

假说一旦在实践上遭到否证，就有可能停滞。但一般说来，有生命力的假说，其核心观念往往具有一定的韧性，即一次性证伪并不能使它销声匿迹，相反人们可以通过建立一个辅助性假说，形成一个假说的"保护带"来消除反常，以保护假说的"硬核"。有些假说在经过一段时间的停滞后，由于得到一些新事实的支持而又重新复活，如"灾变说"。

3. 假说的证伪与淘汰

假说预期与实践结果不一致，假说遭受证伪最后被淘汰，而被新的假说所代替，再经受实践检验。在科学发展中，对错误假说的否定经常伴随着新假说的提出，二者往往表现为同一过程的正反两个方面。"日心说"的提出，标志着对"地心说"的否定；"氧化说"的出现，意味着"燃素说"的被抛弃；"血液循环说"的确立，说明了盖伦的"血液潮动说"的错误。

综上所述，假说的提出、检验与转化是一个复杂的过程，需要我们用辩证思维的方法以分辨正确与错误，坚持真理，修正错误，正确认识理论与实践的相对性，任何已被实践检验所确认的理论仍然不可避免地包含有假定性的因素，这也是假说和理论得以不断深化和发展的内在根据。

 拓 展

一、1898 年，奥斯加·缅科夫斯基和胡恩·梅林在一个偶然的机会发现：如果把狗的胰腺切除，狗就会患上糖尿病。这个发现被记录在当时有名的医学杂志上，但没有立即引起他们自己和科学界的充分重视。

几年之后，加拿大医生班亭看到了该医学杂志上的这则记录，他立刻展开了深入的思考：为什么被切除胰腺的狗会患糖尿病？是不是因为胰腺里有某种物质能够控制人和动物血液中糖的含量？这种物质是什么？将这种物质的提取液注射到患糖尿病动物身上会不会改善它们的病况？班亭用十只狗进行试验，他把狗的胰腺摘下、捣碎，将提取液注射给患糖尿病的狗。结果，患病狗的血液中含糖量迅速降低，病况很快得到改善。他又用牛做试验，得到了同样的结果。这样，班亭发现了胰腺里控制血糖含量的物质——胰岛素。

请分析一下班亭发现胰岛素，其思维过程与方法如何？

二、从医学史的角度而言，自 1675 年列文虎克使用显微镜以后，人类的视觉进入了被列文虎克称为"小动物"的微生物世界。但到了 18 世纪，人们才提出从某些不能看见的微小生物中探索传染病的病因，19 世纪下半叶巴斯德和科赫的工作标志着科学的细菌学开始创立，其中 1850 年人类发现了炭疽杆菌，1873 年科赫开始研究炭疽杆菌，1880 年巴斯德确信炭疽杆菌是引起炭疽病的唯一原因，由此揭开了病原微生物学的新世纪。明代医家吴又可（1561—1661？）在总结前人经验的基础上，通过细心观察、深入思考及严格实践，系统阐述了杂气的概念、性质与致病特点等，揭示了传染病的诸多规律，预测到了致病微生物的客观存在，对传染病病因的研究思路与现代医学有着惊人的相似之处。有学者认为："他的学说已包含了科学革命的胚胎。如果他能有一台显微镜，他就足以能成为中国的列文虎克和巴斯德。"①但吴又可之后，杂气学说并未得到继承与发展，更不用说发展成为病原微生物学。

思考 吴又可是如何提出杂气假说的？为什么没有发展成为病原微生物理论？

七、中医逻辑思维的特点

任何时代、地域的科学思想家都是运用理论思维的形式，即一系列的概念和范畴去总结、概括该时代、地域的科技成果，以认识自然界。因而逻辑所研究的正确推理形式及其规律，也是全人类共同的，在这个意义上，没有不同民族、不同时代的逻辑。但是，另一方面，逻辑作为一个知识体，总是某一时代、某一民族乃至某些个人的产物，因而就不可避免地要带有某个时代、某个民族和某些个人的特点。就中西方逻辑体系而言，墨家逻辑与亚里士多德逻辑可谓各自的代表。墨家逻辑中的名、辞、说，即概念、命题、推理；其同一律（《经说下》："彼止于彼""此止于此""彼此止于彼此"）、矛盾律（《经说上》："或谓之牛，谓之非牛，是争彼也，是不俱当，不俱当必或不当。"）、排中律（《经说下》："辩也者，或谓之是，或谓之非，当者胜也。"）思想，《墨经》止式论证（相当于反映命题之间矛盾关系的直接推论，包括用单称或特称否定命题，反驳全称肯定命题的推论，以及用全称否定命题反驳单称或特称肯定命题的推论）中的归纳、演绎因素，《小取》"推"式论证中的归谬、类比因素等，都是中西逻辑体系相同性的表现。墨家逻辑体系中的类推形式多种多样，有"譬"（譬喻式的类比推理）、"侔"（比较相似句群的类比推理）、"援"（援彼证己的类比推理）、"推"（归谬式的类比推理）等，而亚里士多德逻辑三段论理论系统发达等，是中西逻辑体系相异性的表现。

中医学植根于中国传统文化的土壤之中，也具有与中国传统逻辑思维基本相同的特征。中国传统思维总体上说是以形式逻辑与辩证逻辑并存而擅长于辩证逻辑，抽象思维与形象思维共用而形象思维色彩浓厚为其特征，中医逻辑思维特征即受制于这一总特征，主要体现在以下几个方面。

（一）中医概念的特点

首先，由于中医学总是着眼于整体来认识事物，而整体总是有许多属性和关系，因此，与其相关的概念和范畴大多具有多相式概念的特点。所谓多相式概念，是指概念或范畴具

① 常存库. 中医体系为什么不接受他们的成就——吴有性与王清任的历史命运[J]. 医学与哲学，1988，（8）：14-16.

有明显的多义性和流动性，一个概念或范畴往往是通过许多判断从不同角度、不同层面来规定，而不是从一个方面或侧面加以界定。这样的概念，很少用单纯的属加种差的定义，而大多是一些关系性定义或发生性定义。由于概念、范畴一般都是多相的，而且多少相也没有限定，所以它们的内涵和外延都不那么确定。内涵所包含的成分或要素很难穷尽，外延的界限也只有一个大致的轮廓，同一概念、范畴可具有不同功能，实体范畴、属性范畴和关系范畴的界限不清，可因情、因人、因时而变，只有具体情况具体分析才能把握。如理论建构的一些核心概念气、阴阳、五行、藏象、经络、六淫等，大多都具有实体、属性或关系范畴的多功能性及不确定性，往往需要根据具体情况加以判别。但从历史的高度予以审视，历代学者对范畴的不同理解之间，又存在着某种一贯性和内在联系，超越历史而构成统一和稳定的逻辑体系，在中医学术发展史上，范畴的多义性、变动性又被范畴的历史体系的稳定性、一致性所限定，个体思维的独特性最终却溶解在思维历史运动的内在逻辑中。多相式概念的优点在于从宏观上能够把握对象的整体，概念具有一种灵活性、流动性和兼容性，常常启发人们从不同的方面去进行思考，从而给人一种博大而深邃的感觉。其缺点在于难于把握对象的要素，由于没有精确的概念，很难形成严密的理论；同时造成中国历代学者虽然不乏有新的创造，独到的见解，却没有完整的独立的逻辑力量，只有依附于历史母体才能存在，才能显现其价值，像杂气学说等比较少见的异端思想只是作为个别的偶然的无序因素，如同爆竹一样闪现一下声光即被吞没，思维只能在巨大的历史逻辑中缓慢运动。

其次，从象思维的角度而言，中医学的概念又大多是一种意象，带有一定的形象性，它不同于现代逻辑的舍弃事物形象，在某种纯粹理性认识状态下，反映事物本质的抽象概念，而是收集和保留事物形象状态下，反映、把握事物的思维形式和思维工具。因此，中医学的概念一般不具有严格的逻辑定义形式，而只具有界说形式。如《素问·六节藏象论》对藏象及各脏的界说云："帝曰：藏象何如？岐伯曰：心者，生之本，神之变（处）也，其华在面，其充在血脉，为阳中之太阳，通于夏气。"这里对五脏的界定，虽说具有标志性定义与关系定义的特点，但很明显是通过各脏的功能和与外部某些组织器官乃至季节气候特点的联系来界说的，主要是以功能之"象"来界定其"器"。由此可见，中医学主要是从外部形象入手，描述人体的生理、病理运动状态及与外部事物的关系，以达到对本质的认识和把握，而不是借助有确切内涵和明晰外延的概念来把握人体。

另外，中医学的概念主要有一、两、多、兼等形式。其中"两"的最大特征是其总是只由两个作为子项的相反概念组合而成，如经初步统计，《黄帝内经》中此类形态的数量至少有百余对之多，如阴阳、顺逆、坚脆、清浊、动静、本末、标本、徐疾、上下、左右等。"多"的最大特征是其总是由一群更为具体的概念集合而成，"五"是这类构象中的一个最为典型的形式。其他还有四时、六腑、八风等。兼则是兼前面两种概念而有之，如三阴三阳，阴阳二十五人都属于此类[1]。

总括中医学的概念特征，可有 10 各方面：①从科学语言的类型言——以自然语言为主体；②从概念的定义方式言——名词繁多而定义很少；③从概念的定义形式言——多为外

---

① 吾淳. 古代中国科学范型[M]. 北京：中华书局，2001：274.

延定义；④从概念所指而言——具有多相性特征；⑤从概念的抽象程度而言——具有形象性特征；⑥从概念的构词形式言——具有辩证思维的特征；⑦从标准化的角度而言——概念的规范性弱；⑧从逻辑性的角度而言——定义缺乏逻辑的严密性；⑨从概念发生演变的角度言——叠层累积发展；⑩从概念的语用角度而言——符号替代使用①。

（二）中医命题的特点

由于中国传统思维概念的多相形、具象性，难以形成纯形式化的"属加种差"的判断。另外，先秦文献中判断系动词呈弱化状态②，表现为：其一，判断句可不用判断系动词，基本的判断句式为"……者……也"等。其二，"是""为"等词的最初意思及语义功能与判断系动词没有直接关系。如"是"，许慎《说文解字》言："是，直也，从日正。"并注曰："籀文是从古文正。"可见"是"的最初意义为"直""正"之类，或为通常用语中的"对"，后引申为"这""此"等指示代词。钱超尘③对《黄帝内经》语句研究认为，《黄帝内经》中的"是"字，仍然是近指代词，没有一个是作系词用的，并对《黄帝内经》中的压缩判断句、以判断句形式表示比喻以及解释原因等现象进行了论述。"为"，《说文解字》说："为，母猴也。其为禽，好爪爪，母猴象也。"在此意义上又引申出"作""作为""制作""成为""当作""叫做"等词义。其三，由于"为"字受到最初的词义限定，因此由"为"字构成的判断句主要是对某实体的身份、地位、形状、特点等加以形容、"取譬"，而不构成纯逻辑性的纯形式化的命题。王力④主编的《古代汉语》称："其实古代汉语'为'字是一个含义非常广泛的动词……用'为'字的判断句较罕见，而且限于一定场合。"由于上述原因以及中国古代宗法社会的文化大环境的影响，"取譬"成为一种思维定势，即使是先秦名学这门最抽象的逻辑学，也成了一门定名分、明伦理的"取譬"之学。这种思维定势的核心是任何概念都黏附一个具体事物，对任何概念的说明都首先使用类比法。因而对一个抽象名词进行描述时只能采用比喻或"取譬"的形式。如《黄帝内经》对阴阳的界说，《素问·阴阳应象大论》指出："阴阳者，天地之道也，万物之纲纪，变化之父母，生杀之本始，神明之府也……阴阳者，血气之男女也；左右者，阴阳之道路也；水火者，阴阳之征兆也；阴阳者，万物之能始也。"《灵枢·刺节真邪》亦指出："阴阳者，寒暑也。"可见阴阳这一在《黄帝内经》最为抽象的概念，也离不开借用具体事物的比喻。

任秀玲⑤认为取象比类和意会是中医理论的判断形式，取象比类是在宇宙论层次，直观、经验范围内，取未知事物的形象与已知观念中的形象比较，做出类同或类异的判断方式。意会是中医理论在本体论层面，对客观对象不能直观的微观本质是什么的判断方式，是由用达体，即由个别到一般、由现象到本质的对客观对象的认识过程。并认为取象比类和意会都属于直觉思维，其本质是猜想。显然，取象比类和意会已不是简单的判断，已包含了推理的内容，而偏向于推理的范畴。

① 邢玉瑞. 中医学问题研究[M]. 北京：中国中医药出版社，2017：7-17.
② 周春生. 直觉与东西方文化[M]. 上海：上海人民出版社，2001：27-34.
③ 钱超尘. 内经语言研究[M]. 北京：人民卫生出版社，1990：362-366.
④ 王力. 古代汉语[M]. 第1册. 北京：中华书局，1981：245.
⑤ 任秀玲. 中医理论的概念、判断与推理形式[J]. 中国医药学报，1994，9（2）：34-37.

（三）中医推理的特点

中医推理的特点主要表现为模型化推理。所谓模型化推理，即"以模型为基础的推理"，是以模型特别是思维模型为中介或工具，由一个或几个前提推出结论的思维方法。其中针对某一具体客观对象所形成的认识，多称之为模型，如借助于太阳这一天然模型认识阳气，借助于浑天说这一思想模型认识人体气海、血海、髓海、水谷之海等四海，等等。当某种模型上升到人们信仰的层面，成为认识事物的一种惯用模型或趋势时，即可称之为模式，如阴阳模式、三才模式、五行模式等。运用这些模式推理，也可称为模式推理，即从一个基本模式出发，按照一定的原则，把要研究的对象放在这一模式中进行推理，以认识把握客观对象的整体。它与西方的命题型推理不同，后者是从一个单一确切的命题出发，按一定的形式规则推出新的命题。如中医理论体系中的哲学基础阴阳、五行即是最基本的模式，无论天上地下、身内身外，一切都可在这些模式中去推论。《素问·标本病传论》对此方法论述说："夫阴阳逆从标本之为道也，小而大，言一而知百病之害；少而多，浅而博，可以言一而知百也。"《素问·金匮真言论》具体论述了阴阳模式推理的应用："故曰：阴中有阴，阳中有阳。平旦至日中，天之阳，阳中之阳也；日中至黄昏，天之阳，阳中之阴也；合夜至鸡鸣，天之阴，阴中之阴也；鸡鸣至平旦，天之阴，阴中之阳也。故人亦应之。夫言人之阴阳，则外为阳，内为阴。言人身之阴阳，则背为阳，腹为阴。言人身之脏腑中阴阳，则脏者为阴，腑者为阳……故背为阳，阳中之阳，心也；背为阳，阳中之阴，肺也；腹为阴，阴中之阴，肾也；腹为阴，阴中之阳，肝也；腹为阴，阴中之至阴，脾也。此皆阴阳表里内外雌雄相输应也，故以应天之阴阳也。"这里即以阴阳对立统一的关系和阴阳的属性为模式，推论人体脏腑组织的阴阳属性和划分，同时将自然界阴阳可分的模式推论到人体，得出人体脏腑组织阴阳可分的结论。这种推理已隐含着三段论的推理形式，其中的大前提是自然界一日之内阴阳的互含和可分，小前提是天人合一，结论为人身阴阳的互含和可分。三段论是一种初级的推理形式，任何理论思维都离不开。当然《黄帝内经》乃至中国古代逻辑学并未明确概括出"三段论"的形式，而且其推理形式常常不完整、不规范。但是，应该看到，《素问·金匮真言论》的推理已经处于模式推理向命题推理过渡的阶段，只是它还没有明确地提出命题，直到杨上善的《太素》才在中国哲学史上第一次明确提出"阴阳者，一分为二也"的命题。

五行模式推理贯穿于中医理论体系的各个方面。如《灵枢·阴阳二十五人》说："天地之间，六合之内，不离于五，人亦应之。"天上有五星、五气、五色，地上有五方、五谷、五味，人身有五脏、五官、五液、五华、五志。根据五行模式，以五脏配五行，肝木、心火、脾土、肺金、肾水。对五脏各自的功能、外候、病变、诊治及其相互关系，均以五行各自的特性以及相生相克的关系来推论。如《素问·脏气法时论》曰："五行者，金木水火土也，更贵更贱，以知死生，以决成败，而定五脏之气，间甚之时，死生之期也。"以肝为例："肝病者，愈在丙丁；丙丁不愈，加于庚辛；庚辛不死，持于壬癸，起于甲乙。肝病者，平旦慧，下晡甚，夜半静。肝欲散，急食辛以散之，用辛补之，酸泻之。"总得符合"夫邪气之客于身也，以胜相加，至其所生而愈，至其所不胜而甚，至于所生而持，自得其位而起"的五行生克推理模式。在此模式中，木、火、土、金、水已成了一种简约的符号化语言，其语义内涵包括了各行所归属的所有事物，因而实际上也是一种类的推演。

中医学常用的推理模式，除阴阳、五行外，还有气、太极、三才、四时阴阳、九数等模式①。

拓　展

推类、象思维、模型化推理三者之间的区别，主要是对思维要素的选取及认识的不同，本质上又有相通之处。中国古代推类逻辑之"类"，是以事物所表现的功能之象——"物象"和符号"象"来划分的，而非其本质属性。刘邦凡②认为中医理论框架的组成核心来自于推类逻辑的"取象比类"的逻辑思维方法，其主体就是天人同构、心物同构、人神同构的以类推类，实质就是取象比类。高晨阳③认为类比推理是意象思维的重要表现形式，其推理原则大体上沿着两个方向进行：由部分到整体和由整体到部分。类比推理作为意象概念或意象符号的联结，它同意象思维元素（概念或符号）的象征功能及其意蕴的多相性有内在的逻辑联系，把类比推理可视作意象思维的一个重要特征和表现形式，说它是"模式型推理"亦未尝不可。由此可见，中国古代思维一方面通过形象性的概念与符号去理解对象世界的抽象意义，另一方面又通过带有直观性的类比推理形式去把握和认识对象世界的联系。从文字学的角度而言，"类""象"都有相似、相像、法式等义，《易传·系辞上》说："夫象，圣人有以见天下之赜，而拟诸其形容，象其物宜，是故谓之象。"刘长林④指出："象"是功能模型。因此，推类、象思维又可称为模型化推理。

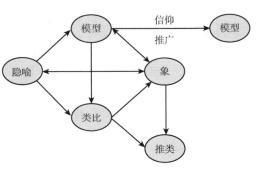

图 2-5　隐喻、模型、类比、象关系示意图

2.4　辩 证 思 维

> 当希腊人和印度人很早就仔细地考虑形式逻辑的时候，中国人则一直倾向于发展辩证逻辑。与此相应，在希腊人和印度人发展机械原子论的时候，中国人则发展了有机宇宙的哲学。
>
> 李约瑟《中国科学技术史》

受中国传统文化重视辩证思维的影响，中医学中也蕴含着丰富和极为深刻的辩证思维的内容。中医理论以"阴阳"这种辩证矛盾的概念、范畴形式为逻辑开端，以阴阳学说的

---

① 邢玉瑞. 中医模型化推理研究[M]. 北京：中国中医药出版社，2021：186-353.
② 刘邦凡. 中国推类逻辑对中国古代科学之影响[M]. 长春：吉林人民出版社，2014：193.
③ 高晨阳. 中国传统思维方式研究[M]. 济南：山东大学出版社，1994：181-189，201-205.
④ 刘长林. 中国系统思维——文化基因探视[M]. 北京：社会科学文献出版社，2008：72-79.

对立制约、依存互根、消长转化、动态平衡为对立统一思维规律，把握了人体生命运动中的不同方面（生理、病理、诊断、治疗）、不同层次（精、气、血、津液、脏腑、经络、天人）、不同阶段（生、长、壮、老、已）的矛盾运动变化规律，规范和演绎的是一个逐级矛盾（阴阳）分析式的辩证思维体系。这种辩证思维以联系的观念把人体的生命运动，纳入到"天地人一体"的整体框架之中，以矛盾对立统一的观念，从运动发展的角度观察生命活动，解释人体的生理、病理变化，指导对疾病的诊断和治疗策略的制订。

一、辩证思维的概念与特点

（一）概念

什么是辩证思维，现代学者表述不尽一致。总体而言，辩证思维就是符合客观事物的辩证规律和思维的辩证法的认知方式，其"实质就在于主观方面的辩证把握对客观方面的辩证本性的模拟、逼近"[①]。唯物辩证法是一种研究自然、社会、历史和思维的哲学方法，揭示了客观世界发展变化的三大规律：对立统一规律、质量互变规律、否定之否定规律，其中对立统一规律是根本规律，是唯物辩证法的实质和核心，"矛盾"是其最基本的范畴。唯物辩证法的三大主要观点，即事物普遍联系的观点、发展变化的观点和对立统一的观点。由此而言，辩证思维作为辩证法、辩证规律性的一种认识和应用，作为思维发展的高级阶段，即由思维抽象上升到思维具体的过程，是具有具体同一性、辩证矛盾性和联系发展性的抽象思维，是按照辩证法的规律、原则和要求进行的思维。

辩证逻辑是研究人类辩证思维的形式、规律和方法的科学，也是唯物辩证法在思维领域中的具体应用。辩证逻辑与形式逻辑的区别主要有以下几点：一是在研究角度上，形式逻辑重在推理结构有效性；辩证逻辑重在形式与内容的统一。二是在研究视野上，形式逻辑重在推理的外在结构形态，用确定性、不矛盾性的原则研究思维和思维形式；辩证逻辑重在揭示推理的矛盾本性以及对事物矛盾运动的再现，用运动发展、辩证矛盾的原则研究思维和思维形式。三是在研究宗旨上，形式逻辑重在推理的逻辑性，辩证逻辑重在强调逻辑性与实践性的统一，具有世界观和哲学方法论的性质。

（二）特点

辩证思维最基本的特点是将对象作为一个整体，从其内在矛盾运动、变化及各个方面的相互联系和统一中进行考察，以便从整体上、本质上、系统完整地认识对象，具体体现在以下几个方面。

1. 具体同一性

具体同一性是辩证思维的总特点，贯穿于辩证思维的全过程，制约着辩证思维的基本规律和形式，是其他基本特点的基础。

客观事物是具体的，具有很多属性和多层本质。形式逻辑思维虽然可以从不同层次、

① 苗启明. 辩证思维方式论[M]. 昆明：云南大学出版社、云南人民出版社，2015：49.

不同方面认识它的不同属性、不同层次的本质，分别抽象成为不同的规定性。但是，每一次却只能从一个层次、一个方面抽象出其特有的属性规定。辩证思维则是在形式逻辑思维一次一次抽象得到的一系列规定性的基础上，将它们综合起来，即使是那些被形式逻辑思维舍弃了的本质或属性它也不放过，从而使客观事物在思维中得到全面、完整、具体的再现。因此，在辩证思维中实现了多样性的统一。马克思①说："具体之所以具体，因为它是许多规定的综合，因而是多样性的统一。因此它在思维中表现为综合的过程，表现为结果。"正因为辩证思维实现了多样性的综合统一，辩证思维才之所以又称作具体思维。这种多样性的统一，起初凝缩在具体概念中，在辩证判断中得到初步展开，在辩证推理、论证和理论中得到全面展开。在辩证思维中，总是把关于客观事物的各种规定性放在统一体中综合地加以考察，它要求在看到这种规定性的同时还要看到其他规定性，并把每种规定性摆在恰当的位置，弄清它们在整体中的地位与作用。因此，辩证思维具有全面性、完整性和具体性，这是辩证思维具体同一性所必然具备的属性。如人类对光的认识经历了多次转折，在经历了微粒说、波动说和多次关键性实验之后，终于认识到光既是波，又是粒子，以量子场论为基础将二者辩证地统一起来，形成现代的波粒二象性说。

2. 辩证矛盾性

辩证矛盾性与具体同一性之间有密切关系，是具体同一性的一个重要侧面。形式逻辑思维是不允许差异、对立和矛盾存在的，不承认"亦此亦彼"，一旦出现差异、对立和矛盾，出现"亦此亦彼"，就要引起形式逻辑思维的混乱。而辩证思维则相反，不仅允许差异、对立和矛盾存在，而且还要着重研究这种差异、对立和矛盾，这是辩证思维的主要内容之一。在形式逻辑思维中，同一就是同一，差异就是差异，二者截然分开。而在辩证思维中，同一中包含着差异，差异中包含着同一；寻找同中之异、异中之同是辩证思维中比较的真谛。辩证思维就是从分析概念中的矛盾入手的，分析矛盾是辩证思维的核心内容。

思维活动中的矛盾有两类，一是逻辑矛盾，一是辩证矛盾。所谓逻辑矛盾就是不能同真的两个思想之间的矛盾。例如"所有事物都是发展变化的"和"有些事物不是发展变化的"这两个判断之间的矛盾就是逻辑矛盾。这样的矛盾，辩证思维中也是不允许存在的。所谓辩证矛盾，就是客观事物中存在的矛盾在思维中的如实反映。例如"运动既是连续的又是不连续的""运动是物体在同一瞬间既在某地方又不在某地方"，如此等等。这些论断中的矛盾就是辩证矛盾。对于这类矛盾，形式逻辑思维不研究，它也研究不了，只有辩证思维才能研究。辩证思维中所分析、研究的矛盾就是这类辩证矛盾，而不是逻辑矛盾。

3. 联系发展性

联系发展性与具体同一性之间也有密切关系，是具体同一性的另一重要侧面。形式逻辑思维是不考虑、不研究事物的发展变化、相互联系、相互转化的，而是把事物看成孤立、静止、界线分明的，不承认非此非彼的中间状态的存在。在辩证思维中，不仅承认事物的发展变化、相互联系、相互转化与过渡，承认有非此非彼的中间过渡状态，而且还要着重

---

① 马克思恩格斯选集[M]. 第2卷. 北京：人民出版社，1995：18.

研究这些发展与变化。因为既然客观事物本身是相互联系、发展变化的，存在着中间过渡状态，那么，作为客观事物的全面、完整、具体反映的辩证思维，也就不可能是静止的、孤立的、界限分明的。辩证思维就是要通过概念的发展变化，通过一系列流动范畴，通过概念、范畴之间的联系与转化，来反映客观事物的发展变化与相互联系。恩格斯①指出："一切差异都在中间阶段融合，一切对立都经过中间环节而互相过渡，对自然观的这个发展阶段来说，旧的形而上学的思维方法就不再够了。辩证法不知道什么绝对分明的和固定不变的界限，不知道什么无条件的普遍有效的'非此即彼'，它使固定的形而上学的差异互相过渡，除了'非此即彼'，又在适当的地方承认'亦此亦彼'，并且使对立互为中介；辩证法是唯一的、最高度地适合于自然观的这一发展阶段的思维方法。"恩格斯这里所言辩证法、思维方法，实质上就是指辩证思维。

综上所述，辩证思维就是这种具有具体同一性、辩证矛盾性和联系发展性这三个特征的抽象思维；其中具体同一性是其根本的总特征，而辩证矛盾性和联系发展性则是从两个不同侧面对具体同一性的展开和具体化。由此又可衍生出全面性、整体性、系统性、灵活性等特点。

另外，邓晓芒②将辩证逻辑的特点总结为自否定（真正的矛盾关系）、反身性（自己本身否定自己）与人文性，并认为辩证逻辑就是形式逻辑的具体化的理解，它跟形式逻辑之间没有绝对不可通融的界限。

二、辩证思维的规律

关于辩证思维的规律，涉及到辩证思维与辩证法、形式逻辑的关系等诸多方面，由于辩证逻辑的研究时间较短，对于辩证思维的规律，至今人们的认识分歧甚大③。多数学者认为辩证法的规律与辩证思维的规律之间是一般与特殊的关系，后者是前者在辩证思维中的特殊表现和具体化。因此，卢明森④认为辩证思维的基本规律应当是具体同一律、辩证矛盾律与联系发展律。冯契等⑤则将辩证逻辑的规律分为两类，其中对立统一规律是其根本规律，分析综合统一律、归纳演绎互渗律、从抽象到具体的上升律是其特有的基本规律。苗启明⑥认为辩证思维方式的基础规律为相容性原则，基本规律是辩证同一律（包括内在差异律、辩证矛盾律、具体容兼律）和整体联系准则即融贯统协准则。现结合各家所论，概述如下。

（一）具体同一律

客观事物本身就是具有多层本质、多种属性的，是多样性的统一，那么，作为客观事物全面、完整、具体反映的辩证思维也就必然是多种规定性的辩证统一。任何辩证思维都

① 马克思恩格斯选集[M]. 第3卷. 北京：人民出版社，1995：535.
② 邓晓芒. 哲学史方法论十四讲[M]. 北京：生活·读书·新知三联书店，2019：185, 195-212.
③ 赵光武. 思维科学研究[M]. 北京：中国人民大学出版社，1999：217-218.
④ 赵光武. 思维科学研究[M]. 北京：中国人民大学出版社，1999：220-222.
⑤ 彭漪涟. 冯契辩证逻辑思想研究[M]. 上海：华东师范大学出版社，1999：185-218.
⑥ 苗启明. 辩证思维方式论[M]. 昆明：云南大学出版社、云南人民出版社，2015：148-187.

必须是在主体所能达到的最大限度内，从多层次、多角度、多方面对同一事物的不同本质、不同属性的比较全面、完整、具体的反映，对一系列不同的规定性进行辩证统一，使客观事物的内在本质与规律在思维中能够得到全面、完整、具体的再现。违反这条规律，就要犯简单性、片面性的逻辑错误。

具体同一律与形式逻辑的抽象同一律既有区别，又有联系。主要区别在于，抽象同一律是形式逻辑思维抽象同一性的理论表现，具体同一律则是辩证思维具体同一性的理论表现；抽象同一律具有单一性、不完整性和抽象性，而具体同一律具有全面性、完整性和具体性。二者的主要联系在于，具体同一律必须以抽象同一律为基础和前提，并把它包括在自身之中，不首先遵守抽象同一律，也就不可能遵守具体同一律，但又不限于遵守抽象同一律，又必须超出抽象同一律。

（二）辩证矛盾律

矛盾是一切事物的固有本性，自然也就是辩证思维的固有本性。任何辩证思维都必须如实地反映客观事物本身所固有的矛盾，都必须是各种对立规定的辩证统一。这种辩证矛盾是辩证思维所固有的灵魂或精髓，是辩证思维运动发展的内在动力，因此，揭示、分析、解决辩证矛盾，就是贯穿于辩证思维一切形式、方法中的一条红线。违反这条规律，就要犯"无视矛盾"或"否认矛盾"的逻辑错误。

形式逻辑思维强调无矛盾性，有其合理因素，那就是必须排除逻辑矛盾，辩证思维也是如此。因此，辩证矛盾律已经把形式逻辑的不矛盾律包含在其中了。但是，辩证思维却不排除辩证矛盾，而且正是从研究辩证矛盾入手，把辩证矛盾的分析作为辩证思维的核心。正由于此，人们才把辩证矛盾律（对立统一规律）视为辩证思维的根本规律。

（三）联系发展律

普通联系、相互制约、运动发展、相互转化是客观事物的固有属性，是客观辩证法的基本内容，自然，辩证思维也不例外。任何辩证思维都不是孤立的、静止的、界线分明的，而是相互联系的、相互转化、运动发展的。因此，辩证思维的概念、范畴是流动、发展的，其概念、判断、推理、理论等思维形式之间不是简单并列关系，而是具有隶属、推出关系的，辩证思维的规律、形式与方法之间也是相互联系、相互渗透、相互转化的。在一定条件下，既承认相互矛盾的思想可以同时都真（亦此亦彼），也承认相互矛盾的思想可以同时都假（非此非彼）。违反这条规律，就要犯"孤立""静止"的逻辑错误。

在形式逻辑思维阶段，为了认识方便，暂时把认识对象与其周围其他事物的联系割断，从发展的链条中抽取出来，孤立、静止地加以考察、研究，以便了解其"纯净"状态下的本质和规律，因此，在形式逻辑思维中，排中律有其合理性。但在辩证思维中，要了解处于自然状态下事物的真实、具体情况，就必须把它放在普遍联系、相互制约的自然之网中，放在运动发展的链条中，认识其本质和规律，使它以自然状态下的本来面目全面、完整、具体地在思维中再现出来。

辩证思维的这三条基本规律不是平行并列关系，具体同一律是总的规律，体现了辩证思维的总的规律，制约着其他两条规律；其他两条规律是从两个不同侧面对具体同一律的补充与具体化。在辩证思维中，这三条基本规律也是辩证统一的，并且贯穿于辩证思维的全过程和各种辩证思维形式与方法之中。

三、辩证思维的基本形式

辩证思维的基本形式有具体概念、辩证判断和辩证推理。具体概念是辩证思维的基本单元，辩证判断与辩证推理都是以具体概念为基础，是具体概念的进一步展开。

（一）具体概念

冯契[①]认为具体概念是作为思维内容固有形式的概念，是包含着内在矛盾，因而不断运动、发展着的概念，是体现具体的一般的概念和有理想形态的概念。它"把握了一定领域中的知性概念的有机联系，把握了对象本质的矛盾，揭示了对象的有机整体"。

具体概念与抽象概念有着本质的区别：①抽象概念所反映的只是一类事物某一层次或方面的一种属性，而具体概念则是对一类事物各个层次、方面各种属性的综合性、整体性、全面性的反映，是多样性的统一。②抽象概念不能反映客观事物的内在矛盾；具体概念不仅能够反映客观事物的内在矛盾，而且正是通过概念本身的内在矛盾来揭示客观事物的深层本质与内在规律的。③抽象概念是关于一类事物抽象共性的抽象规定，撇开了特性、个性；具体概念则反映一类事物的共性与个性，通过它们的对立统一来把握该类事物的整体。④抽象概念不能反映事物的普遍联系和运动发展；具体概念通过自身的普遍联系和运动发展来反映事物的普遍联系和运动发展。

具体概念的表现形式是多种多样的，有些具体概念，其语言表达形式同抽象概念一样，只是赋予它以辩证、具体的内容而已。例如"商品"这个语词，在抽象概念中表达的是"用以交换的劳动产品"，而在具体概念中则表达使用价值与价值、具体劳动与抽象劳动的对立统一，并可以转化为货币，再进一步转化为资本等多种规定性统一。有些具体概念的语言表达形式本身就已经具有辩证的性质，表明它只能是具体概念。如中医学中"表里""寒热""虚实""标本"等概念，在思维内容和思维形式上具有矛盾特征。

（二）辩证判断

辩证判断具体概念的运用和展开，可以对客观事物的多层本质、多种属性、内在矛盾、相互联系、运动发展等做出辩证的断定，从而全面、准确、具体地把握，以便做出恰当的决策，指导实践。所谓辩证的断定，是与形式逻辑思维中的简单肯定、简单否定有本质区别的，是对简单肯定、简单否定的扬弃。其主要特点是肯定中有否定，否定中有肯定，是肯定与否定的辩证统一。

与形式逻辑思维中的判断相比较，辩证判断具有如下新特点：①辩证判断可以通过具体概念、辩证的断定反映客观事物的内在矛盾，通过矛盾分析，把对象的多层本质、多种属性完整、具体的反映出来。②辩证判断运用一系列具体概念，通过一系列辩证的断定可

---

① 彭漪涟. 冯契辩证逻辑思想研究[M]. 上海：华东师范大学出版社，1999：113-121.

以揭示客观事物内部各个层次、属性之间以及与周围其他事物之间存在的广泛、复杂的联系。③通过具体概念、辩证的断定，可以把客观事物的动态全貌全面、具体地呈现出来。

辩证判断的形式更是多种多样，其中，典型的形式是"A既是B又不是B"或"A既是B又是非B"，如恩格斯[①]认为运动就是"物体在同一瞬间既在一个地方又在另一个地方，既在同一个地方又不在同一个地方"。此外，还有诸如"失败是成功之母""缩回拳头是为了打出去"等许多非典型形式。

（三）辩证推理

辩证推理是辩证思维的高级形式，它以具体概念为基本元素，以辩证判断为基本手段，以辩证思维的基本规律为依据，运用辩证的分析与综合，通过具体概念、辩证判断的矛盾运动，来全面、系统、具体地揭示客观事物的内在本质与发展规律。辩证思维的具体同一性、辩证矛盾性和联系发展性，在辩证推理过程中得到了充分展现。

在具体同一方面，不仅运用了一系列具体概念、辩证判断，展现出许多规定性、许多矛盾、许多联系的辩证统一，而且还采用多种推理形式来完成这种辩证统一。在辩证矛盾方面，对各种矛盾的分析是贯穿辩证推理始终的核心，辩证推理就是通过对各种矛盾的对立双方的分析而展开的，不仅要分析主要矛盾与次要矛盾、主要矛盾方面与次要矛盾方面，还要分析各种矛盾构成的矛盾体系，推断矛盾运动的发展趋势，找出各种矛盾转化的条件和解决办法。在联系发展性方面，分析客观事物的来龙去脉、各种联系的性质及其相互制约关系，以寻找事物发生、发展、变化的规律。

🎯 拓展

关于光的本性的理论，最早是牛顿提出的微粒说。他根据光的折射、反射等现象，认为光是由光源发射的弹性微粒所组成的，是一种高速飞行的微粒流。后来荷兰物理学家惠更斯又提出了光的波动说。他根据光的干涉、衍射等现象，认为光是一种由光源辐射的类似于水波或声波的弹性波。这两种理论从不同的侧面描述了光的特性，都能解释一定的实验现象。但他们也各有缺陷，如微粒说难以解释光的干涉、衍射现象；而波动说又难以说明光电效应等现象。这两种理论相互间争论了几百年。20世纪初，人们又重新思考光的本性问题。爱因斯坦与英费尔德在《物理学的进化》一书中写道："到底光是什么东西呢？是波呢，还是光子'雨'呢？我们以前也曾经提出过类似的问题：光到底是波还是一种微粒？那时是抛弃光的微粒说而接受波动说的，因为波动说已经可以解释一切现象了。但是现在的问题远比以前复杂。单独地应用这两种理论的任一种，似乎已不能对光的现象做出完全而彻底的解释了。我们似乎有时得用这一种理论，有时得用另一种理论，又有时要两种理论同时并用。我们已面临了一种新的困难。现在有两种相互矛盾的实在的图景，两者中的任何一个都不能圆满地解释所有的光的现象，但是联合起来就能够了。"

对于上述论述试从辩证思维的角度加以分析。

---

① 恩格斯. 反杜林论[M]. 北京：人民出版社，1970：117.

四、辩证思维的方法

辩证思维的方法，主要有分析与综合统一、归纳与演绎统一、抽象与具体统一、逻辑与历史统一。

（一）分析与综合统一

所谓分析，就是指在人的思维中，把研究对象分解为相互区别、对立或矛盾的各个部分、各个要素，对它们分别加以考察。所谓综合，就是指在人的思维中，把关于对象的相互区别、对立或矛盾的各个部分、各个要素的认识以某种方式组合起来，从而形成关于该对象的整体认识。事物的部分和整体的对立统一以及事物自身的分解和组合，是分析和综合认识方法的客观基础。

分析与综合统一的方法，是指人们考察某一事物时，在整体观念的前提下分别考察该事物的各个要素，同时又把相联系的各要素联合为一个统一体。在辩证思维的全过程中，分析与综合始终是思维内部互相对立而又统一的两个不可分割的环节，它们互为前提，相互渗透而又相互转化，以此揭示和把握对象矛盾着的诸方面的对立统一，揭示对象本质自身中的内在矛盾，从而揭示和把握对象以及辩证思维自身运动、发展的动力、源泉和根据，并逐步把握对象的具体真理。

辩证思维的分析与综合大致可分为以下三种情况：第一，对现存事物的多方面的特征以及它们之间的关系进行分析与综合。即既要从事物中分析出它的多方面的特征，而且还要进一步弄清这些特征之间的关系，它们在决定事物本质中的地位和作用，弄清哪些是决定事物性质的根本特征，哪些是派生的特征，这样才能深刻地认识事物。同时，还要重视运用分析与综合的方法，认识事物的现象与本质、共性与个性等关系。第二，对现存事物进行层次上的分析与综合。任何一个事物都是一个体系，在这个体系内，事物的构成是多层次的，这些层次之间又是相互联系、相互制约的，这就决定了事物的本质也是多层次的。那么，要深化对事物的认识，就必须对事物构成的层次进行分析与综合，以发现事物的更深刻的本质。从事物间因果联系的角度来看，就是要发现事物的更深刻的原因。第三，对事物发展的全过程进行分析与综合。要全面地认识事物，不仅要对处在相对稳定状态下的事物进行横向联系和纵深层次上的分析与综合，还必须对事物发展的全过程进行分析与综合，一般是按照一定的标准，把事物发展的全过程划分为若干不同的阶段，然后对各个阶段分别进行考察，既要找出各个发展阶段的共同性，又要找出各个阶段相互区别的特殊性，最后把各个阶段的情况联系起来，对事物做出综合性的认识。在辩证思维中，分析与综合是统一的，体现在分析与综合是相互依存、相互渗透和相互转化的。

在辩证思维中要注意把握好分析与综合的辩证统一关系：①分析与综合相互依存。综合离不开分析，没有分析，综合就没有基础。因为，如果对事物缺乏分析，那么对事物的认识充其量只是一个模糊混沌的认识。同样，分析也离不开综合，没有综合意义上的整体意识，分析就缺乏目的性，有时甚至不得要领，这样就不能准确地把握各因素、各部分的性状，更不可能完整地认识事物的本质。②分析与综合相互渗透。即分析中有综合，综合中有分析。分析总是在已有的综合认识下进行的，分析所得的信息又随时调整着综合认识。

综合又总是在局部认识的基础上进行的，综合所得的信息又随时调整着对局部的认识。分析与综合相互渗透、相互调整、相互融合、相互深化。③分析与综合相互转化。运用辩证思维方法来认识事物，既要看到整体中的局部，也要看到局部基础上的整体。因此，分析所得的局部认识就会向综合性整体认识升华；综合所得的整体性认识要向分析性的局部认识深化；向局部深化的分析性认识又要向新的整体性认识升华，如此循环转化，不断更新，从而形成对事物的精确的完整的认识。

（二）归纳与演绎统一

归纳与演绎统一的方法，是指将从个别性知识概括出一般性知识，与运用一般性原理去说明个别性知识这两个方面统一起来的思维方法，它是以思维对象的个别与一般的辩证关系为基础的。在辩证思维的全过程中，归纳与演绎作为辩证思维的逻辑推演活动的不可分割的两种形式，始终互为前提，而又互相渗透，以使思维在个别与一般、现象与本质、作用与实体等的矛盾运动和辩证推移中逐步把握对象的本质和规律性，逐步把握对象的具体真理。

归纳是从个别推论到一般，演绎是从一般推论出个别。两者的对立主要表现为：一是从思维进程方向来看，二者恰好相反。二是前提与结论的联系性质不同，演绎的前提蕴涵结论，结论是必然的；归纳的前提并不蕴涵结论，结论一般是或然的。但归纳与演绎又相互依赖、相互渗透的，首先，演绎的前提需要归纳提供，归纳的前提需要演绎帮助。其次，从思维模式或过程来看，演绎的过程渗透着归纳，归纳的过程渗透着演绎。演绎思维的模式是人们对无数次演绎推导情形进行归纳概括、提炼而成的；而归纳过程的每一个步骤都需要借助演绎。第三，从结论的验证分析来看，演绎思维与归纳思维也是相互依赖、相互渗透的。演绎思维所得的结论，还需要运用相关的大量事实来验证、补充，而事实的验证、补充过程离不开归纳思维；归纳思维所得的结论，有待于演绎思维的分析、论证，以便作进一步的事实验证；同时，归纳结论一般是关于大量现象的概括，这些现象的因果机制是什么，还需运用演绎方法进行解释说明。正由于此，在辩证思维过程中，就必须时刻注意在归纳与演绎的相互联结中去使用它们，从事物矛盾的普遍性与特殊性的相互联结上去把握事物。

（三）抽象与具体统一

抽象与具体统一的方法，是指在辩证思维的过程中，通过把握感性的具体事物的各个方面的本质规定及其相互间的内在联系，在思维中完整再现事物多样性的方法。辩证思维的过程是一个从思维中形成的各种抽象规定上升到在思维中把各种抽象规定有机联系起来和统一起来，以形成思维中的具体的过程，也就是一个从抽象概念发展为具体概念，从抽象范畴发展为具体范畴的过程，即从"感性具体→科学抽象→思维具体"的过程。在这一过程中，抽象的规定在思维行程中导致具体的再现，从而导致把现实具体对象当作一个精神具体再现出来，而把握对象的具体真理。

抽象与具体统一的方法，体现了抽象与思维具体的相互依存与相互渗透的特征。抽象是思维具体的基础与前提，思维具体是抽象的目的与方向。在运用抽象与具体统一的方法去认识客观事物时，从具体到抽象，从抽象到具体，是循环往复，不断转化上升的。一方面，由感性具体到思维抽象要经过多次反复，才能把握住事物的本质属性及多种规定性；

而且，由思维抽象上升到思维具体，也需要反复的思维加工，将抽象出来的多种规定性反复整合以再现丰富的多样性统一的具体。另一方面，由感性具体经思维抽象上升到思维具体后，思维还会继续上升，经高层次的再抽象，再上升到更高层次的思维具体。抽象与具体不断循环转化上升，推动着人们的认识不断走向全面、深刻。

（四）逻辑与历史统一

逻辑与历史统一的方法，是指在辩证思维过程中，对思维对象的认识，以抽象的系统性理论形态概括地反映事物发展的历史进程及其内在规律性。它既反映事物演化的过程，又反映出事物演化过程中的内在联系。这里的"历史"是指"历史的东西"，就是自然界、人类社会和人类认识的历史发展过程，它具有客观性、曲折性、偶然性。这里的"逻辑"是指"逻辑的东西"，就是上述历史的东西在人类头脑中以概念、判断、推理等形式构成的理论体系，是历史的东西的反映和概括。它具有主观性、直线性、必然性。所谓二者的辩证统一，就是指它们都遵守唯物辩证法的基本规律，都经历了由低级到高级、由简单到复杂的过程；逻辑的东西是历史中本质、规律的抽象与概括，历史的东西则是逻辑的东西的具体表现形态。

在运用逻辑与历史统一的方法时，应注意以下几点：①要尊重历史，弄清事物发展的历史进程。只有尊重历史，才能在历史进程中找到事物发展的内在规律，人们对事物的认识才会符合实际。否则，人们的认识就会违背历史事实，变成空洞的、歪曲的主观臆测。②要找出历史进程的规律性，不能被偶然的历史现象所迷惑。科学地运用逻辑与历史统一的方法，不仅可以在尊重历史事实前提下找到其内在规律，还可以在同时态的不同现象中发现它们的历时态顺序及其规律。

在辩证思维的上述方法中，冯契①认为分析与综合统一的方法是辩证思维方法体系的核心方法，该方法运用于不同对象有不同的特点，有的科学要着重横的剖析，归纳与演绎统一便成为主要的；有的科学要着重纵的考察，逻辑与历史统一便成为主要的；而从抽象到具体的方法无非是分析与综合的结合。

 拓 展

　　达尔文在《物种起源》一书中，详细地阐述了进化论的系统观点，并提出了生物进化的许多证据。他认为：物种是进化的，并有共同的起源，进化是通过物种的变异而实现的，地球上现今生存的物种，都是曾经生存过的物种的后代，都有共同的祖先。就植物界来说，由单细胞的植物到多细胞的植物，从多细胞的低级植物藻类，到苔藓植物、蕨类植物、裸子植物和被子植物。在动物界，由单细胞动物（即原生动物）到多细胞动物（如海绵动物、腔肠动物），由低级的多细胞动物到高级的多细胞动物（如昆虫和脊椎动物），由中枢神经系统不发达的动物到中枢神经系统非常发达的动物，等等。可见，生物的进化是一个由简单到复杂，由低级到高级的有序系列，生物界的发展历史是有其内在规律的。

　　试分析上述文字中所包含的逻辑与历史统一的方法。

---

① 彭漪涟. 冯契辩证逻辑思想研究[M]. 上海：华东师范大学出版社，1999：276.

五、中医辩证思维体系

辩证思维的历史发展经历了三种基本形态：古代朴素的辩证思维、近代唯心主义辩证思维及现代科学辩证思维。中医辩证思维隶属于中国古代辩证思维，与西方以及当代辩证思维并不完全相同。

《周易》开创的尚刚、主动、贵有的辩证体系与老子开创的尚柔、主静、贵无的辩证体系，奠定了中国古代辩证思维的基础。《荀子·性恶》言："故善言古者必有节于今，善言天者必有征于人。凡论者，贵其有辨合，有符验。"冯契①认为这里提出了辩证思维方法论的基本原理：第一，"贵有辨合"，即要进行正确的分析和综合，也就是正确运用"类""故""理"这些范畴，包括解蔽，以求全面地把握事物固有的规律。第二，"贵有符验"，即理论要得到事实的验证，谈论古代的东西一定要从现今的事实加以验证，谈论天道一定要从人事上加以验证。辩证逻辑方法论的基本原理大致就是这两条。中医学正是汲取并发挥了中国古代辩证法思想，从矛盾、联系、运动的观点考察人体生命活动及其与环境的关系，主要体现为阴阳对立统一、五行整体联系、常变运动转化。

（一）阴阳对立统一

对立统一律是辩证思维的根本规律，反映在中医学中最具代表性的为阴阳学说。中医学引进中国古代哲学的阴阳范畴，进一步探究了阴与阳之间的内在联系，形成了中医阴阳学说，使中国古代阴阳学说达到前所未有的精深程度。阴阳学说两千多年来，一直左右着历代医家的思维方式，使中医理论具有自觉的辩证思维定势，构筑起一个辩证逻辑性质的医学理论体系。《素问·阴阳应象大论》说："阴阳者，天地之道也，万物之纲纪，变化之父母，生杀之本始，神明之府也，治病必求于本"。指出阴阳是天地间万物（包括人体的生命运动）生长、变化、存亡的根本规律。这与战国中、末期《易传·系辞上》的"一阴一阳之谓道"，《管子·四时》的"阴阳者，天地之大理也"一脉相承，但认识更加深刻、明确而趋于成熟，并且把阴阳对立统一规律，引入对生命运动的研究领域，发展成建构中医理论体系的辩证思维规律，为中医先哲们在对人体组织结构了解甚微的情况下，回避人体的组织结构，先研究生命运动的过程、疾病变化规律，提供了思维工具和方法。

1. 阴阳对立制约——揭示同一思想内在差异的方法

揭示同一思想的内在差异，就是揭示一个完整思想或一个整体事物的内在矛盾，或内在的对立规定性。只有把其内在矛盾揭示出来，才能对这一思想（或事物）的认识深刻化、具体化。阴阳的对立制约认为，自然界的一切事物或现象都存在着相互对立的阴阳两个方面，无论是自然现象，还是人体生命运动都要把一个整体分为阴阳两个方面去研究，如张介宾《类经·阴阳类》所说："阴阳者，一分为二也。"而且，阴阳中还可再分阴阳，形成了逐级阴阳（矛盾）分析法。所以，阴阳的对立制约思想，实质上是揭示同一思想内在差异的方法，正是这一思想使中医理论从人体的生理、病理到疾病的诊断和治疗，始终从矛

---

① 冯契. 智慧的探索[M]. 上海：华东师范大学出版社，1994：195-196.

盾的两方面去分析把握。正常的生命运动是阴与阳达成的动态平衡状态；疾病的产生是阴与阳平衡失调的结果；诊断疾病要察色、按脉，先别阴阳；治疗过程就是调整阴阳重新回归平衡的过程。对人体脏腑的认识，首先区分为藏与象，藏中有脏有腑，而五脏藏精，精化为气，气再分为阴气与阳气，即脏阴与脏阳，如心阴与心阳，肾阴与肾阳等。如此，建立了中医学的"生命就是对立运动"的辩证思维的理论命题，奠定了中医辩证思维逻辑体系的根基——反映事物整体的对立规定性。

2. 阴阳依存互根——把握不同思想间相互联系的方法

不同思想，是指整体事物内部的不同规定性。本来事物不同规定性之间都存在固有联系，由于认识能力所限，往往把这些固有联系割裂了。要想真正认识一个事物，就要善于把握住这些不同思想所固有的相互联系。如本质与现象、原因与结果、藏与象、气与血等，虽然相互不同，但无不是相互联系的。阴阳依存互根思想，就是中医学把握整体内部不同规定性，即阴与阳间相互联系的工具。任何事物内部的阴与阳两方面既是相互对立的，又是相互依存的，任何一方都不能脱离另一方而单独存在。例如，人体最本质的生理功能是兴奋和抑制，兴奋属阳，抑制属阴，没有兴奋，就无所谓抑制；没有抑制，就无所谓兴奋。《素问·阴阳应象大论》云："阴在内，阳之守也；阳在外，阴之使也。"即是对把握不同思想间相互联系的深刻理解和生动描述。因而，阴阳的依存互根思想成为中医理论中认识气与血、藏与象、证与症、证与病、物质与物质、功能与功能、物质与功能之间联系的理论依据，把握住了不同思想间的内在联系。

3. 阴阳相互转化——认识对立思想在一定条件下相互转化的方法

对立思想，指反映事物整体或系统的对立方面、对立层次、对立阶段的不同思想，如成功与失败、优势与劣势、生与克、标与本等。只看到他们彼此对立是不够的，因为任何事物对立的一方，无不在一定条件下向对立的方面转化。阴阳学说也认识到对立的阴阳双方，在一定条件下可以各自向其相反方向转化。《素问·六微旨大论》说："夫物之生从于化，物之极由乎变，变化之相薄，成败之所由也……成败倚伏生乎动，动而不已则变作矣。"揭示出对立双方从一开始就相互依存隐伏着向其对立面转化的因素。以此来认识、把握人体生理过程中物质与功能、气与血、功能活动的兴奋性与抑制性的相互转换；病理过程中的表里、寒热、虚实的转化。由此也建立了中医学的运动转化观点。

4. 阴阳动态平衡——使对立思想统一为整体的方法

对立思想在一定条件下相互统一，结合为整体，是辩证思维的重要形式。因为辩证思维的根本任务，就在于将对立的抽象思想辩证地统一起来，形成对立思想的统一体，以把握具体事物辩证矛盾的整体。阴阳平衡理论认为，阴阳双方既对立制约又依存互根，维持了阴阳平衡状态，旨正在使对立的两方面能统一在一个整体之中。例如，正常的生命活动是机体阴与阳两方既对立制约，防止一方偏亢；又依存互根，相互转化，防止对方不足，形成"阴平阳秘"状态，即阴与阳在对立中达成的统一平衡。再如，肺的宣发与肃降，肺主呼气与肾主纳气，心火下降与肾水升腾，脾主升清与胃主降浊，肝气升与肺气降等，性质对立又在生命活动的某一层面上统一起来，维持了正常的生命运动。因此，阴阳的既对立制约又依存互根，形成的阴阳统一平衡的理论，是中医理论中机体内各脏器的完整统一性思想的理论基础。

由于阴阳学说的对立制约、依存互根、消长转化、动态平衡具有揭示同一思想内在差异、把握不同思想的相互联系、认识对立思想在一定条件下相互转化和统一为整体的思维能力，所以，以阴阳学说作为思维规律推演的中医理论体系，是一个辩证思维逻辑体系，而且是一个自觉的辩证思维体系，并不是自发的辩证思维体系。是自觉的还是自发的辩证思维体系，是以是否有对立统一思维律指导来衡量和确定。中医理论几千年来一直在阴阳学说的指导下，始终保持理论体系的辩证思维性质和辩证逻辑体系，因而是自觉的辩证思维体系。但是，由于中医理论的辩证逻辑体系，形成于中国古代的先秦至秦汉之际，后世虽对理论的辩证思维有所发展与完善，但仍没有对中医理论的辩证逻辑体系进行总结与阐述，致使中医理论的辩证思维，仍然处于素朴的辩证思维水平。

另外，阴阳对立统一思想与西方及现代矛盾对立统一思想又有诸多区别[1]，其中最主要的是对对立双方的关系认知以及追求目标不同。一般认为，阴阳对立统一强调和谐、统一，强调对整体的保持和维护，事物最终的发展是，"仇必和而解"（张载《正蒙》），而且阴阳的结合可以创生新的东西。矛盾对立统一强调斗争、排斥，强调对整体的分解和破裂，事物最终的发展是，对立双方一方战胜一方，使旧的统一体瓦解，从而新的统一体产生。如徐道一[2]指出：阴阳是对待的统一（共存、两端），包含着互补的统一、差异的统一和对立的统一三层意义，虽不否认其中有对立的存在，但比较强调阴阳调和的方面；矛盾是对立的统一，虽不否认有非对抗性矛盾、差异矛盾的存在，但比较强调矛盾双方的斗争方面，并经过斗争，使一方战胜另一方。成中英[3]则将二者概括为"和谐化辩证法"和"冲突辩证法"的关系。

（二）五行整体联系

中医学把五行范畴从中国古代哲学移植到中医学领域，并且作为中医理论建构的基本框架，为中医理论带来了辩证思维方式。五行范畴是中医理论体系整体性、联系性思想的渊源。

首先，中医学从人体内部各要素之间、人体与外界环境之间的联系出发，推理得出自然万物之间是一个彼此作用的整体系统。它用五行的理论来反映所认识到的这种关系，将众多具体的事物按其不同的性质、状态、特征分为五类，纳入五行关系中。这样，以五行为结构框架，建构了不同的意义链，天、地、物、我皆被纳入到一个有序而连续的系统当中来，体现出有机的整体性特征。李晓春[4]指出，五行理论体系作为一个意义域，很明显是由许多意义链所构成的，而意义链之间的关系是意义解释和指向的关系，其中木火土金水是基础的意义链，其他的意义链或是它的"用"，或是它的"副"，这种意义链互相指向的

① 邢玉瑞，王小平. 阴阳等于唯物辩证法之矛盾吗[J]. 陕西中医药大学学报，2016，39（3）：5-9.
② 徐道一. 试论阴阳是对待的统一[J]. 朱伯崑. 国际易学研究[M]. 第2辑，北京：华夏出版社，1996：308-317.
③ 成中英. 论中西哲学精神[M]. 上海：东方出版中心，1991：182-186.
④ 李晓春. 张载哲学与中国古代思维方式研究[M]. 北京：中华书局，2012：3.

关系，其实质就是一种法象关系。

其次，中医学不仅认为事物是"万物一体"，而且还用相生相克说明这种联系的内在制约关系。相生，即递相促进、发展；相克，即递相限制、约束。生与克互相依存，不可分割。无生，就没有事物的发生或发展；无克，则不能保持事物间正常的平衡关系。万物生中有克、克中有生，才能够存在和发展，通过相生相克体现出联系的普遍性。

第三，五行之间的生克制化，使自然界以及人体处于相对稳定状态，当五行中的某一行出现有余或不足的时候，其所生和所胜一行必须及时地资助或克制，五行内部的平衡状态才能继续维持。如果所生和所胜不能及时地去克制或资助，那么五行的协调关系就会被破坏，即"亢则害，承乃制，制则生化，外列盛衰，害则败乱，生化大病"（《素问·六微旨大论》）。中医学的辩证思维既看到了五行系统中平衡、稳定状态，又看到了事物非平衡、否定状态的存在。

总之，五行思维方式使中医理论具有多样性、联系性的观念，任何问题都从五个要素出发，如：脏有五脏，神有五神，液有五液，咳有五脏咳等，并且五个要素间又存在着生我、我生、克我、我克的内在联系。五行思维还蕴涵着生与克的对立统一思想，五行中任意一行，都与其他四行构成生克制化关系，为阴阳观念的引入及阴阳学说与五行学说结合奠定了基础，使中医理论的整体观念中蕴涵着矛盾对立的辩证思维。五行思维还包含着运动观念，五行的"行"字在甲骨文、金鼎文中，都有行走、运行、畅通含义。五行间的生克制化，就是五行（宇宙中五大类事物）间的运动变化规律。

（三）常变运动转化

发展变化是辩证法三大观点之一，质量互变规律与否定之否定规律即是其具体体现。恒动变易也是中医学的基本哲学观点之一，《素问·六微旨大论》云："成败倚伏生乎动，动而不已则变作矣。"明确提出了"动而不已"的命题，并认识到事物的变化有"物生"与"物极"，即量变与质变两种不同形式。而在中医理论的建构，特别是临床诊疗思维中，运动变化的观点突出体现为"常""变"的对立统一。

1. 变即常，常乃变

生命运动中，"常"是指具有相对稳定性的生理、病理规律。例如《素问·六节藏象论》说："心者，生之本，神之变也。"心的主血功能，是生命活动的根本保证，此为"常"即常规；而心的主血功能，又可以变化成为"神"，即心主血对人体的精神、意识、思维活动的维持，这就是变。血与神不可混淆，血是常，神是变。但是，心何以能藏神？就不得不涉及血（常）与神（变）的既对立又统一关系，主血之"常"可变化为精神意识思维活动的"神"。因此，血与神，是常与变的关系。心主血是神的物质基础，神又能统摄心主血的功能，指出变就是常，常就是变。

《素问·六节藏象论》又说："五气更立，各有所胜，盛虚之变，此其常也。"五行之间的关系，有其所胜，亦有其所不胜，这种盛衰的变化，正是五行间的正常关系。没有五行间的正常盛衰变化，就没有五行间的生克规律，揭示出变化就是常规，此"变即常"也。

《素问·玉版论要》说："八风四时之胜，终而复始，逆行一过，不复可数，论要毕矣。"

"八风四时之胜"，指八风、四时的更替变化，是"变"；"终而复始"，指变化是有规律的，而规律又属于"常"。可见，变即常，常乃变。

再看《素问·经络论》的常变观："阴络之色应其经，阳络之色变无常，随四时而行也。寒多则凝泣，凝泣则青黑，热多则淖泽，淖泽则黄赤，此皆常色，谓之无病。"阳络的色泽随四时更替而变化，秋冬天冷则血凝泣色青黑；春夏天热则血淖泽而色黄赤，这种随四时而变的色泽谓之"常色"，"变即常"也。反之，如果阳络之色不能随四时而变化，才是不正常的，正常就应该变化，"常乃变"也。

2. 常中有变，变以测常；变中有常，常以测变

（1）常中有变，变以测常　常中有变化，变化是用以显现（把握）常理（常规）的。《素问·移精变气论》说："上古使僦贷季，理色脉而通神明，合之金木水火土四时八风六合，不离其常，变化相移，以观其妙，以知其要，欲知其要，则色脉是矣。"临床"观死生，决嫌疑"的关键，《黄帝内经》称作"要"亦即常规，就是分析、把握"色脉"。色脉配合五行、四时、八风、六合的变化，这种变化是奇妙的，那就是变能知常。

《灵枢·本脏》说："五脏者，所以参天地，副阴阳，而连四时，化五节者也。五脏者，固有小大、高下、坚脆、端正、偏倾者；六腑亦有小大、长短、厚薄、结直、缓急。凡此二十五者，各不同，或善或恶，或吉或凶，请言其方。心小则安，邪弗能伤，易伤以忧；心大则忧不能伤，易伤于邪。心高则满于肺中，悗而善忘，难开以言；心下则藏外，易伤于寒，易恐以言。心坚则脏安守固；心脆则善病消瘅热中。心端正则和利难伤；心偏倾则操持不一，无守司也……凡此二十五变者，人之所苦常病。"为了把握五脏的"常病"，《本脏》从每一脏的脏器大小、位置高低、形质的坚脆、形态的端正或偏倾等五个方面去分析五脏病变，为分析五脏疾病注入五个方面的"变因"，形成二十五种变化，从中去发现五脏的"常病"。

（2）变中有常，常以测变　人体生理、病理的变化虽然很多，但往往是变中有常，即变化受一定规律控制。《灵枢·五变》讨论的每个人都有相对稳定的体质条件和好发病变，因此，同时遇风，而病不同。表面上看同样的病因，但病变千种，究其本质却受人体体质之常的影响，即变中有常，常以贞（显现、反应）变。《灵枢·五变》说："黄帝曰：一时遇风，同时得病，其病各异，愿闻其故……人之有常病也，亦因其骨节皮肤腠理之不坚固者，邪之所舍也，故常为病也。是谓因形而生病，五变之纪也。"可见，"形"即体质条件，即"常"，是导致病变变化的根本。

3. 变不失常，常以制变

常与变之间，除了"常中有变，变中有常"的相互依赖关系，还存在着"变不失常，常以制变"的相互制约关系。如《素问·四时刺逆从论》云："是故邪气者，常随四时之气血而入客也，至其变化不可为度，然必从其经气，辟除其邪，除其邪则乱气不生。"致病因素侵入随四时变化的气血之中，导致疾病的变化不可胜数，也不易把握，但有不变的常规即"经气"，把握四时经气去辟除邪气，就掌握了规律。这正是"变不失常，常以制变"的具体应用。

《素问·标本病传论》更加深刻地阐述了这一关系："夫阴阳逆从标本之为道也，小而

大，言一而知百病之害，少而多，浅而博，可以言一而知百也。以浅而知深，察近而知远，言标与本，易而勿及。"阴阳、逆从、标本作为把握疾病的规律（常），可以执一权万，执常达变，这是因为常能制变、处变。

4. 知常达变的方法

中医学在常变观念引导下，不仅努力探索生命运动的常与变，锻炼了常与变的既对立又统一的辩证思维，还形成了知常达变的辩证思维的认知方法。这一过程实质上是由对客观规律的探索，到形成主观思维规律，进而运用思维规律，主动地把握客观事物的过程。这是中医学由经验到理论，由客观探索经主观思考又运用于把握客观事物的过程。知常达变，是中医学力图通过"常"把握"变"，探索动态的积极的认知方法。

（1）由"生理之常"通达"病理之变" 在掌握了人体正常的生命规律之后，中医学力图发现在什么情况下，正常的生理活动会发生变化，成为病态，即由常到变的中间环节是什么？主要是以下两个方面。

一是"顺逆"，顺应人的生存规律就能维持正常的生命活动；违逆生存法则就会从生理变化为病理。《素问·上古天真论》说："其知道者，法于阴阳，和于术数，食饮有节，起居有常，不妄作劳，故能形与神俱，而尽终其天年，度百岁乃去。"《素问·四气调神大论》还说："故阴阳四时者，万物之终始也，死生之本也，逆之则灾害生，从之则苛疾不起，是谓得道……从阴阳则生，逆之则死，从之则治，逆之则乱。"可见，"顺逆"是中医学总结出的，由生理到病理的重要变因，常与变的中间环节。抓住了"顺逆"，就把握了由常到变的环节，就可以知常达变了。

二是生理（常态）的"有余、不足"，生理状态的有余和不足都会导致疾病，中医学通过把握常态的"有余"和"不足"，来达到知常达变。例如《素问·平人气象论》就是掌握了平人的呼吸与脉动，太过为病，不足亦为病。所谓"人一呼脉再动，一吸脉亦再动，呼吸定息脉五动，闰以太息，命曰平人。平人者，不病也。常以不病调病人，医不病，故为病人平息以调之为法。人一呼脉一动，一吸脉一动，曰少气。人一呼脉三动，一吸脉三动而躁，尺热曰病温，尺不热脉滑曰病风，脉涩曰痹"。还有《素问·玉机真脏论》说："春脉者肝也，东方木也，万物之所以始生也，故其气来，濡弱轻虚而滑，端直以长，故曰弦，反此者病。帝曰：何如而反？岐伯曰：其气来实而强，此谓太过，病在外；其气来不实而微，此谓不及，病在中。帝曰：春脉太过与不及，其病皆何如？岐伯曰：太过则令人善忘，忽忽眩冒而巅疾；其不及则令人胸痛引背，下则两胁胠满。"指出不同季节脉象的太过与不及都反映一定的病变。《素问·调经论》说："神有余则笑不休，神不足则悲……气有余则喘咳上气，不足则息利少气……血有余则怒，不足则恐……形有余则腹胀泾溲不利，不足则四肢不用……志有余则腹胀飧泄，不足则厥。"这是神、气、血、形、志的有余与不足导致的病变。

总之，中医学在掌握了人体正常生命运动基础上，把"逆、顺"和"有余、不足"作为变数，由常达变的中间环节，达到由常知（推理）变，由常测变的目的。

（2）由"病常"把握"病变" 疾病形成后，仍然会有许多变化。《素问·脉要精微论》提出这样的问题"病成而变何谓"，又说："病之变化，不可胜数"。那么，怎样才能把握疾病的千变万化呢？《黄帝内经》也有对具体疾病变化原因的探索。如《素问·风论》探讨风所致疾病，变化万千的原因，是风邪性质所致。《灵枢·痈疽》篇的痈疽种类变化众多，是病位不同而为。《黄帝内经》常借助于理论思维，通过模式推理来知常达变。对疾病的变化趋势，往往是用阴阳、五行、四时、六经、十二经脉等模式测变。如《素问·热论》用太阳、阳明、少阳、太阴、少阴、厥阴的六经模式，来推理外感热病的变化；对五脏病的变化，则用五行模式的生克胜复来推测；对面色、脉象的变化，则应用四时阴阳模式推导。对一些杂病，则往往以十二经脉或五脏六腑为模式，把握其变化。如《素问·咳论》对咳病变化的把握，则形成心咳、肺咳等五脏六腑之咳，把五脏六腑作为一个推理测变的模式。这种在掌握疾病一般规律基础上，借助模式来测变，正是知常达变的辩证思维方法。

《黄帝内经》在常变观的引导下，不断地探索生命运动中的常与变规律。并且这种"常变"认识成果，不断地由低级向高级、由感性向理性深化。如《素问》对疟疾的认识，在《疟论》已有了属于常的一般规律的认识，"疟之始发也，先起于毫毛，伸欠乃作，寒栗鼓颔，腰脊俱痛，寒去则内外皆热，头痛如破，渴欲冷饮"。此外，还进行了"温疟""寒疟""瘅疟"的分类，甚至对"间日疟"也有记载。这可以视为是对疟疾最早的规范，属于病常范畴下的规律性认识。然而，《黄帝内经》并未满足于已有的认识成果，为了把握不同体质、不同变化的疟病，在《刺疟》篇又把疟疾按六经、六脏分类成十二疟，来区分同一疾病中的不同。这实质上是对《疟论》认识的一次否定，《刺疟》则又通过对十二疟病形的厘定，在高一层次上再次达到对疟疾病变规律的把握。从认识论角度来看，《黄帝内经》对疟疾的认识，经历了常-变-常，肯定-否定-再肯定的辩证思维深化过程。《疟论》对疟疾病的形成及间日疟的认识是常，是对疟病的肯定性认识成果；而《刺疟》进行的"十二疟"分类是对疟病变化的把握，是对《疟论》认识的一次否定，当《刺疟》对"十二疟"病形进行规范厘定后，《黄帝内经》对疟疾的认识进入高一层次规律的把握，是否定后的再次肯定。这样，《黄帝内经》对疾病的认识深化了。

类似于对疟病认识深化过程的，还有许多疾病。如《素问·咳论》对咳嗽的认识，从"肺之令人咳"的认识成果，到"五脏六腑皆令人咳，非独肺也"的否定，再到"五脏咳""六腑咳"之状的规定，对咳嗽的认识也经历了常-变-常，肯定-否定-肯定的深化认识。

《黄帝内经》常变思想的深化，在《素问·灵兰秘典论》给予了高度的概括："至道在微，变化无穷，孰知其原……恍惚之数，生于毫厘，毫厘之数，起于度量，千之万之，可以益大，推之大之，其形乃制。""至道"，乃是规律，为常。"道"的微妙之处在于能够千变万化，如何去把握变化呢？观察于"恍惚""毫毛"之境，借助于"度量"和"推理"完成"制形"，把握了事物的形象就掌握了变化。不断地挖掘"常"中的变化，又不断地把握变化，常与变的辩证思维在肯定与否定过程中逐渐深化。

六、中医辩证思维形式

中医理论体系中的概念、判断及推理形式，是在阴阳学说的对立制约、依存互根、消长转化、动态平衡作为对立统一思维律指导和规范下，通过辩证的分析与综合方法，加工中华民族长期积累的医学科学事实，形成的属于辩证逻辑范畴的概念、判断与推理思维形式[①]。

（一）凝聚内外矛盾反映对立属性的概念形式

辩证逻辑依据对立统一原则，来研究概念的矛盾本性，研究如何在概念中表达和再现客观对象的矛盾运动。辩证逻辑的概念是以凝缩的形式反映事物内外矛盾整体的本质规定的思维形式，是许多规定的综合，是多样性的统一。词汇可以显示出一个民族在认识世界的过程中业已达到的知识的广度和深度，也可以体现一个民族的语言特点和思维模式[②]。中医学概念的构词也蕴含和承载了当时中华民族的语言特点和思维方式，尤其是成对出现的反义词构成的对立性的医学概念，如天地、阴阳、刚柔、水火、表里、内外、浮沉、升降、邪正、虚实、寒热、清浊、标本、逆从、新故、间甚、缓急、补泻等，理论构建的这种词汇特点，从逻辑上看，正是深层辩证思维的反映。

中医理论的概念，不强调用"属＋种差"的方法来规定它的外在形式，而是用概念表达和再现了人体生命运动的生理活动、病理变化及医生诊断疾病、治疗疾病等思维过程中的矛盾运动。如"藏象"，是中医理论摹写人体生理活动的核心概念。"藏"，是指藏于人体内无法从活体上直接观察到的内脏；"象"，是脏腑生理活动、病理变化的外在表现。在藏象的内涵规定中明确地揭示出藏与象间的内在矛盾，并且在语词上具有矛盾形态，属于辩证逻辑的矛盾型概念，采用的是"矛盾定义法"，来直接揭示概念所反映的客观事物的内在矛盾。因而，"藏象"二字，实质上是以概念的形式，把握了人体生命运动过程中本质"脏"与现象"象"间的矛盾对立统一关系。

藏象概念之下，第二层次的概念则是深入到脏腑，对构成人体的基本脏器的认识，形成心、肺、脾、肝、肾、三焦等概念。在这里它们不是作为脏器名称出现，而是关于内脏的形态、部位、生理功能、体、华、窍、合、志、液、神、时等多方面规定性统一的认识，与解剖实体是对应关系，不是对等关系，是思维的产物。这些概念对人体脏器的摹写，没有拘泥于"现实世界"（指肉眼直观的世界），而是涉及了各种"可能世界"，通过对这些"可能态"的描述，把握生命活动的整体规律。因而，这些概念的内涵是解剖实体的不同横断面、不同时间区的综合[③]，属于辩证的具体概念，是潜在地反映客观事物多方面、多层次的概念，采用的是"具体定义法"，来揭示概念所反映的客观对象的多样性的统一。

第三层次的概念是气、血、气机、气化等。以"气"概念为例，高等中医药院校规划教材《中医基础理论》基本承袭了气的物质说，力图采用形式逻辑定义方法加以界定，认为气是自然界极细微的物质，是构成世界的物质本原，也是构成和维持人体生命活动的最基本物质[④]。这样的定义至少存在两大问题，一是难以与西方哲学中原子的概念加以区别，如果把文中的气换成原子，也完全成立；二是以物质定义气，可以说是对气概念的一种阉割，例如人参大补元气，如果说是给人体补充一定的物质，那么针刺补气难道也是给人体

① 任秀玲，程振芳，赵青树. 中医理论的逻辑体系研究——中医辩证逻辑体系的概念、判断及推理形式[J]. 内蒙古中医药，1997，16（2）：3-5.
② 姜燕.《甲乙经》中医学用语研究[M]. 北京：中华书局，2008：263.
③ 沈思明. 辩证逻辑的基本特征是概念的内在运动[J]. 社会科学，1991，13（6）：29-32.
④ 王键. 中医基础理论[M]. 北京：中国中医药出版社，2016：17，80.

输入某种物质吗？另外，还有正气、邪气、神气等，恐怕都难以用纯粹的物质概念加以说明。究其实质，气本身就是一个多相式概念，是多种规定性综合的具体概念。刘长林等[1][2]对古代文献中的"气"涵义梳理指出，气的涵义有三：气态物质之气，生化之本之气，符号-关系模型之气。作为宇宙万物万象唯一本元的气，既是物质，又是功能；既是规律，又是信息；既是本体，又是现象。中医学之气在当代科学语境下，可以认为是指构成人体、维持人体生命活动的物质、能量、信息的总称[3]。

在中医学中，揭示和把握人体病理改变的基本概念还有："邪正盛衰""阴阳失调""气血失调""寒热""虚实"等。它们不仅在概念的语言外壳上，有明显的矛盾对立关系，而且也反映着疾病过程中，机体内部不同层次的对立统一关系的破坏，新的矛盾关系的产生。因此，中医学把握疾病病理改变的基本概念，仍然是反映人体内部矛盾和矛盾关系的概念形式。这些概念大多采用"发生定义法"，通过揭示概念所反映的客观事物的矛盾属性产生的情况下定义的。如"阴阳失调"，是指"在疾病过程中阴阳消长失去平衡的统称"，揭示了阴与阳矛盾双方由于消长运动失衡，而产生了阴阳偏盛偏衰的新的矛盾运动。

在对立统一思维律指导下，应用辩证的分析与综合方法，总结和概括医生诊断疾病过程中的思维活动，形成的核心概念是"辨证"。"证"是一个关于病因、病位、病性和邪正状态多种认识综合的具体概念。"辨证"就是在疾病发展过程中的某一阶段，分析、研究表现于外的症状、体征来辨认、辨别疾病的证候。因而，辨证的实质，是透过症把握证的本质与现象的对立统一关系。证是疾病的本质，症是表现于外的征迹，诊断疾病的司外揣内，通过症把握证的对立统一的矛盾关系，是由"辨证"概念来凝聚的。

"辨证"概念之下，由于病种的不同及疾病谱的发展与变化，历代医家总结疾病规律，不断地补充和发展，形成了下一层次的辨证概念，如：六经辨证、八纲辨证、脏腑辨证、气血津液辨证、卫气营血辨证、三焦辨证等等。为针对具体病变进行具体分析，又推演出第三层次的具体概念，如：痰热壅肺、阳明经证、热入营血、中焦湿热等，以把握具体病变的正与邪、寒与热、虚与实、气与血、升与降等矛盾关系。

治疗疾病的原则，是中华民族长期同疾病斗争过程中的经验积累，是医学科学的研究成果。这些成果依然是以凝聚内外矛盾，反映对立属性的概念方式得以存在和保留，并且继续规范着医生们治疗疾病的思路。例如：治疗疾病就是要抓住主要矛盾，处理好标本（主次矛盾）的缓急关系；正与邪的扶与祛关系；调理好阴与阳、气与血、脏与腑、气的升与降、出与入等矛盾关系。并顾及疾病与季节气候、地域、体质、年龄、性别、职业间的对立统一的关系。因而，治病求本、标本缓急、扶正祛邪、三因制宜、调理阴阳、调理气血、调理脏腑等治疗原则，无一不是以概念方式表达和再现治疗疾病过程中的各种矛盾运动。

总之，中医理论体系中的概念，是在具有对立统一思维规律作用的阴阳学说指导下，应用辩证的分析与综合方法，形成的凝聚内外矛盾、反映对立属性和多种规定性统一的辩证概念。但是，"一个事物的概念和它的现实，就像两条渐近线一样，一齐向前延伸，彼此

① 刘长林，张闰洙. 中国哲学"气"范畴的现代认识[J]. 太原师范学院学报（社会科学版），2005，4（1）：6-11.

② 刘长林，胡奂湘.《管子》心学与气概念[J]. 管子学刊，1993，（4）：2-10.

③ 邢玉瑞. 现代科学语境下"气"的诠释思考[J]. 北京中医药大学学报，2019，42（6）：445-450.

不断接近，但是永远不会相交"①。对于中医药理论中的概念更存在着与现实（非实证论意义下的）接近的艰巨任务。

（二）概念内在矛盾展开之判断和推理运动

辩证逻辑认为：概念、判断、推理作为一个相互依赖、相互转化的整体和进程，而存在于理论体系之中，它们不是彼此并列的东西，不是构成与被构成、部分与整体的关系。概念是包含判断、推理在内的辩证思维的主要的基本形式，而判断、推理则是概念内在矛盾的展开②。

1. 概念向判断的展开

概念，是判断的浓缩。由于是浓缩，其内涵和外延就必须借助于一个或几个判断去加以揭示才能明确。例如浓缩在"藏象"中的内在矛盾，就是靠以下几个判断来展开的：①脏腑的形态、形象。②脏腑表现于外的生理现象和病变征象。③以五脏为中心的五个生理功能系统，与外界事物或现象相比类所获得的"象"。这里，"藏"指内脏；"象"指形象、现象、征象。"象"是"藏"的外在反映，"藏"是"象"的内在本质。结论："藏象"是指藏于体内的内脏及其表现于外的生理、病理征象及与自然界相通应的事物和现象。换言之，"藏象是内与外的统一"。通过以上三个判断，来明确凝聚在"藏象"一词中本质与现象间的矛盾对立统一关系，亦即"藏象"是对以上三个判断句的浓缩。

再如：展开"心"这个概念的判断有："肺之下为心……其象尖长而圆，其色赤"；心主血脉；心藏神；心在体为脉；心其华在面；心开窍于舌；心与小肠相合；心在志为喜；心在液为汗；心气通于夏季；心为君主之官等。揭示了中医药理论中的"心"，既是指解剖实体又不是解剖实体的矛盾对立统一的概念形式。虽然在中医药理论中从未明确地表述为"心是解剖实体又不是解剖实体"的判断句，但其结论是不言而喻的。这是一个"联项矛盾式"的辩证判断。联项，指主项与宾项间的连结词，即"是""不是"，这一判断形式可以表达为：s 是 p 又不是 p。

诸如此类，不一一列举。但必须指出，判断是对浓缩在概念中的内在矛盾的展开，并不表明判断来源于概念，判断来源于人类实践，实践的水准决定着判断的层次。

2. 概念向推理的运动

辩证逻辑认为：概念通过判断进而向推理的转化，是概念、判断内在矛盾发展的必然结果。它是人类根据矛盾的对立统一，推断事物运动的性质、发展趋势的重要的认识工具，或者说是根据对于客观事物已知的内在矛盾的分析，来推出某种未知情况为结论的思维形式③。

例如：阴阳作为中医理论体系的逻辑开端，是凝聚了事物内部阴与阳两部分间的对立统一的矛盾运动的概念形式。通过阴阳是对立制约、依存互根、消长转化并能达到阴阳平衡状态的几个判断来展开其内涵和外延。把这些判断推理到对人体生命运动的认识和研究中，用来说明人体的组织结构，认为人体既是有机联系的又可划分为相互对立的不同层次

① 马克思恩格斯全集[M]. 第 4 卷. 北京：人民出版社，1972：515.
② 彭漪涟. 概念论[M]. 北京：学林出版社，1991：43.
③ 且大有. 论辩证思维推理[J]. 内蒙古师范大学学报（哲学社会科学版），1992，34（3）：34-42.

的阴阳两部分；说明生理功能，认为人体的正常生命运动，是阴阳两部分保持对立统一协调关系的结果，即"阴平阳秘"状态；说明病理变化，认为疾病是阴阳平衡紊乱所致，即阴阳失衡状态；诊断疾病，要察色、按脉先别阴阳；治疗疾病，本质上就是调整阴阳回归平衡状态。这是"辩证的演绎推理"过程，即把自然界普遍存在的对立统一的阴阳关系，推及到人体生命科学的研究上，是由一般向个别的推理演绎。

根据阴阳在一定条件下可以相互转化的观点，来推断疾病过程表里、寒热、虚实的转化，属于"辩证的转化推理"。根据阴阳平衡理论，认识正常生命运动是"阴平阳秘"，并揭示藏与象、脏与腑、气与血、营与卫、经与络、津与液、肺的宣发与肃降、肝的藏血与疏泄、心肾的火与水、肺肾的呼气与纳气、肝的疏泄与肾的闭藏等既对立又相互统一的过程是"辩证的统一推理"。

"藏象"概念，通过判断揭示出藏与象间本质与现象间的对立统一关系，进而向推理转化。通过观察面部色泽、神态及舌体的颜色变化，推断心的功能盛衰和改变。这就是由藏象概念，展开为藏与象的对立统一判断，并进一步展开为以象测脏的推理运动，是"辩证的预见推理"。即根据已知的矛盾双方微小变化，推测事物的发展和变化。此外，临床辩证过程中的司外揣内、以症测证等，实质上是"藏象"概念在医生诊断疾病思维过程中的推理，仍然是"以象测脏"的预见推理思维过程。

再如，"八纲辨证"概念，通过表里、寒热、虚实、阴阳的对立统一关系；"脏腑辨证"概念，通过各脏的阴阳、气血的对立统一关系；"卫气营血辨证"概念，通过邪与正、卫分与气分、营分与血分的对立统一关系，成为推断具体疾病的性质、发展趋势的重要的认识工具，都是由概念通过判断向推理的转化。由概念向推理的运动，实际上是一个分析矛盾和解决矛盾的过程。

总之，概念只有展开为判断，包含在概念中的潜在的对立面才能得以显现和明朗化；概念进一步展开为推理，其内在矛盾才能更完整地揭示出来，并能据此认识未知领域。

综上所述，中医理论中的概念、判断和推理，是在阴阳学说作为对立统一思维规律的指导和规范下，应用辩证的分析与综合方法，形成的辩证逻辑范畴的思维形式。概念是凝聚内外矛盾反映对立属性的形式，是用概念来表达和再现人体的生理活动、病理变化及医生诊断疾病、治疗疾病思维过程中的矛盾运动。判断，是对浓缩在概念中的内在矛盾的展开，即展开概念的内涵和外延，是通过一个或几个判断，加以揭示其矛盾性来明确的。推理，是概念通过判断进而向推理的转化，是根据概念对于客观事物已知的内在矛盾的把握和分析，推出某种未知情况的内在矛盾及其矛盾运动状态的思维形式。中医理论由概念展开为判断和推理的过程，就是中医理论体系建构的过程。

七、中医辩证思维方法

辩证思维方法包括辩证的分析与综合统一、归纳与演绎统一、抽象与具体统一以及逻辑与历史统一四大方法，其中分析与综合统一是最基本的、最核心的辩证思维方法，其他方法都是其不同方面的具体表现形式。中医辩证思维方法也是如此。

（一）分析与综合统一的方法

分析与综合统一的方法，也是中医理论建构与临床思维的重要方法之一。中医理论中的辩证概念、辩证判断和辩证推理，都是用辩证的分析与综合方法，整理人体生命运动中的一般规律、一般本质，而形成的把握生命运动的辩证矛盾及其运动发展规律的思维形式。"阴阳"作为概念，虽然张介宾在《类经·阴阳类》定义为："阴阳者，一分为二也。"但根据阴阳依存互根、动态平衡，阴阳也应该包含"合二为一"的过程。"一分为二"，是对整体事物内部矛盾方面的揭示，是辩证的分析过程。"合二为一"，是把从整体事物内部区分出的不同的矛盾方面，复归为统一整体，是辩证的综合过程。

中医理论中的五行学说，把自然界的事物及人体生理、病理活动，根据五行的特性区分为五种属性。自然界中五季的春天、五方的东方、五气的风、五化的生、五色的青等属性和人体的肝、胆、目、筋的生理功能，符合木的生长、升发、条达舒畅的特性而属木性。又把同为木性的自然界事物或人体生命现象归为一类，把春季、东方、风气、植物生长、青色、酸味，以及人体的肝、胆、目、筋、怒、呼、握归为木类。前者寻找各个事物的共同属性，是抽象的分析过程；后者把具有共同属性的个体归纳为一类，是抽象的综合，因为它们只解决了个体与类的关系。中医理论在对个体与类关系的抽象认识基础上，应用辩证的分析与综合方法，进一步揭示类与类间的联系，进行辩证思维的认识，认为自然界的一切事物可以在某一层面寻找出共同的性质、本质或规律，同时不同属性的类之间，还存在着递相滋生和递相克制的关系。分析不同类之间生与克的对立是辩证的分析过程；生与克不是孤立进行的，生中有克，克中有生，因此而产生的维持整体事物稳定平衡的调节机制，即"制化"，是辩证的综合过程。完成了把从事物整体中抽象出来的不同属性，在更高的层次（主观领域）复归为统一整体的认识过程。

中医理论的核心概念"藏象"，在古医家对人体脏器一般性认识基础上（如心有主血功能，其功能正常与否在面部有所反映外现等等），中医理论没有沿着实证道路探究各脏器的结构、形态，而是运用辩证的分析与综合方法，把脏器及其功能首先分析为藏与象矛盾对立的两个方面，又综合为藏是本质、象是外在表现，"有诸内必形诸外"的脏器实体与功能反映的对立统一结合体。"藏象"概念以及以象测脏、以象论脏、辩证求因、辩证论治的"藏象方法"便应运而生了。

形成中医理论体系中的基本概念，是运用辩证的分析与综合方法的成果，中医理论中的辩证判断也是如此。例如《素问·咳论》篇的"五脏六腑皆令人咳，非独肺也"，这一著名论断（理论命题）就是以《咳论》全文的篇幅，成功地运用辩证的分析与综合方法，论证并建立起一个辩证判断的典范。文章首先辩证地分析了咳嗽不但是皮毛受邪从其合之故，还与五脏六腑病变影响于肺等多因素有关，提出了五脏咳、六腑咳。继之又辩证地把五脏六腑令肺而咳综合为"此皆聚于胃，关于肺"。把一个疾病（或症）辩证地分析为多因素，是同一思想的自身分化；又把诸多因素复归为一个病变机理，使对立思想在一定条件下相互统一。《素问·咳论》在对"五脏六腑皆令人咳"的肯定和否定中，把握了咳病的运动过程。辩证的分析与综合的思维方法，就这样指导规范着历代医家，辩证地思考疾病和诊治疾病。

再如，阴阳和五行作为概念范畴或思维规律，都是辩证的分析与综合方法的思维结果，中医药学为了揭示人体更为复杂的整体生命运动规律，不满足于它们分而治之状态，强调二者综合运用。所以，张介宾在《类经图翼》又进行了再次的辩证分析与综合，指出："五行即阴阳之质，阴阳即五行之气，气非质不立，质非气不行。行也者，所以行阴阳之气也。"辩证地分析和综合了阴阳与五行的关系是气与质的关系，气与质即对立又相互联系和依赖。揭示出五行结构系统中五类属性间的生克制化关系，是依赖于各因素内部对立的阴阳双方既制约又依存互根的调控，使阴阳和五行的辩证思维程度有了更高的提升。

此外，"治病求本""春夏养阳，秋冬养阴""善补阳者，必于阴中求阳，则阳得阴助而生化无穷；善补阴者，必于阳中求阴，则阴得阳升而泉源不竭"等判断都是辩证的分析与综合方法的思维成果。

应用中医基本概念或基本理论认识疾病、诊治疾病的过程，是一个根据已知生命运动的内在矛盾，分析综合出相应的诊断、治疗、预防疾病的方法，也是临床分析各具体病变的矛盾运动状况的过程，是辩证思维的推理运动。如：根据五行属性的归类和生克乘侮规律推断病情：面见青色，脉见弦象，可以诊断为肝病；确立相应的治法则有：虚则补其母，实则泻其子，抑木扶土，泻南补北，培土生金等，产生了"见肝之病，知肝传脾，当先实脾，四季脾旺不受邪，即勿补之"（《金匮要略·脏腑经络先后病脉证第一》）的预防思想，都是辩证的分析与综合方法在中医药理论推理运动中的具体应用。

分析与综合统一的方法，形成了中医药理论的矛盾分析式的辩证思维逻辑体系，是使中医理论在中国古代直观观察和初步对人体生命运动的一般规律、一般本质研究（低水平的抽象认识）的基础上，一下子跃迁到辩证逻辑性质的医学理论的中介和具体方法。

（二）归纳与演绎统一的方法

归纳与演绎统一的辩证思维方法，是中医学总结日常与临床经验，形成中医理论的概念、命题、推理模式，以及应用理论指导临床实践的基本方法。如中国古人通过对日光向背、昼夜、寒暑等自然界大量两极对待现象、人类男女生殖现象以及卜筮呈现的吉凶对立现象的观察总结，归纳出"阴阳者，天地之道也"（《素问·阴阳应象大论》）的结论。然后又以阴阳模式为前提，演绎推理需要新认识事物的属性及关系。中医临床诊断疾病，即先以阴阳规律演绎推论症状的阴阳属性，然后再归纳总结出病证的阴阳总纲，最后确定调理阴阳的法则。如张介宾《景岳全书·传忠录》说："故证有阴阳，脉有阴阳，药有阴阳。以证而言，则表为阳，里为阴；热为阳，寒为阴；上为阳，下为阴；气为阳，血为阴；动为阳，静为阴；多言者为阳，无声者为阴；喜明者为阳，欲暗者为阴；阳微者不能呼，阴微者不能吸；阳病者不能俯，阴病者不能仰。以脉而言，则浮大滑数之类皆阳也，沉微细涩之类皆阴也。"最后归纳上升到八纲辩证的层面，则表、实、热属阳，里、虚、寒属阴。因此"凡诊病施治，必须先审阴阳，乃为医道之纲领。医道虽繁，而可以一言蔽之者，曰阴阳而已"（《景岳全书·传忠录》）。《灵枢·病传》赞之曰："明于阴阳，如惑之解，如醉之醒。"中医理论的建构以及用以指导临床实践，就是这样一个归纳–演绎不断循环，以证实及完善中医理论的辩证思维过程。

（三）抽象与具体统一的方法

从抽象上升到具体，是辩证思维特有的方法，也是中医学理论形成的重要方法。如中医藏象理论的形成，经历了创生、从实体到功能演化以及藏象理论体系的最后确立三个阶段①。《灵枢·经水》篇："若夫八尺之士，皮肉在此，外可度量切循而得之，其死可解剖而视之。"古代医家在实际考察了脏腑的形态及部位之后，才将这种认识用一定的语言形式固定下来，由此产生了相应的肝、心、脾、肺、肾等一系列基本概念。后又在中国古代哲学与文化的影响下，通过对生命现象的长期观察与临床经验的反复验证，进一步认识了肝、心、脾、肺、肾各自的生理功能以及体、华、窍、志、液、神、时等，从多方面对五脏加以规定，而不单纯表示解剖实体脏器，形成了类似辩证思维的具体概念。

中医理论是以阴阳学说作为对立统一思维规律，具体化为辩证的分析与综合、归纳与演绎结合，从抽象上升到具体化方法，建构和推演的辩证逻辑体系。辩证的基本形式和辩证的分析与综合方法，捆绑了大量的医学科学事实，使中医学具有理论科学的形态。所以有人在比较了东西方医学形成史之后，得出结论："很明白，在同一个经验事实基础上，很可能建立起互不相同的医学理论体系，在这个意义上说，医学理论的类型，并不取决于经验事实本身，而是经验事实以外的因素。"②可见，这个经验事实以外的因素，就是辩证思维的逻辑方法。

中医理论从最初的积累经验时期，即思维对生命活动的辩证运动反映的思维辩证法阶段，发展成为主动地运用辩证思维去观察、分析生命活动的阶段，到建构起反映生命运动整体的对立规定性的概念体系即辩证逻辑的阶段，已经成为具备了辩证思维逻辑性质的医学理论体系。

 拓 展

《景岳全书》卷二十：余在燕都，尝治一吴参军者，因见鲜蘑菇肥嫩可爱，令庖人贸而羹之，以致大吐大泻。延彼乡医治之，咸谓速宜解毒，乃以黄连、黑豆、桔梗、甘草、枳实之属连进之而病益甚，遂至胸腹大胀、气喘、水饮皆不能受，危窘已甚，延救于余。投以人参、白术、甘草、干姜、附子、茯苓之类，彼疑不敢用，曰：腹胀、气急、口干如此，安敢再服此药？乃停一日而病愈剧，若朝露矣。因而再恳，与药如前。彼且疑且畏，而决别于内闱曰："必若如此，则活我者此也，杀我者亦此也，余之生死在此一举矣。"遂不得已含泪吞之。一剂而呕少止，再剂而胀少杀，随大加熟地黄以兼救其泻亡之阴。前后凡二十余剂，复元如故。彼因问曰："余本中毒致病，乡人以解毒而反剧，先生以不解毒而反愈者何也？"余曰："毒有不同，岂必如黄连、甘、桔之类乃可解耶？即如蘑菇一物，必产于深坑、枯井或沉寒极阴之处乃有之，此其得阴气之最盛，故肥白最嫩也。公中此阴寒之毒而复解以黄连之寒，其谓之何？兹用姜、附非所以解寒毒乎？用人参、熟地非所以解毒伤元气乎？然则彼所谓解毒者适所以助毒也，余所谓不解毒者正所以解毒也。理本甚明而人弗能辨。凡诸病之误治者，无非皆此类耳！"

此案例中"不解毒者正所以解毒"的思想，与张介宾在《传忠录·论治篇》中主张的"见痰休治痰，见血休治血；无汗不发汗，有热莫攻热；喘生休耗气，精遗不涩泄……皆言不治之治，正《内经》求本之理耳"，可谓是一脉相承。试从辩证思维的角度加以剖析，并梳理张介宾有关体现辩证思维的有关治则治法命题。

① 李如辉. 藏象学说的演进轨迹[J]. 山东中医药大学学报，1998，22（1）：46-47.
② 车离，等. 探寻思想轨迹——中医学史的文化哲学研究[M]. 北京：中国人民大学出版社，1992：92-98.

2.5 系 统 思 维

> 系统观点要求人们把关注的中心从实体转向关系，从部分转向整体，从组分转向结构，从孤立因果链转向相互作用的因果转化网络，即从分析思维转向系统思维。
>
> 苗东升《系统科学辩证法》

我国著名科学家钱学森[①]指出："西医起源和发展于科学技术的'分析时代'，也就是为了深入研究事物，把事物分解为其组成部分，一个一个认识。这有好处，便于认识，但也有坏处，把本来整体的东西分割了。西医的毛病也就在于此。然而这一缺点早在 100 年前恩格斯就指出了。到大约 20 年前终于被广大科技界所认识到，要恢复'系统观'，有人称为'系统时代'。人体科学一定要有系统观，而这就是中医的观点。"后来，钱学森还多次论述和强调了这一思想，认为西医的思维方式是分析的、还原论的，中医的思维方式是系统论的；科学已从分析时代进入系统时代，中医的思维方式更符合现代科学思维的发展方向，西医的思维方式也要走到系统论的道路上来；人体是开放的复杂巨系统，人体科学和医学研究都需要系统观点和系统方法，而这正是中医的思维方式[②]。这里不仅阐明了中医学思维方式的性质以及与西医思维方式的差异，而且第一次明确指出了系统思维是中医学的特色和优势的实质与核心，是中医学发展的一种优势。刘长林[③]也反复指出："系统思维乃是中国传统思维的主干……整个中国传统文化贯穿着统一的、与中医学相一致的系统思维。""在中国传统自然科学中，最充分显示中国思维特色的要算医学了。"由此可见，系统思维是中医学重要的富有特色的思维方式。当然中医学与现代科学语境下的系统思维并不完全等同，但二者有许多相同之处；同时了解现代科学系统思维方法，也有助于人们理解中医理论，启迪中医学的临床思维与科学研究。

一、系统思维的基本概念

系统思维是基于现代系统科学而提出的一种思维方法，故其基本概念涉及系统科学的一些概念，了解系统科学思想的基本观点有助于我们深入理解系统思维的相关知识。

（一）系统思维

对于系统思维的界定，学者们的表述并不一致。《哲学大辞典》认为系统思维是"把物

---

① 吕炳奎. 对当前中医工作中几个问题的看法[J]. 上海中医药杂志，1981，（4）：1-2.
② 钱学森. 论人体科学[M]. 北京：人民军医出版社，1988：97，101.
③ 刘长林. 中国系统思维[M]. 北京：中国社会科学出版社，1990：14，279.

质当作一个整体加以思考的思维方式"。虽然古代不乏系统论的思想，但是人类对系统思维的自觉，则是在现代系统科学发展的基础上形成的。现代系统科学"彻底改变了世界的科学图景和当代科学家的思维方式"①，使昔日的突出实体思维方式转向当今突出系统思维方式。因此，一般说来，系统思维即从系统科学思想的基本观点出发，把研究对象作为系统来看待，着重从要素、系统、环境之间的相互作用和结构与功能之间的相互联系综合地研究和精确地考察对象，以揭示其规律，达到最佳处理问题目的的思维方式。它以实体思维方式为基础，但不是把研究对象当成一个质点来思维，而是作为一个整体来考察。

系统思维方式的基本内容和特点，主要有：①整体性思维。即从整体出发，对系统、要素、结构、层次、功能、组织、信息、联系方式、外部环境等进行全面总体思维，从它们的关系中揭示和把握系统的整体特征和总体规律。它是系统思维方式的核心内容，决定着系统思维方式的其他内容和原则。作为系统思维方式的整体思维，其最根本的特征是非加合性。它对系统整体及其属性的认识和理解，突破了传统分析方法的局限性，摆脱了那种局部决定整体及线性因果决定论的束缚，反对把系统的特征和活动方式简单归结为系统的要素、层次的孤立特征和活动的总和，摒弃把整体看成由部分机械相加、从部分求整体的固有思维方式。②综合性思维。即以综合为出发点和归宿，综合与分析同步进行来把握系统客体的思维方法。③立体性思维。即主体对系统客体的多维、多层次、多变量的全方位和立体的考察和思维。④结构性思维。即主体对系统客体结构的构成要素、结构的本质和特征、结构内在的相互联系和相互作用、结构与功能之间关系的思维。⑤最佳性思维。即主体依据系统整体与其构成部分在结构、功能等方面的非加和性，使部分的功能和目标服从于系统整体的功能和目标，以实现系统总体功能和目标达到最佳的思维。⑥信息性思维。即主体通过对信息意蕴的把握来理解系统的内容及其动态过程与机制的思维。⑦控制性思维。即主体通过信息反馈而实现对系统客体进行动态控制的思维。⑧协调性思维。即主体对系统客体协调的理解和对系统客体有效协调的思维原则和思维方法。其中，协调是指系统整体与要素、层次与层次、结构与功能、要素与要素、系统与环境之间的和谐统一。

（二）系统科学

系统科学是以系统及其机理为对象，研究系统的类型、一般性质和运动规律的科学。它以一般系统论的研究与发展为先导，包括了20世纪中后期形成的一大批以系统为研究对象的学科，形成了一个庞大的科学技术门类。钱学森院士对系统科学的发展及其体系结构作了深入的研究和总结，他认为系统科学是与自然科学、社会科学、思维科学等相并列的一个学科部门，包括：①系统哲学，也称为系统观，是人类对世界的系统特性的规律认识的最高理论概括，以系统概念为核心，从哲学高度讨论系统的本质、系统的客观性与普遍性、系统的基本特性和规律等。②系统理论，即关于系统的基础理论，是从不同的角度对系统的基本性质和规律进行的基础性研究，包括一般系统论、耗散结构理论、协同学、突变论、超循环理论、参量型系统论、灰色系统理论、泛系理论等。③系统技术科学，是关于对系统进行调节控制的技术原理。它是从系统理论向系统工程过渡的桥梁，研究解决对

① 茹可夫. 普通系统论和控制论的出现改变了世界科学图景[J]. 哲学译丛，1979（1）：1-3.

系统实施调节和控制的理论和方法，提供技术原理，包括信息论、控制论、运筹学等。④系统工程技术，即对系统实施调节控制的技术体系，是系统科学的应用学科，包括各门系统工程、自动化技术、通信技术等，系统工程是其典型代表。

系统科学具有横断性、综合性以及元科学与方法论的性质。它的产生与发展对现代自然科学、社会科学以及技术科学、工程技术的发展，有着十分重要的方法论意义。

（三）系统论

系统论是研究系统的一般模式、结构、性质和规律的理论。它以系统为研究对象，研究各种系统的共同特征，用数学方法定量地描述其功能，寻求并确立适用于一切系统的原理、原则和数学模型。系统论作为一门科学，萌芽于 20 世纪 20～30 年代，生物学家贝塔朗菲首先提出"机体系统论"，突破了传统生物学理论和方法的机械论模式。后于 40～50 年代发展为一般系统论，1968 年《一般系统论的基础、发展和应用》一书的出版，标志着系统论这门科学学术地位的确立。

系统科学中系统的概念，与解剖学中的系统概念不同，是指由若干相互联系、相互作用的要素所组成的、具有一定结构和功能的有机整体。系统由要素组成，要素是系统的基本单元。但是一系统相对于由它和周围环境组成的较高一级系统时，则是一个要素或子系统，这一系统的要素本身通常又是较低一级的系统。系统论认为，所有系统具有以下基本特征：①整体性。系统是相互联系、相互作用的诸要素组成的有机整体，整体的性能不同于各要素的性能或其相加和。②关联性。即系统之所以具有整体性就在于系统与要素、要素与要素、系统与环境之间的相互联系、相互作用。③等级结构性。即一切系统均有层次性和等级性。各层次系统的相互作用，形成高层次的各种大系统或超系统，而多层次系统的作用与共存，则按照等级组成更高层次的系统总体。④动态平衡性。即现实系统都是开放系统，它与外部环境不断进行着物质、能量和信息的交流。⑤自组织性。即系统具有抵抗环境干扰的"自组织"倾向和能力，当它受到环境的某种干扰时，系统将会重新组织其固定力，并取得其稳定状态的新参量，从而导致稳定状态的进一步发展。上述基本特征，也是系统论的基本思想和系统方法的基本原则。

（四）信息论

信息论是系统科学中的一门技术科学，一种以研究信息的定义、实质、度量以及有关信息传输、处理、存取和利用的规律性为基本内容的科学理论。信息论的诞生以 1948 年申农的著名论文《通讯的数学理论》发表为标志。申农的信息论以通信系统模型为研究对象，主要局限于通信领域，称为狭义信息论。广义信息论则超出了通信领域，研究一切现实系统中信息传递和处理、信息识别和利用的共同规律。因此，信息论对描述科学世界图景、建构科学观和方法论有着重要的意义。

信息是信息论的核心概念，但由于信息概念广泛渗透于各个学科领域，造成信息概念的泛化，因此，关于信息的定义众说纷纭。信息论的创始人申农第一次提出了信息的科学定义：信息是用以消除随机不确定性的东西，即当获得信息后，会消除认识上的某种不确定性或改变了知识状态。控制论的创始人维纳则认为信息是我们适应外部世界，并使这种适应反作用于外部世界的过程中，同外部世界进行交换的内容的名称。布里渊把信息与熵联系起来，提出了信息的负熵原理，认为信息是负熵，揭示了信息与广义熵的内在统一性。概言之，信息是认识主体接受到的，可以消除对事物的认识不确定性的新消息、新内容、新知识，是系统的确定程度（组织程度、有序程度）的度量。它是系统之间普遍联系的特殊形式，反映了物质和能量在时间和空间分布的不均匀程度，以及宇宙中一切过程发生变化的程度，是物质的基本属性之一。信息的基本性质：①它以物质和能量为载体，即用物质和能量在空间和时间中的有序分布来表现；②它是信源状态的反映，这个反映在一定的范围内不依赖于载体能量的大小；③它可传输、存贮、变换、处理，就是说经过这些过程，消息内容可以不改变；④它能引起信宿状态的改变，而这种改变所需的能量不是由载体提供的。信息具有知识性、可识别性、可转换性、可传递性、可存贮性、非守恒性、共享性、再生性、可扩充性、可优化性等特点。

（五）控 制 论

控制论是研究各类系统的调节和控制规律的科学。它以各类系统所共有的通讯和控制方面的特征为研究对象，对不同物质基质的系统所具有的信息交换反馈调节、自组织、自适应等方面的共性进行概括和总结，以形成一整套适用于各门科学的共同语言、概念、模型和方法。控制论的产生，是科学家们面对着许多机器和生命组织中的通信、控制的计算问题寻求解决的时候，把自动调节、通讯工程、计算机和计算技术以及神经生理学等学科以数学为纽带联系在一起而形成的一门横向科学，是撇开机器、生物以及社会的具体构造和特性，研究它们作为控制系统的共同规律和方法。1948年维纳的《控制论》出版，标志着这门科学的正式诞生。

控制是控制论的一个核心概念，它是指根据一定的条件和预定目标，对系统及其发展过程施加影响的行为。存在控制过程的系统就是控制系统，控制系统的基本要素是控制者和被控制者，这两大要素又可称为施控系统和受控系统，控制就是施控系统对受控系统的作用，这种作用与一般的相互作用不同，是经过选择和限定的，有特定目的性。目的性是控制的本质属性，没有目的，就无所谓控制。

（六）自 组 织 理 论

自组织理论是关于非平衡自组织系统的形成和发展规律的科学，是研究非平衡自组织系统有序与无序相互转化的机制和条件的科学。它是以耗散结构论、协同学、突变论、超循环论、分形理论和混沌理论等为代表的新兴系统科学群。这些学科群从不同侧面丰富和深化了系统科学的理论和方法，使人们在观察和研究世界时形成了一种新的世界观和方法论。

自组织这一概念是相对于被组织（他组织）而言。凡是朝向结构和有序程度增强的方向演化的过程和结果，都称之为组织。组织可分为自组织和被组织，被组织是某些要素按着特定的内部或外部的指令形成特定的结构或功能的过程。自组织是某些相关的要素按彼此的相干性、协同性或某种默契关系自发形成特定结构与功能的过程。这是客观事物自身自主组织化、有序化的过程。自组织不是按系统内部或外部的指令完成的，而是根据事物运动变化的规律和特定条件完成的。这种无需外界特定指令而能自行组织、自行创生、自行演化，能够自主地从无序走向有序，所形成的有结构的系统，则称为自组织系统。自组织系统具有自动性、方向性、目的性、自稳性、自主性的特点。自组织概念，作为一种过程演化的哲学上的概念抽象，包含着三类过程：第一，由非组织到组织的过程演化；第二，由组织程度低到组织程度高的过程演化；第三，在相同组织层次上由简单到复杂的过程演化。这三个过程形成了组织化的连续统一体①。

在自组织理论体系中，耗散结构理论是解决自组织出现的条件环境问题的，协同学基本上是解决自组织的动力学问题的，突变论则从数学抽象的角度研究了自组织的途径问题，超循环论解决了自组织的结合形式问题，分形和混沌理论则是从时序与空间序的角度研究了自组织的复杂性和图景问题。不同的方法论构成一个序列，一个研究自组织各个方面和全过程的方法论集合体，而不存在逻辑上的冲突。

1. 耗散结构理论

最先发展起来的自组织理论，是比利时布鲁塞尔学派的领导人伊里亚·普里高津1969年创立的耗散结构理论。在19世纪中叶，由克劳修斯等人建立起来的经典热力学认为，对于一个孤立系统来说，一切不可逆过程都会使熵增大，最终趋于热平衡态，使系统的熵达到最大，结构最终趋于瓦解。而由达尔文建立起来的生物进化论则告诉人们，生物的进化总是从简单到复杂，从低级到高级，从无序到有序。这两门自然科学理论似乎说明物理世界和生命世界是沿着完全相反的方向演化的。而事实上，生命物质是从非生命物质发展而来的。那么在物质进化过程中是什么机制，在无序度增加的总趋势下实现了向有序的转化呢？普里高津从研究热力学第二定律入手，把经典热力学从平衡态和近平衡态推向远离平衡态，着重探讨了非平衡态的不可逆过程。他认为，处于平衡态的系统，由于熵取极大值，其中的各个宏观物理量不再随时间而发生变化，因而不可能自发地发展为宏观有序结构。近平衡态是在平衡态附近的状态，这种系统又称为"非平衡线性区"，外界的影响和系统内部的影响应是一种线性关系。尽管处于近平衡态的系统可从外界吸收负熵，引起该系统的某种偏离，但这种偏离会逐渐消失，使系统保持稳定状态，因而处于近平衡态的系统也不可能从一种定态跳到另一种定态形成新的有序结构。而处于远离平衡态的系统是极不稳定的系统，外界的影响与内部的响应是非线性关系，只要系统内发生一个随机的小扰动，就可能被迅速扩大形成"巨涨落"，进而引起系统内部各要素之间产生协同动作，内部参量达到某一临界值时，系统就失去稳定性，使系统产生突变，系统内各要素自发组织起来形成新的高度有序结构。因为形成和维护这种远离平衡状态下的有序结构需要耗散能量和内部非线性动力学机制的作用，因此普里高津把这种结构称之为耗散结构。换言之，耗散结构除了有特定的空间形态和时间形态外，突出特点是有序化的稳定结构以及耗散物质和能量、非平衡的、功能性的结构。耗散结构理论揭示了远离平衡的开放系统只要具备一定的条件，就会发生自组织形成耗散结构，这些条件大致有：①系统必须开放；②系统必须是远离平衡的；③系统内部必须有非线性相互作用；④系统由无序走向有序是通过随机涨落实现的。

① 吴彤. 自组织方法论研究[M]. 北京：清华大学出版社，2001：10.

普里高津认为"非平衡是有序之源"。耗散结构理论第一次揭示了自然界从简单到复杂,从无序到有序,从非生命到生命演化的必然性。其中,熵是用以表示某些物质系统状态的一种量度或说明其可能出现的程度,也是系统无序程度的量度。在信息论中,熵被用以描写不确定性的大小,熵愈大,不确定性也愈大。

2. 超循环论

超循环论是从生物学领域提出的一项自组织理论,着重研究和解决了生命在化学起源阶段的自组织和进化问题,由德国科学家艾根于 1971 年正式创立。他于 1971 年发表的"物质的自组织和生物大分子的进化"一文,提出了超循环概念和理论,即关于前生物时期的生物大分子进化理论。1979 年出版的《超循环:一个自然的自组织原理》一书,系统地阐明了超循环理论。超循环理论认为,生命的起源和发展过程中,有前生物化学进化阶段和生物学进化阶段,并在这两阶段之间有一个分子自组织过程,即从生物大分子到原生细胞的进化过程。这个分子自组织过程采取了超循环的组织形式,即经过循环联系把自催化或自复制单元连接起来,其中每一个自复制单元既能指导自己复制,又对下一个中间物的产生提供催化帮助,自复制循环之间的耦联必然形成一个更高层次的循环。通过这种超循环的组织形式,使它既要产生、保持和积累信息,又要能选择、复制和进化。同样,正是核酸和蛋白质的相互作用构成了互为因果的封闭圈的作用链,这样才有不断丰富的循环正反馈的信息与能量偶合,在因果之间多重相互作用的条件下,可能建立起一个宏观的功能组织,它包括了自我产生、选择以及进化到高度有组织的水平,既要形成统一的细胞组织,又要发展出生物多样性。

超循环理论深入刻画了从非生命向生命进化的中间阶段,为生命起源的信息偶合、生命多样性展开及其统一的基础,以及偶然性与确定性之间的关系提供了深刻的解释。更提出了自组织进化的一种普遍有效的形式——超循环,就是由自催化剂或自复制单元通过功能的循环偶合而联系起来的高级循环组织。

3. 协同学

协同学是关于系统中各个子系统之间相互协同的科学,由德国科学家赫尔曼·哈肯在激光研究的基础上,受普里高津耗散结构理论和艾根超循环理论的启发而创立的。受耗散结构论的启发,他发现自己所研究的激光是一种典型的非平衡态的物质状态转变(即相变);他还发现,艾根研究的生物分子进化过程所建立的生物进化方程与他建立的激光的动力学方程极为相似。他意识到,两个截然不同的领域都由同样类型的方程所支配,这不可能是出于巧合,在这些问题的背后可能有更基本的原理在起作用。他敏锐地意识到,激光的非平衡相变是一个自组织过程,其动力机制是系统内部大量的子系统之间的协同作用,正如哈肯[①]本人指出的,"在协同论中,我们研究系统各部分是怎样合作并通过自组织产生空间、时间或功能结构的"。哈肯还发现,在旧结构瓦解、新结构孕育之时,系统处于变化剧烈的阶段,此时,系统中大量子系统的关联与引起的偶合运动与子系统各自独立的自由运动处

---

① 赫尔曼·哈肯. 信息与自组织[M]. 成都:四川教育出版社,1988:2.

于一种相互竞争中，这是一个自组织过程，竞争导致协同，协同形成一种无形的手，又反过来操纵子系统的运动与行为，使子系统之间相互联系起来成为一个整体，原来各自独立的子系统变成服从于整体的一个部分，子系统的性能从属于整体并通过整体的性能反映出来。这样，子系统之间的关系就发生了变化，由系统的初始结构转变为新的高级结构，表现为系统的有序度提高、组织程度提高，即协同导致有序。更有序的新结构的出现，往往仅受少数几个序参量的主宰。所谓序参量是指支配系统运动状态，反映系统有序程度变化的状态参量。协同学综合地考察了自组织发展的各种内部要素的作用，发现了系统内部大量子系统的竞争，合作产生的协同效应以及由此带来的序参量支配过程，是系统自组织的动力。协同学所揭示的系统的自组织机制，不仅是一种内源的、自生的过程，而且是一种有"目的"的行为。协同学认为，在给定的环境中，系统只有在"目的点"上才稳定，离开了就不稳定，就要引起子系统的新的协同作用，这种协同作用将把系统的状态再拖回到"目的点"上。这是通过子系统的协同作用建立和保持系统的有序稳定的机制。

4. 突变论

突变，是世界物质变化中的一种基本现象，人们对突变的关注由来已久。但是，真正搞清楚原因连续作用有可能导致结果突然变化的机制，并把它真正发展为一门科学的是法国著名数学家 R·托姆，托姆 1972 年出版的《结构稳定性和形态发生学》，标志着突变论的正式问世。

所谓突变论，简单地说就是研究连续发展过程中出现突然变化的现象，以及它与连续变化因素之间的关系的科学。托姆认为，系统所处的状态可用一组参数描述，当系统处于稳定态时，标志该系统的某个函数就取唯一的值；当参数在某个范围内变化，该函数值有不止一个极值时，系统必然处于不稳定状态。系统从一种稳定状态进入不稳定状态，随着参数再变化，又使不稳定状态进入另一种稳定状态，系统状态就在这一瞬间发生了突变。托姆在运用微分拓扑对奇点性质和稳定性研究的基础上，用清晰的数学语言阐明了在系统临界状态突变发生的机制和演变规律，并试图用统一的数学模型来研究自然界连续的量变是怎样引起突变的。他证明，在控制参量少于 4 个，状态变量少于 2 个的情况下，初等突变可归纳为 7 种基本类型：折叠型、尖顶型、燕尾型、蝴蝶型、双曲脐点型、椭圆脐点型、抛物脐点型等。

自组织现象总是通过某种突变过程出现的。当控制变量不变时，状态变量就处于相对稳定的状态；当控制变量发生变化时，状态变量一般呈渐进状态；当控制变量达到某一个域值时，状态变量就发生了突变，系统从一个状态跃迁到另一个状态。

5. 混沌理论

混沌也称"紊乱"，混沌意味着原始的混乱和不成形。随着系统科学发展到 20 世纪 70 年代，人们发现混沌是非线性耗散系统中存在的一种普遍现象，随着对混沌现象研究的混沌学的发展，在科学意义上使用的"混沌"是指系统确定的随机性。混沌不是简单的无序或混乱，而是宏观上的无规则性和深层高级的有序结构的统一，其主要特征一是对于某些参量值，在几乎所有的初始条件下，都将产生非周期动力学过程；二是随时间的推移，任意靠近的各个初始条件将表现出各自独立的时间演化，即存在对初始条件的敏感依赖性。混沌理论的创始人之一的诺曼·帕卡德认为混沌现象有三个名称：蝴蝶效应，对初始条件的敏感性依赖以及信息增殖。犹如一首西方民谣所说：丢失一个钉子，坏了一只蹄铁；坏了一只蹄铁，折了一匹战马；折了一匹战马，伤了一位骑士；伤了一位骑士，输了一场战斗；输了一场战斗，亡了一个帝国。马蹄铁上掉了一个钉子本是一件微不足道的事，但经过逐级放大后，竟然导致整个帝国灭亡这种灾难性的后果。最早创立混沌理论的著名气象学家洛伦兹在研究大气预报问题时，对此现象有一个形象的比喻：巴西的一只蝴蝶扑腾几下翅膀，可能会改变 3 个月后美国得克萨斯州的气候。混沌学文献戏称此现象为蝴蝶效应。

混沌学是一门研究混沌现象，揭示系统由有序到混沌的发展机制的科学，是一门探索复杂性现象的科学。混沌学发现一些非平衡过程可以进入混沌，其中研究的比较透彻的途径有三条：①倍周期分岔进入混沌。本来系统运动变化的周期行为是一种有序行为，但在一定的条件下，系统经过周期分岔，会逐步丧失周期行为而进入混沌。举例来说，对一个非线性的电子电路，当考察它的输出交变电压随输入电压大小的改变而变化的规律时，人们发现，随着输入压的增加，输出压的频率会经历 2 分频、4 分频、8 分频、16 分频……的变化。当输入压达到一定的阈值时，输出压会具有各种频率并互相套叠，进入混沌。②茹勒—泰肯道路。即当系统内有三个不同频率的振荡互相偶合时，系统就会出现新的偶合频率的运动，从而进入混沌。③阵发混沌。即在非平衡非线性的条件下，某关键参数的变化达到一定的临界阈值时，系统就会出现时而有序、时而混沌的随机振荡，这种现象称为阵发混沌。总之，混沌学为我们研究复杂现象提供了一种新的思维工具。

上述探索自然界复杂性的自组织理论，给人们提供了许多方法论的启示：它提供了描述系统演化质变、决定论和非决定论相统一的新方法，提供了探索复杂科学的新手段，提出了探索复杂性的科研目标和范式，为探索自然科学、社会科学和人文科学的统一提供了新途径。自组织方法论本质上是一种过程演化的历史主义和结构主义方法论，也是重视条件的环境条件方法论，更是重视相互作用的方法论，它是不给出固定演化结局但认为演化具有一定意义的确定性的方法论。

二、系统思维原理与中医学

系统科学的基本原理主要有整体突现原理、联系性原理、动态性原理、有序性原理、自主性原理（包括突现原理、开放性原理、非线性原理、反馈原理、不稳定性原理、支配原理、涨落原理、环境选择原理）[①]、黑箱原理、信息变换原理等，有些原理已经形成了具体的方法，如反馈控制方法、黑箱方法等。这里主要结合祝世讷针对中医理论所讨论的元整体原理、非加和原理、有机性原理、功能性原理、有序性原理、自主性原理[②]等，予以简单介绍。

---

① 苗东升. 系统科学精要[M]. 北京：中国人民大学出版社，1998：138-142.
② 祝世讷. 中医系统论与系统工程学[M]. 北京：中国医药科技出版社，2002：187-331.

（一）元整体原理

元整体原理，即人是分化系统、元整体，对人的健康与疾病的研究和防治，必须遵循人的分化发生机制和元整体特性。一般系统论的创始人贝塔朗菲早已认识到了元整体的存在，指出："一般说来，物理的整体组织，诸如原子、分子以及晶体，来源于先存要素的联合。反之，生物的整体组织则是由原始整体分化（即分离为部分）而逐渐建起来的。"①所谓元整体，是指事物和世界的本原是一个整体，整体是先天的，是先有整体然后分化出内部的各个部分。所谓元整体性，就人自身而言，是指人的整体性是本原的，先天的；整体内的各部分是由整体分化产生的，从来没有离开整体单独存在过，更没有作为整体的本原先于整体存在过。就人与环境的关系而言，是指人是宇宙演化的产物，是环境这一母体系统分化出来的子系统，这种母子关系是本原性的，先天性的；人既没有先于环境而存在过，也不能离开母系统单独存在。元整体性是人的系统特性和系统规律的重要方面，它是人的健康与疾病的深层次机制和规律，突出地反映为人的健康与疾病中整体与部分的关系，即强调整体的本原性，强调整体对部分的基础和决定作用。

元整体原理是中医学整体观的实质和核心。中医学在中国传统文化元整体观的影响下，把人的整体也理解为一种元整体。首先，《黄帝内经》禀承了《老子》"道生一，一生二，二生三，三生万物"（四十二章）以及《易传》"易有太极，是生两仪，两仪生四象，四象生八卦"等传统的分化系统观，把人理解为分化系统。如《灵枢·经脉》云："人始生，先成精，精成而脑髓生，骨为干，脉为营，筋为刚，肉为墙，皮肤坚而毛发长。"其次，把人理解为宇宙分化的产物，有机地统一于环境。这一思想在《黄帝内经》有关天人理论中有深刻而系统的表述，基本观点有"人以天地之气生，四时之法成。"（《素问·宝命全形论》）；"人与天地相参"（《素问·咳论》）；"从其气则和，逆其气则病"（《素问·五运行大论》）等。再次，把人理解为元整体，具有不可分解性。即作为原始整体的精气展开和发展形成了人，人的整体是本原性的，内部分化出各部分形成了系统。人的元整体决定着其不可分解性，人的整体所发生的生理、病理变化不可分解为体内各部分的内容。因此在中医学的研究中，始终坚持和强调整体观，没有发展把整体进行分解、还原的思路和方法。

中医学和西医学整体观的差别，就在于是否承认和强调人的元整体性上。中医学的整体观是元整体观，元整体具有不可分割性。西医学的整体观实际上是一种合整体观，把整体理解为由先于整体分散存在的各个部分组合而成，把人理解为机器那样的组合式整体，因此而具有可分解性，强调部分对整体的基础和决定作用。由此形成了整体与部分的不同关系以及调节方式。在元整体中，由于整体分化出内部各部分，整体产生、也决定着部分，整体引起部分的变化，这种下向性因果关系带有基本的性质，其次才是部分对整体的原因性作用。按照这种观点，整体最佳是部分最佳的前提，各部分的状态对整体最佳与否只是反作用而不是决定因素，决定的因素是人所处的母系统对人的支配作用、人的整体与体内各部分的相互作用以及体内各部分之间的相互作用。因而，治疗和调节的关键在于对整体进行直接调节使之达到最佳。在合整体中，由于整体由各部分组合而成，部分产生着也决定着整体，部分引起整体的变化，这种上向性因果关系带有基本的性质，其次才是整体对

---

① 贝塔朗菲. 一般系统论[M]. 北京：清华大学出版社，1987：51.

部分的原因性作用。按照这种观点，整体最佳的前提是各部分必须处于最佳状态，最佳的各部分组合起来，其整体才能最佳。因而，治疗和调节的关键在于通过对各部分的调节达到整体最佳。

（二）非加和原理

非加和原理，也称为整体突现原理，是指若干事物按某种方式相互联系而形成一个系统，就会产生出它的组分和组分的总和所没有的系统质或整体质，而且这种性质只能在系统整体中表现出来，一旦把系统分解为它的组成部分，便不复存在。换言之，整体具有部分或部分总和没有的性质，或高层次具有低层次没有的性质。它用于人的健康与疾病的研究，则可表述为：人的整体不等于部分之和，整体的属性、功能、行为不可分解、归结为各部分属性、功能、行为之和，整体性疾病也不能归结为各部分的疾病或其相加和。

所谓系统质，是指系统整体的属性、功能、行为。它只存在于系统的整体水平，不同于系统内各要素的属性、功能、行为或其相加和。系统质与要素质是系统内的差异。在系统的形成过程中，或者从上层次到下层次分化，或者从下层次到上层次组合，在系统与层次之间发生了层次跃迁，即质的飞跃，形成了上下层次之间系统质与要素质的差别。这样，上下层次之间就不仅存在着系统质与要素质的差别，而且结构层次不同，规律也不相同，不能用上一层次的规律解释下一层次的现象和本质，或用下一层次的规律解释上一层次的现象和本质。同时，上下层次之间存在着相互作用，在一定意义上具有因果性质。但是，因果关系只是一种相互作用，只有在因果解释上有意义，并不能从本体论上把"果"还原归结为"因"，或者把"因"现象归结为"果"现象的本质。

中医学通过对人体的整体观察与研究，自发地掌握了人的系统质，其中以神、气、阴阳、藏象最具代表性。神是人的生命活动的总表现，是人的最高层次的系统质。气是人的生命活动的物质基础，是人的内在系统质。阴阳是具有对立统一关系的系统质。藏象是人的生命运动的内在过程与外在表现的统一体，是具有内外统一关系的系统质。它们都不是立足于解剖、分解、还原，而是以临床为基础，直接对人的整体所表现的属性、功能、行为进行研究、总结，得出的规律性的认识。中医的辨证论治，实质上是对系统质的病变从整体上、功能上和系统在与内外环境的相互作用中进行考察，然后针对系统质异常的特定状态进行调理。它遵循着系统质的基本特性，从整体水平、功能上调理，从系统质与内外环境相互作用的状态上掌握调理的效应。

（三）有机性原理

有机性原理是系统论的联系性原理在人的健康与疾病领域的具体化和展开，认为相互作用关系的正常与否是人的健康与疾病的深层机制，是真正的终极原因。它强调决定和影响人的健康与疾病的基本因素不是实物粒子，而是人所处的各种相互作用的关系之网，关系之网的正常与否，即"和"与"失和"是判断健康与疾病的标志，疾病的本质就是"失和"。这种"失和"的疾病模式，把注意的中心放在了关系的失调上，体现了哲学和现代科学关于"交互作用是事物的真正的终极原因"①的基本观点，与现代关系实在论思想相通。所谓"关系实在论，是主张关系即实在，实在即关系，关系先于关系者，关系者和关系可随透视方式而相互转化的一种哲学观点和理论"②。

系统论的联系性原理揭示出，一个系统整体的属性、功能、行为的形成、维持和变化，虽然与其内部要素有一定的联系，但起决定作用的是系统所处的多种相互作用。系统所处的相互作用一般有三种：一是要素与要素之间的，二是要素与系统之间的，三是系统与环境之间的。这三个方面的相互作用，造成了整体与部分之间的非加和关系。罗嘉昌③指出，中国传统的朴素系统思维所关注的正是事物之间的关系，"与西方式的实体思维和实体逻辑相反，东方特别是中国古代就形成了以关系，即事物的相关性和相对性为中心的思想方法。作为中国哲学源头的代表作《易经》就鲜明地显示了这一特点"。李约瑟④也指出："在所有的中国思想中，关系（连）或许比实体更为基本。"中医学是中国传统的"关系中心论"思想医学化的结果，它转化为中医学的具体思想和医学特点。

中医理论的建构以阴阳五行学说为其哲学基础，而阴阳学说主要研究的是阴阳的对立统一关系，而不是阴阳本原物质及其如何构成和决定着事物的性质和状态。阴阳是一元之气分化出的两个方面，通过阴与阳的相互作用形成并推动人的生命的气化运动。从系统论的角度来看，气是人的一种系统质，是人的生命运动所特有的一种属性、功能、行为。阴阳即是以人的生命的属性（分阴分阳）、功能（阳化气，阴成形）、行为（阴藏精而起亟，阳卫外而为固，阴阳互生、互化、互用）存在着、表现着、作用着，它属于或涉及到人的生命活动中统一的物质、能量、信息运化过程的两个方面或两种过程流，其中"阴藏精"是机体"藏精"的过程流，是物质、能量、信息的自组织过程，"阴平"是其最佳状态；"阳化气"是机体"化气"的过程流，是物质、能量、信息的耗散过程，"阳秘"是其最佳状态。"阴平阳秘"是这两方面的最佳协调统一，其本质是一种有序稳定。阴阳失调是阴和阳这两种过程流的运动机制、运动状态及相互作用机制和关系的异常；调理阴阳是调理阴过程流的运化机制或阳过程流的运化机制，以及阴阳之间的相互作用机制，使两者复归于调和。五行学说所注重的不是把木、火、土、金、水作为世界的物质本原，以及它们如何构成世界万物，而是用五行来表达阴阳所难以表达的"五体"关系，这种关系即五行的生、克、乘、侮。五行作为关系者，不过是模式化的符号，它所代表的任何具体事物都处于生、克、乘、侮的相互作用中，影响和决定事物的整体状态的不是各"行"本身的状态和变化，而是这五行之间的矛盾关系及其相互作用的总结果。

（四）功能性原理

功能性原理与系统论的动态性原理密切相关，后者认为系统在内外条件的作用下"有目的"地趋向并保持在一个目标值上，系统的结构与功能都是"过程流"，系统结构和稳定状态的形成、保持、瓦解，都是一种动态过程，都是自我实现、自我发动、自我组织、自

① 恩格斯. 反杜林论[M]. 北京：人民出版社，1970：20.
② 罗嘉昌. 从物质实体到关系实在[M]. 北京：中国社会科学出版社，1996：8.
③ 罗嘉昌. 从物质实体到关系实在[M]. 北京：中国社会科学出版社，1996：27.
④ 李约瑟. 中国科学技术史[M]. 第2卷. 北京：科学出版社，1990：221.

我调节、自我解体的，系统自我运动的动力在于系统自身的非线性相互作用，在于系统与其外部条件之间的相互作用。而运动必然体现为一种功能活动，功能活动则离不开运动。

功能性原理是中医学关于病变性质的基本认识，反映着人的发病过程的系统特性和系统规律，其核心思想是人的疾病在本质上首先是功能性的。此原理在生理上强调人是功能系统，其结构是以功能为基础的"功能—时间—空间"结构，人的生命运动比解剖形态更基本；在病理上强调从人的基本的生命运动着眼认识病因、病机，把生命功能的异常看作各种疾病的基础，认为器质性病变是生命功能异常发展到一定阶段的产物或表现，从发病的全过程来看，疾病在本质上首先是功能性的。

中医藏象理论所建构的五脏系统，是以功能为基础的"功能—时间—空间"结构，是典型的功能子系统；经络的结构在本质上也是功能性的，是人体的一种自我调节功能子系统。功能子系统的异常，可以是其功能状态的异常，也可以是其功能性结构的异常，更可以是其结构和功能都异常。但功能子系统的病变，往往具有病因的非特异性、病变的功能性和非解剖性。由此也奠定了中医学以功能为基础的功能病理学，其理论以气化学说为基础，从气的运化机制来说明人体功能的正常与否，从气形转化来说明形态结构的发生和维持，把认识疾病的基点放在气化过程的正常与否，提出了阴阳失调、气机失常、正邪交争等病机。

（五）有序性原理

有序，指系统的要素或子系统的自由独立运动处于次要、服从的地位，整个系统具有一定的时间、空间或程序的结构，并产生一定的组织功能。有序性是系统的质的规定性，是系统所处的相互关系的规则性和确定性的统一。中医学有序性原理即指人的健康不仅是稳定，更是有序，是有序稳定，即系统在有序化水平上的稳定，相当于《黄帝内经》所言的阴平阳秘。其基本思想有：①人是远离平衡的开放系统，通过气的升降出入，耗散物质和能量；气聚而形成的人体结构是气化结构，是典型的耗散结构。②人的生生之气在于负熵化机制和过程，通过与环境交换物质、能量吸收负熵，提高并保持机体的有序度；气行有序是形质健康的内在本质。③人体健康的深刻本质是有序，只有有序稳定才是健康，这就是阴平阳秘。④气化过程中有序度的下降是引起疾病的内在原因，气行失序是疾病的根源，因而养生、祛病都要重视调理气机。

有序性原理在中医理论中集中体现在两个方面：一是气化学说。把人看作是开放系统，从气的出入升降的机制和过程，来说明机体如何与环境交换并且耗散物质、能量，以获取负熵提高有序度，建立和维持机体的耗散结构。如《素问·五常政大论》说："根于中者，命曰神机，神去则机息；根于外者，命曰气立，气止则化绝。"这里，"神机"即指机体内部耗散物质、能量的机制和过程，是负熵化和有序化的机制和过程，此为生命的内在根据，失常则气绝；"气立"是指机体与环境交换物质、能量的机制和过程，是生命所依赖的负熵的来源，这种交换失常或停止，体内的耗散过程也就失常或停止，生气亦绝。《素问·五常政大论》还非常明确地把人体之"形"理解为由活的气化过程建立着、维持着、调节着的活的气化结构，实际上就是耗散结构。指出："气始而生化，气散而有形，气布而蕃育，气终而象变，其致一也。"二是阴阳学说。该学说认识到物质、能量的耗散包括"阴藏精"和

"阳化气"两种方向相反的过程流,两者之间相互作用,维持机体的有序稳定,即阴平阳秘。其中"阴平"是"阴藏精"过程满足"阴平阳秘"整体最佳需要的有序稳定,"阳秘"是"阳化气"过程满足"阴平阳秘"整体最佳需要的有序稳定。阴与阳之间通过物质、能量、信息的交换与转化,形成负熵产生,使阴阳在整体上实现有序化、稳定化,"阴平阳秘"即是阴阳统一体的有序稳态。

（六）自主性原理

自主性原理是中医学对人的自组织机制和规律的自觉认识和驾驭,强调人的自组织机制是健康、疾病、愈病的枢机,发病和愈病都是机体的自主性反应过程。其基本思想为:①把人理解为一个自组织系统,对于人的健康、疾病及治疗,都注意并突出其自组织特性。②提出"阴阳自和"论,把人的健康态"和"理解为由阴阳之间的相互作用自我实现的,阴阳失调是阴阳自和的机制或能力的失常,故治疗需要调理阴阳自和的机制和能力,阴阳和者必自愈。③以五行学说为工具,提出了机体保持有序稳定的"五行自稳模型",表达了五脏之间通过生、克、乘、侮的相互作用保持有序稳定的机制,以及调理五行之间的相互关系治疗疾病的原则和方法。④以治病求本为核心,提出了依靠、推动、发挥机体内在的自主反应机制,进行自主性调理的治疗原理。陆广莘先生将此原理的主要特点概括为:"中医是一种健康智慧学,其对象是人,是人的健康与疾病的相互转化过程。中医的'证'也有三个要素:正虚、邪实、传变。中医研究的是正邪矛盾的虚实性质、矛盾运动变化的机制、动力、趋势,运用治疗手段来推动矛盾向健康方面转化。认为主体性的抗病反应形式决定疾病的性质,整体性的自稳调节机制主要环节及其失衡程度决定疾病的转归;人体调节抗病反应的形式、环节和时相,是中医的诊断对象以及治疗的依靠对象和服务对象,帮助抗病反应完善和调节机制正常化,是中医临床疗效的价值标准,也是中医筛选中药的药理指标。"[1]

自主性原理在中医治疗学上的具体化即自主调理,其核心是"治病求本"的原则,最具代表性的法则为扶正祛邪、五行生克以及阴阳自和。中医学也提出了许多依靠、调动、发挥人体自组织机制进行自主调理的方法。

 拓　展

《素问·天元纪大论》:"太虚寥廓,肇基化元,万物资始,五运终天,布气真灵,揔统坤元,九星悬朗,七曜周旋,曰阴曰阳,曰柔曰刚,幽显既位,寒暑弛张,生生化化,品物咸章。"古人认为宇宙万物的化生乃由气→阴阳→五行→万物,人与天地万物出于同一个萌胚,经历了同一个演化过程,因而具有程度不等的亲缘关系,具有深刻的一致性、统一性、相似性。从道(太极、气)到万物的演化,是由潜在到展开的过程,因而宇宙万物具有全息性。由于万事万物都是由原始的"气"衍生出来,因此,在原始的"气"中,应当潜含着后来万事万物的全部属性,否则不可能由"一"过渡

① 陆广莘. 重建中医主体价值体系[J]. 山东中医药大学学报,1998,22(6):402-403.

到"万"。反过来，在形形色色的每一个体之中，又必定以某种形式保留着开始的"气"以及在它们之前各个发展阶段上表现出来的全部内容。由此可以得出这样的结论，既然一中有多，多中有一，那么，无论是原始的"气"，还是"多"中的每一个体，都必定潜含宇宙整体无限众多的性质。换言之，部分中就必然蕴涵着整体的功能与信息，整体与部分之间即有着相类、相通的特征，气因此也成为宇宙万物之间相互作用的中介。由此，宇宙论的气也就同时成为本体论的气，即气不仅是宇宙万物生成之源，同时也是构成宇宙万物的基础。那么，居于天地气交之中的人类，因为与天地自然万物同源、同体，并通过气的中介作用而相互影响，因而具有统一性、相似性。

三、系统思维方法与中医学

（一）系统论方法

一般系统论认为，世界上的事物都是以系统的方式存在着。现实客观世界的系统性决定着人们在解释和说明世界上的事物时必须进行系统思维。系统论方法即把研究对象看作一个系统，着重从系统的整体与组成系统的要素、要素与要素以及系统与环境之间的相互联系和相互作用的关系中辩证地进行分析，揭示对象的系统规律，并得到对问题的最终处理办法。

1. 运用系统论方法必须坚持的原则

（1）整体性原则　整体性是系统的最大特性，在系统论看来，系统整体不是要素的机械合并体、累加体，而是要素间相互联系、相互作用下的有机统一体；整体的功能也不是要素功能的简单相加，而是要素之间在相互作用条件下具有的整体行为能力。因此，整体性原则要求我们，在认识和研究各种系统对象时，必须从整体出发，立足于整体，研究整体的组成、结构、功能、变化状态，研究系统与要素、要素与要素、系统与环境的相互制约、相互作用。坚持整体性原则并不排斥对要素和部分的分析研究，而只是强调要素是隶属于系统的，要素的性质和行为必然受到系统的支配和制约。从系统整体出发，以系统与要素的关系，系统与环境的关系为着力点，才能更好地把握要素，也才能从要素间的相互关系上，从要素间的协同作用上了解要素对系统的影响，把握系统整体的功能。

（2）动态性原则　系统论强调任何系统都处在运动变化之中。因为任何一个系统的要素、系统的结构、系统的功能、系统的内部联系及外在环境都在变化中，系统与环境间进行着不断的物质、能量、信息的交换。坚持系统的动态性原则，就要学会用运动、变化、发展的观点看待系统，反对把系统看成是一成不变的。注意系统的演化是随着时间箭头而演化，每一个具体的系统都有一个产生、发展和消灭、向他物转化的过程，都经历着实在的历史；系统运动不是杂乱无章的，都有基本的秩序和规律。努力揭示运动的规律性，运用规律才能更好地认识、掌握和利用客观世界。

（3）最优化原则　最优化也叫整体优化，是系统方法所要达到的目标。最优化表明，各种物质系统在内外因素的作用下，总可以在系统的某个方面最大限度地适合某一特定的客观标准。如生物系统在进化的过程中，各种生物形成了能适应环境的精巧完善的生理结构和最优化的整体功能。最优化原则并不一定要求绝对的优化，而是一定条件下的相对优化。尽管如此，最优化原则要求我们在研究、解决问题时，要统筹兼顾，整体协同，采用时间、空间、结构、程序、主体、客体等方面的峰值佳点，在多种方案中权衡整体得失，求利避害，优化选择。随着人们对系统研究的深入，人们已经运用线性规划、动态规划、决策论、博弈论等方法，去选择最优结构、最优运行方案，以实现系统的最优功能。

（4）模型化原则　模型化是实施系统方法的必要步骤，也是实现系统优化的必要手段。在现实的科学研究、技术创造和工程设计过程中，面对要素繁多、结构复杂、关系多样的研究对象，单凭人的经验估计，难以做出全面的科学的分析和把握。这时模型化原则就为我们的研究提供了重要的手段和工具。我们可以把研究对象诸多的要素、复杂的结构及其关系，经过简化或理想化建立系统模型，以便鉴定系统的要素及其结构和相互作用的情况。从而比较简明地揭示和定量描述系统的运动规律。用模型模拟实体，比文字叙述更直接明了。特别是随着计算机技术的发展，人们不仅能够建立研究对象的静态模型，而且能够建立动态模型。

上述四种原则之间相互联系，辩证统一，整体性原则和动态性原则是基础，最优化是目的，模型是手段。深刻地认识和坚持这四个原则，对于正确运用系统方法有重要意义。

2. 系统分析方法的步骤

系统分析方法是为了确定系统整体的组成、结构、功能、效用，而对系统要素、过程及其相互关系进行考察的方法。运用这种方法通常要经过提出问题、确立目标、收集资料、建立模型、系统优化和决策、系统评价等步骤来实现。

（1）提出问题　提出要解决的问题，并通过调查研究弄清待解决问题的历史、现状和发展趋势。

（2）规定边界　把问题作为一个系统，划定系统的边界范围，将其从环境中暂时分离出来；确立该系统的组成要素；初步了解系统与要素、要素与要素、系统与环境之间的相互关系。

（3）确立目标　根据摆明的问题和确定的系统，确定好系统研究所要达到的目标，包括技术指标、经济效益、社会目的、环境效益等，为系统内外因素的调节提供指标参数。

（4）收集资料和数据　系统目标确立后，就要收集与系统有关的一切资料，系统的历史和现状，要素及要素间的相互关系，系统和要素在各个过程各个阶段上的变化。

（5）建立系统模型，设计各种方案　依据所收集的资料和数据，建立系统模型（包括数学模型、物理模型、实物模型、流程图、数据表等），把所收集的资料一一对应地放置于系统模型上，初步设计出各种可能的方案，然后进行实验检验或利用计算机进行仿真试验，以便鉴别各种方案的优点和缺点。

（6）选择方案　在对各种预选方案进行分析、论证或实验的基础上，根据所确立的目标，通过比较和鉴别，选择出其中最优的系统方案。

（7）实施和检验方案　根据决策中所选定的方案，使之投入运行，在方案实施过程中，对方案进行评价、检验，对系统进行调整，如调整系统的要素、系统的结构、系统的有关参量等，直至使系统趋于目标值。

3. 系统论方法与中医理论的建构

中医学受中国古代朴素的系统论思想的影响，在整理医学经验，建构理论体系的过程中，充分运用了系统思维的方法，突出体现在以下几个方面。

（1）人与自然、社会有机统一的系统论思想　中医学认为人体是一个有机整体，构成人体的各组成部分之间在结构上、生理上、病理上是互相影响的；又认为人生活在自然界中，人体的生理功能和病理变化不断地受到自然界的影响，人类在能动地改造和适应自然的斗争中维持着机体的正常的生命活动；还认识到人不是孤立的人，而是社会的人，人的疾病与社会因素有着重要的关系，尤其与社会生活方式的关系最为密切。此外，中医学还指出人有精神活动，神的物质基础是精（精、气、血、津液），精是构成形体的基本物质，而脏腑组织的功能活动以及气血的营运又必须受神的主宰，精神与形体相辅相成，不可分离。由此可见，中医学家在考察人体的时候，已经遵循了系统论的整体性原则，把人体放到系统背景中，按照实际的等级秩序关系，从人体内部的统一、人与自然界的统一、人与社会的统一、形体与精神的统一等方面进行全面的研究，而这"四个统一"构成了中医学整体观的全部内容。

（2）系统论方法与五行模式　古人在直观的基础上发现，自然界的运动大量地呈现为周期循环形式。《素问·阴阳应象大论》说："清阳上天，浊阴归地，是故天地之动静，神明为之纲纪，故能以生长收藏，终而复始。"中医学认识到自然界的循环周期或周期运动最突出的表现是空间的五方结构、时间的五季结构和植物的五化循环，在此基础上，结合先秦的五行思想，按照同气相求的原则，将自然界的各种事物及其属性、功能、行为和人体的组织器官及其功能进行五行分类，即逐步构成事物的五行结构。《素问·金匮真言论》对此作了具体阐述，认为世界上任何事物运动的循环周期必然相应地分为五个阶段，每一事物内部必然具有与五行运动相适应的五行结构。事物内部结构的五个方面之间的相生相克关系造成事物正常情况下的循环运动；生克胜复机制又是维持五行系统动态平衡的主要原因。其中，正常情况下依赖生克制化的机制，五行之间既被生又生它，既被克又克它，生中有克，克中有生，总体上呈现为动态平衡。异常情况下则依赖胜复机制，胜气即由于太过或不及所引起的对"己所胜"的过度克制，复气即平抑胜气的反作用力量，"有胜则复，无胜则否"（《素问·至真要大论》），通过胜复机制维持五行系统在异常情况下的动态平衡。

总之，古代医家将五行理论模式应用于医学，把人的生命活动作为一个大系统来处理，确定人体五个子系统之间的相互促进及相互抑制的关系，为正确了解人体系统特性及其对系统进行调控提供了依据。

（3）系统论方法与藏象学说　人与自然、社会是一个大系统，是中医学朴素系统思想中的一个层次。中医学认为，构成人体系统的各个要素是按照一定的规律进行联系的，这种联系表现为：一是所有的要素通过经络联结成一个系统整体；二是要素之间由于生理的和病理的特殊相关性形成五脏子系统；三是五脏子系统的相互协调使机体保持相对稳态；

四是五脏子系统与精、气、血、津液有着密切的联系。故对藏象的研究，既要研究其构成要素，更要注意研究构成要素之间、构成要素与藏象系统以及该系统与自然、社会环境的联系。从系统论的角度而言，也可以说藏象实质上就是关于人体系统物质代谢、形态结构、生理功能、病理变化等四者的高度概括，藏象学说就是研究人体系统物质代谢、形态结构、生理功能、病理变化及其相互联系的学说，五脏也可以说是人体功能模型。

（4）系统论方法与中药方剂　中药方剂理论同样贯穿着系统论的基本原理，祝世讷[①]认为主要体现为以元整体为基础的生态调理、以非加和观为基础的整体取性、以有机观为基础的矛盾调理、以功能观为基础的因证论治、以有序观为基础的气机调理与以自主观为基础的中介调理。从方剂学的角度而言，主要反映为以下两点：一是整体取效。组方配伍，是根据病人的证候和确定的治法，选择适当的药物搭配为伍，组成方剂，以方剂的整体功效防治疾病。一方面要按照"君臣佐使"结构确定入方各药在方内的地位和作用，另一方面要按照"七情合和"的规律调配入方各药的相互关系，令其调而和之，融为一个有机统一的整体，形成和发挥出方剂所特有的整体功效。这种整体功效只存在于方剂的整体水平，不是方内各药功效的简单相加。如交泰丸由黄连、肉桂两味药组成，黄连苦寒，有清热泻火、清热燥湿、解毒疗疮等功效；肉桂辛甘大热，有温中补阳、散寒止痛等功效。两者对大脑皮质和中枢神经均无兴奋或抑制作用。但是，把这两味药相伍为方，能"交通心肾于顷刻"，具有交通心肾、清火安神的功用，主治心肾不交之失眠。二是有序特征。方剂的有序性特征突出表现在君、臣、佐、使诸要素的排列和组合，随着这种秩序的变化，方剂的功效必随之发生变化。如小承气汤与厚朴三物汤均由大黄、厚朴、枳实组成，但因其结构秩序不同，则功效和主治也不同。另外，方剂的有序性和人体的有序程度也直接相关，如麻黄汤主治风寒表实咳喘证，故麻黄居于君位，既发汗解表，又宣肺平喘；而麻杏石甘汤主治邪热壅肺的咳喘证，故麻黄居于臣位，辅助石膏宣肺平喘。可见，不同的秩序决定了它们不同的功能。

（二）信息方法

所谓信息方法就是运用信息理论，把系统的运动过程看作是借助于信息的获取、传递、存贮、加工、输出、反馈的信息变换过程，通过对信息流程的分析和处理，以达到对某一复杂系统的性质和规律性认识的一种科学方法。信息方法是现代通信理论、控制理论、数学理论、自动化技术、电子计算机技术等现代科学技术综合运用的结果。

信息方法的基本特点在于：①以信息的观点作为分析和处理问题的基础，完全撇开研究对象的物质运动形态，把系统的运动过程抽象成信息变换过程。②用联系、转化的观点对信息流程进行综合考察，去获得系统整体的特性和运动规律。信息方法的这两大特点，从信息的角度揭示了物质世界的一种横断联系。

在应用信息方法时，首先要把握信息的传输过程，了解信源、编码器、信道、解码器、信宿的联系。申农曾把一切信息过程抽象为下列形式（图2-6）：

① 祝世讷. 中医系统论与系统工程学[M]. 北京：中国医药科技出版社，2002：376-377.

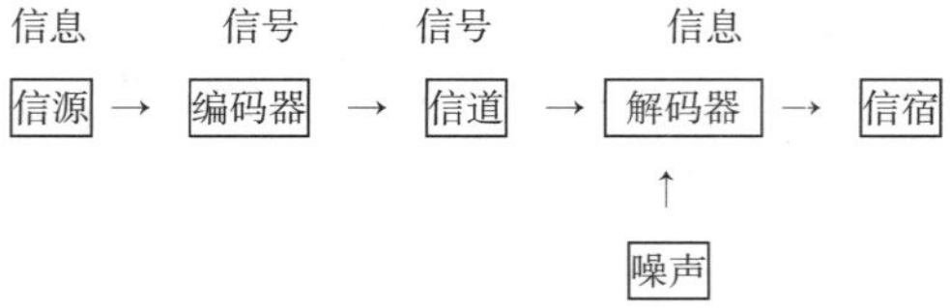

信息　　　信号　　　信号　　　　信息

信源 → 编码器 → 信道 → 解码器 → 信宿

↑

噪声

图 2-6　信息从信源到信宿的传播过程

这个图式说明，信源发出信息，经编码器转化成信号在信道中传输（传输中会受到噪声的干扰，所以在信息传递过程中应有抗干扰设备）；当信号进入解码器时，重新转化为信息，被信宿接受。信息传输的这个普遍过程，是信息方法的基础。

采用信息方法，主要是通过获取、传输、加工、处理和利用信息来认识和改造对象。信息的获取，主要是根据不同的研究目的、采用不同的手段去获取研究对象的信息。信息的传输主要包括空间传输（把不同地点的人们联系起来）和时间传输（通过文字、图像等进行信息贮存，让信息沿时间箭头传递下去，使知识一代代相传）。信息加工处理，是把信息纯化、净化，对信息分析综合归纳整理，找出规律性的本质的东西。进而还需要通过信息反馈，反复地获取、检测、加工信息，并加以应用，从而不断深入地认识和改造世界。

信息方法与中医理论建构的关系，主要体现在以下两个方面。

（1）经络学说与信息方法　《黄帝内经》认为经络"内属于腑脏，外络于肢节"（《灵枢·海论》），将人体的五脏六腑、五官九窍、四肢百骸联系起来，内外上下相互沟通，以运行气血，协调阴阳。若体表受邪，可以通过经络影响到脏腑，脏腑的病变也能通过经络的传输，反映于体表的相应部位。正如《素问·皮部论》所说："邪客于皮则腠理开，开则邪入客于络脉，络脉满则注于经脉，经脉满则入舍于腑脏。"《灵枢·九针十二原》云："五脏有疾也，应出十二原，而原各有所出，明知其原，睹其应，而知五脏之害矣。"而且，通过对经穴的刺激，能够调理脏腑功能，治疗脏腑的病变。根据《黄帝内经》对经络现象的上述认识，从信息方法的角度而言，经络则相当于人体控制系统的信息通道，气血相当于经络信息及其载体，穴位则是信息的输入端或输出端。在治疗研究中发现，在有关穴位处施以针刺手法、灸法、贴敷磁片、冷热刺激、各种不同的电刺激或激光刺激等，均可治疗同一种疾病，而且针灸能够治疗某些注射大剂量药物或大剂量的辐射能、大功率的电磁波所不能治愈的疾病。这说明针灸向人体输入的不是物质，也不是能量，而是一种信息。无论哪一种刺激方式，只要携带足够的有用信息，均可起到治疗作用，而与信息的携带者的信号类型无关；而将适度的良性刺激输入机体，就能增加机体的负熵，增加机体的有序性，生命过程出现的各类异常现象或疾病便可趋于正常。在各种针灸治疗方法中，病人有"酸、麻、胀、重"的"得气"感，就是获得最大的有效信息量。

总之，从信息论的观点分析来看，可以认为经络是人体控制系统的信息通道，依靠这种通道，使体表的信息传至脏腑，脏腑的信息也可传至体表，通过信息传递，使人体内外相互联系。针灸向人体输入的是信息，而且是一种负反馈信息，为了使经络通道传递的信息量最大，可以采用一些有效的方法，使病人"得气"而获得最佳效果。

（2）生物全息思想与信息方法　生物全息即生物体整体与部分以及部分与部分之间在生物学特性上全息相关的性质。换言之，对一具体的生物个体而言，部分是整体的缩影；

在更一般意义上，部分与整体信息相等。这种生物学特征全息对应的规律，即为生物全息律。生物整体信息显现于局部区域这样一种与全息照片相类似的本质属性，是全息生物学的主要理论基础。生物全息律以全息胚概念为基础，全息胚是生物体的在结构和功能上有相对的完整性并有相对明确边界的相对独立的部分，它具有双重身份：既是整体控制之下的结构单位，又是相对独立的自主发育单位。全息胚与整体或全息胚与全息胚之间有如下对应关系：①全息胚的各个部分都分别在整体或其他全息胚上有各自对应的部分；②全息胚上的某一部位，与整体或其他全息胚上相对应的部位在生物学特性上相似程度较大；③全息胚上各个部位的分布规律和整体或其他全息胚上各个对应部位的分布规律相同；④生长轴线连续的两个全息胚，生物学特性相似程度最大的两端总是处于相隔最远的位置，即对立的两极相连[①]。从全息胚的重演性来看，可以认为经络是人体神经胚时期有生物学性质相似程度较大的细胞群组成的纵向器官或构造的痕迹图谱，或者说，经络是人体的过去器官图谱；就经络的现状来说，某一经络以该经线以外的部分为对照，是生物学性质相似程度较大的细胞群的连续[②]。

从信息论的观点分析看，经络是人体控制系统的信息通道，气血是信息的载体；通过经络气血的信息传递作用，可以将整体的信息传输于局部；某一局部区域的生理病理变化，往往蕴含着人体整体的信息，从而成为整体的一个缩影。因此，中医学作为研究人体生命发展规律的应用科学，其学术思想和实践方法与生物全息思想有着更为密切的关系。中医学虽然没有"全息"一词，但其关于天人相应、藏象学说、诊断方法等方面的理论观点和实践经验却包含着丰富的全息论思想。首先，天人相应作为中医学的重要学术思想之一，它不仅说明自然界与人体生命活动之间的一般联系，而且还在对"天"与"人"进行分析的基础上，描述了两者之间的对应关系，把人身视为一小天地。这种观点突出体现了全息的思想，它说明生物体以外的大自然的许多信息都记存于人体，人体犹如一个缩小了的天地。因此，人们可以从自然界的某些物质运动规律中领悟人体生命活动的规律，也可以从人体生命现象去推测自然界的发展历程。故《素问·举痛论》说："善言天者，必有验于人。"因为"所有宇宙运动都会不同程度地作用于地球生命，从而在地球生命体上留下其运动的全部信息。也就是说，地球生命在宇宙整体中充当了全息元的角色"[③]。这种人身为一小天地的全息思想，主要体现在日月运行、地理因素、气象变化以及时空周期与人体的全息关系方面。其次，中医学藏象学说中的各脏腑都可以看成是全息胚，它们与整体以及其他脏腑之间都有不同程度的全息相关性。根据五行互藏的规律，五脏的功能不仅局限于心主血脉、肝主藏血、脾主运化、肾主藏精、肺主诸气等，五脏之中尚有互藏之职，亦即五行的生克制化，使五脏之间构成一个复杂的立体结构，每一脏都具有五脏之部分功能，都是五脏的缩影和统一体。正如张介宾《景岳全书》所说："五脏之气无不相渗，故五脏中皆有神气，皆有肺气，皆有胃气，皆有肝气，皆有肾气……各有互相倚伏之妙。"同时，人体体表躯壳各部分及五官九窍与内在脏腑功能也密切相关，不仅所有体表组织孔窍都归属于内脏系统，而且面、耳、舌、眼、鼻、胸、背、手、足等局部含有整体的信息，是全身的缩影，

① 张颖清. 全息生物学[M]. 上册. 北京：高等教育出版社，1989：77，7.
② 张颖清. 全息生物学[M]. 上册. 北京：高等教育出版社，1989：184-185.
③ 宋为民. 中医全息论[M]. 重庆：重庆出版社，1989：66.

并可通过信息反馈机制反作用于内脏系统，这就是所谓"有诸内必形诸外""司外揣内"的道理。《灵枢·五色》具体描述了五脏六腑肢节在头面的空间有序分布情况，《灵枢·大惑论》阐述了目窍与五脏的全息关系。

另外，中医学的诊断方法，具有由外象测知本质、由局部测知整体的特点，体现着部分与整体相对应，以及不同系统之间具有相似性联系等全息思想，具体反映在以下几个方面：①面部望诊。《内经》早就认识到机体每一组织器官的活动信息都能够按照自己在整体中的空间排布规律投射到面部的特定区域，使面部成为整体的一个缩影。其中，《灵枢·五色》以明堂结构划分的方法，系统描述了五脏六腑、四肢百骸在面部的特定投射区域，指出："庭者，首面也。阙上者，咽喉也。阙中者，肺也。下极者，心也。直下者，肝也。肝左者，胆也。下者，脾也。方上者，胃也。中央者，大肠也。挟大肠者，肾也。当肾者，脐也。面王以下者，膀胱子处也。颧者，肩也。颧后者，臂也。臂下者，手也。目内眦上者，膺乳也。挟绳而上者，背也。循牙车以下者，股也。中央者，膝也。膝以下者，胫也。当胫以下者，足也。巨分者，股里也。巨屈者，膝膑也。此五脏六腑肢节之部也，各有部分。"其基本规律是"五脏次于中央，六腑挟其两侧"。《素问·刺热》篇则以五方五行配五脏的方法，描述了五脏在面部的特定投射区域，指出："肝热病者左颊先赤，心热病者颜先赤，脾热病者鼻先赤，肺热病者右颊先赤，肾热病者颐先赤。"②目诊。《灵枢·大惑论》指出："五脏六腑之精气，皆上注于目而为之精。精之窠为眼，骨之精为瞳子，筋之精为黑眼，血之精为络，（其窠）气之精为白眼，肌肉之精为约束。"后世在此基础上发展为五轮学说，用以指导眼科疾病的诊断和治疗。③尺肤诊法。尺肤，指前臂从肘关节到腕关节之间的皮肤。《黄帝内经》创立了尺肤诊法，并赋予其全息诊断的意义，认为这一局部也是人体整体的缩影，观察这一局部的变化，同样可以了解内在不同脏腑的病变。《素问·脉要精微论》描述了脏腑组织器官在尺肤部位的特定分布区域，《灵枢·论疾诊尺》详细论述了尺肤诊法在定性、定位方面的诊断学意义。④三部九候诊法。《素问·三部九候论》专题论述三部九候诊法，它首先将人体分为上、中、下三部，以对应于天、地、人三元。上部在头，为天；中部在手，为人；下部在足，为地。以上、中、下三部的任何一部为全息胚，又可再分为三部，各有天、地、人三元。这样三三相合，共得九数，故称三部九候诊法。后世医家吸取了三部九候诊法的全息思想，在《内经》所阐述的五脏六腑之气皆反映于气口的理论基础上，又发展形成了寸口三部九候诊法，将寸口分为寸、关、尺三部，从掌至肘方向依次排列，以对应人体上、中、下三焦及其所属脏腑，如左手寸、关、尺依次主心、肝、肾，右手寸、关、尺依次主肺、脾、肾（命门）。如此，寸口作为整体一个全息胚，可以反映整体健康或疾病的全部信息。

由上可见，中医学所涉及的全息思想内容是丰富而深刻的，它不仅从宏观的角度认识了人体与日月运行、自然气候、地理环境等时空因素之间的同步对应关系，而且从微观的层次揭示了人体内在脏腑经络气血的生理病理变化与外在头面耳目口鼻手足等局部区域之间的整体对应关系，因而能够在一定范围和一定程度上提供令人满意的解释。

（三）控 制 论 方 法

控制论方法是指运用控制论的原理，通过信息处理的能动过程，使系统保持稳定状态或最佳状态，从而实现系统目标的方法。控制论方法主要包括反馈控制方法、黑箱方法、功能模拟方法等。

1. 反馈控制方法

反馈是控制论中的一个重要概念，是指将系统输出的信息通过一定的通道遣送到系统的输入端，从而对系统的输入和再输出施加影响的过程。在反馈中，结果与原因不断地相互作用，完成一个共同的功能，这是反馈控制原理的核心。反馈控制方法就是用系统活动的结果来控制系统活动的方法。

在反馈控制的过程中，如果从输出端反馈到输入端的反馈信号是增强系统输入效应，使系统多表现为偏离目标值运动，这种反馈被称为正反馈；如果从输出端反馈到输入端的反馈信号是减弱输入效应，往往使系统趋近目标值，这种反馈被称为负反馈。如生物体中的血压、体温、血液酸碱度、体液中的各种电解质浓度和各种激素的含量都是通过负反馈调节的。从控制论的角度看，负反馈是控制系统的基本规则，是最常用的反馈控制方法。

在反馈控制系统中，需要注意反馈适度问题。因为反馈过程中，由于反馈机制等因素也往往会造成反馈不足或反馈过度，从而错误地引导再输入，导致系统运动失调或振荡。因此，反馈控制遵循的原则是适度性原则、及时性原则和准确性原则。

反馈控制方法的最大优点是施控系统可以通过信息反馈作用不断纠正受控系统偏离目标的行为，保证系统预定目标的实现。这种方法简单、经济，而且可以在系统干扰因素难于测量或预先不可能知道的情况下，实施有效的控制。

反馈控制方法具有普遍的适用性，它撇开研究对象的实物和能量的具体形态，在不同研究对象中抓住反馈控制机制这一共同特性，揭示系统运动的规律性，因而运用这种方法可以研究机器、通讯、工程技术、生物、人体、人类社会等多种领域的问题。广泛地运用这种方法，就能发现许多传统方法所不能发现的新机制和新规律。

反馈控制方法在中医学中的运用，主要体现在阴阳学说、五行学说中。

（1）阴阳与反馈调节　人体最基本的控制调节，是阴阳的对立统一以维持其有序稳态。阴阳有序稳态可分为五种类型，即阴阳平和、阳稍强、阴稍强、阳稍弱、阴稍弱。无论哪一种类型，只要阴与阳的值处于稳定阈的上限和下限之间，阴阳皆趋于有序稳态。而这种有序稳态的维持，即依赖于阴阳之间互根与制约的反馈调节。正如《素问·生气通天论》说："阴者藏精而起亟也，阳者卫外而为固也。"《素问·阴阳应象大论》亦云："阴在内，阳之守也；阳在外，阴之使也。"以阳为功能活动，阴为物质基础为例，阳要发挥正常的功能活动，必须向阴发出控制信号，促使阴物质分解，从而产生一定的能量，以满足各种机能活动的需要。但是，阴在常态下也不能无限地消耗，当分解到某一最低限度时，则向阳发出反馈信号，使阳长不致太过。由于阳的活动相对受到限制，阴的消耗也相对减少，更因为阳气作用的结果，阴物质的化生又逐渐增加。反之，若以阴为控制系统，阳为被控制对象，则调节的内容与上述相反。阴与阳借助反馈调节所形成的有序稳态，可以建立以下模型[①]（图2-7）：

---

① 雷顺群.《内经》多学科研究[M]. 南京：江苏科学技术出版社，1990：56.

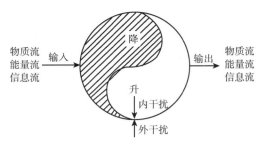

图 2-7　人体阴阳稳态模型

这个模型重点强调"和""通""稳"三个字。"和"，即指阴阳自和，就是结合、整合、综合、融合，包括阴阳相互对立、依存、渗透、消长和转化，而且阴阳自和是依靠反馈原理实现的。"通"，是指升降出入，通过内部阳升阴降的作用，实现自身有序结构的自组织和更新；通过内外出入的物质能量信息交换，不断从环境输入以及向环境输出，保持人体与环境的统一。"稳"，是指稳定状态，由于内外环境的干扰，阴阳之间的协调总会受到一定的影响，但是通过反馈控制和自我调节，对干扰加以缓冲或吸收，从而维持整体的稳定状态。当机体阴阳反馈调节遭到破坏，就会出现阴阳偏盛、偏衰的病理现象，这时就需要人为的协助调节。《素问·至真要大论》把调节原理概括为："谨察阴阳所在而调之，以平为期。"具体方法如"寒者热之""热者寒之""壮水之主，以制阳光""益火之源，以消阴翳"等，均为负反馈调节的具体运用。

（2）五行与反馈调节　五行生克制化的关系，表现为生中有克，克中有生，每一行都包含着"生我""我生""克我""我克"等四个方面，此与控制论的反馈原理有密切联系。五行中每一行都是控制系统，也都是被控制系统。所谓"生"和"克"，事实上就是代表控制信号和反馈信号两个方面。如果"生"代表控制信号，则"克"代表反馈信号，反之亦然。从控制论的观点来看，所谓生克制化，就是控制系统、被控制对象所组成的复杂调控系统对机体的生理活动进行控制和调节。由于五行中每一行可以同时发出或接收相生的和相克的两种相反的控制信号，因此五行反馈表现为正反馈和负反馈两种形式。当某一行发出相生或相克的信息，另一行接到的也是相生或相克的信息，则反馈作用是加强的正反馈；当某一行发出相生的信息，另一行接到的是相克的信息，或者相反时则反馈作用是减弱的负反馈。正反馈导致系统的偏离越来越大，负反馈使系统的偏离向正常标准靠近。五行生克制化以负反馈为主，通过五行负反馈对人体生理活动的调节，以保持人体生命活动的有序稳态。与阴阳之间的反馈调节相比较，五行中的信息是以多级多路的形式传递的。因此，五行是一种多级多路的反馈联系。

2. 黑箱方法

所谓黑箱，又称黑箱系统，是指人们对其内部要素和结构尚不清楚的系统。许多系统的内部组成和结构我们无法了解，或不便于直接了解，这样的系统通常被称为黑箱。黑箱有两个特点：①我们只能通过信息输入和输出的变化对其考察，而不知其内部要素和结构。②黑箱是相对于一定的认识主体而言的。一个系统对于不同的人来说，可能是黑箱，也可能是灰箱（内部要素、构造和机制部分被认识的系统）。黑箱随着科学技术的进步和人们认识能力的提高，会逐步地转化为灰箱和白箱。

黑箱方法是指在不打开黑箱的条件下，利用外部观测、试验、通过考察黑箱系统的信息输入和输出的动态过程，研究其特性、功能或行为方式，以推测或探求系统内部结构和运动规律的科学方法。如医生诊治疾病就是通过量体温、测血压、望、闻、问、切、触、叩、听及相关的生理、生化试验收集信息，给病人使用试探性药物或其他相应措施，再根据病人的反应来综合做出诊断，这是较典型的黑箱方法。

黑箱方法的根据是结构与功能的辩证联系。结构深藏于内，功能表现于外，结构是功能的基础，功能是结构的表现，功能对结构也有反作用，我们通过研究系统的功能，就可以推测和认识其结构。

运用黑箱方法的主要步骤：

（1）确认黑箱　即根据研究对象的性质和研究任务的要求，运用相对独立的原则，把作为黑箱的研究对象从环境中分离出来，确定出它的边界范围，并找出它与周围环境的相互关系。在确认黑箱时，要有目的地从研究对象中找出某种可供观测、记录、分析的输入和输出信号。不能输入或没有输出的研究对象不能作为黑箱。对于同一研究对象，由于研究目的和任务不同，可以从不同的角度确认不同的黑箱。

（2）观察黑箱　即通过观测和主动试验考察黑箱。主要是考察黑箱系统的输入、输出及其动态过程。在观察过程中，一般不对系统施加人工干预。有时为了使系统的特性更明显地暴露出来，可有意识地输入特殊信号，然后观察其输出反应，以便收集更多的有关信息。

（3）阐明黑箱　即通过对黑箱的观察所收集到的输入、输出信息进行加工、整理、分析，甚至建立模型，运用已有理论和知识，推断系统内部的要素、结构、状态和运动机制，找出规律性的东西，确定几个可供选择的黑箱模型，并尽可能地择优确定一种模型。

（4）检验和应用黑箱模型　即对阐明黑箱阶段所择优选择的模型——数学式、坐标曲线、图表或模块集等进行检验。主要是对模型作新的输入，通过新的输入、输出的变化，看是否与所发现的规律相符合。如临床医生通过对患者的病情分析，做出拟诊并从拟诊中确定最有可能的拟诊断，进而对患者采取检验性措施，以验证拟诊的正确性，并对病人切实加以医治。

黑箱方法有重要意义和作用：首先，它提供了研究复杂系统和不能打开或不便打开的黑箱系统的研究方法，如对于那些规律庞大、因素众多、结构复杂、功能综合的生物生态系统、社会经济系统、工程技术系统等的研究具有重要意义。其次，科学面对的原初系统，一般都是黑箱，如早期的人体、人脑、细胞、原子、地球等。随着使用黑箱方法对这些黑箱系统的研究，使许多研究对象逐步转化为灰系统或白系统，人们的认识就是一个不断地接触黑箱、研究黑箱、转化黑箱的过程。

黑箱方法也有其局限性：它只研究系统的功能和行为方式，进而推测内部的结构及机制，却不能真正理解其功能的结构基础。特别是由于系统的功能与系统的结构之间并非总是单值对应关系，还存在着"异构同功"的情况，因而，运用黑箱方法对系统的内部要素、结构和机制的推测结论具有或然性。

黑箱方法在中医学中应用较为广泛，藏象理论的建构、对病因的认识、疾病的诊断与治疗，均涉及到黑箱方法。

（1）藏象学说与黑箱方法　　在藏象学说中，"象"是指能为人们的感官所感知的外部征象；"藏"是内部的本质，或内部规律性的联系。从人体生理和病理过程来说，"藏变"决定"象变"；从认识和诊断过程而言，则从"象变"推知"藏变"。中医学正是在古代有限的解剖知识基础上，主要通过"象"来认识和界定"藏"的，即《灵枢·本脏》所谓"视其外应，以知其内藏。"这种以象测藏的方法，可以说就是原始的黑箱方法。所不同的是，它没有也不可能有现代控制论所具备的一整套严密的数学逻辑方法和实验方法，而只能依靠直观的观察。

由于中医学把一切自然和社会环境因素对人体的作用都视为向人体输入的信息，而用四诊方法了解到的病理情况，都可以看作是人体输出的信息，可称为"象变量"或"症状变量"；"藏"则是隐藏在人体黑箱内部用四诊不能直接获得的一批变量，称为"藏变量"或"状态变量"。藏变量是运用推导联系法由象变量推导出来的，是人们采用不打开黑箱的方法引进的一个变量系统，并据此来探求人体黑箱的内部结构和建立人体模型。因此，从控制论角度看，中医学的藏象是一个以结构功能为主的综合模型，它具有以下的内容和特点：①虽有一定的解剖基础，但以功能系统概念为主；②五脏功能有一部分是由观察不同时间信息变化而推测出来的，故具有时间要求和特性，是四时的五脏；③五脏也是观察情志因素的信息变化而推测出来的，具有情志因素的特点，是形神合一的五脏；④生理与病理密切相关，不可分离。

（2）审证求因与黑箱方法　　审证求因是中医学特有的认识病因的方法，《黄帝内经》为这种方法奠定了基础。它是在不了解实体病因的内部结构的情况下，将致病因素作为干扰输入，在观察人体输出反应的基础上来认识病因的。首先，审证求因是从信息的输出认识病因，它把致病因素与人体的反应结合在一起，把立足点放在致病因素对人体作用后引起的机体反应性上，以研究疾病的发生发展规律。通过对这种反应性辨析认识致病因素，也认识人体的抗病能力及正邪双方斗争的趋势。例如，经过长期观察环境因素对症状变量的影响，发现在人体可辨状态中，具有约束性的变化趋势主要有六种，并采用模拟方法建立了它们的模型，这就是风、寒、暑、湿、燥、火六淫。可见六淫是以人体在疾病过程中表现的一系列症状和体征为依据，与自然界的气候变化的直观现象广泛联系和比较推导出来的，即采用人们在自然界和日常生活中最常见的风、寒、暑、湿、燥、火等自然现象，作为人体病因的同构系统，通过这些同构系统来分析和探讨人体的致病原因。其次，审证求因是根据证所反映的诸因素作用的结果认识病因，即不是从单一的孤立的因素去寻找病因，而是从众多症状信息中寻找规律。这是一种测试法，"这种测试法符合常情，而且它的好处是：即使我们不知道实际起作用的物理因素或其他因素是什么，我们还是可以应用这一测试法……测试的结果可以从观察到的系统的情况直接获得，只依赖于系统发生了什么情况，而不依赖于系统为什么发生这种情况"[①]。正由于审证求因是根据证中反映的诸因素作用的结果，故由此创立的控制方法自然是针对综合因素的，它完全不同于单纯寻找病因的方法，而更有利于从全局考虑临床的诊治。

---

① 艾什比. 控制论导论[M]. 北京：科学出版社，1965：57.

但由于中医认为"外邪之感，受本难知，发则可辨，因发知受"（《伤寒溯洄集》），忽视了干扰输入和系统状态联系的具体通道，对外邪的定性、定量辨析程度较低，因此不能通过已知感染输入的变化来观测相应的输出进而推测人体系统状态的偏离程度，即不能知道"外感内伤，伤人何物，有余不足是何形状"（《医林改错》），这使中医学在采取控制作用时，往往忽视了对于干扰输入的抑制，控制的特异性作用较低。

（3）诊治与黑箱方法　中医四诊的诊病方法，其实质就是收集人体黑箱输出的信息的方法。医生通过四诊方法收集病人黑箱输出信息的具体途径有二：一是通过医生的感官接收信息；二是通过病人的主观感觉，然后变换成语言信息，医生用问诊的方法加以接收。四诊的显著特点，就是在取得病人输出信息的过程中，基本上没有干扰病人本身的生理病理活动，没有破坏病人黑箱的基本状态结构。所以，由四诊所收集的信息比较近似地、科学地反映了病人的全貌。由于患者或医生方面的原因，有可能导致信息的不确切，在对信息进行分析时就会增加产生"噪声"的机会，进而影响辨证。因此，就必须采用四诊合参的方法，对信息进行互校，以排除噪声，避免把"象"变信息还原为"藏"变信息时发生错误。

由于中医是通过四诊收集病人的输出信息的，因此受控量也只限于四诊所能辨析的症状变量范围。对各种输入，古代医家关心的是它们对症状变量的影响，并通过对症状变量的控制来控制人体。最早，人们对如何有效控制症状变量不大了解，只能采用最简单的"神农尝百草"式的随机调节办法，即把所有输入手段中的某一种输入人体，看看病人的输出究竟发生了什么变化，如果没有变化或出现有害的变化，则再换一种输入。通过无数的随机调节，人们发现对人体施加的输入与人体的输出存在某种确定性的对应关系，并根据这种对应关系主动地去选择某种药物或针刺，发展为对症治疗。但随机调节或对症治疗，均属于简单的单变量的调控，具有一定的盲目性。为避免盲目性，就必须考虑更多的症状变量，不能把人体看作是只有一个变量的系统，而看成是具有众多变量的系统。由症状变量系统中各个变量和每个变量的可辨状态组成了人体可辨状态。对人体可辨状态的研究，为控制人体取得了必需的变异度。"证"的概念，正是在长期医疗实践中为寻找控制的确定性不断试验输入输出关系，用综合的观点全面考察症状变量系统的变化而总结出来的人体可辨状态的变化规律。不同的证采用不同的处理方法，大大提高了治疗的确定性。中医的辨证论治，由接收症状变量信息，调查人体状态的辨证过程，到发出控制指令，对人体进行输入"论治"的过程，实际上就是一种不打开黑箱的控制方法。

黑箱调控是经验医学的特色，作为临床特征，它有多种意义：一是人类积累医疗经验的主要手段，从"神农尝百草"的药症效应到辨证论治，在一定程度上记录并传播了医病方法，满足了人们的医疗需求。然而，不仅早期医疗，即使现代中医也都以试探性治疗为主要方法。二是冲淡了临床医疗的理性化要求，人们根据经验治病，其内在机制可以一"黑"了之。言其所当然，而不强求其所以然。三是对临床经验（包括临床经历、思路和技巧）有更高的要求，以此弥补基础理论的笼统和模糊，这也是中医愈老，疗效愈高的原因[①]。

---

① 聂广. 中医感悟录[M]. 北京：中国医药科技出版社，2006：15.

从系统科学的角度而言，只有打开黑箱（如果有条件也有必要的话）逐层了解黑箱的结构，建立尽可能准确的白箱模型，再结合不打开黑箱的长期观测和实验（即对系统的输入处施加一些有目的的作用以便对比），才能建立较为正确的系统的状态空间。中医学由于长期以来没有打开人体黑箱，对各种生理、病理状态的物质性原因研究不够，一直处于抽象思辨与直观观测相结合的水平上，因此，虽然"有诸内必形诸外"，但"病有内同而外异，亦有内异而外同"（《千金要方·大医精诚》），输出和状态缺乏一致联系的情况也较常见，从而导致人体系统状态通过输出量观察的可辨程度较低，缺少定量的客观指标。对人体研究来说，打开黑箱进行局部分析，科学实验，了解黑箱内部结构是研究人体系统，建立比较准确的状态空间的必不可少的一步，中医学之所以没有发展成近现代意义的医学，其主要原因就是没有迈出这关键的一步。也正由于此，就输入、状态、输出联系的具体通道而言，中医学从人体生理功能整体性出发，通过非特异性的通道，对生理功能进行综合调节、控制，以期达到人体功能的协调平衡，这种思想主要体现为阴阳互根、五行生克制化的规律。当然，中医学对药物的归经分类，也体现了对控制作用特异性通道的认识，指出了某些药物对一定的"藏"变量有特定的亲和力，如黄连泻心火，黄芩泻肺火，石膏泻胃火，等等。此外，还有各经的引经药，即利用某些药物归经的特性携带其他药物都作用于某些一定的"藏"变量，如柴胡为少阳经的引经药，葛根为阳明经的引经药，等等。但这种特异性的通道没有人体生理结构的联系作依据，因此输入、状态、输出之间的特异性联系缺乏具体的定量分析，中医通过特异性通道进行的控制也就缺乏准确性和稳定性，不可能达到最优化。

3. 功能模拟方法

功能模拟方法是在未弄清或不必弄清原型内部结构的条件下，仅以功能相似为基础，用模型来再现原型功能的方法。功能模拟方法具有以下特点：①它仅以行为和功能的相似性为基础，不需要去分析系统内部的组成要素及其相互关系以及能量转换形式。②它不要求模型和原型在结构和形态上相同，只要求模型和原型的功能同态。③模型不再只是认识原型的一种手段，模型同时是具有目的性行为的机器，模型本身就是研究的目的。

运用功能模拟方法时，①要全面地分析、研究原型的功能，系统研究原型输入与输出的关系，把握其主要内容。②放大或缩小原型的参数或物理量，建立功能同构模型，或经过变换建立功能同态模型。③进行功能模拟，成功以后用以说明原型的功能，并加以应用。

功能模拟方法的应用和推广对于科学技术的发展和诸多复杂系统的研究有着重要的意义。①功能模拟方法可以通过功能模型来揭示原型本身的奥秘，是认识原型的一种重要手段。如对人脑神经系统的研究，可以借助电子计算机作为人脑的功能模型，通过仿真实验，来研究人脑的结构特点和机制。还可以通过对人体体温控制系统的技术模型的研究，认识到人的体温在太空或低温条件下出现的各种变化和反应。②可以模拟不能接触的事物的功能，如危险环境、宇宙天体、战争机器等。③可以通过模型来代替或增进原型的功能或行为甚至研制某些比原型更能履行相应功能的技术装置，使模型本身成为目标。如运用功能模拟方法研制一些技术装置，用以代替自然原型来完成某些功能，如人工脑、人工假肢、心脏起搏器等；还可以通过功能模拟，深入进行脑科学与思维科学的研究，发展人工智能机等。④用于仿生学研究，开辟向生物界寻求技术设计思想的新途径。生物在亿万年的漫长进化过程中形成了各种最优的结构和某种特殊的功能器官，如不同的生物具有识别、定位、导航等特殊的功能系统，其灵敏度、准确性、可靠性和抗干扰能力，都令人叹服。模仿不同生物体的某些特殊功能研制新技术装置，可以大大推进人类的技术发明。

功能模拟方法由于对系统内部结构的忽视，又使它具有一定的局限性，因此把功能模拟方法与其他方法共同运用才能更好地发挥其作用。

中医理论的建构也采用了功能模拟方法，如前所述，六淫是模拟自然界风、寒、暑、湿、燥、火的特征而建立的病因模型，藏象实质上是人体的一种结构功能模型，五行则是描述人体自稳的一个模型。由于五脏系统的关系主要借用五行理论来说明，故这里仅对五行自稳模型稍加说明。

五行学说用五行之间的生克乘侮关系网，来类比说明人体五脏这五个功能子系统之间的相互作用关系，进而说明由这个相互作用网建立和维持整体的有序稳定的机制和规律，可以称为五行自稳模型。五行自稳模型的主要内容是：第一，五行模型表达了人体以五脏为核心的自组织机制。如果说，阴阳自和是从阴与阳之间的相互作用来说明人的自组织性，那么，五行则是从五脏之间的生、克、乘、侮关系来说明人的自组织性。它以木、火、土、金、水五行来类比肝、心、脾、肺、肾五脏，以五行之间的生、克、乘、侮关系来说明五脏之间的相互作用的关系，把人理解为包含着五脏这样五个子系统的一个巨系统，从这五个子系统的反馈作用，来说明机体保持稳定的机制。第二，五行模型表达了机体对外来刺激的自主性反应机制。环境对于机体的各种作用因素（包括营养作用、致病作用、治疗作用等），都要引起一脏或多脏的反应或变化，而任何一脏的反应或变化，必然沿着生或克的途径作用于相关的脏，引起相关脏的反应或变化，也引起整个五脏关系网的反应或变化。五脏就按五行关系形成一个反馈调节系统，它是环境作用与机体反应之间的一个中介环节，外来的一切作用因素，都首先作用于这个反馈调节系统，引起一系列运动，如对外来作用因素的吸收、同化、耗散、转换、放大、缩小、滞留等，其结果才是机体做出反应，如适应、缓冲、抵抗、变性、触发、衰减、滞后等，在整体上表现为病与不病。第三，五行模型表达了机体的"目的性"机制。所谓"目的性"，是指系统不受初始条件的制约，在边界条件的变动中，自发地走向并保持在目标值上的特性。五行模型从五脏的相互作用上，表达了集体自我保持稳定的"目的性"。在内外条件变化的冲击下，五脏的现实状态不可能是恒定不变的，某些条件会引起某脏的变化，而另外的条件会引起另外某脏的变化，由于五脏之间存在着生克乘侮的反馈关系网，任何一脏的变化都会引起其他各脏的变化，而变化的总结果是五脏在整体上保持稳定。因此，五行实际上是机体的一个"内稳定器"，它使机体在内外条件变化的冲击下能够保持在目标值上。

五行自稳模型的调节具有多体关系、多向作用、不可逆性、反馈调节以及整体稳定的特点[①]。也有学者研究认为，阴阳五行模型是关于世界生成演化的象征性模型，它是中国先贤以感应原则，在直接实践和理性直观的基础上，根据相似原理，运用取象比类之直接模

---

① 祝世讷. 中医系统论与系统工程学[M]. 北京：中国医药科技出版社，2002：327-329.

拟方法，借助类比逻辑与辩证逻辑而创建的。其基本范畴为：生灭（成）、阴阳、动静、有无、虚实、隐显、聚散等。这一模型的思想与当今系统科学思想具有惊人的相似[①]。

四、对中医系统思维的评价

唯物辩证法否定之否定规律告诉我们，自然界、社会和思维发展无不呈现出周期性的螺旋式、波浪式前进上升的过程。事物自我运动的整体过程是由事物内部矛盾经过反复两次解决，也就是经过两次质变、两次否定完成的，即由肯定到否定，再由否定到否定之否定。经过否定之否定，事物的运动就表现为一个周期，往往重复出现旧的肯定阶段的某些特征。正如列宁所说："发展似乎是重复以往的阶段，但那是另一种，是在更高基础上的重复（否定的否定），发展是按所谓螺旋式而不是按直线式进行的。"[②]人类思维的发展大致也经过了古代朴素的系统思维或整体思维到近代的分析还原思维，再到现代系统思维的否定之否定的过程，或者说是沿着"整体论—还原论—系统论"的螺旋轨迹发展的。中医系统思维是在中国古代元气阴阳五行理论的基础上，吸收了《周易》、道家、儒家的系统论思想而形成的，是中国古代系统思维方式在医学领域的具体应用和发挥。因此，中医思维方式虽说超过了整体论的一般发展水平，具有显著的系统论性质，但是，其思维发展的背景属于古代，思维方式的发展水平还没有从根本上冲破古代的整体论，至今仍然带有整体论的许多特征；虽然人的健康与疾病的许多系统特性和系统规律被实际地掌握和处理着，但并没有揭示清楚，其系统思维与整体论思维交织在一起，更没有也不可能建立关于系统思维的专门概念、理论，因此，这种系统思维还是朴素的，还没有充分发育起来。

现代系统思维是在现代系统科学发展的基础上，在对还原论的批判中形成和发展出来的。它吸收并发展了整体论的整体观点，强调了整体与部分的原则性差别，把注意的重心放在系统整体上。同时吸收了还原论的一切合理因素，继承了近代自然科学的基本传统，具有严格的数学形式和逻辑要求，仍然保持着实验分析的倾向。所以说现代系统思维克服了整体论没有打开整体，不了解整体内部的复杂内容，更不了解整体性根源的局限；也克服了还原论把整体分解为部分时，割断和破坏各种相互关系的局限，揭示了相互关系的存在及其重大意义，并从更深层次上揭示出相互关系的有序性机制和自组织机制，阐明了系统的整体性的根源和达到整体最佳的途径，因而使系统思维上升到一个新的高度。当然，从人类思维发展的角度看，现代系统思维仍然还有很长的路要走；就目前它在生命科学和医学科学中的应用而言，仍然难以完全摆脱还原论的束缚和干扰。

中医系统思维的功绩在于它揭示了人类生命活动的某些规律，并且用于医疗实践，形成了独特的医学理论体系和诊治体系，但它没有经过还原论发展阶段，缺乏对人的还原研究的必要基础，虽然没有陷入还原论的局限，但也没有得到还原研究的支持，使其系统思

---

① 李曙华. 系统科学与中医理论的现代重建[J]. 系统辩证学学报，2005，13（1）：21-25，32.

② 列宁. 列宁选集[M]. 第2卷. 北京：人民出版社，1972：584.

维还陷在整体论的束缚之中，对人的健康与疾病的系统特性和规律的认识虽然在原则上是正确的，但在细节上却不清楚，由于对各种生理、病理状态的物质性原因的研究不够，一直处于抽象思辨与直观观测相结合的水平上，达不到现代科学的研究深度和精确、严格的程度。因此，有必要对中医系统思维的不足进行剖析，以便为发展中医学提供依据和方向是必要的。

从系统科学的角度而言，可以说中医对人体要素的认识主要是"藏象经络模型"，对要素之间关系的认识主要是"阴阳五行模型"。藏象经络本身就是一种功能性的概念，其实体是什么并不清楚。阴阳五行学说则是通过"近取诸身，远取诸物"直观类比的方法建立起来的，是对自然现象和社会现象一种直观粗疏的概括，是在感性活动和经验知识的基础上，对事物和现象进行简单归类而形成的思维形式。它在思维方法上有着直观的无限类比和僵化的循环运行的显著特点。人体的各种生理和病理现象通过阴阳五行框架，与自然及社会的各种现象连在一起，在异类相比的混乱中寻求人体生理、病理现象的解释，这既不能深入分析人体构造及生理、病理现象，同时又往往带有原始思维的特征。五行生克的始终循环论，不能正确地揭示人体生理、病理变化的物质原因，忽视了事物区分或关联的物质性根据，以及事物相互联系及变化过程的具体环节和通道，具体的因果联系的多样性被僵化成一种简单的图式。所以，从总体上来说，现代系统思维与中医朴素的系统思维有着明显的差异，前者是现代科学发展综合的结果，后者是猜测性的哲学思辨与直观观测相结合的结果；前者具有定量性和科学性，后者具有模糊性和玄化性；前者是在分析基础上的系统综合，后者是朦胧概括和笼统解释。因此，对于中医理论的发展来说，我们一方面要继承中医传统的系统思维方法，另一方面也要积极吸收现代系统科学的成果，改造和发展中医的系统思维。另外，在现代系统科学中，系统论与还原论本来就是并行不悖的，是互补的。正如贝塔朗菲[①]所说："在'系统方法'中既有机械论的倾向和模型，又有有机论的倾向和模型。前者企图通过'分析''线性性因果''自动机'来掌握系统；后者则通过'整体性''相互作用''动态学'来掌握系统。"说得更准确些，系统方法并不排斥分析方法，而是提倡分析与综合相结合，但以综合方法为主导。一般来说，当人们要认识某一层次的下一层次时，还原论是必需和有效的；要将下一层次组合成上一层次时，要研究"整体不等于部分之和"时，系统论是必需的和有效的。戴汝为[②]也指出：当代系统论是在近代精密科学、在局部细节弄清楚的基础上，向整体论的更高形态发展。它是分析与综合的统一、微观和宏观的统一、整体论与还原论的统一。它运用从定性到定量的综合集成法，体现了集人类科学思维方法、现代科学方法、人类智慧之大成，所以是一种更综合、更高层次的科学思维方法。因此，中医学的研究要坚持系统论与还原论互补的原则，针对中医学发展的现状，更要积极利用白箱方法来认识中医学已揭示出的系统的内部构造，以促进中医理论的发展。

---

① 贝塔朗菲. 一般系统论：基础、发展和应用[M]. 北京：清华大学出版社，1987：22.
② 戴汝为. 系统学与中医药创新发展[M]. 北京：科学出版社，2008：6.

拓 展

一、《名医方论》论玉屏风散的组方用药思路曰："邪之所凑，其气必虚。故治风者，不患无以驱之，而患无以御之；不畏风之不去，而畏风之复来。何则？发散太过，玄府不闭故也。昧者不知托里固表之法，遍试风药以驱之，去者自去，来者自来，邪气留连，终无解期矣。防风遍行周身，称治风之仙药，上清头面七窍，内除骨节疼痛，外解四肢挛急，为风药中之润剂，治风独取此味，任重功专矣。然卫气者，所以温分肉而充皮肤，肥腠理而司开合，惟黄芪能补三焦而实卫，为玄府御风之关键，且无汗能发，有汗能止，功同桂枝，故又能除头目风热，大风癫疾，肠风下血，妇人子脏风，是补剂中之风药也。所以防风得黄芪，其功愈大耳。白术健脾胃，温分肉，培土即以宁风也。夫以防风之善驱风，得黄芪以固表，则外有所卫；得白术以固里，则内有所据，风邪去而不复来。此欲散风邪者，当倚如屏，珍如玉也。"

试根据以上所论，从系统思维的角度分析玉屏风散的组成思路。

二、朱熹《朱子语类》："人人各有一太极，物物各有一太极。盖合而言之，万物统体一太极也；分而言之，一物各具一太极也……本只是太极，而万物各有禀受，又自各全具一太极尔。如月在天，只一而已；及散在江湖，则随处而见，不可谓月已分也。"

"太极如一木生上，分而为枝干，又分而生花生叶，生生不穷。到得成果子，里面又有生生不穷之理，生将出去，又是无限个太极，更无停息。"

"万物之生，同一太极者也。而谓其各具，则亦有可疑者。然一物之中，天理完具，不相假借，不相陵夺，此统之所以有宗，会之所以有元也。是则安得不曰各具一太极哉！"

试从系统思维的角度分析上述朱熹的论述。

2.6　直觉与灵感

不可能有关于原始前提的科学知识，又因除了直觉外没有任何东西比科学知识更为真实，了解原始前提的将是直觉——这个结论也是从下述事实推知的：证明不可能是证明的创始性根源，因而也不可能是科学知识的科学知识。因此，如果它是科学知识以外真实思想的唯一种类，直觉就是科学知识的创始性根源。

亚里士多德《工具论》

直觉与灵感，是创造性活动中普遍存在的重要思维方式，是发明的开端、发现的向导和创造的契机。虽然人们对直觉与灵感的探索已经两千年之久，许多哲学家、科学家都曾经有所研究，但对二者的概念及其关系的认识仍有很多分歧，至今尚难统一。

一、直 觉 思 维

直觉思维作为人类认识活动中客观存在的一种思维方式，很早以来就受到人们的关注与重视。爱因斯坦[①]认为："物理学家的最高使命是要得到那些普遍的基本定律，由此，世界体系就能用单纯的演绎法建立起来"，"要通向这些定律，并没有逻辑的道路；只有通过那种以对经验的共鸣的理解为依据的直觉，才能得到这些定律。"英国动物病理学家贝弗里奇[②]认为："很可能一切思想，包括在一般推理中构成渐进步骤的那些简单思想，都由直觉的作用产生。"但对于直觉的确切含义，大家的认识并不一致。

（一）直觉思维的含义

如果说逻辑思维主要是运用命题信息进行抽象推导，形象思维主要是对具体形象信息的想象处理，则直觉思维主要体现为对信息材料的快速洞察领悟。因此，一般认为，直觉思维是指思维主体在先前知识与经验的基础上，未经过严密的逻辑程序而直接把握事物的本质与规律的思维活动，是一种浓缩或省略的思维方式。

科学史上，许多著名的科学家曾根据自己的亲身体验，对直觉思维进行了精辟的阐述。如贝弗里奇认为：直觉是对情况的一种突如其来的顿悟和理解。俄国著名生理学家巴甫洛夫也深有感触地说，直觉出现了，问题本身被领悟到了，但不明白是为什么；推测的正确性从何而来，开始时并不清楚。"我觉得所有直觉都应当这样理解，即人明白了最终的东西，但是他所经过的、准备过的全过程，则不可能被他作为某个因素而考虑进去"[③]。由此可见，直觉思维是人们思维活动中那种超越感性经验和逻辑推理的一种直接洞察与整体判断，它跨越了一系列感性积累和理性分析，往往说不出判断或选择的理由，似乎在当时也不需要说明理由。其具体的行为标志就是快速获得解答方案和不能为自己的解答步骤提供明确的解释。与逻辑思维那种有计划、有步骤的推理相比，直觉是一种直接跳跃至结论的加工，表现为在复杂情景中对熟悉的事物进行快速的再认。医疗诊断就是直觉的一个典型例子，在这种情境中，医生可报告出诊断的结果（给出疾病的名称），却不能对诊断的过程做出明确的报告。

直觉不同于直观、直感，后者是指人的感官对客观事物的直接感知，只是对客观事物表面现象的反映，属于感性认识；而直觉思维的结果是一种认识过程的突变、飞跃和升华，是思维主体对呈现在面前的新事物极为敏感的深入洞察、判断和对其内在本质的理解，是超越感觉和感性上升的途径，做出结论性的判断，直接反映事物的本质和规律。

（二）直觉思维的特征

根据对直觉思维含义的讨论，我们可以进一步揭示出直觉思维的特征有以下几个方面。

---

① 爱因斯坦文集[M]. 第 1 卷. 北京：商务印书馆，1976：102.
② 贝弗里奇. 科学研究的艺术[M]. 陈捷译. 北京：科学出版社，1979：72.
③ 巴·瓦·科普宁. 马克思主义认识论导论[M]. 北京：求实出版社，1982：199.

1. 直接性

直接性是直觉思维最基本的一个特征，是指思维主体依据直接经验或相关知识，直接把握认识对象的本质或规律。在这里，直接经验或相关知识是直觉思维的基础，从直接经验到直觉思维的产生是直接的，它既不需要固定的推演模式，也不需要严密的逻辑分析，好像以自动化的方式直接进行，直接洞察事物的本质，径直指向最后的结论。法国当代著名物理学家德布罗意曾这样赞扬爱因斯坦的直觉："能够一眼看穿那疑难重重、错综复杂的迷宫……给那黑暗笼罩的领域突然带来了清澈的光明。"[①]。如 1910 年的一天，德国学者魏格纳躺在床上，对着墙上的一张世界地图出神，无意中，他发现了一个有趣的现象：非洲西海岸的海岸线与美洲东海岸的海岸线吻合程度非常高，好像把一张纸撕成两半一样，甚至可以重新拼合起来。两块大陆的凸起的地方在对面都会有相应的海湾，比如巴西东部的凸起与非洲的几内亚湾非常明显。魏格纳的脑海中突然闪现出这样一个想法：在遥远的古代，非洲大陆与南美洲大陆是连接在一起的，那时或许还没有浩瀚的大西洋；后来，由于某种原因，这两块大陆分离开来，并且慢慢地漂移，最终形成了今天的大西洋。这就是最早的大陆漂移学说的雏形。

2. 快速性

快速性，又称突发性，是与直接性紧密联系的一个特征，是指人们在认识过程中，头脑中的某些信息在无意识的状态下经过加工而突然沟通时所产生的认识上的飞跃，是人脑对客观事物的本质和规律的直接洞察，它不是循序渐进的，而是呈现一种跳跃性，省去了许多中间环节，因而是短暂而极其快速的。可以说，直觉是一个人当其思维被大脑内所储存的信息激活时对某一事物所做出的快速反应。这种非预期的突发性，只不过是因为它没有在显意识领域单纯地遵循常规逻辑过程所形成，因此，思维的结果不具有自我意识到的预定性罢了。例如，1931 年美国贝尔电话实验室的工程师詹斯基在研究越过太平洋的电话通信时，偶然发现了一种微弱但又十分稳定的噪声，他直觉认为这绝不可能来自通常的噪声源，而是来自外层空间的射电源。后来经过进一步的观察和研究，证明噪声确实来自银行系的人马座方向。在此基础上，还诞生了一门新的学科，即射电天文学。

3. 猜测性

直觉是一种预感能力，既能预知事物发展的趋势，也能预知未来对象的存在及其属性。例如，居里夫人在镭元素的原子量测定出来的前四年，就通过直觉预感到它的存在，并猜测到它的形状，提议命名为"镭"。这是她用直觉预感，做出的一项重大科学发现。但由于直觉思维是在一瞬间思维跳跃产生的，它不像逻辑演绎思维那样，只要思维的根据真实，思维形式正确，思维的结果就必然真实。运用直觉思维做出的判断并非都是正确的，而是具有猜测性、试探性。正如数学家哈里·庞加莱说："逻辑是我们用来证明问题的，而直觉是用来发现问题的。"爱因斯坦[②]也指出：根据直接观察所得出的直觉结论不是常常可靠的，

---

① 赵中立，许良英. 纪念爱因斯坦文集[M]. 上海：上海科学技术出版社，1979：249.
② 转引自：张敏. 思维与智慧[M]. 北京：机械工业出版社，2004：116.

因为它们有时也会引导到错误的线索上去。所以，直觉思维所获得的结论具有一定的或然性，它虽然能够揭示事物的本质和规律，但这在很大程度上仍然带有假设的性质，其正确性还有待严密的科学实验或逻辑论证。有关调查表明，7%的科学家感到他们的直觉一贯正确，其余的人估计：有 10%～90%不等的直觉日后证明是正确的，但也有一些著名科学家认为，他们的大部分直觉后来都被证明是错误的①。

4. 综合性

直觉的综合性首先是指直觉是从整体上把握事物或对象，往往不拘泥于对象的细节或局部。正如康德对统觉的说明，统觉是在直观的杂多中洞察其本质；又如禅宗为说明禅的方法所引述的关于混沌和他的朋友的故事：当那些好心的朋友给混沌安上眼睛、鼻子等感觉器官后，混沌就什么也感受不到，最后死了。这里，混沌认识的方法、统觉认识的方法，也就是直觉思维方法，是对对象整体上的把握方法。其次，直觉思维具有非分析性，即直觉思维的运用与其得到的结论往往是要综合使用经验、知识以及各种逻辑思维方法，有时甚至是无法一一分析的，或分析不清楚的。比如，有许多科学家都承认直觉思维的作用，并且很推崇直觉思维，但有时对自己的直觉思维也无法解释。德国著名哲学家、逻辑学家赖欣巴哈②也承认存在这样一种现象："发现一种理论的科学家常常是由猜测引导到他的发现上去的；他不能说出他是采用什么方法发现他的理论的，而只能说他认为这种理论是对的，说他的猜想是对的，或是说他直觉地看出这个假设会合乎事实……归纳推论并非用来发现理论，而是通过观察事实来证明理论为正确的。"

（三）直觉思维的基本类型

直觉思维虽然以逻辑思维为基础，但又没有统一的逻辑机制，因此，人们对直觉思维的类型划分，也没有一致的看法。有学者按照直觉依赖基础的不同，将直觉思维分为：本能直觉、感性直觉和理性直觉。本能直觉以生理性条件反射为依据，感性直觉以人们的感性经验为依据，理性直觉则以知识与能力为基础。多数学者主张根据直觉思维再认的对象和结果，将直觉思维分为经验直觉、艺术直觉与科学直觉三类。这里，我们从直觉思维与中医学的关系而言，主要讨论经验直觉与科学直觉。

1. 经验直觉

经验直觉是指人们借助以往的经验信息，对事物做出直接快速的觉察和判断的方法。这种直觉是建立在大量实践经验基础之上的，其特点是看到（或听到）某种特定的情况，就能快速判断出问题的性质，并知道如何解决这一问题。

英国著名物理化学家、科学哲学家 M.波兰尼认为，人的认识具有概念思维和体验把握两种功能。概念思维是可以通过语言表达转换的；体验思维则主要是一种内部经验活动，即内信息活动，其特征是没有语言参与。即使有语言，也是一种不易转换的内部感悟语言。在人们的认识进程中，有些东西是只可意会，不可言传的，而且意会知识在某种意义上比

① 贝弗里奇. 科学研究的艺术[M]. 北京：科学出版社，1979：76-77.
② H. 赖欣巴哈. 科学哲学的兴起[M]. 商务印书馆，北京：2011：198.

言传知识更为基本。实际上，我们知道的东西比我们有能力说出来的东西要多得多。

一般来说，一个人的感性经验越丰富，产生经验直觉的机会也就愈多。因为就认知过程而言，人们所感知过的事物，哪怕是童年时代的经历，都会在大脑中留下痕迹，这种痕迹或深或浅地保留在记忆中，这就是经验性信息块。当外界的客体信息通过人的感受器官进入大脑，与主体储存的对应经验信息块产生共鸣时，直觉就产生了。因此，一个人大脑中储存的经验信息块越多，可供调动的思维元素就越多，形成经验直觉的机会也就愈多，运用经验直觉方法就越有效。

中国传统文化与中医学都十分重视经验直觉，《庄子·天道》记载的"轮扁斫轮"的故事可谓其典型。轮人扁在其一生斫轮的实践中，积累了许多宝贵经验，体会到许多真实道理，比如斫轮既不能太慢，又不能太快，不徐不疾，恰到好处，如此，斫轮方能"得心应手"，随其所至而成方圆。但是，这种知识却"臣不能以喻臣之子，臣之子亦不能受之于臣"。因为这是在个人的实践经验中体会出来的，仅仅属于他个人，只能得之于心而不能言之于口，只能应之于手而不能传之于人。这说明真正的知识和技巧只能在个人的实践经验中去体会，不能用一般的理论语言去表达。这中间虽"有数存焉"，即存在规律性，但只能凝结在个人具体经验中，不能形成抽象的一般理论。由此证明，圣人之道只能存在于圣人的实践经验中，而不能在其著作中，只能得之于圣人之心，不能得之于圣人之言。可见，圣人之言不过是糟粕而已。正可谓"世之所贵道者，书也。书不过语，语有贵也。语之所贵者，意也，意有所随。意之所随者，不可以言传也，而世因贵言传书。世虽贵之，我犹不足贵也，为其贵非其贵也"（《天道》）。即世人所看重的实际上只是言语，只是书册，而这恰恰是不应当被看重和珍贵的，所当看重和珍贵的惟有意义或思想，可是意义或思想却又不能用言语来表达。所以，《庄子·外物》篇又说："筌者所以在鱼，得鱼而忘筌；蹄者所以在兔，得兔而忘蹄；言者所以在其意，得意而忘言。吾安得夫忘言之人而与之言哉！"在这里，庄子以"筌"和"蹄"比喻语言，以鱼和兔比喻意义或思想，主张"得鱼忘筌""得兔忘蹄""得意忘言"，语言不过是表达意义或思想的手段和外壳，如果把握了意义和思想，即可忘记或舍弃语言。

中医学对经验的理论解释带有较大的随意性，概念往往不够确切或确定，使经验的传达所借助的理论媒介作用有限，常常造成只可意会不可言传的现象，非亲身体验则不能掌握，特别是脉诊技术，"心中了了，指下难明"，可谓是默会知识的典型。中医养生学更是主张反听内视、反观内照、内修内证式的自我调节，以达到身—心—性—命的自我提升、自我超越，而回到生命的真正本源。这些，都反映出经验直觉思维的特点。

2. 科学直觉

科学直觉是指人们基于一定的理论素养和大量的科学知识，通过潜意识的思维直接洞察和把握新事物的本质、规律的方法。这种直觉是建立在大量科学知识和经验的基础之上的，其特点是科学家或工程技术人员在工作过程中，对新出现的事物非常敏感，在一瞬间就意识到它的本质、规律或深远意义。这种直觉可以引导研究工作的方向，对于科学发现和技术创造具有重要价值。

科学直觉根据其与逻辑因素的关系，又可分为以下几种：一是压缩或省略型直觉。即思维主体在具有丰富的相关知识与经验的基础上，一旦出现某一新事物，不仅能够直接洞察、认识到对象的本质或规律，而且能够比较清晰地陈述出逻辑步骤。这是一种典型的再认型直觉，直觉运用只不过是逻辑思考过程的压缩或中间环节的省略。玻意耳发现酸性溶液试剂，查德威克发现中子的直觉都属于这种类型。二是跳跃型直觉。即指思维主体在具有一定程度的相关知识与经验的基础上，只是还不够丰富，对新出现的事物能够直觉到其本质或规律，但有些环节并不清楚。贝克勒尔发现天然放射性的直觉就属于这种跳跃型的直觉。三是猜测型直觉。即思维主体具有广泛的知识或经验，但却缺乏相关的知识，当新事物出现以后，只能凭直觉意识到很重要，却不知它是什么，有什么意义。经过继续研究，才逐渐有些了解，这整个过程主要是靠猜测。德国物理学家伦琴发现 X 射线的过程，就属于这种直觉。

与西方重视自然科学知识相比较而言，中国古代文化传统更重视社会人伦知识，而社会人伦知识的最高范畴莫过于"道"。按老子所说，道是无形无象、不可感知、不可言说的；按庄子所说，道是万物的根源，万物只是道之"一偏"，"大全"之道，同样不可言说，不可分析，不能用名言、概念所认识，而只能靠直觉或体悟。故此道家提出了"虚心静观"法，"虚心"的根本旨蕴在于排除偏见和已有的成见，以彻底开放的心灵待物应道，也可以说它体现了按照事物本身的样子，来认知事物的一般知识论意义；"静观"核心在"静"，它要求通过心灵的高度宁静、安静或冷静来观道。老子所说的"致虚极，守静笃"和"涤除玄览"，庄子的"心斋""坐忘"，都是提倡"唯道集虚"，"同于大通"的超理性直觉。"心斋"是排除一切知识之后，对于"道"的全体把握；"坐忘"则是自发状态下的神秘直觉。只有通过心斋、坐忘，当人的心境干干净净，一片虚空的时候，才能将混一无分的宇宙大道映照在自己心里，与混一无分的宇宙大道融为一体。中医学也很重视"虚心静观"的直觉思维方法的应用，如《素问·脉要精微论》在论述诊脉要领时即指出："持脉有道，虚静为保（宝）。"如此方可觉察脉象的微妙变化。《素问·针解》篇论述针刺治疗时强调：医生要"神无营于众物者，静志观病人，无左右视也。"《素问·宝命全形论》也指出："凡刺之真，必先治神……静意视义，观适之变，是谓冥冥。"其方法与道家的"虚心静观"法无疑有相通之处。清·石寿棠在《医原·望病须察神气论》中对此作了进一步的发挥，指出："人之神气，在有意无意间流露最真，医者清心凝神，一会即觉，不宜过泥，泥则私意一起，医者与病者神气相混，反觉疑似，难于捉摸，此又以神会神之妙理也。"这里的"清心凝神，一会即觉"，即是在原有经验、知识基础上的一种直觉判断。

（四）直觉思维的逻辑机制

直觉思维并不是一种神秘的、不可琢磨的认识活动，而是建立在逻辑思维和实践经验基础上的一种思维认识形式。它以智慧的长期准备为前提，以直接把握事物的本质或规律为目标，是一种最富有创造性的思维活动。就其机制而言，可以认为直觉思维是综合型、逻辑类推型与选择型直觉思维的有机统一。

1. 综合型的直觉思维

综合型的直觉思维，就是在创新与发现的创造性思维过程中，各种不同的、貌似无关紧要然而却是极为有用的思路或概念图式迅速地、内在地结合成一个整体，并且达到了对经验材料的共鸣的理解，从而达到了问题或观念的清晰化。这种综合式的直觉思维往往被描述为科学家的深邃的洞察。它的特点在于在一般人所不注意的表面无关的大量事实或观测结果面前，研究者不采用通常的逻辑规则和程序，就一下子把事物或过程之间的内在联系给揭示出来了。

综合型的直觉思维是以对实践经验的深刻理解为基础的，也就是爱因斯坦所说的直觉要以对经验的共鸣的理解为依据。如法拉第发现电磁感应理论，最初他只是想："既然电可以产生磁，那么反过来，磁能否产生电呢？"于是他在日记上写上"必须转磁为电"的话。转磁为电虽然仅是转电为磁的倒转，但也是一种新的综合。法拉第正是凭借他丰富的实践经验提出这个问题的。所以，综合型的直觉思维的结论似乎是突然而至的新发现，但却要以丰富的经验知识作为其产生的基础。

2. 逻辑类推型的直觉思维

逻辑类推型的直觉思维同样要以人类所拥有的知识和经验为基础。当人们接触到一个新问题时，就会把它与先前解决过或接触过的问题进行比较，过去的经验即现成的解法就会自动涌现出来，人们很快就会依据类推发现过去的经验知识是可以用来解决新问题的。由于原先的这些经验和知识是在科学家思维高度激发的情况下自动涌现的，所以情况常常像德国数学家卡尔·弗里德希·高斯所说的那样："像闪电一样，谜一下揭开了。我自己也说不清楚是什么导线把我原先的知识和使我成功的东西连接了起来。"[1]一般说来，知识越渊博，经验越丰富，范例越多，直觉思维的成效也就越高。扁鹊所以只望病人的气色就能做出正确的诊断，即与他具有丰富的医学知识和临床经验分不开。

这种逻辑类推型的直觉思维在数学家的思维过程中是常常出现的。因为数学家们头脑中往往装了大量的数学结构和解法，有时他们会突然意识到他要解的题目的方法或程序是如何地与某种现成的解法相似。这样类推就成了这种直觉思维产生的桥梁和机制，其中尤其是范例的类推。

3. 选择型的直觉思维

选择型的直觉思维是直觉思维中最基本的思维形式。选择首先就表现在从一大堆没有关联的信息中选择出有用的成分来。其次就要进行选择的组合，即从存在着多种可能的组合或联结的结构中选出最有用的模式来。最后还要进行选择的比较，即在较有希望的几种信息组合的结构或模式中选出最优的设想和解法来。所以，综合型和类推型直觉思维的产生，常常渗透着正确和成功的选择。

这三种类型的直觉思维都是建立在研究者的全部知识和经验的总和的基础之上的，是互为前提和互为基础的，直觉的产生即是这三种类型的直觉思维相互作用的共同结果。另外，张浩[2]将直觉认识过程概括为联想–想象–猜测–判识–直觉抽象五个环节。

---

① 贝弗里奇. 科学研究的艺术[M]. 陈捷译. 北京：科学出版社，1979：75.

② 张浩. 认识的另一半：非理性认识论[M]. 北京：中国社会科学出版社，2010：179-184.

（五）直觉思维的作用

具有直觉特征的思维，可以实现认识功能、决策功能、理解功能、行为–动作反应功能等一系列功能。直觉思维广泛存在于各种创新思维活动中，美国化学家普拉特和贝克曾对科学创造中的直觉思维进行专门研究和调查，结果表明：33%的创新者认为自己经常得力于直觉，50%的科学家认为自己取得新突破的过程中偶尔得益于直觉，只有 17%的人认为自己的创造与直觉无关[①]。因此，许多科学创造者都给直觉以极高的评价。爱因斯坦[②]曾明确宣称："我相信直觉和灵感。"钱学森[③]也指出："科学技术工作决不能只限于抽象思维的归纳推理法，即所谓的'科学方法'，而必须兼用形象或直感思维，甚至要得助于灵感或顿悟思维。"具体而言，直觉思维的作用可归纳为以下几个方面。

1. 超逻辑作用

超逻辑作用是指直觉思维能够超越通常的逻辑思维，迅速、直接地洞察、认识事物的本质和规律。直觉思维的超逻辑作用实际上是由其直接性和快速性特征决定的，当主体面对新的事物或情况时，没有经过完整的逻辑思维过程，就直接、迅速地得出结论，虽然不能说直觉思维因此就完全脱离逻辑思维因素，但直觉思维显然与循序渐进、一环扣一环的逻辑思维不同。所以，直觉思维在创新思维活动中的作用首先是超逻辑作用。直觉思维的这一作用，突出地体现在当主体具备丰富的经验、知识时，可以省略逻辑思维的形式和步骤，迅速取得创新的成果；也体现在关于事物之间的信息还很不充分的时候，直觉思维通过准确的洞察立即把握事物之间的本质联系。因此，直觉思维作为一种跳跃式的思维方法，无疑也就相应地提高了思维的效率。

2. 选择作用

选择作用是指直觉思维能够帮助创新主体在纷繁复杂的条件或情况下，迅速做出正确的选择，取得创新成果。在创新思维活动中，主体离不开对事实、理论材料等的判断和选择，法国天文学家、物理学家彭加勒[④]认为："所谓发明者，实甄别而已，简言之，选择而已。"当事物呈现出种种复杂的形式甚至假象，当问题不是缺乏资料和信息，而是信息量过于丰富、可能选择很多的时候，直觉可以通过准确地洞察或猜测，排除那些不必要的、次要的、假象的东西，迅速接近事物的本质或问题的关键所在。当然，这种选择是有根据的，是以往知识、经验在新场景之下的新的突然爆发的连接方式。例如，英国科学家克里克研究生物遗传密码的构成，在知道蛋白质主要是由二十种氨基酸构成以及遗传基因 DNA 和 RNA 分子分别含有四种碱基的情况下，那么究竟由多少个碱基决定一个氨基酸呢？有可能是一个，也可能是两个，或者是三个，或者是四个，克里克在这多种组合中，直觉到应该是由三个碱基决定一个氨基酸，后通过遗传学方法得到了证明，也就是说，由三联体碱基构成一个遗传信息单位即密码，每个密码代表着一个特定的氨基酸。又如，英国物理学家

---

① 贝弗里奇. 科学研究的艺术[M]. 北京：科学出版社，1979：76.
② 爱因斯坦文集[M]. 第 1 卷. 许良英等译. 北京：商务印书馆，1976：284.
③ 钱学森. 关于思维科学[M]. 上海：上海人民出版社，1986：23.
④ 彭加勒. 科学与方法[M]. 北京：商务印书馆，1983：282.

卢瑟福就是凭借自己的直觉判断，全力投入到原子核物理学的研究，做出了一系列开拓性贡献。事后，他对此大惑不解的是为什么其他物理学家没有去研究原子核，因为沿着这条道路可以在短时间内做出许多重要发现。由此可见，直觉思维有助于人们敏锐把握知识创新的方向和目标，从而导致重大的发现和发明。

3. 引导作用

引导作用是指直觉思维能够发挥主体的预见能力，使主体通过直觉思维的引导，取得创新的成果。由于直觉思维能够突破形象思维和逻辑思维的局限，充分调动思维的潜能，从思维的起点一下子跃迁到思维的终点，突然闪现的结论往往可以为主体在理想与现实之间架起桥梁，促进或引导主体创造性地提出新的科学假说、理论或概念。大量资料表明：在科学的创造性活动中，直觉–演绎法已经取代归纳法成为一种重要而普遍的思维方法了。它的发现机制是：直接经验–直觉–公理体系（科学假说）–推论–直觉验证–事实验证（科学理论）。爱因斯坦[①]认为，科学的公理体系 A 以直接经验 ε 为基础，"但是在 A 同 ε 之间不存在任何必然的逻辑联系，而只有一个不是必然的直觉的（心理）的联系"；通过直接经验 ε 验证命题 S，也不是逻辑的道路，"这一步骤实际上也是属于超逻辑的（直觉的），因为 S 中出现的概念同直觉经验 ε 之间不存在必然的逻辑联系"。可见，在科学公理的提出和科学命题的验证中，直觉思维起着相当重要的作用。正由于此，德国物理学家玻恩[②]就认为："实验物理的全部伟大发现都是来源于一些人的直觉。"上述德国科学家魏格纳"大陆漂移说"的提出，无疑就是直觉思维引导作用的结果。

（六）直觉思维的运用原则

直觉思维虽然是创造性思维的重要形式，在人们的认识活动中特别是在科学发现、发明创造中发挥着不可替代的重要作用，但是，我们也不应盲目地夸大、崇拜它，而必须充分认识其不足之处与在人类思维中的应有地位，这样才能有效而恰当地利用直觉思维来促进我们认识世界和改造世界的活动。

1. 正确认识直觉思维的局限性

关于直觉思维的局限性，加拿大哲学家 M.邦格认为主要有三点：第一，没有论证力。作为直觉思维基础的经验，没有经过严密的理性分析和逻辑整理，自然不具有论证的力量。第二，不够精细。没有经过理性分析和逻辑整理的直接经验，往往具有一定的混沌性，粗精混杂、真伪并存，那么在此基础上产生的直觉思维，就不可能像逻辑思维那样精细、确定，而具有一定的模糊性和或然性。第三，趋于保守。由于人们的经验常常与其信念系统密切联系，因而凭借经验得到的认识往往难以改变，趋于保守。这样，某些直觉思维一旦形成，就根深蒂固，以致一些原初的错误直觉很难为新的、正确的直觉所取代[③]。

---

① 爱因斯坦文集[M]. 第 1 卷. 许良英等译. 北京：商务印书馆，1976：541.

② 玻恩. 我这一代物理学[M]. 北京：商务印书馆，1964：183.

③ 王天思. 理性之翼[M]. 北京：人民出版社，2002：139-140.

我国心理学家周昌忠①指出直觉思维的不足有两个方面：一是容易局限在狭窄的观察范围内。甚至经验丰富的研究者，像心理学家、医生和生物学家，常常根据范围有限的、数量不足的观察事实，并凭借在此基础上产生的直觉提出假说、引出结论。例如，医生在没有对病人进行周密的检查之前，就根据直觉匆匆做出判断，这样有时会做出错误的诊断。二是直觉常常会使人把两个不相关的事件纳入虚假的联系之中。例如关于两个事件频繁重合的判断，是在关于它们的联想联系非常强烈的基础上做出的。但是，决定这种联系强度的，除事件的重合次数外，还有情感的吸引力，以及重合发生在时间上的远近等心理因素。这些心理因素通常都带有浓厚的个人主观色彩，这样就可能凭借直觉做出错误的判断，把实际上互不相干的事件联系起来。因此，增加、丰富知识和经验的储存，提高个人在探索问题时的感受能力，减少情感因素的干扰，对于提高直觉思维的质量是至关重要的。

2. 努力创造直觉思维产生的条件

直觉思维绝不是从天而降，凭空产生的，也不是自然而然就能运用的。科学史表明，直觉思维总是产生于那些具有广博的经验、丰厚的知识并且具有执著追求精神的人，而永远不会光顾那些对科学一无所知的头脑。因为直觉思维必须利用早已形成的概念、判断和推理的结果，才能理解问题本身，也才能寻找问题的答案；同时也必须有以往的知识、经验和思维成果的积累，才能超越通常的逻辑思维过程，转化为对事物或情况本质的直接领悟、判断。例如，高年资的医生由于头脑中积累了丰富的医学知识和经验，并以知识组块形式储存在大脑中，遇到新病人，就能迅速地调动起来，帮助他运用直觉思维，当机立断地做出诊断；而刚毕业的医学生就只能按部就班地运用逻辑思维，反复分析、推理、思考，再做出诊断。因此，直觉思维的运用需要以知识组块为基础，只有当知识组块相当丰富，主体才能形成、产生和运用浓缩或简化型直觉；如果知识组块比较丰富，则主体才能形成、产生和运用跳跃型直觉；如果知识组块不十分丰富，则主体只能形成、产生和运用猜测型直觉；而如果思维主体没有相应的知识组块，就不能运用直觉思维，往往会与创新机遇擦肩而过。例如，伦琴运用猜测型直觉思维发现 X 射线以前，早就有人观察到 X 射线了，如英国物理学家克鲁克斯在做实验时，就曾看到过那种奇怪的光，他用照相底板将它拍下来，但洗出来的底板却是模模糊糊的。换上新买来的照相底板，重复多次，结构仍然如此。总之，实验时所使用的照相底板总是不理想。克鲁克斯写信给生产照相底板的工厂，抱怨它们的产品质量不好，工厂在回信中虽然表示歉意，但又对此感到无能为力。除此之外，使用阴极管的其他科学家，比如美国的古德斯皮也遇到了类似的情况。但是，由于他们都没有形成针对这一问题的知识组块，因而都没有产生直觉思维，来引导他们深入研究，使他们非常遗憾地错过了做出重大科学发现的机会。

3. 直觉思维必须和逻辑思维相结合

在科学的创造性活动中，仅有逻辑思维是不够的，但仅靠直觉思维也是不行的。科学思维的实践证明，直觉思维必须和逻辑思维相结合，才能不断地促进科学进步。

---

① 周昌忠. 创造心理学[M]. 北京：中国青年出版社，1983：203.

首先，如前所述，直觉思维的创造活动离不开前人运用逻辑思维建立起来的知识体系，也就是说，它必须站在逻辑思维的肩膀上，以经验事实、以往的知识和已有的逻辑程序为依据。只不过它并不拘泥于经验事实、以往的知识和已有的逻辑程序，而能打破思维的常规，突破逻辑的界限，从而实现认知的飞跃。

其次，直觉思维的形成过程渗透着逻辑思维。虽然直觉思维在运行的瞬间，主体并没有经过一个明显的逻辑思维和理性分析过程，但并不能据此得出结论，认为直觉思维是非理性的、本能的，或者是纯粹自我活动的结果。实际上，直觉的产生是人脑储存的全部信息和各种逻辑方法的综合运用，也是对某些严格的固定的逻辑推理模式和程序的减缩和省略，因而呈现出跳跃的特点。现代人工智能科学研究表明，人类思维的本质在于它有能力"跳过"证明的某些个别环节，而从整体上对一些问题做出结论，略去那些在事后可以由逻辑分析表明是由一个一个组成部分构成的推理链条。所以直觉实际上是指那种问题一下子得到澄清，而其思维过程以逻辑思维程序内化的形式表现出的飞跃现象。

最后，直觉思维的结论需要依靠逻辑思维方法的整理和验证。直觉思维的结论往往是不完备、不定型的，也没有用准确的语言、文字、公式、图形等表示出来。所以，直觉思维的结论往往需要严密的逻辑加工、整理，使之系统化、科学化，臻于完善，最终用准确的语言、文字、推演公式、图形表示出来。同时，虽然直觉思维的结论最终要由实践来检验，但逻辑思维方法的验证同样也是必不可少的，并且往往需要将直觉的结论转化为逻辑形式才是可以检验的。例如，爱因斯坦对引力场存在的直觉，如果不转化为在强引力场附近，光线会发生偏曲的逻辑形式，就不可能通过爱丁顿来检验。从这个意义而言，逻辑思维方法构成了对直觉思维结论的初次检验。

综上可见，直觉思维既不是科学发现的出发点，也不是科学发现的终结，在直觉产生之前，必须有一系列的逻辑思维活动为前提；在直觉产生之后，要对直觉思维的结论进行逻辑加工、验证。故日本著名物理学家汤川秀树[①]认为："在任何有成功的科学思维中直觉和抽象总是交互为用的。不但某种本质性东西必须从我们丰富的然而多少有点模糊的直觉图像中抽象出来，而且同样真实的是，作为人类抽象能力的成果而建立起来的某一概念也常常在时间的进程中变成我们直觉图像的一部分。从这种新建立起来的直觉中，人们可以继续做出进一步的抽象。"也就是说，在科学的创造性活动中，直觉思维和逻辑思维必须相互结合、相互补充，从而成为推动科学进步的两翼。

（七）中国传统直觉思维与中医学

1. 中国传统直觉思维

冯友兰[②]曾认为：哲学有两种方法：正的方法和负的方法。前者是可思的、清晰的、假设的概念；后者是不可思的、神秘主义的、直觉的概念。前者是西方的，后者是东方的。而一个完全的形上学即哲学系统，应始于正的方法，终于负的方法。神秘主义不是清晰思想的对立面，更不在清晰思想之下，勿宁说它在清晰思想之外。它不是反对理性的，而是超越理

---

① 汤川秀树. 创造力与直觉[M]. 上海：上海复旦大学出版社，1987：93.

② 冯友兰. 三松堂全集[M]. 第 6 卷. 郑州：河南人民出版社，1989：305.

性的。换言之，可以说哲学有两种主要的传统，即理性主义传统与"悟性主义"传统；有两种基本的思维方式，即理性思维与悟性思维，这两种思维方式各有其长处和特色。中国古代的思想家大都善于从整体上以直觉、顿悟的形式获得智慧。无论是先秦时期孔子、老子、墨子等诸子百家的言论，还是后来佛教禅宗的经典语录和程朱理学、陆王心学，都是只提供结论而不加以逻辑论证，全靠主体的悟性来把握真理，在思维形式上都有明显的直觉性特征。

从哲学思维方式的角度进行界定，"悟"是对对象本性或内蕴的一种直觉的、明澈的观照和透察。而"悟性"则是兼有感性和理性特点，因而也具有辩证性质的对对象本性或内蕴的一种直觉的、明澈的洞察或领悟能力。具体说来，感性含感觉、直观、表象等诸层次，具有直接性、具体性、生动性、多样性等特点。理性含概念、判断、推理等诸形式，具有间接性、抽象性、深刻性、统一性等特点。而悟性作为感性与理性的统一，是直接性与间接性、具体性与抽象性、生动性与深刻性、多样性与统一性的融合。它既同感觉主义、经验主义、直觉主义相对立，又同理性主义、逻辑主义、思辨主义相对立。因此，感性、理性、悟性是人类认识的三种要素或三个主要层次，而感性直观、理性反思和悟性体验则是哲学的三种基本的认识方式和手段[1]。

中国传统直觉主要有两种形式：一是直觉的判断力，即运用已有的经验对目前事实或现象加以判断和把握。它通常是原有经验对当前事实的"认同"或当前事实对原有经验的"回归"，所涉及的是"可能发生什么"和"应当怎样去做"这样一些判断，一般很少涉及创造力，而只是将感觉经验所固有的潜在的判断和把握能力发挥到极致。如《庄子》庖丁解牛所言"臣以神遇而不以目视，官知止而神欲行，依乎天理，批大郤导大窾，因其固然，技经肯綮之未尝微碍"（《庄子·养生主》），轮扁斫轮之"不徐不疾，得之于手而应于心，口不能言，有数存焉于其间"（《庄子·天道》），匠石斫垩之"运斤成风，听而斫之，尽垩而鼻不伤"（《庄子·徐无鬼》），都是直觉判断的具体体现。这种直觉思维以实践经验的反复积累为基础，借助于个体的感受，而达到准确的判断。它作为一种感受和境界，并不是一种方法，因而又不可言说和传授。二是直觉的洞察力，即以想象的形式，依靠一种知识背景而洞见其他知识。它超越或改变了原有经验的层位和范围，所涉及的是"事物是什么样的""世界是什么样的"一类问题。如《国语·周语上》论地震原因时对气的直觉："夫天地之气，不失其序……阳伏而不能出，阴迫而不能蒸，于是有地震"。老子对"道"的直觉："道之为物，惟恍惟惚。惚兮恍兮，其中有象；恍兮惚兮，其中有物"（《老子》二十一章）。再如张衡《浑天仪图注》所载："浑天如鸡子，天体圆如弹丸，地如鸡子黄，孤居于内，天大而地小，天表里有水，天之包地，犹壳之裹黄。"《素问·五运行大论》讨论地球之所在位置说："地为人之下，太虚之中者也……大气举之也。"无疑是对宇宙结构的不同直觉。这种直觉思维以丰富和深厚的知识训练为基础，离不开感觉直观，借助于想象，而达到与抽象概念的连接。克罗齐[2]说："概念在一方面虽不复是直觉，在另一方面却仍是直觉。"汤川秀树[3]也说："在任何富有成果的科学思想中直觉和抽象总是交相为用的。"事实上，抽象概念最初都是以直觉形式出现的。中国传统思想的气、道、太极、阴阳、五行等

① 侯才. 中国传统哲学思维方式与人类认知结构[J]. 理论视野，2005（4）：45-47.
② 克罗齐. 美学原理[M]. 北京：外国文学出版社，1983：29.
③ 汤川秀树. 创造力和直觉[M]. 上海：复旦大学出版社，1987：93.

概念，也是直觉与抽象相结合的产物。

2. 直觉思维与中医学

"医者，意也"，可谓中医学对直觉思维的早期定义，南朝范晔《后汉书·郭玉传》云："医之为言，意也。腠理至微，随气用巧，针石之间，毫芒即乖。神存于心手之际，可得解而不可得言也。"这里所言的"意"在于静心息虑，细细体察感受，专志于诊病。后世医家则不断诠释，广为引用。如清·许宣治《怡堂散记·又病制方》说："医者，意也。临症要会意，制方要有法，法从理生，意随时变，用古而不为古泥，是真能用古者。"裘沛然①解释说："医者意也，就是用意以求理。理有未当，则意有未惬，医理难穷，则意有加。"孟庆云②则认为："医者意也"是古代医家对引发创新意识的概括。医生在临证时，当病人的病证无规范可循，或虽有规范其病情又不尽适合，在此情况下就要发挥医生的悟性，在体察精奥、覃思熟虑之后，突破思维定势，"由意达物"，打破常规，以理法的创新和方药的活用出奇制胜，获得疗效。同时指出："以'医者意也'为主流的医学，是经验医学的特征之一。"总之，虽然古今医家对"医者，意也"这一名言的理解不尽相同，但其中蕴涵着直觉思维和创造性思维的因素，则为大多数学者所认可。故廖育群③指出："'意'早已不是在针法操作时需要集中的'注意力'，而是围绕着一个核心，即：医学是一门深奥的学问，而尤以诊脉、用药为难；治病不可生搬硬套，墨守成规；必须最大限度地发挥自己的聪明才智，方能正确辨识疾病，并找到适合的治疗方法。"

望、闻、问、切四诊是传统中医诊断疾病的基本方法，在四诊的运用过程中，即离不开直觉判断。《灵枢·邪气脏腑病形》曰："见其色，知其病，命曰明。按其脉，知其病，命曰神。问其病，知其处，命曰工。"即是说人的气色千变万化，脉象无奇不有，主诉千差万别，若要洞悉病源，掌握气机变化趋势，需要澄神内视，静心体察，以神遇之，以意会之，如此方可得其真。如清·石寿棠《医原·望神须察神气论》说："经曰：望而知之之谓神。既称之曰神，必能以我之神，会彼之神……人之神气，在有意无意间流露最真，医者清心凝神，一会即觉，不宜过泥，泥则私意一起，医者与病者神气相混，反觉疑似，难于捉摸。此又以神会神之妙理也。"这就是说，望神的最佳时机是医者刚刚接触病人时，病人尚未注意，毫无拘束，没有掩饰，真情流露。医生此时凝神静气，迅速体察患者神气，凭直觉快速做出初步诊断。又如古人论脉诊之难，屡见"心中易了，指下难明"之说，明代医家谢肇渊认为："脉之候幽而难明，吾意所解，口莫能宣也。"(《五杂俎》)指出了诊脉既在于医者心、手相应，与患者体、脉合一的直觉感受，又在于医者凝神静虑，体悟精微，以意为解的直觉辨识。《素问·脉要精微论》王冰注也说："然持脉之道，必虚其心，静其志，乃保定盈虚而不失。"脉诊的诊断结果能否反映患者机体的真实状况，很大程度上取决于医家对脉学理论的理解和掌握、实践经验的积累，以及临证的直觉判断。如清代周学霆在《三指禅》中把"精熟缓脉"作为诊脉第一功，指出："静气凝神，将'缓'字口诵之，心维之，手摩之，反复而详玩之。久之'缓'归指上，以此权度诸脉，了如指掌。"并认为：

① 裘沛然. 壶天散墨[M]. 上海：上海科学技术出版社，1985：59.
② 孟庆云. 中医百话[M]. 北京：人民卫生出版社，2008：287-289.
③ 廖育群. 医者意也——认识中医[M]. 桂林：广西师范大学出版社，2006：50.

"医理无穷,脉学难晓,会心人一旦豁然,全凭禅悟。"

中医辨证的过程,在理论推导,逻辑思维的同时,也常常借助于直觉思维以洞悉症结,把握病机。技术高明的医生,面对看似无证可辨、无迹可寻的疑难杂症,往往能用心体察,凭借经验直觉,找到蛛丝马迹,从而做出明确诊断;或面对真假错综、虚实夹杂的重症危症,则四诊合参,正反揣摩,凭借直觉准确判定疾病的性质,予以相应的治疗。如《古今医案按》载李士材所治案例:患者精神困倦,腰膝异痛不可忍,皆曰肾主腰膝而用桂、附。绵延两月,愈觉四肢痿软,腰膝寒冷,遂恣服热药。士材诊之,脉伏于下,极重按之,振指有力。因思阳证似阴,乃火热过极,反兼胜己之化,小便当赤,必畏沸汤。询之果然。乃以黄柏三钱,龙胆草二钱,芩、连、栀子各一钱五分,加生姜七片为向导,乘热顿饮。移时便觉腰间畅快,三剂而痛若失。此案即在丰富的临床经验的基础上,抓住脉伏于下,但极重按之,振指有力的关键体征,直觉判断为阳盛格阴的真热假寒证,治以寒凉清热而获愈。由此可见,直觉判断在中医四诊、辨证中有着极为重要的作用。

《灵枢·九针十二原》指出:"刺之要,气至而有效。效之信,若风之吹云,明乎若见苍天,刺之道毕矣。"说明针刺治疗的关键在于"气至"与否,而气的运行又是瞬息变化,奥妙莫测,所谓"空中之机,清静而微。其来不可逢,其往不可追。知机之道者,不可挂以发,不知机道,叩之不发"(同上)。而要把握气的运动变化,全在于医生的直觉感悟,即以意使气,从心调针,所谓"神在秋毫,属意病者"(同上)。金代窦汉卿《标幽赋》说:"轻滑慢而未来,沉涩紧而已至……气之至也,如鱼吞钩饵之浮沉;气未至也,如闲处幽堂之深邃。"这里,鱼吞钩饵、闲处幽堂,就是对极其微妙的针刺气感的形象描述,精微细妙的针刺气感的取得,是医生在精神高度集中专一状态下直觉体察、心手合一的结果。诚如《灵枢·九针十二原》所强调:"粗守形,上守神""粗守关,上守机"。《素问·宝命全形论》则概括为:"凡刺之真,必先治神。"要求医生在针刺治疗时必须全神贯注,无思无虑,细心体察病人神气的变化,体会针下的感应,应"如临深渊,手如握虎,神无营于众物"(《素问·宝命全形论》)。

拓 展

《庄子·养生主》:庖丁为文惠君解牛,手之所触,肩之所倚,足之所履,膝之所踦,砉然响然,奏刀騞然,莫不中音,合于桑林之舞,乃中经首之会。文惠君曰:"嘻,善哉!技盖至此乎?"庖丁释刀对曰:"臣之所好者,道也,进乎技矣。始臣之解牛之时,所见无非[全]牛也;三年之后,未尝见全牛也,方今之时,臣以神遇而不以目视,官知止而神欲行。依乎天理,批大郤,导大窾,因其固然。技经肯綮之未尝微碍,而况大軱乎!良庖岁更刀,割也;族庖月更刀,折也;今臣之刀十九年矣,所解数千牛矣,而刀刃若新发于硎。彼节者有间,而刀刃者无厚,以无厚入有间,恢恢乎其于游刃有余地矣。是以十九年而刀刃若新发于硎。虽然,每至于族,吾见其难为,怵然为戒,视为止,行为迟,动刀甚微,謋然已解,如土委地。提刀而之,为之四顾,为之踌躇满志,善刀而藏之。"文惠君曰:"善哉!吾闻庖丁之言,得养生焉。"

本篇寓言取庖丁解牛为喻讲养生,体现了什么样的思维方法?人类的技能训练分哪几个阶段?

二、灵 感 思 维

"灵感"一词来源于古希腊,意谓神灵之气。灵感的英语是 inspiration,含有"灵气的吸入"之意,即为宗教意义上的神灵的启示。中国古代虽没有"灵感"一词,但描述和揭示灵感的用语和专论都先于西方。如老子论"玄览",庄子论"神遇",陆机论"应感之气",刘勰论"神思",汤显祖论"自然灵气",等等。

灵感作为人类的一种创新思维方式,因其突如其来,又瞬间即逝,并且伴随着强烈的心理因素,表现出很强的神秘性。从古至今,每个时代的哲学家、艺术家和科学家,都津津乐道地谈论它、研究它,积累了大量的资料。但中西方的灵感理论并不完全相同,主要有三个区别:对于灵感的来源与本质,西方重神启、天才或天性,中国重人与物的沟通、心与物的感应;对于灵感来临的状态,西方强调迷狂,中国强调虚静;对于激发灵感的方式,西方重视偶然的机遇、突然的梦幻,中国重视学力功夫、平时的积累,没有平时的养兴,就不会有突然的感兴。

(一)灵感思维的含义

灵感思维是指主体在积累大量经验的基础上,在有意识的创造活动中,因苦思冥想之后突然出现一种短暂的最佳思维状态或活动,是因智慧升华而产生顿悟或思想闪光,瞬间解决问题、完成创新的思维活动。

在日常生活与工作中,我们常有这样的体会,当对一个问题的思考进入死胡同,虽然绞尽脑汁,研究了很长时间,但仍然一无所获时,不得不暂时放弃这种研究。忽然又在某一时刻,一个想法、一个念头在毫无准备的情况下,在头脑中突然闪过,闭塞许久的思路顿时贯通,缠绕多日而未能解决的问题迎刃而解了。这种突然进发的想法就是灵感。

灵感的本质是人脑对客观事物内在本质和规律的认识,是各种逻辑因素与心理因素、显意识与潜意识综合作用的思维过程中的突然飞跃和质变。首先,灵感不是神的启示,也不是主体的先天禀赋,而是主体在对某一对象或问题进行艰苦的研究和探索过程中,受到某客体的启发而突然豁然开朗、思路畅通,因而直接认识和把握到了对象的内在本质或问题的答案。因此,尽管灵感形成和发展的形式是主观的,但它并不是凭空产生的纯粹的心灵活动,而是有其客观条件和实践基础的,是人脑对客观事物内在本质和规律的认识过程中的突然飞跃和质变。其次,由于灵感的产生需要主体对某一对象或问题进行艰苦的研究和探索,那么在这一过程中,一方面,主体必须长期实践、刻苦钻研、勤奋思考,因此,各种逻辑思维、形象思维等理性因素起着十分重要的作用,以帮助主体千方百计寻求对象的内在本质或问题的答案;另一方面,主体必须有浓厚的兴趣、强烈的热爱、迫切的需要等感情,愉快、高昂的情绪,坚忍不拔的意志。因此说,灵感是各种思维类型和心理因素综合运用的结果。第三,从潜意识理论的角度而言,人的意识除了具有明显的、自觉的意识之外,还有一种潜在的、非自觉的意识。这种潜在的、非自觉的意识储存着人们感知过的多种信息。灵感往往是在显意识的思维活动受阻中断之后,在强烈的解决问题的欲望驱使下,调动了潜意识的功能,在潜意识中孕育成熟后,偶遇相关诱因,突然和显意识贯通,涌现在显意识中，使问题得以顺利解决。所以说灵感的产生是显意识和潜意识相互贯通、相互作用，将各种相关的信息重新组合、排列、匹配，实现有序化的结果。

例如，笛卡儿在创立解析几何之前，曾经常琢磨一个问题：几何图形是直观的、形象的，而代数方程则是理性的、抽象的。能不能把这两种学科统一在一起，用几何图形表示代数方程，或用代数方程解决几何问题？他认为这个问题的关键在于怎样将几何图形的"点""线""面"与代数的"数"联系起来。为了解决这个问题，笛卡儿整日苦思冥想，但总也想不出一个解决方法来。一天，他躺在床上休息，无意中看见一只蜘蛛正在天花板上爬来爬去地结网。笛卡儿的视线随着蜘蛛上下移动，忽然，一个奇想闪现在他的脑际：这个悬在空中来回移动的蜘蛛正是一个能够移动的点，而这墙、天花板以及它们的相接处正是所要求的面和线。蜘蛛和这些线、面之间的距离完全可以用数字进行计算。笛卡儿情不自禁地一跃而起，迅速找来纸和笔，画出三条相互垂直的线代表两堵墙之间以及与天花板的相接之处，又在空间点出一个点来代表来回移动的蜘蛛。从蜘蛛到两堵墙的距离用 X、Y 来表示，到天花板的距离用 Z 来表示。笛卡儿开始对这张形象性的图进行研究。他把三条线作为三条轴线，而空间中的任何一个点都可以与这三条数轴发生联系。这样，只要在图上找到任何一个点，都可以用一组数据表示它与这三条数轴的数量关系。而且，只要有任一组三个数据，都可以在空间找到一个点来表示。于是，数和形的联系稳定地建立了起来。在蜘蛛的启发下，笛卡儿创立了解析几何：如果把一个图形看成是由点构成的，在建立了坐标系之后，则图形的几何性质可以表达为这些点的坐标之间的关系，特别是代数关系。从此，变数被引入数学，成为数学发展过程中的转折点，为微积分的出现创造了条件。"笛卡儿坐标"由此而来。

（二）灵感思维的特点

1. 突发性和瞬时性

灵感思维的突发性与灵感孕育在潜意识中有关，潜意识推论是一种脑内已存信息与新输入的信息同构，以及同脑神经系统功能结构的建构进行的整合式推论。这种推论又是从"潜思维"到"显思维"的一种信息跃迁过程，故表现出突发性的特点。灵感的发生往往是突然的，有时你朝思暮想，千呼万唤，它偏不光临；你无意思念，不专心寻觅，它却悄然而至。德国哲学家费尔巴哈[①]曾精辟地论述说："热情和灵感是不为意志所左右的，是不由钟点调节的，是不会依照预定的日子和钟点迸发出来的。"如法国著名微生物学家巴斯德曾因度假中断了鸡霍乱的研究，致使所有培养物失去活性。正当他想丢掉这一切从头开始的时候，却突然想到用新鲜培养物注射经过陈旧培养物预先接种的实验动物，这一尝试导致减毒疫苗免疫方法的诞生，开拓了免疫学的新领域。

灵感是突破惯性思维的闪光，是新思路的接通，通常都是以闪现的形式、飞跃的姿态出现的。一般认为，灵感迸发时所持续的时间往往是极其短暂，需要人们及时抓住，否则它就可能如过眼烟云转瞬即逝。形象地说，它如同乌云密布时的一道闪电，又如平波中跃起的一朵浪花，说来就来，说走就走，来不可遏，去不可留。诚如苏轼《腊日游孤山访惠

---

① 费尔巴哈. 费尔巴哈哲学著作选集[M]. 下卷. 北京：三联书店，1962：504.

勤、惠思二僧》所说："作诗火急追亡逋，清景一失后难摹。"正因为如此，许多科学家、发明家、艺术家等常常随身带着纸和笔，准备随时捕获各种机遇条件下的灵感。

2. 机遇性和必然性

灵感思维心理机制是大脑的高度激发状态，是新思路的接通，因而是无法控制的，它的出现常常使人们始料未及，难以预测。它在任何时间、任何地点都可能出现，但在何时、何地出现，却是随机的、偶然的。灵感出现的时间和场合，不可能预先准确地对它做出规定和安排。而且，由于主体状态的不同，灵感捕捉的时机也不同。有的灵感如泉涌，势如破竹；有的灵感如抽丝，姗姗来迟；有的踏破铁鞋无觅处，得来全不费功夫。例如，爱因斯坦曾说："一天我坐在伯尔尼专利局内的椅子上突然想到：假设一个人自由落体时，他决不会感到自身的重量。"这个突然想到的"假设"，就是他创立引力论的灵感。不期而至的灵感，看似充满了偶然，其实也有其必然性。灵感绝不是无缘无故产生的，它必须以艰苦的学习、长期的实验和持久的思考为前提，它是由于思想高度集中，情绪高涨，思虑成熟后产生的。列宾说："灵感是由于顽强的劳动而获得的奖赏。"普希金也说："灵感是在人们的不断工作中产生的。"因此，没有冥思苦想，没有呕心沥血，是决不会产生灵感的。灵感是偶然性和必然性的统一。

3. 突破性和创造性

灵感使一个人处于最好的智力状态，使一个人处于超悟性的特异心理状态，使思维能力得到超常水平的发挥，富于最佳智慧，打破传统的常规思路，为创新思维活动突然开辟一条新思路。文学家陆机说：当灵感来临时，"思如风发，言若泉流，摇笔挥洒，骏利无状。"《素问·八正神明论》对灵感也有形象的描述："请言神，神乎神，耳不闻，目明心开而志先，慧然独悟，口弗能言，俱视独见，适若昏，昭然独明，若风吹云，故曰神。"指出当注意力高度集中于思考的对象时，似乎与外界隔绝一样，而内在"目明""心开""志先"，意识都处于极度的明晰和敏锐状态，或许有些问题平时也冥思苦想，但仍若昏然，今天却"昭然独明""若风吹云"，丽日当空，意识达到独明、独见、独悟的水平。此时却又"口弗能言"，只可意会难以言传。历代医家也在自己实践经验的基础上，运用灵感思维方法，极大地丰富了中医理论。如张元素《医学启源》序中说："二十余年虽记诵广博书，然治人之术，不出人右，其夜梦人柯斧长凿，凿心开窍，纳书数卷于其中，见其题曰《内经主治备要》，骇然惊悟……自是心目洞彻，便为传道轩岐，指挥秦越也。"这一惊悟，贯通了二十年之说，使脏腑病机系统有了质的飞跃，开创了中医学术史上的易水学派。由此可见，灵感使智慧处于升华状态，从而解决久思而不得其解的棘手问题，其结果是形成前所未有的新概念、新观点、新思路以及新技术、新工艺等新思想的端倪，它往往导致认识上的一种飞跃。又如俄国生物学家伊拉·梅契尼柯夫讲过自己发现细胞吞噬作用的情景：一天，全家都去马戏团看大猩猩的表演，我独自留家在显微镜下观察一只海星幼虫消化食物的方式（海星幼虫是透明的，因此可以清晰地看到其消化食物的过程），发现海星的幼虫体内含有一种类似于变形虫的细胞，这种细胞能够自由自在地游向食物，然后改变自己的形状，把食物包裹起来吞下去。忽然，一个新的念头闪过脑际，我忽然想到，这一类细胞能起到保护有机体不受侵袭的作用。我感到这一点意义十分重大，非常兴奋，在房中踱来踱去，甚至走到海边去归整思想。实际上，作为一位卓有成效的微生物学家，梅契尼柯夫观察海星幼虫是司空见惯的事情。但是，只有在这一次的观察中，才发生了"一个新的念头闪过脑际"的奇特思维现象。这一思维现象正是我们所提到的灵感思维。正是这一"新的念头"使梅契尼柯夫超越了同时代的微生物学家，成为首先揭示吞噬作用的学者之一，从而对免疫学的发展做出独到的贡献。

从思维方式的比较而言，逻辑思维有比较确定的规则、程序和模式，特别是形式逻辑思维方式，是人们抽象思维的共同规范，因而具有线性的特征，也不具有独创性；形象思维虽然相对于逻辑思维而言，更为灵活多样，也不是线性的，但却不能说完全是独创的，人们对同一对象也可能产生相同的联想和想象。灵感思维没有固定的逻辑规范可循，它既不同于形式逻辑的常规推理，也不是辩证逻辑的一般运用，而是作为未知事物探索中提供最佳思路、最优方案，引导人们从事有效探索的思维过程和方式，为人们提供最有意义的思维成果。在灵感思维中，全然不受既定思维方式和习惯的束缚，围绕问题的解决，融各种思维活动为一体，聚显意识和潜意识之所能，呈多向性、立体性思维之状态，使人的智能得到充分的发挥。这同一般的思维过程比较，显然具有新颖、奇特的属性和开拓创新的特征。同时，灵感作为主观的心与客观的物在特定的条件下的一种突然沟通，由于各人的经历、知识、智力水平、心理状态、潜意识状态等与灵感密切相关的因素不可能完全一样，所以，灵感也具有非线性的独创性和不可重复性。

4. 综合性和模糊性

现代科学的发展，使人们对灵感思维的生理、心理机制有了进一步的认识。灵感是认识过程中断时的突然飞跃，它产生的机制目前虽不十分清楚，但这些思维活动都是人脑的机能，是脑神经网络机构的某种运动，与神经元一定的物理、化学、生理学变化相联系。灵感是左脑的显意识功能和右脑的潜意识功能融会贯通、相互作用的结果，人的思维规律，始终表现着逻辑与非逻辑的统一。钱学森[①]曾指出："灵感是综合性的。人脑的综合功能是非常重要的。"综合性，是人脑最重要的本质特征之一，灵感激发系统的心理机制正植根于人脑的综合功能之中。灵感这种独特的心理认识方式只有在高级的人类脑中才能发生，其原因就在于它们不仅与进化史上比皮质历史悠久的脑的古老部分有关系，而且与多才多艺、明白事理的皮质活动——理性认识有联系，表现出认识能力的高级性，在认识论上上升到与自觉的理性思维方式同等的地位。

同时，灵感思维由于采取类比等或然性很大的信息加工处理方式，由于它的心理活动形式，如直觉、情感、潜意识活动等，与具有综合性、整体性、定向鉴别能力的"沉默"的大脑右半球有更多的联系，因而具有一定的模糊性。这种模糊性能以最少量的模糊信息有效地判断和概括客观世界的复杂现象和运动，能唤起人们丰富的联想，促成灵活的创造性的新观念组合。因此，这种信息处理的模糊性与形式逻辑思维方式的精确性结合起来，就能为科学家、艺术家提供强有力的认识工具。

---

① 顾吉环，李明，涂元季. 钱学森文集[M]. 卷 2. 北京：国防工业出版社，2012：366.

另外，科学家的灵感大多明显体现出一种"超前效应"，即可以超越当时自然科学发展的实际水平，提出一些远远高于同时代人认识水平的独特见解，吸引人们从事进一步的研究和探索，经过艰苦的实践取得突破性的进展。灵感的超前性使之在自然科学研究中发挥独特的先导作用，成为深化认识、导致发现的重要契机。例如，德国的欧立希曾提出研制药物"魔弹"，以消灭特定的微生物的想法，由于一时无法实现而受到某些人的讥笑。现在，人们却在利用单克隆抗体技术生产某些单抗——药物"联合体"，以期生产出既能治疗癌症等疑难病症，又不伤害正常组织的"生物导弹"，这与当年欧立希"魔弹"的构想又是多么相似。

（三）灵感思维的分类

根据激发灵感的诱因不同，可将灵感思维主要分为外发型灵感思维和内发型灵感思维两大类。

1. 外发型灵感思维

外发型灵感思维，又称为外部机遇型灵感思维，是指主体对问题进行持久思考、冥思苦想仍不得其解的情况下，偶然受到外界某种信息的刺激、启迪而产生了灵感，使问题得到解决的方法。具体又可分为以下几种形式。

（1）观念启迪型　即创造主体通过阅读、参加专业会议、谈话、通信等方式，受到某种观念、思想和原理等因素的启发而产生灵感的方法。例如，达尔文概括出人工选择理论后，在如何将这种选择理论运用到自然界生物的问题上，经过反复思考，却一直未能解决。1838 年 10 月的一天，偶然翻阅马尔萨斯的《人口论》，书中谈到人类与环境的矛盾、人与人之间的斗争，对他启发很大。后来他回忆说："当时马上在我头脑中出现了一个想法，就是：在这些（自然）环境条件下，有利的变异应该有被保存的趋势，而无利的变异则应该有被消灭的趋势，这样的结果，应该会引起新种的形成。因此，最后我终于获得了一个用来指导工作的理论。"①这就是进化论的中心思想：生存竞争，自然选择。又如著名物理学家、诺贝尔奖获得者李政道在访问中国科技大学时说过：我们那里每周有三次教授们共进午餐的机会，到时候，大家带着饭菜，或三明治到一起，一边吃一边说。有一个人为主讲一讲，做了什么工作，然后各人讨论，可能有一半的话没有用，但是至少是相互交流了情况。别人可以帮助你的，这时就会说出办法。你的讲话也可能对别人有启发。我和杨振宁合作打破宇称守恒定律就是在吃饭时交流中解决的。所以，美国有人说，到中国饭店吃一顿饭就可以得诺贝尔奖金②。

（2）原型启示型　原型启示是指创造主体由于受到某种实物或现象的启示而引发灵感的方法。传说我国春秋时代最优秀的工匠鲁班就是从被茅草边缘的细齿割伤手而得到领悟，去创造锯子的。与此类似，格尔赛在啤酒店受啤酒气泡溢出的启示，构成了"液态气泡室"模型。威尔逊看到太阳照耀在山顶云层上所产生的光环，受到启发后制成了云雾室——一

① 达尔文. 达尔文回忆录[M]. 北京：商务印书馆，1982：77.
② 司有和. 重视年轻人才，做出第一流的成果——李政道教授在中国科技大学访问时的谈话纪要[J]. 科学学与科学技术管理，1984，（9）：26-28.

种研究放射性物质的仪器。又如阿基米德躺进浴盆的那一瞬间，看见水溢出浴盆而突然悟出了浮力原理，"王冠之谜"迎刃而解。

（3）形象诱发型 即创造主体由于受到某种生动、鲜明、富有新意的形象的诱导而产生灵感的方法。例如，爱迪生创造电灯的灵感就来自于戴维发明的弧光灯形象的启迪。19世纪初，英国化学家戴维用 2000 节电池和两根炭棒，制成了世界上第一盏弧光灯，但弧光灯太刺眼、太费电，不适合家庭使用。爱迪生受此形象的启发，不断试验和改进，终于发明了世界上第一盏有实用价值的电灯。又如上海市中医院王翘楚受花生叶"昼开夜合"与人"入夜则寐，入昼则寤"同步一致的启发，提出花生叶中可能存在某种促睡眠物质。从临床、药化、药理、毒理、生药、文献和制剂工艺等进行了系统研究，临床系统观察 604例，治疗失眠的总有效率为 83.33%，该成果荣获 2001 年上海市科技进步三等奖[①]。

（4）情景触发型 即创造主体由于受到某种特定环境、气氛的渲染和熏陶触景生情而迸发灵感的方法。这种情况多发生在文艺创作过程中。例如，曹操死后，曹丕即位，曹植不满，拒不奔丧，曹丕派兵将他抓来，限他七步成诗，否则就要杀他。这种骨肉相逼的情境激发了曹植，他立即吟出了千古绝唱："煮豆燃豆萁，豆在釜中泣，本是同根生，相煎何太急。"

2. 内发型灵感思维

内发型灵感思维，又称意识积淀型或潜意识诱发型灵感思维，是指思维主体由于思维力量长期积淀达到一定程度而突然爆发灵感的方法。它既可能是主体在内心自由和外在自由的条件下，思想意识不由自主地展开想象的翅膀而引发的灵感，也可能是创造主体在长期的冥思苦想中，无意识地把原有知识信息重新组合而使百思不得其解的问题突然出现破解的思想闪光。这种灵感思维又可分为以下几种情况。

（1）自发型 这是由于潜意识的突然爆发而产生灵感的方法。这种灵感大多发生于显意识的焦点之外，然后降临于显意识之内，它使人意不由己、情不自禁，甚至使人变得迷狂。如郭沫若在创作长诗《凤凰涅槃》时遇上了这种灵感。他晚上行将就寝时伏在枕头上只是火速地写，全身感到有点发寒发冷，连牙关都在打颤，终于一气把长诗写出来了。后来他觉得自己当时有点发狂，表现着一种神经性的发作。这种自发型灵感看似神秘，实际上是思维长期孕育、积淀到一定程度必然要爆发的结果，或者是创造主体在长期的苦思冥想中，思维达到饱和程度时而突然出现"思想闪光"。例如，爱因斯坦在回忆狭义相对论的酝酿过程时曾经说过：某天晚上，他躺在床上，又开始思考那个长期折磨他的谜，心里充满了毫无希望的感觉，没有一丝光明……突然一个想法如黑暗中透出了光亮，答案一下子出现了。这种突然闪光的灵感，使爱因斯坦非常兴奋，他马上起来工作，五个星期以后，终于写出了《论动体的电动力学》（关于狭义相对论的第一篇论文）这篇划时代的论文。

（2）梦幻型 即由于做梦或受到梦的启发而产生灵感的方法。例如，赫威想发明缝纫机，多次试验均未成功。一天夜里，他梦见国王向他发布一道命令，如果 24 小时之内不创造出缝纫机就用长矛处死他，他看见刺向他的长矛尖端有个小眼，长矛慢慢地举起又慢慢

---

① 上海中医药情报，2004，（8）：5

降下……他醒后，想起长矛尖端的小眼，灵感产生了：缝纫机的针眼应该设计在针尖的前端。这样，由梦得到灵感，成功发明了缝纫机。

纵观科学史，梦幻型灵感具有一定的普遍性。例如美国化学家古德伊尔研究硫化橡胶多年，毫无进展。1839年2月，在一个寒冷的夜晚，古德伊尔一面烤着火，一面思考实验问题，进入了半睡眠状态的似睡似醒中，他好像梦见自己把硫黄掺进生橡胶里，再在太阳下暴晒，结果形成了新的橡胶。这一偶然的梦境给了古德伊尔新的启示，他把硫黄掺入生橡胶后，用不同的温度进行处理，经过不断的测量、实验，终于发明了橡胶硫化法。其他如凯库勒提出苯的分子化学结构式，是由于梦中见到一条蛇用口咬住尾巴形成一个圆圈在他面前旋转，醒后便联想到苯的分子结构式可能是个环形结构。

（四）灵感产生的条件

灵感的产生既涉及主体的自身因素，又涉及外在的客观条件。从主体自身的角度而言，法国微生物学家巴斯德说过："机遇只偏爱那种有准备的头脑。"所谓"有准备的头脑"的标志，一是要有渊博的知识积累，二是要有很强的思维能力，三是要有良好的精神状态，锲而不舍地攀登科学高峰的精神。

1. 渊博的知识积累

知识是灵感产生的条件，没有知识，创新思维活动就没有必要的材料，就无法进行，灵感也就不可能产生；而且，不同的知识只能产生不同的灵感，科学家不会产生艺术灵感，艺术家也不会产生科学灵感，主要就是因为他们的知识背景不同。因此，灵感的产生必须以掌握丰富的知识为基础，只有具备了广阔的知识，才能产生丰富的联想，产生各种奇特的信息组合；只有具备了高深的知识，才能提高自己的感受能力，更多地增加触发灵感的机会。清代名医林佩琴在《类证治裁·自序》中即指出："学者研经，旁及诸家，泛览沉酣，深造自得。久之，源流条贯，自然胸有主裁。第学不博，无以通其变；思不精，无以烛其微。惟博也，故腕妙于应，而生面别开；惟精也，故悟彻于元，而重关直辟。"如著名中医学家岳美中曾治一季姓10岁女孩，每到上午午时、夜半子时，即合眼哆口，四肢软瘫而不能自主，呼之不应，过1小时后即如常人。诸医无策，他也茫然，讶为奇证。在百思不得其解的情况下，顿悟出子时是一阳生之际，午时是一阴生之际，子午两时，正是阴阳交替之候，故出现特有症状，但苦无方药，又辗转考虑，想到小柴胡汤是调和阴阳之剂，遂投之而取效[①]。

一般而言，这些知识可分为基础知识、专业知识和其他相关知识三类，其中基础知识与专业知识是思维进行信息加工的原材料，它帮助主体确知问题，然后进一步进行探索和研究，展开创新思维活动。主体对所要解决的问题的确知程度如何，主要取决于主体已有的基础知识和专业知识量及其结构。其他相关知识则是主体从某个问题去进行信息加工的十分重要的条件，是主体能否最终通过诱发灵感而把握研究对象内在本质，或使问题得到解决的重要决定因素之一。因为诱发灵感的信息与重复性思维的信息不同，它往往是人们

---

① 中医研究院西苑医院. 岳美中医话集[M]. 北京：中医古籍出版社，1984：49.

根据以往的知识无法进行加工的信息，只有这样的信息才会激发人们探究的强烈愿望和激情，才会成为问题。

2. 很强的思维能力

思维能力是思维主体完成思维活动所必须的并直接影响思维活动效率的能力，它主要包括观察力、记忆力、思维技能、抽象力、想象力等。在观察、联想和想象方面富有训练的人，在观察周围生活环境的时候，能产生丰富的联想和想象，而使自己思索不解的问题，得到突如其来的颖悟。同时，由于灵感的爆发必须经过主体对某一对象或问题进行艰苦的研究和探索，直至达到思想的饱和，这就需要主体运用逻辑思维、形象思维等方式进行长时间的勤奋思考，以帮助主体千方百计寻求对象的内在本质或问题的答案。主体只有具备很强的思维能力，才能在掌握丰富的信息，特别是与研究对象或所要解决的问题相关的信息的基础上，有效进行知识和信息的理解、分析和加工，为灵感爆发提供思维加工的良好条件。

3. 良好的精神状态

由于灵感的诱发不仅需要各种逻辑因素，而且需要各种心理因素的综合作用，主体浓厚的兴趣、愉快的心情、积极的激情、坚定的信息和意志等良好的精神状态，锲而不舍地攀登科学高峰的精神，都是诱发灵感的重要因素。孙思邈《备急千金要方·平脉大法》云："是以古之哲医，寤寐俯仰，不与常人同域。造次必于医，颠沛必于医，故能感于鬼神，通于天地，可以济众，可以依凭……由是言之，学者必当屏弃俗情，凝心于此，则和、鹊之功，因兹可得而致也。"只有主体对研究对象或所要解决的问题抱有浓厚的兴趣和强烈的愿望，并具有坚定的信心和意志，才能使他保持长久而稳定的注意，感觉敏锐，思维敏捷，想象丰富，并且勇于克服困难，排除一切不必要的干扰，提高创新效率，争取获得创新的成果。积极的激情，则会导致主体全身心的兴奋、活跃与敏感，激发潜能，促使灵感的产生。正如贝弗里奇[①]所说："情感上的敏感性或许是科学家应该具有的一种可贵品质。无论如何，一个伟大的科学家应该被看作是一个创造性的艺术家，把他看成是一个仅仅按照逻辑规则和实验规章办事的人是非常错误的。"

（五）诱发灵感的方法

人们根据诱发灵感的必要条件，以及大量的灵感事例，概括和总结了许多诱发和捕捉灵感的具体方法，主要有以下几种。

1. 追捕热线法

所谓"热线"，是指研究者在从事科学研究和创新实践中，凭借着智商和情商，寻找到与突破点或切入点相关的线索。或者说，是由显意识孕育成熟了的，并可以和潜意识相沟通的主要思路，是一定的思想火花。大脑中一旦"热线"闪现，就一定要紧紧追踪，迅速

---

① W. I. B. 贝弗里奇. 科学研究的艺术[M]. 北京：科学出版社，1979：80.

将思维活动和心理活动同时推向高潮，并向纵深发展，务必求得一定的结果。因为灵感的产生具有瞬时性，稍纵即逝，所以一旦产生灵感的"热线"，有了新思想，就应该随时记下来。据说古希腊大科学家阿基米德在敌人的刀剑逼到自己的面前时，仍然坚持写他瞬时顿悟出来的数学公式，不肯断掉头脑中的"热线"。爱因斯坦无论是休闲散步还是远足旅行，总会不时地掏出一个小本子，在上面潦草地记下某些东西。总之，追捕热线法就是要求主体善于捕捉思想火花，哪怕是当时看来微不足道的，可能后来会由此取得重大突破。诺贝尔有一次在笔记本上记下了这样的话："硝化甘油液从容器里一滴一滴地掉在沙地上，随即凝结起来。"后来，在研制炸药遇到液体硝化甘油运输容易发生爆炸的难题，正困惑不解之时，他受到记录在案的笔记的启发，不禁产生如下想法："易爆炸而运输困难的硝化甘油，如果注入沙里，是不是就不易爆炸了呢？"由此，他成功地解决了硝化甘油的运输问题[①]。

2. 寻求诱因法

诱因，是指能够诱导灵感发生的相关信息。由于灵感的迸发经常需要某一信息或偶然事件的刺激、诱发，虽然诱发物的偶然性很大，但是它对于灵感的发生具有重要作用。大量的创新思维活动成功的事实表明，当创新主体思维活动达到高潮，而问题仍然百思不得其解的时候，诱发因素是最为宝贵的，它直接关系着研究者的成功或失败。在科学研究的历史长河中，人们积累了许多寻求诱发灵感因素的方法，如自由想象、科学幻想、发散式联想、大胆怀疑、多向反思等，或创造一些接触新信息的条件，如阅读一些书籍，与别人交谈、参加各种讨论会等，从中寻求启发、打通思路，可能会收到意想不到的效果。

3. 搁置问题法

科学发现的实践表明，如果解决某个问题的思路总是悬而难决时，不妨有意识地将问题暂时搁置一边，去研究另外的问题，或者置换一种新的环境，过一段时间再回到这个问题上来，甚至有时会不自觉地立刻使你回到这个问题上来，突然悟出解决的办法。著名物理学家李政道[②]曾说："有时候你想一个问题，想了很久没有想出来，不妨停一下，暂时去干别的事情，因为下意识的思考还存在的，这类思考也常常是有积极性的，可能反而会促进想出比较不平常的，似乎是突然性的好的观念来，这时你就要抓住。"古人也说："用笔不灵看燕舞，行文无序赏花开。"因为人们在长时间的紧张脑力劳动之后，松弛会放松对潜意识活动的抑制，有利于潜意识活动的开展以及某一诱发性信息的输入等，从而迸发灵感。所以，我们应该有意识有计划地搁置问题，让大脑神经放松，比如去从事体育、文艺活动，也可以去散步、赏花、谈心、下棋，等等。

4. 西托梦境法

"西托"是一种脑电波，当一个人身心进入似睡似醒的状态时，脑电图就会显示一系列长长的、频率为每秒4～8次的脑电波，科学家称之为西托波。这种似睡非睡的假寐状态是

① 刘奎林. 灵感思维学[M]. 长春：吉林人民出版社，2010：248.
② 李政道. 物理学及其它[J]. 自然辩证法通讯，1979，（3）：2-4.

大脑最为放松的时候，也是显意识与潜意识交融相关信息，而潜意识更为活跃的时候，此时的任何胡思乱想，都可能诱发灵感。心理学家也认为，睡梦中大脑处于放松的无压力状态，会冒出各种稀奇古怪的想法，其中有的想法能为解决重要问题带来一个非常有创意的解决方案。

虽然在西托状态中常常会迸发出创造性灵感，但这种西托式的梦境，只有在问题焦点明朗，总有个"问题"存在时才易于出现。因此，并非一切做梦都能引发灵感，我们应当创造条件，为有利的"做梦"提供机会。

5. 养气虚静法

通过调养神气使之进入虚静状态，在虚静的境界中求得灵感的到来，这是中国古代提出的诱发灵感的成功方法。通过养气虚静，达到自觉排除心中一切杂念，使精神净化，集中全部精力于高度紧张的创新构想之中，当达到万象冥会，天机畅通时，灵感就自然而然地爆发了。养气虚静法，既是调动潜意识诱发灵感的好方法，又是保养脑功能的一种有效手段。现代国内外也有很多专家认为，用气功或瑜伽术能为引发灵感创造有利的心理条件。因为在气功入静状态下，大脑并不是处于一种抑制状态，而是呈现为更加有序的活动，平日工作时间内反复考虑而难以解决的问题，便会灵机一动映入脑海，过去积存在人脑知识库中的信息更易提取，综合利用，形成相对满意的答案。

 拓 展

一、1865 年的一天，弗里德里希·奥古斯特·凯库勒正在小憩，突然间想到某种有机化合物的分子结构并不是敞开式的，而是环形的。他这样描述了他的经历：

我坐在靠近火炉旁的椅子上打盹……那些原子又跃入我的眼帘，这一次这些原子有序地排列着。因为之前对这些原子已经有过反复的思考，所以我的思维变得敏锐，可以辨别复杂重叠的结构，所有的原子之间相互连接，仿佛蛇的形状。看！那像什么？那蛇咬住自己的尾巴，在我眼前旋转，我的脑海中仿佛划过一道闪电。

现代科学的基石之一，被称作"在整个有机化学领域中最具有智慧的预言"，就这样在休息的时候产生了[①]。

二、德国药物学家勒威在从事神经递质研究的时候，一天夜里看小说睡着了，在梦中得到了灵感启示而有了一种简单利落的实验方法，便匆忙记录了梦中情形和所出现的宝贵设想。第二天起来，他在实验室面对着熟悉的实验仪器，却怎么也想不明白记录的实质内容，白白地坐了一天。到了第二天夜里，梦中又出现了昨夜梦中的设想，这次他仔细地用文字记录了下来。第三天他走进实验室，按梦中所设想的实验，先刺激一只泡在盐水里的蛙心的迷走神经，使其停止了跳动。然后又将第二只青蛙的蛙心放进去浸泡，由于迷走神经受刺激以后已使神经递质释放于盐水中，他高兴地看到第二只蛙的蛙心也像第一只蛙的蛙心一样停止了跳动。最终他证明了蛙心跳动的化学媒介作用，于 1936 年获得了诺贝尔医学奖。

---

① 文森特·赖安·拉吉罗. 思考的艺术[M]. 金盛华, 李红霞, 邹红, 等译. 北京：机械工业出版社, 2014：202-203.

三、直觉与灵感的关系

直觉与灵感虽然各有其不同的特点，但二者都是创造思维活动的重要形式或环节，也有着许多共同特点，同时在知识创新与科学发现中，二者又相互联系、相互促进。一个人在灵感的状态中，对事物的观察很容易产生直觉，促进直觉的产生；而对事物的某种直觉，又很容易诱发灵感的来临。

（一）直觉与灵感的联系

首先，从直觉和灵感的产生而言，二者有着相同或相似的发生心理机制，都是大脑的显意识与潜意识沟通共鸣的产物，只不过直觉生发以显意识为主，而灵感的生发以潜意识"思维"为主而已；直觉由于潜意识参与，以显意识为主，所以直接为主体所知觉；灵感虽然也有显意识参与，但以潜意识为主，所以它的"思维"不为主体所知晓，只有当生成的灵感凸现到显意识时才为主体所知晓。

其次，从直觉和灵感对世界的把握而言，都表现出整体性的特征。这种整体性表现为形象性和立体性，直觉的把握是心、物与相应的结构的统一，它既可能是形象的与客观对象整体相似的东西，也可以是作为抽象的形象与作为形象的抽象的智力图像。灵感是显意识与潜意识相互融通、互相联系、组合、创造的产物，既有显态信息又有潜态信息，既有形象性信息又有概念性信息的参与，因此它也是整体的和形象的把握。

再次，从直觉和灵感的表现形式看，都具有一定程度的突发性、偶然性、创造性、超逻辑性，因为二者的思维过程或无固定推理程序，或思维过程省略了推理的中介环节，均表现为逻辑的中断和跳跃。直觉思维是对客体的直接洞察，省略了推理的中介环节，或者不遵循严格意义上的逻辑程序；灵感思维则表现为无固定推理程序可循，它是至今尚无人知晓的潜意识部位的神秘的"思维"。

从某种意义上说，广义的直觉包括直觉和灵感在内的潜思维，它是指大脑的与逻辑性思维（形象思维、抽象思维）对应着的非逻辑思维，是指大脑不借助于严格的逻辑推理的综合运用经验、潜智、潜能的思维活动，表现为人的认识的"跳跃"。从这样的意义上讲，直觉包括有意识的直觉和无意识的直觉（灵感是无意识的直觉），从而把直觉与灵感统一起来，就是说，直觉可以灵感的形式出现，也可以非灵感的方式出现。

（二）直觉与灵感的区别

首先，从与对象物的关系而言，直觉往往产生或运用于直接面对新出现的对象或情况，问题与答案接踵而至，呈现即时性；而灵感却常常产生或运用于间接面对所要解决的问题，问题与答案相距较远，呈现延时性。故有学者认为直觉是"看"出来的，灵感是"悟"出来的。直觉的"看"，大都事先既无准备，又无须经过潜伏和孕育，它只是外部感觉器官及大脑对世界的直接地洞察，这一过程是简单的、直接的、迅速的、融感性和理性于一体的"看"的过程；而灵感的"悟"则是有准备的、复杂的、需时较长的在大脑的无意识部位"思维"的过程①。

其次，从意识状态的角度而言，直觉始终是在显意识中进行的，潜意识不直接起作用，最多不过是作为直觉产生的深层背景而已；灵感常常依靠潜意识的作用，当问题在显意识中无法解决，停止显意识的思维活动后，强烈解决问题的思维场使其沉入潜意识中，通过潜意识思维活动来逐渐孕育成熟，再上升到显意识，迸发灵感。因此，潜意识在灵感中具有十分重要的作用。诚如钱学森②所说："直感是显意识，灵感是潜意识。"

第三，从思维表现形式的角度而言，直觉是在观察时迅速把握对象的本质，一眼看出对象的特点，以对过去知识和经验的共鸣为根据，直觉必须是有意而为之的。灵感是经过长期苦思冥想之后出现大顿悟，这种顿悟是突如其来、瞬时即逝的，可有意也可无意，往往需要来自主体以外启示物的触发。另一方面，直觉的产生具有可重复性，只要两个人的知识背景、智力水平相当，就可能产生相同的直觉，所谓"英雄所见略同"，也包括直觉相同。而灵感具有非线性的独创性，因而具有不可重复性。别林斯基③曾明确指出："两个人会在同一件指定的工作上面吻合一致，但在创作中决不能如此。因为如果一个灵感不会在一个人身上发生两次的话，那么同一个灵感更不会在两个人身上发生，这便是创作世界为什么这样无穷又无边的缘故。"

第四，从思维结果的角度而言，直觉是指一种内在的直观，即通过观察直接把握对象本质属性的认识活动，具有一定的预见性；灵感通常是指新意象、新概念、新思想在思维过程中突然涌现的现象，它的产生未必能够直接把握事物的本质和规律性，缺乏直觉的那种预见性。直觉主要是指认识主体对认识对象的洞察，是认识过程的一个环节；灵感主要指认识主体处于思维敏捷、想象活跃、创造力高涨的那种状态，往往伴随着明显的愉悦的情感体验。

---

① 吕汉东. 直觉思维新探[J]. 台州学院学报，2003，25（2）：10-14.

② 钱学森. 关于思维科学[M]. 上海：上海人民出版社，1986：143.

③ 别林斯基选集[M]. 第 1 卷. 北京：人民文学出版社，1958：191.

3　中医思维方法

　　思维方法是人脑借助信息符号，对感性认识材料进行加工处理的方式、途径。由于思维方法是思维方式的核心内容，而思维方式是思维方法遵循一定的思维逻辑或规则联结成的一个整体。因此，在上述思维方式中，已经包括了诸如归纳方法、演绎方法、类比方法等思维方法。所以，这里仅介绍与中医学有较为密切联系的比较与分类、分析与综合、求异思维、求同思维、逆向思维、隐喻思维、溯因思维以及顺势思维等。

3.1　比较与分类

> 知识不能单从经验中得出来，而是从理智的发明同观察到的事实二者的比较中得出。
>
> 爱因斯坦《爱因斯坦文集》

人类认识事物都是从区分开始的，而要区分事物，首先就要进行比较。因此，比较与分类是人类整理经验材料不可缺少的方法，是各种思维方式的基础与前提。

一、比 较 方 法

（一）比较的定义及作用

比较方法作为人类认识事物的最基本的思维方法之一，是以通过对比、区别和鉴别来确定两个或两类事物之间的共同点和差异点为主旨的一种逻辑方法。只有确定事物的同与异，才能把混沌不清的事物区别开来，明确有无可比性。比较可以在异类对象、同类对象及同一对象的不同方面、不同部分之间进行。

人们对事物的认识总是从区分事物开始的，事物之间存在着同一性和差异性，这是比较方法的客观基础。在空间上同时并存的事物之间，以及在时间上前后相随的事物之间，都存在同一性和差异性。比较方法包括空间上的比较（横向比较）和时间的比较（纵向比较）。空间上的比较，即在既定形态空间构成上的比较，能够使人们区分认识不同的事物；时间的比较，即在历史形态上的比较（又称历史比较），能够使人们进一步发现同一事物的变化的过程。在认识过程中，这两种方式的比较往往是相互结合使用的。

科学研究中的比较，关键在于如何从看似极为不同的对象中找到其本质相同之处，或在极为相似的对象中找到其本质差异之处。正如黑格尔[①]所说："假如一个人能看出当下显而易见之异，譬如，能区别一支笔与一匹骆驼，则我们不会说这人有了不起的聪明。同样另一方面，一个人能比较两个近似的东西，如橡树与槐树，或寺院与教堂，而知其相似，我们也不能说他有很高的比较能力。我们所要求的，是要能看出异中之同，或同中之异。"表面现象上相似的事物可能本质恰恰相反，而表面上看来似乎毫不相干的事物可能在本质上是相同的。科学研究中的比较，就是要做到发现异中之同和同中之异，从现象比较上升为本质比较。

---

① 黑格尔. 小逻辑[M]. 北京：商务印书馆，1980：253.

（二）运用比较方法的原则

比较方法在人类思维活动中有着广泛的作用，在应用比较方法时，应注意以下几方面。

1. 必须坚持在同一关系下进行比较

因为客观联系是复杂多样的，所以，比较时要在同一关系下进行，以与具有等价性的因素相衡量，即解决好对象可否比较的问题。对此，《墨经》早有论述："异类不吡，说在量。"（《经下》）"异：木与夜孰长？智与粟孰多？爵、亲、行、贾，四者孰贵？"（《经说下》）不仅提出了比较的原则，并列举几种没有同一关系的异类事物相比较，以其荒诞性反证比较必须在事物有某种可比性的基础上进行。

不过异质事物在不同关系上，不可进行量的比较是相对的。随着人类对自然界不同事物更深层次同一性的发掘，会发现以往认为极不相同的领域事物间的共同处，从而在更广的范围和更深的层次上进行比较。例如，电、磁、光三类对象，过去一直被认为是互不关联、截然不同的三类对象。1820 年，丹麦物理学家奥斯特在实验中发现电能产生磁。1831 年，英国物理学家和化学家法拉弟在实验中发现磁能产生电，由此概括为电磁感应定律。1845 年，法拉弟又发现"磁光效应"，磁与光又联系了起来。1873 年，英国物理学家麦克斯韦建立了麦克斯韦方程组，将电与磁统一为电磁场。他还预言电磁波的存在，并预言光也是一种电磁波。1888 年，德国物理学家赫兹终于在实验中发现了电磁波，测得电磁波传播速度同光速是同一数量级，光波也具有电磁波反射、折射、偏振等性质。这样，电、磁、光从波动性这同一关系下是可以比较的。由此可见，不同对象可比关系的确定，依科学实践能力和认识水平的变化而异。

2. 必须坚持在同一标准条件下进行比较

比较思维必须保证被比较对象有精确的、稳定的比较标准，这是做出定量比较和定性比较的基础。科学愈发展，对比较基准的精确性、稳定性要求愈高。如在日常生活中，测定时间是根据地球的自转和公转，地球自转一周为一天，地球绕太阳公转一周为一年，以地球的自转和公转为基准的计量时间系统，基本能满足人们的日常生活的需要。但是，在科学研究中，要比较各种各样自然现象的时间特性，就不能以太阳时为标准。如基本粒子中的各种介子和超子的平均寿命极短，π^0 介子的平均寿命为 0.84×10^{-16} 秒。科学还证实地球的自转和公转都是不均匀的。因此，在精密科学中利用太阳时来测定时间就是不可靠的。由此可见，选择和制定精确的、稳定的比较标准，对于能否有效地进行比较，以及能否取得科学发现是极其重要的。

3. 不同对象在实质方面进行比较更有意义

同一性和差别性有现象和本质的不同。外在现象异同的发现，只起着积累事实的作用。例如，1749 年 11 月 7 日，富兰克林对电流和闪电进行比较，把获得的 12 个方面的相同点记在笔记本上。他写道："电流跟闪电在这些特征方面是一致的：①发光；②光的颜色；③弯曲的方向；④快速运动；⑤被金属传导；⑥在爆发时发出霹雳声或噪声；⑦在水中或冰里存在；⑧劈裂了它所通过的物体；⑨杀死动物；⑩熔化金属；⑪使易燃物着火；⑫含硫黄气味。"尽管他所做得比较细致，记载真实，但由于流于表面，终不能揭示两者的本质。只有在实质层次上进行比较，才能做出科学判断，把握规律。如上述麦克斯韦建立电磁学理论，可谓进行本质比较的典型案例。再如维纳通过对差异极大的动物与机器相比较，找出了它们之间共同的本质——都有信息的交换和控制，具有相似的功能和行为，从而创立了控制论。

（三）比较思维在中医学的应用

比较思维也是中医药理论建构与临床诊疗最常用的方法之一。中医学借助于比较，不仅对客观事物进行定性的比较与鉴别，而且也有定量的分析；不仅用于区别健康与疾病，更多的是用以分析病机和对病症进行鉴别诊断，比较法贯穿于从诊断到治疗的医学活动的全过程。

《黄帝内经》作为中医理论的奠基之作，十分重视比较方法的运用。《素问·疏五过论》指出："善为脉者，必以比类、奇恒从容知之。"《素问·示从容论》又说："别异比类，犹未能十全，又安足以明之？""不引比类，是知不明。"别异比类、奇恒从容作为《黄帝内经》总结的认识方法，都包含比较同异的含义。刘长林①曾将比较方法在《黄帝内经》中所发挥的作用，概括为以下 5 个方面：①确认事物的正常与异常；②对具有相同特征但本质不同的事物加以鉴别；③对本质相同，但程度不等的事物加以鉴别；④寻找不同事物的共同本源和共同本质；⑤促进发现和认识新的领域与原因。《黄帝内经》比较法的基本形式，可归纳为"别异比类""揆度奇恒""智者察同，愚者察异"三种。"别异比类"，既有类比的含义，也有比较的含义。从比较来说，既有别异，又有求同。"别异"是从比较中找出差异，"比类"是从比较中发现共同，所谓同中有异，异中有同，与其"同病异治""异病同治"的思想是贯通的。揆度，就是比较，即拿某种固定的标准去量度相关事物；奇恒，是指事物正常和异常的状态，恒是恒定的正常状态，奇是事物的异常状态。《黄帝内经》通过"揆度奇恒"来认识事物的正常与异常，发现病证轻重和病位浅深。通过"智者察同，愚者察异"对比较法进行辩证分析，深化了对比较法的认识。

中医临床诊治更离不开比较方法，概括而言，大致有以下几种情况：一是别同异论常变，通过比较法的应用知常达变，确立不同的疾病标准。如《灵枢·痈疽》对痈与疽的诊断，《灵枢·水胀》中对水胀、肤胀与鼓胀以及肠覃与石瘕的诊断，《灵枢·周痹》中对周痹与众痹的诊断，《伤寒论》论太阳病、阳明病、少阳病、太阴病、少阴病、厥阴病的诊断等，通过比较建立了各自的诊断标准。二是对外部特征相同而本质不同和本质相同而外部特征不同的事物进行区分和鉴别提供方法论依据。如《素问·咳论》对咳嗽的比较分析，指出咳嗽的脏腑部位和病变性质不同，要区别情况进行诊断和治疗。又如对"同名异等"即本质相同却反映出不同特征的情况的比较分析："有病颈痈者，或石治之，或针灸治之，而皆已，其真安在？岐伯曰：此同名异等者也。夫痈气之息者，宜以针开除去之，夫气盛血聚者，宜石而泻之，此所谓同病异治也"（《素问·病能论》）。同为颈痈，前者为痈气之息，属气结而留止不散，病情轻；后者为气盛血聚，郁积而导致坏血凝聚，病情重，治则

---

① 刘长林.《内经》的哲学和中医学的方法[M]. 北京：科学出版社，1982：326-333.

需"同病异治"，前者用针刺导除，后者宜砭石泻郁，本质相同，各有轻重，治法有异。三是对表象与本质关系的真假鉴别提供方法论依据。如《伤寒论》第11条论寒热真假的区别云："病人身大热，反欲得近衣者，热在皮肤，寒在骨髓也；身大寒，反不欲近衣者，寒在皮肤，热在骨髓也。"四是对于识别病变因果规律提供方法论依据。如《素问·至真要大论》中著名的"病机十九条"，即充分应用了同中求异、异中求同的比较方法，以分析临床症状的病机归属。例如"诸热瞀瘛""诸禁鼓栗，如丧神守""诸逆冲上""诸躁狂越""诸病胕肿，疼酸惊骇"等，虽然临床表现各异，但异中求同，其病机都可能定性为火；但同为肢体拘急、抽搐、痉挛等，又可同中求异，其病机可有风、寒、湿或火热之区别。五是对探索不同事物的共同本源和共同本质，从而发现普遍规律，创建各种学说提供方法论依据。如《素问·平人气象论》比较呼吸与脉动的关系，发明了诊察脉象迟速的呼吸测定法，这种方法尽管直观，但在计时工具粗陋的古代，已经是了不起的成就，对中医的诊断有效性以及诊断标准来说都具有很高的科学价值。

中药、方剂理论的建构与临床使用，同样依赖于比较方法。如同为太阳病，若发热恶风，汗出，脉浮缓者为"中风"，桂枝汤主之；若发热恶寒，身体疼痛，无汗，脉浮紧者为"伤寒"，麻黄汤主之。

 拓　展

一、1865年，法国立耳城制酒作坊的啤酒变酸，严重威胁久负盛名的法国制酒业。老板们纷纷找微生物学家巴斯德，请求帮助解决这一难题。巴斯德在显微镜下仔细观察变酸和没变酸的啤酒，发现没变酸的啤酒里只见到一种细菌（酵母菌），而变酸的啤酒除了有这种酵母菌外，还有另一种细菌，而且这种细菌的数量随着酒味变酸程度的加重而渐增。经过多次实验和观察，啤酒变酸的原因就是后一种细菌在作怪，这种细菌叫乳酸杆菌。巴斯德还发现，只要把啤酒加热到50～60℃，就可杀死乳酸杆菌，保持啤酒的新鲜香甜。通过比较，巴斯德发明了至今还在食品工业中广泛应用的"巴氏消毒法"。

二、太阳病，发热，汗出，恶风，脉缓者，名为中风（《伤寒论》第2条）。

太阳病，或已发热，或未发热，必恶寒，体痛，呕逆，脉阴阳俱紧者，名为伤寒（《伤寒论》第3条）。

太阳病，发热而渴，不恶寒者为温病。若发汗已，身灼热者，名风温（《伤寒论》第6条）

太阳病，关节疼痛而烦，脉沉而细者，此名湿痹。湿痹之候，小便不利，大便反快，但当利其小便……太阳中热者，暍是也。其人汗出恶寒，身热而渴也（《金匮要略·痉湿暍病》）。

伤寒一日，太阳受之，脉若静者，为不传；颇欲吐，若躁烦，脉数急者，为传也（《伤寒论》第4条）。

伤寒二三日，阳明少阳证不见者，为不传也（《伤寒论》第5条）。

病有发热恶寒者，发于阳也；无热恶寒者，发于阴也（《伤寒论》第7条）。

根据以上条文，或结合《伤寒杂病论》其他相关论述，说明比较方法的临床应用。

二、分 类 方 法

（一）分类的定义与原则

分类是根据事物的共同点和差异点，将事物区分为不同种类的逻辑方法。分类是在比较的基础上进行的，是比较的深化。通过比较识别出事物之间的共同点和差异点，然后把具有共同点的事物归为较大的类，再根据差异点将事物划分为较小的类，从而将事物区分为具有一定从属关系的不同等级的系统。由于比较是分类的前提，比较有现象比较和本质比较，因而根据比较的深度不同，分类也有现象分类和本质分类之分。现象分类是指仅仅根据事物的外部特征或外在联系所进行的分类。这种分类往往把本质上相同的事物分为不同的类别，而把本质上不同的事物归为同一个类别，带有很大的人为因素，故又称为人为分类。本质分类是指根据事物的本质特征或内在联系所进行的分类，这种分类较客观和深刻，又称为自然分类。

分类应遵循如下的原则：①在同一分类过程中，要根据同一标准进行分类，否则就会出现界线不清，子项模糊等错误。②分类必须相称，即划分所得的各子项之和必须与被划分的母项正好相等，否则就会出现分类过宽或过窄的逻辑错误。③分类必须按照一定的层次逐级进行，否则就会出现越级划分的逻辑错误。

（二）中国古代分类方法的发生与演变

中国古代逻辑十分重视对分类的研究，并将"类"作为一个重要的范畴。"类"作为关于事物间普遍的类属联系和逻辑立辞及推论基础的基本概念，其形成也是经过长期的思维实践，逐渐在人们的意识中固定下来的。"类"概念的形成，总与人类对事物相似性的认识有关，《说文解字·犬部》曰："类：种类相似，唯犬为甚。"段玉裁注："说从犬之意也。类本谓犬相似，引申假借为凡相似之称。"《广雅·释诂四》云："类，象也。"《集韵·术韵》说："类，似也。"然事物之相似，有本质之相似与物象之相似的不同。同时由于"分类绝不是人类由于自然的必然性而自发形成的，人性在其肇端并不具备分类功能所需要的那些最必不可少的条件……分类图式不是抽象理解的自发产物，而是某一过程的结果，而这个过程是由各种各样的外来因素组成的"[①]。受历史文化以及认识发展阶段等诸多因素的影响，中国古代分类方法的发生与演变，呈现出其特有的旨趣，表现为基于事物本质的种属分类与基于事物之"象"的关联分类两种不同路径。

---

① 爱弥儿·涂尔干，马塞尔·莫斯. 原始分类[M]. 北京：商务印书馆，2012：7-8，102.

1. 基于事物本质的种属分类

基于事物本质的种属分类，以墨子、公孙龙特别是后期墨家与荀子为代表。墨子提出"知类""察类"的思想，并把"类"与"故"作为不可分离的逻辑范畴并列而提，认为"知类"必须以"明故"为根据，从而使"类"范畴成为一个比较科学的逻辑范畴。如《墨子·非攻下》载："好攻伐之君，又饰其说，以非子墨子曰：'以攻伐之为不义，非利物与？昔者禹征有苗，汤伐桀，武王伐纣，此皆立为圣王，是何故也？'"墨子回答说："子未察吾言之类，未明其故者也。彼非所谓'攻'，谓'诛'也。"这里，墨子从"明故"以"知类"，提出"攻"与"诛"同样是用兵，但征无罪为"攻"，讨有罪为"诛"，二者是性质截然不同的战争，属于完全不同的"类"，不能混为一谈。

公孙龙从正名的角度，阐述了"类"的外延、内涵问题。《公孙龙子·名实论》云："其名正，则唯乎其彼此焉。"即要求用某名称称谓某实时，只能用该名称称谓该实，不能用它称谓其他的东西，也就是说属于一类的实才能用同一类的名。公孙龙还提出："物以物其所物而不过焉，实也。实以实其所实而不旷焉，位也。"这就是说，物使某种东西成为物时，都具有自己确定的对象和范围，不能人为地任意超过，此即是对"类"的外延的揭示。同时，实与被看作实的物应当一致，具有确定的内涵和位置，不可空旷无内容，此则是对"类"的内涵的说明。另外，《公孙龙子·通变论》载："羊与牛唯异，羊有齿，牛无齿，而羊牛之非羊也、之非牛也。未可。是不俱有，而或类焉。羊有角，牛有角，牛之而羊也，羊之而牛也。未可。是俱有，而类之不同也。羊牛有角，马无角；马有尾，羊牛无尾，故曰羊合牛非马也。"对此段文字各家看法并不一致，田立刚[1]认为此乃公孙龙从"正名"的要求出发，初步揭示了在属与种两个层次上，类同、类异的区别。陈道德等[2]从符号学的角度认为，"羊牛"之类的东西，纯粹是公孙龙本人所虚拟的，借此以喻兼名。兼名是不同单名之间的一种重新组合，其符号形式也是一个不可分割的有机整体，构成兼名的单名并不作为一种独立的符号形式存在，而只是构成兼名的一部分，是组成兼名的元素。兼名与任一单名之间是彼此独立的，都不存在类包含关系。因此，"羊牛之非羊也、之非牛也"，那么，"羊牛"与"马"之间就更是一种完全排斥的相非关系，所谓"羊合牛非马"，正是对本篇有关兼名与单名关系的"二无一"的辅助论证。上述解释虽不同，但总与分类有关，故周云之[3]认为兼名与别名似乎就是为了说明"名"的大类和小类之区别和包含关系，可以被看作是对"名"的种属关系的一种模糊的意识。劳思光[4]则认为此论"类"的关系，其主旨在说"羊"与"牛"之合类，则非"羊"，非"牛"，亦非他类。就逻辑问题言，不外类与类之关系如何，以及一类之分子之决定条件为何而已。

荀子特别是后期墨家可谓先秦"类"范畴的集大成者。荀子强调知类，目的是阐明"道"，涉及名家及墨辩在思辨方面的理论，然其实践旨趣在于政治与伦理。荀子提出了"同则同之，异则异之"的制名分类原则，包含了简单的分类思想。继则考察了制名和用名的逻辑方法，明确"名"的属种递相包含关系，以及这种关系的相对性和层次性。《荀子·正名》

① 田立刚. 先秦逻辑范畴研究[M]. 北京：中国社会科学出版社，2012：59-60.
② 陈道德，曾祥云. 符号学视野下的先秦名辩学研究[M]. 北京：人民出版社，2017：163-171.
③ 周云之. 先秦明辩逻辑指要[M]. 成都：四川教育出版社，1993：114.
④ 劳思光. 新编中国哲学史[M]. 增订本. 卷1. 北京：生活·读书·新知三联书店，2019：306-307.

指出："万物虽众，有时而欲遍举之，故谓之物。物也者，大共名也。推而共之，共则有共，至于无共然后止。有时而欲偏举之，故谓之鸟兽。鸟兽也者，大别名也。推而别之，别则有别，至于无别然后止。"这里即揭示了"大别名-别名-共名-大共名"这一"名"的类包含关系的链条。

后期墨家根据"名"指称对象的范围，将"名"划分为"达名""类名"与"私名"三种，所谓"名，达、类、私"（《墨子·经上》）。《经上说》云："名：物，达也，有实必待之名也命之。马，类也，若实也者必以是名也命之。臧，私也，是名也止于是实也。"这里，"达名"即外延最广的普遍概念，"类名"即一般类概念，"私名"即单独概念。在对"类名"界定的基础上，考察了类同、类异的问题，认为"类"是一种同，是"有以同"，事物要有相同或相似的性质才能归为一类，而"不类"就是一种"异"，是"不有同"，没有相同的性质的事物，就不是一类。正由于同类有相同的属性，人们就可以根据类的相同性或相似性进行类推，所谓"类以行之，说在同"（《经下》）；反之，异类的属性不同，事物赖以建立的标尺不同，就不能相通相推，所谓"异类不比，说在量"（《经下》）；而且推类一定要考察类的大小，明确概念的外延及其之间的关系，所谓"推类之难，说在类之大小"（《经下》）。《小取》则明确提出了"以类取，以类予"的逻辑思维原则，要求遵循"类"的关系和法则来归类、推类。后期墨家还将"类"与"故""理"两个范畴联系起来，建立起中国逻辑史上第一个比较完善的以"类""故""理"为核心范畴的逻辑体系。《墨子·大取》指出："三物必具，然后足以生。夫辞，以故生，以理长，以类行者也。立辞而不明于其所生，妄也。今人非道无所行，虽有强股肱，而不明于道，其困也，可立而待也。夫辞以类行者也，立辞而不明于其类，则必困矣。"孙中原[1]认为此相当于西方传统逻辑的充足理由律。沿此逻辑路径，必然导向对事物间因果关系的追问，因为"故"代表着推理所依据的前提或论证所依据的论据，反映的就是事物的因果关系。如《墨辩·经上》云："故，所得而后成也。"《经说上》云："故：小故，有之不必然，无之必不然。体也，若有端。大故，有之必然，无之必不然，若见之成见也。"这里不仅提出并概括了客观事物因果联系的普遍性，指出了因（所得）与果（后成）相互作用的一般形式，还通过对小故、大故的分析，阐明了必要条件和充分必要条件不同的逻辑性质，为假言判断和假言推理提供了理论依据。因此，基于事物本质的种属分类，自然会导向形式逻辑思维的方法。当然，由于文化的总体特征和需求对逻辑的制约，墨家逻辑在目的任务、逻辑特征、主导的推理类型、推理成分的分析等方面，与亚里士多德逻辑又不尽相同[2]。

如上所述，在墨家看来，"类"是由事物性质所决定的同和异的界限和范围。然需要关注的是，墨家对"同"或"异"的划分，《经上》云："同：重、体、合、类。""异：二、不体、不合、不类。"《经说上》谓："同：二名一实，重同也。不外于兼，体同也。俱处于室，合同也。有以同，类同也。""异：二必异，二也。不连属，不体也。不同所，不合也。不有同，不类也。"。这里所言"体同""合同"似乎又为基于事物之"象"的关联思维预留了存在与发展的空间。

---

① 孙中原. 墨学与中国逻辑学趣谈[M]. 北京：商务印书馆，2017：229.
② 崔清田. 墨家逻辑与亚里士多德逻辑比较研究[M]. 北京：人民出版社，2004：155-168.

2. 基于事物之"象"的关联分类

西方汉学家对中国古代思维的研究认为，关联性思维是其最主要的特征。关联性思维的原义就是分类，涉及的是两类及以上的物事，在一定的规则下将之分类或者各就其位。关联的要旨在于"秩序"，其目的、方式、结果都指向一个倾向于严谨的秩序。如李约瑟①说："在'关联式的思考'，概念与概念之间并不互相隶属或包涵，它们只在一个'图样'中平等并置；至于事物之相互影响，亦非由于机械的因之作用，而是由于一种'感应'……在中国思想里的关键字是'秩序'和（尤其是）'图样'。符号间之关联或对应，都是一个大'图样'的一部分……所以万物之存在，皆须依赖于整个'宇宙有机体'而为其构成之一部分。它们之间的相互作用，并非由于机械性的刺激或机械的因，而是由于一种神秘的共鸣。"这种思维方式是根据"相似律"对事物进行分类，偏重对事物之间外在相似性进行考察，而对事物内在因果逻辑则显得相对淡漠。张东荪②在《知识与文化》一书中，也反复阐述了中西思想的区别，认为西方思想重视本质或本体，本体、因果与原子是其三个最重要的范畴，其背后则为"同一"范畴通贯之。西方人的哲学总是直问一物的背后；而中国人则只讲一个象与其他象之间的互相关系。例如一阳一阴一阖一辟。总之，西方人是直穿入的，而中国人是横牵连的……中国自来就不注重于万物有无本质这个问题，中国人的思想以为有象以及象与象之间有相关的变化就够了。中国逻辑是一种"相关律名学"。萧延中③提出，按照张东荪的说法，"关联性思维"的核心不是按照"本质"进行分类，而是以"功能"为分类标准，而这个"功能"的发出"主体"是人自身。这里有关"象""功能"与分类关系的认识，一定意义上反映了关联分类的特征。

"象"是中国传统文化特有的重要范畴，内涵十分丰富，各家认识分歧较大。如从人类认识事物的发展过程而言，有所谓物态之象、功能之象、共性之象、规律之象④或原象、类象、拟象和大象之别⑤；从人类思维要素的构成与结果的角度，象又可分为客体之象、工具之象、认知之象。概而言之，象是客体整体信息及其在人大脑中的反映与创造，贯穿于思维的全过程，涉及到思维的客体、主体及认知目的各个方面，总体上可分为自然物象与人工意象，后者包括符号意象与观念意象。"象"具有主客交融性、自然整体性、时间有序性、功能动态性、多义流动性、象数互换性等特点。象思维即是以客观事物自然整体显现于外的现象为依据，以物象或意象为工具，运用直觉、比喻、象征、联想、推类等方法，以表达对象世界的抽象意义，把握对象世界的普遍联系乃至本原之象的思维方式⑥。

象思维与概念思维相对而言，是从思维工具角度而言的，作为思维工具的"象"，主要着眼于事物的特征、功能，因此，基于事物之"象"的关联分类，大致涉及：①特征同一，即不同事物在感性特征上的相似和一致；②效能同一，指不同事物在功能和行为方式上的相似和一致；③聚合同一，即从时空的角度而言，凡是能够相感、相从、相召、相动，聚

① 李约瑟. 中国古代科学思想史[M]. 陈立夫主译. 南昌：江西人民出版社，1999：352-325.
② 张东荪. 知识与文化[M]. 长沙：岳麓书社，2011：218，215，212.
③ 萧延中. 中国思维的根系：研究笔记[M]. 北京：中央编译出版社，2020：43.
④ 王前. 中西文化比较概论[M]. 北京：中国人民大学出版社，2005：65-69.
⑤ 蒋谦. 论意象思维在中国古代科技发展中的地位与作用[J]. 江汉论坛，2006，（5）：25-30.
⑥ 邢玉瑞. 《黄帝内经》研究十六讲[M]. 北京：人民卫生出版社，2018：226-237.

集在一起的事物，同气相求，归为一类，类似于《墨子·经说上》所言"俱处于室，合同也"；④关连同一，即通过中间环节的连递而相互联系，《墨子·经说上》"不外于兼，体同也"与此相关。这种分类方法具体体现于阴阳分类、五行分类、八卦分类之中。

基于事物之"象"的关联分类肇源于《周易》，《易经》创立的阴爻、阳爻、八卦、六十四卦符号系统，"奠定了华夏民族推类逻辑的基础"①。《易传·说卦传》据八卦所代表的性质和情状分类万事万物谓："乾为天，为圜，为君，为父，为玉，为金，为寒，为冰，为大赤，为良马，为老马，为瘠马，为驳马，为木果；坤为地，为母，为布，为釜，为吝啬，为均，为子母牛，为大舆，为文，为众，为柄，其于地也为黑。"这就是"引而伸之，触类长之"。《易传·文言》解释其分类方法说："同声相应，同气相求。水流湿，火就燥。云从龙，风从虎……本乎天者亲上，本乎地者亲下，各从其类也。"《易传·系辞上》概括为"方以类聚，物以群分"。

这种基于事物之"象"的关联分类，几乎见于先秦两汉各家各派的著作中。如《管子·白心》云："同则相从，异则相距。"《庄子·渔父》云："同类相从，同声相应，固天之理也。"《荀子·劝学》言："施薪若一，火就燥也；平地若一，水就湿也。草木畴生，禽兽群焉，物各从其类也。"《吕氏春秋·应同》曰："类固相召，气同则和，声比相应。"《淮南子·泰族训》曰："故寒暑燥湿，以类相从；声音疾徐，以音相应也。"董仲舒《春秋繁露·同类相召》指出："百物去其所与异而从其所与同，故气同则会，声比则应……美事召美类，恶事召恶类，类之相应而起也。"这种基于事物之"象"的关联分类，自然会导向取象比类或象思维的方法。

总括上述，中国古代对于分类方法的认识，明显存在两种不同的逻辑路径，如劳思光②论"名"之理论，在先秦本有两支：一支属于辩者（包括《墨经》所载之墨家后学理论），另一支属于儒学。辩者之说，基本旨趣在于形而上学及逻辑方面；儒者之说，则基本旨趣在道德及政治方面，此乃其根本殊异所在。前者导向形式逻辑的思维方法，重视因果关系的分析，形成逻辑推理；后者导向取象比类的思维方法，重视相关关系的探索，形成模型化的推理。由于受中国古代哲学重视政治伦理，古代科学重视实用技术而轻视理论等诸多因素的影响，秦汉及其以后，基于事物之"象"的关联分类占据了主导地位。

（三）中医理论建构与中国古代分类方法

分类作为一种典型的科学方法，先秦时期，中国人已经开始按照类别来对事物进行知识总结。《尔雅》对生物分类已经达到了较高的科学水平，具有今天分类学"属"与"科"的概念③。《尚书·禹贡》《管子·地员》的土壤分类，已经与今天的土壤分类标准吻合④。那么，中医理论建构自然离不开分类方法的应用。

1. 种属分类与中医理论的建构

相对而言，重视自然事物的认识，侧重于种属分类；重视社会人事的认识，偏向于相关分类。中医学对人体生命活动的研究，总体上以对自然事物的研究为主，必然以基于事物本质的种属分类方法，来认识人体的生理、病因病机、病症以及药物等，把握各自的本

① 温公颐，崔清田. 中国逻辑史教程[M]. 天津：南开大学出版社，2000：30.
② 劳思光. 新编中国哲学史[M]. 增订本. 卷1. 北京：生活·读书·新知三联书店，2019：365-366.
③ 杜石然，范楚玉，陈美东，等. 中国科学技术史稿[M]. 上册. 北京：科学出版社，1982：101-102.
④ 中国科学院自然科学史研究所地理学史组. 中国古代地理学史[M]. 北京：科学出版社，1984：208-211.

质特征，以指导对疾病的诊断与治疗等。如就人的分类而言，《素问·上古天真论》在大量、长期的观察和经验积累基础上，发现由于男、女性别差异，导致肾中精气的生、长、壮、老、已的规律不同，科学地区分为男、女两类进行研究。进一步又将女性以七年、男性以八年为一个肾中精气的变化阶段，分别从"一七"到"七七""一八"到"八八"分类，来把握各个阶段肾中精气的变化和外在特征。通过这种符合规律的科学分类，使人们认识了肾中精气与生长发育及生殖功能的关系。《灵枢·卫气失常》对人的分类，一是根据年龄划分为小、少、壮、老 4 类，即"人年五十已上为老，二十已上为壮，十八已上为少，六岁已上为小"；二是根据体型分为众人（正常体型）与肥胖两类，然后又以脂膏分布作为诊断的主要原则，以人体形体大小及上下称身作为分型标准，将肥胖分为"膏人""脂人""肉人" 3 类。此与现代肥胖学从预后角度出发，以"脂肪分布"作为线索的研究热点相吻合，是世界肥胖医学最早以"脂肪分布"为原则的分型方法①。《素问·痹论》对痹病的分类，从病因的角度划分为行痹、痛痹、着痹 3 类；从部位的角度划分为形体痹与脏腑痹，形体痹进一步又分为筋痹、脉痹、肌痹、皮痹、骨痹；脏腑痹又分为肺痹、心痹、肝痹、脾痹、肾痹、肠痹等。《素问·五常政大论》根据药物的毒性，分为大毒、常毒、小毒、无毒 4 类，以指导临床用药等。以上均体现了基于事物本质分类的方法。

2. 关联分类与中医理论的建构

中医学植根于中国传统文化土壤之中，受传统文化重视"象"、功能、关系思想的影响，其理论建构也充分运用了基于事物之"象"的关联分类方法，并常常呈现出阴阳、三才、四时、五行的一种模式分类与推理，其中尤以五行分类最具代表性②。五行学说对事物的分类，并不是依据事物的本质属性，而是以五行的功能属性为根据，对万事万物的动态之象，即功能特性及事物之间的行为动态联系进行综合，将其归纳为五大类别，作为对世界之象的整体划分，呈现出一种世界图式。与基于事物本质的种属分类相比较，如果说后者是对事物的一种纵向分类，五行分类就是对事物的一种横向分类，由于偏重于现象的分类，往往容易满足或受制于某些表象，有时还具有很强的主观色彩，常常超越事物的层次，跨越了时间与空间、自然与社会、物质与精神、有机物与无机物、动物与植物、形体与心理等事物自然属性的界限而出现越级划分的现象，忽略或抹杀了彼此的本质属性，难免对表象做出牵强附会的解释。因此，这种以"象"为中介的分类体系，又具有原始思维的神秘的和原逻辑的特征③。如列维·布留尔④所说："如果单从表象的内涵来看，应当把它叫做神秘的思维；如果主要从表象的关联来看，则应该叫它原逻辑的思维。"美国学者本杰明·史华兹⑤也指出："看来，在中国古代兴起的秩序观念能够包容甚至还能保存鬼神、诸神以及各种各样的'超自然'（在我们的意义上）现象。"中国哲学的这样一种"秩序"观念，与"超自然"或"巫术"存在着紧密的联系，正是古代文明"连续性"的体现。故吾淳⑥将这

① 仝小林. 脾瘅新论——代谢综合征的中医认识及治疗[M]. 北京：中国中医药出版社，2018：46-47.
② 邢玉瑞. 中医模型化推理研究[M]. 北京：中国中医药出版社，2021：235-317.
③ 邢玉瑞. 阴阳五行学说与原始思维[J]. 南京中医药大学学报（社会科学版）2004，5（1）：1-3.
④ 列维·布留尔. 原始思维[M]. 丁由译. 北京：商务印书馆，2014：80-81.
⑤ 本杰明·史华兹. 古代中国的思想世界[M]. 程钢译. 南京：江苏人民出版社，2004：31-32.
⑥ 吾淳. 中国思维形态[M]. 上海：上海人民出版社，1998：277.

种五行分类称为比附思维，认为"比附形式的出现可以看作是一种比类思维的返祖现象，它是向比类思维源头的复归，复归到比类思维的哺乳时期。在比附身上我们重新看到了巫术的色彩，这可以说是潜藏在思维深处的原始细胞或野性因子的激活和复萌"。

其实，中医理论的建构更多是将上述两种分类方法的综合应用。以《素问·五脏别论》对人体内脏的分类为例，该篇有五脏、六腑、传化之腑、奇恒之腑之分，基于对内脏解剖与功能的初步认识，将人体内脏划分为心、肝、脾（胰）、肺、肾五脏与胃、大肠、小肠、三焦、膀胱之传化之腑，基本符合基于事物本质的种属分类的逻辑要求。然基于古人"天六地五，数之常也"（《国语·周语下》）的模式推理，五脏、六腑的分类在《黄帝内经》居于主导地位，也为后世医家所遵从，成为中医学对脏腑分类的规范。由于"天六地五"模式只能容纳十一个内脏器官，那么超出此数字模式的胆、女子胞，又与非内脏的脑、髓、骨、脉合并为一类，称为奇恒之腑。这一方面反映了人们当时对内脏器官认识的局限性，另一方面，也反映出将两种不同分类方法混用不可避免的逻辑矛盾，如胆属于六腑，又属于奇恒之腑，明显违背了在同一分类过程中，要根据同一标准进行分类的原则，呈现出界线不清，子项模糊的错误。另外，"脑为髓之海"（《灵枢·海论》），"诸髓者，皆属于脑"（《素问·五脏生成》），故脑也被称为"髓海"。这样，将精微物质与精微物质的储藏之处并列称为奇恒之腑，则明显不合逻辑，可以说犯了"标准混乱"的逻辑错误。

爱弥儿·涂尔干等[1]指出："科学分类的历史，就是社会情感的要素逐渐削弱，并且一步步地让位于个体反思的历史。"相对而言，中国传统文化形成了以关系，即事物的相关性和相对性为中心的思想。中医学主要是以关系为其研究的对象，而以关系为认识的逻辑起点，势必将人的认识导向关联性思维，而使基于事物之"象"的关联分类处于优势地位。这种方法一方面为中医带来了整体性、辩证性等优势，但也造成了中医学直观性、经验性、模糊性等问题，对此应该有比较清醒的认识，而不能一味地赞美。犹如葛兆光[2]对两汉意识形态的评价所说："从西汉到东汉最终定型的意识形态是一个十分庞大的体系……庞大的体系笼罩与涵盖了一切，它给生存在其中的人们一个印象，即一切都臻于完美，人们只要在它那一套架构中调节自己的生活，补充自己的知识，完善自己的心灵，就一切圆满。于是在过分自足而完整的意识形态笼罩下，思想往往无从发展，而思想者也往往容易在充满了现成答案的思想世界中自甘沉默。"

3.2 分析与综合

客观事物作为一个整体，是各种规定性的统一，是由其各个部分、要素构成的，并且客观事物的发展的全过程是由各个发展阶段构成的。分析和综合就是从整体和部分之间的

① 爱弥儿·涂尔干，马塞尔·莫斯. 原始分类[M]. 北京：商务印书馆，2012：102.
② 葛兆光. 中国思想史[M]. 第1卷. 上海：复旦大学出版社，2001：306.

这种辩证关系上，来把握客观事物的本质及其发展规律的思维方法。

一、分 析 方 法

> 把自然界分解为各个部分，把自然界的各种过程和事物分成一定的门类，对有机体的内部按其多种多样的解剖形态进行研究，这是最近四百年来在认识自然界方面获得巨大进展的基本条件。
>
> 恩格斯《反杜林论》

分析方法是人们常用的认识方法，它直接来源于人们的实践活动。科学的分析方法是近代自然科学发展的产物。

（一）分析方法的定义

分析方法是把客观对象的整体分解为若干个部分、单元、环节、要素，然后分别加以考察的一种思维方法。其目的在于深入事物的内部，从各个不同的侧面，研究各个细节，为从整体上认识事物积累材料，以便把握事物的本质。分析方法是以客观事物的整体与部分的关系为客观基础的。整体是由它的各个组成部分构成的，事物的各种属性、方面或关系从不同方面表现了事物的整体性。这种客观事物中整体与部分的关系，不仅使分析方法成为可能，而且使分析方法成为必要。由于不同的研究目标、不同的研究对象有不同的矛盾，因此，运用分析方法时，涉及客观事物中整体与部分关系的内容也不相同，主要有分析事物在空间分布上的各个组成部分、分析事物在时间发展上整个过程的各个阶段和分析复杂统一体的各种因素、方面和属性。

（二）分析方法的类型

分析方法随着科学的进步，也经历了一个由简单到复杂的发展过程。依据分析方法的不同作用，可以把分析方法分为以下几种。

1. 定性分析

定性分析是为了确定研究对象是否具有某种性质的分析。为了认识一个复杂的对象，首先就要认清它的组成要素及其基本特征，所以定性分析是对事物的最基本的分析。科学的定性分析可以明确研究对象与其他对象的区别或联系，从与其他对象的比较分析中确定该对象的性质。

例如，遗传学的奠基人孟德尔在研究植物的遗传行为时，只选择了其中 7 对稳定而易于区别的相对性状，以种子的圆和皱、子叶的黄绿、植株的高与矮等分组研究，把分析方法成功地运用于杂交实验，把豌豆众多的性状分解为简单的要素，撇开其他各种复杂因素，将被考察的因素暂时从整体中抽取出来，允许其单独起作用，从而进行精细、周密的考察，研究每一因素世代传递的行为，由此发现了遗传基本定律。中医临床辨证对病证寒热、虚实的病机分析，药物性质寒热温凉的认识等，均属于定性分析。

2. 定量分析

定量分析是为了确定研究对象各种成分的数量，揭示其不同成分之间的数量关系，研究其数量变化的规律性的分析方法。客观对象的成分不仅有质的不同，而且有量的区别，有些客观对象的是因其成分在量上的不同而互相区别开来的。

例如，19 世纪末 20 世纪初，化学家发现有的元素存在同位素。同位素只是原子量不同，而其他化学性质几乎相同。这使人们认识到元素并非是单一的，而是一种复合体，只有通过定量分析，才能认识各种不同的同位素。最终通过对天然放射性同位素的定量分析，不仅使人们精确把握了不同元素的数量规定，而且促使人们去创造人工放射性同位素。传统中医学领域，定量分析相对薄弱，利用现代科学技术，开展定量分析研究，也是中医药领域研究的重要方向之一。

3. 结构–功能分析

结构–功能分析是对于研究对象形成系统、完成一定功能的客观事物所进行的分析。系统论认为，任何一个系统，当它由多个子系统组成并满足一定功能时，有一定的结构，必有一定的功能存在；反之，有一定的功能，必有与其相适应的结构。进行结构–功能分析，则可掌握复杂事物的本质。

例如，人体是一个复杂开放的巨系统，人体可以分解为不同的系统、器官、组织、细胞、分子，各要素又分别为一个次级系统，对人体各个系统、器官、组织、细胞乃至分子的认识，就必须采用结构–功能分析的方法。如 20 世纪 30 年代，英国生物学家肯德鲁和佩鲁茨对血红蛋白进行结构分析，发现其具有特殊的环状结构，对氧原子有特殊的亲和力，从而有从肺中吸取新鲜氧分，对身体各部分进行输氧的特殊功能。这一发现揭示了血红蛋白输氧的结构与功能的奥秘，为后来分子生物学在其他方面研究结构与功能的关系开辟了道路。

4. 因果分析

因果分析是为了确定引起某一现象变化原因的分析方法。具体说，就是要分析在被研究对象的各种先行情况中，把作为它的原因的现象与其他非原因的现象区别开来；或者是在被研究对象的后行情况中，把作为它的结果的现象与其他的现象区别开来。因果关系是自然现象之间的普遍的和基本的联系，往往体现着事物之间的规律性，因此，因果分析在人的认识中是非常重要的。

因果分析方法在先秦逻辑中也称为"明故"。关于"故"的内涵，《墨辩》给予了明确的揭示，《经上》指出："故，所得而后成也。"《经说上》云："小故，有之不必然，无之必不然……大故，有之必然，无之必不然，若见之成见也。"可见，"故"是事物所以能成之原因和条件，也是立论、提出命题的理由和依据，是关于事物因果联系的概念、范畴。《黄帝内经》运用先秦逻辑"明故"的方法，常以"愿闻其故""愿闻其说""愿闻其道"等语言形式以求故，探索人体生理、病理现象所以然之故，推动了医学理论研究的深入，形成了众多有价值的理论命题，揭示出了医学现象背后的本质、规律，使中医学在秦汉之际就取得了辉煌的成就。

《素问·疟论》对疟病发生原因的分析，即为典型的因果分析。该篇原文指出："帝曰：何气使然？愿闻其道。岐伯曰：阴阳上下交争，虚实更作，阴阳相移也。阳并于阴，则阴实而阳虚，阳明虚则寒栗鼓颔也；巨阳虚则腰背头项痛；三阳俱虚则阴气胜，阴气胜则骨寒而痛，寒生于内，故中外皆寒。阳盛则外热，阴虚则内热，外内皆热，则喘而渴，故欲冷饮也。此皆得之夏伤于暑，热气盛，藏于皮肤之内，肠胃之外，此荣气之所舍也。此令人汗空疏，腠理开，因得秋气，汗出遇风，及得之以浴，水气舍于皮肤之内，与卫气并居。卫气者，昼日行于阳，夜行于阴，此气得阳而外出，得阴而内薄，内外相薄，是以日作。"岐伯对疟疾发作的原因分析认为，就阴阳关系而言，疟疾是由于阴阳二气相互移易交争的缘故。因为阳气并入了阴分，所以使得阴气实而阳气虚。若阳明虚则寒冷发抖，太阳虚则腰背酸痛，三阳俱虚则痛彻骨节。反之，至阳盛之时，又由寒转热，热甚则伤气耗津。就发病过程而言，疟疾乃由于夏天伤于暑气，邪热潜藏于皮肤之内，肠胃之外。当邪热外出，遂使汗孔疏松，腠理开泄，或遇秋凉，或遇寒湿，于是风邪水气便乘虚而入，滞留于卫气所在之处。卫气白天行于阳分，夜间行于阴分。邪气便随卫气交替，于是内外交迫，一日一作。在这里我们可以看到，《素问·疟论》对疟病生成的原因做了非常细致的分析。

分析方法在科学研究中具有重要作用，它是人们认识事物、探求新知和建立科学理论的重要手段。但是，分析也有它的局限性。由于着眼于局部的研究，就可能将人的眼光限制在狭隘的领域里；把本来相互联系的东西割裂开来考察，也容易造成一种孤立地、片面地看问题的习惯。为了克服这种局限性，就必须把分析和综合统一起来。

二、综 合 方 法

> 思维既把相互联系的要素联合为一个统一体，同样也把意识的对象分解为它们的要素。
> 恩格斯《反杜林论》

综合是在分析的基础上，对认识对象的整体性的、动态的把握，是分析方法的进一步发展。

（一）综合方法的定义

综合就是在分析的基础上，把客观对象若干个部分、单元、环节、要素的认识联结起来，形成对客观对象统一整体认识的思维方法。综合不是主观地把事物的各个部分和要素进行简单地相加或随意凑合，而是要找出事物内部各个部分、要素是如何相互作用产生整体效应的，即整体的本质特征。因此，它在把事物的各个部分联结为整体时，力求全面掌握事物各部分、各方面特点以及它们之间的内在联系，然后加以概括和上升，从事物各部分及其属性、关系的真实联结和本来面目，复现事物的整体，综合为多样性的统一。综合也不是简单地回复到对整体的混沌认识，而是在分析事物细节的基础上，揭示出事物的本质和规律。

如 1953 年沃森和克里克提出的 DNA 分子结构双螺旋结构模型，就是对 DNA 分子各部分认识的一次综合。他们一方面综合了当时生物学家所揭示的 DNA 作为生物的主要遗传物质的信息传递功能，另一方面又综合了生物化学家分析 DNA 各种成分的大量材料，特别是综合了威尔金斯等人的 DNA 晶体 X 射线衍射图样和实验数据，把 DNA 的整体结构完整地再现出来。通过这一综合，使人们对 DNA 的各个片断认识达到从整体上把握了它的结构与功能，由此人们从分子水平上阐明了生物遗传和变异的机制就在于 DNA 分子的自我复制和改制。

科学研究的过程也是运用综合方法得到科学结论的过程，在科学发现中经常使用的综合方法，主要有科学概念的综合、科学模型的综合以及科学体系的综合等。

（二）综合方法在中医学的应用

综合方法在《黄帝内经》中也被称为"杂合"或"参合"。如《素问·异法方宜论》提出"圣人杂合以治"，《灵枢·邪气脏腑病形》则说："能参合而行之者，可以为上工。"综合首先是中医理论建构的基本方法，《黄帝内经》建构中医理论，即是将古代医家临床经验与古代哲学思想、天文历法等自然科学知识综合集成的结果。既是某一理论观点的提出，也离不开综合方法，如《素问·异法方宜论》论述"因地制宜"思想说："黄帝问曰：医之治病也，一病而治各不同，皆愈何也？岐伯对曰：地势使然也。故东方之域，天地之所始生也。鱼盐之地，海滨傍水。其民食鱼而嗜咸，皆安其处，美其食。鱼者使人热中，盐者胜血。故其民皆黑色疏理，其病皆为痈疡，其治宜砭石。"西方、北方、南方、中央地域的论述与此类似。在这里，作者对"一病而治各不同，皆愈"的机理，在从不同地域的地理、气候、物候、物产、居住条件与环境、饮食结构与习惯、体质差异等诸多方面分析的基础上，综合阐明了地理环境对人体发病和疾病治疗的影响。

临床诊疗活动，必须在广泛分析病人情况的基础上，加以综合判断。如《素问·方盛衰论》说："是以切阴不得阳，诊消亡；得阳不得阴，守学不湛。知左不知右，知右不知左，知上不知下，知先不知后，故治不久。知丑知善，知病知不病，知高知下，知坐知起，知行知止，用之有纪，诊道乃具，万世不殆。"明确地指出了医生综合思维在诊治疾病过程中的重要作用。中医学医疗活动中的综合形式可概括为几个方面：第一，充分运用各种观察手段，使了解或掌握疾病状况的手段或途径尽可能全面。如《素问·阴阳应象大论》指出："善诊者，察色按脉，先别阴阳；审清浊而知部分；视喘息，听声音而知所苦；观权衡规矩而知病所主；按尺寸，观浮沉滑涩而知病所生，以治无过，以诊则不失也。"即强调诊察疾病要应用审、视、听、按、观等各种方法，全面了解病情，做到"以此参伍，决死生之分"（《素问·脉要精微论》）。第二，对患者的观察要细致，对其所表现出的症状的了解要尽可能的全面。如《灵枢·邪客》说："持其尺，察其肉之坚脆、大小、滑涩、寒温、燥湿。因视目之五色，以知五脏而决死生。视其血脉，察其色，以知其寒热痛痹。"在这里，杂合又涉及大量的现象也即症状的了解，比如肉之坚脆、大小、滑涩、寒温、燥湿等。而对病情的了解越是全面，越是具有综合性质，那么其最后所用的方法和所下的判断就越能避免疏漏。第三，强调治疗必须考虑更加复杂和宽泛的因素。这些因素通常是外在于人体的，但也会对人体产生不同的影响。如《素问·著至教论》认为诊治疾病要"上知天文,下知地理,中知人事"。《素问·疏五过论》则指出:"必知天地阴阳,四时经纪,五脏六腑,雌雄表里。"可见杂合还包括疾病以外的各种因素,比如天文、地理、社会环境,还有性别、长幼以及贫富等。这样,中医学实际上是将患者置于一个更为宽广的整体结构中来加以综合考察的。

三、分析与综合的关系

分析与综合是两个相反方向的思维过程,但在实际的思维活动中,二者又是相辅相成和辩证统一的,整个科学认识过程是分析和综合的统一。首先,分析和综合是互为前提,互相渗透。分析是综合的基础,要使研究的结果能够正确地反映事物多样性的统一,综合的前提就必须是先了解所研究的现实对象各个方面或因素,然后对这些因素进行周密的分析。在此基础上进行的综合,才是深刻的、全面的,才能从整体上把握对象。同样,分析也离不开综合。因为事物的各个部分,各个要素之间本来是紧密联系着的,只是为了研究方便起见,才把它们独立出来,因此,要想准确认识事物,还需把各要素综合起来考察。任何分析总要从某种整体性认识出发,总不能离开关于对象的整体性认识的指导。其次,分析和综合可以相互转化。人们对事物的认识是由现象到本质,由不甚深刻的本质向更深刻本质不断深化的过程。在这个过程中,从现象到本质,从感性的具体到思维的具体是以分析为主;一旦达到了对某对象的本质的认识,就要用这个本质说明原有的现象,这就是提出假说,建立理论的过程,此过程则以综合为主。随着认识的发展,当新的事实与原有理论发生矛盾时,认识又在新的层次上转化为分析,在新的分析的基础上,再进行综合。在分析和综合上述关系的基础上,现代形成了系统分析方法,其逻辑起点是综合,逻辑程序是综合←→分析←→综合,是一个双向并存和反馈的过程。它要求从系统整体出发,坚持在综合的指导和控制下进行分析,通过逐步的综合达到总体的综合。

中医学不仅在朴素直观的水平上应用着分析和综合方法,并且自发地将二者辩证地统一起来。例如,《黄帝内经》所论述的诊断过程就是分析和综合的统一。《素问·方盛衰论》说:"诊有十度度人,脉度、藏度、肉度、筋度、俞度。阴阳气尽,人病自具。脉动无常,散阴颇阳,脉脱不具,诊无常行。诊必上下,度民君卿。受师不卒,使术不明,不察逆从,是为妄行。持雌失雄,弃阴附阳,不知并合,诊故不明。"《黄帝内经》认为可以把对人体健康状况的测度分解为十个方面,即脉象,脏腑,肌肉,筋腱,腧穴等。从测度的项目说是五项,但要从人体左右两侧分别进行则共为十个方面。当医生进行"十度"的时候,是在思维中把病人机体及其症状切割成十个部分,分别加以认识,这是一个分析的过程。医生诊断时一定要查遍病人的这十个方面,才能比较全面深入地把握病情。在掌握了这十个方面的情况之后,就要在阴阳、气化等理论的指导下,对这些情况加以综合考察。"不知并合,诊故不明",正是要求医生把通过分析得来的材料综合起来,寻找它们相互联结的本质。对于这一分析和综合的认识活动,《素问·方盛衰论》又说:"是以圣人持诊之道,先后阴阳而持之,奇恒之势乃六十首,诊合微之事,追阴阳之变,章五中之情,其中之论,取虚实之要，定五度之事，知此乃足以诊。"强调在进行四诊时，必须把各种正常与不正常的细微情况彻底分析清楚（"奇恒之势乃六十首"），然后对这些细微的症状进行综合研究（"诊合微之事"），才能得出正确结论。由此可见，《黄帝内经》在描述诊断过程时，将其分为前后两个阶段，大体上说，前一阶段即四诊所要完成的任务，偏重于分析；后一阶段属于辨证过程，偏重于综合。

 拓 展

　　人类的认识就是这样一个曲折发展，螺旋式上升的过程。以人对自然界的力的认识来说，人在把自然界划分成各个领域，也即从各门学科进行研究的过程中，逐一地认识了各种力，迄今已认识了引力、电磁力、弱力和强力四种力，它们分别是古典力学、电磁理论、广义相对论和基础粒子物理的研究成果。大约50年前，这种分析开始向综合转化，爱因斯坦试图建立综合引力和电磁力的统一场论。爱因斯坦本人虽然未取得成功，但是美国物理学家温伯格和格拉肖同巴基斯坦物理学家萨拉姆三人成功地建立起了综合电磁力和弱力的统一理论，因而获得了1979年诺贝尔物理学奖。这是实现统一场论的重大一步。

3.3　求异与求同思维

　　"两面神"思维所指的是同时积极地构想出两个或更多并存的概念、思想或印象。在表面违反逻辑或者反自然法则情况下，具有创造力的人物制订了两个或更多并存和同时起作用的相反物或对立面，而这样的表述产生了完整的概念、印象和创造。

美国精神病学家 A. 卢森堡

　　求异思维与求同思维相对，是人们从思维的方向性上对思维方法所作的划分，二者相反相成，与人的创造能力密切相关，是科学研究活动中必不可少的两种思维方法。同病异治、异病同治可谓这两种思维方法在中医临床应用的典型体现。

一、求 异 思 维

　　凡有发散性加工或转化的地方，都表明发生了创造性思维。

吉尔福特《创造性才能——它们的性质、用途与培养》

（一）求异思维的含义

求异思维，又称为发散思维、辐射思维、多路思维等。它是指通过对已知信息进行多方向、多角度、多渠道的思考，从而悟出新问题、探索新知识，或求得多种不同解决办法，衍生出不同结果的思维方法。

求异思维的客观依据是，由于事物的内部及其所处客观环境的复杂性，事物的发展往往不是单一的可能性，而是多种可能性，而其中的每一种可能性都可以被作为设计一个解决问题方法的依据。事物发展的可能性是多样的，以多种多样的可能性为依据而设计出来的解决问题的方法也是多种多样的。当然，由于人们认识上的局限性，要穷尽事物发展的可能性是很难做到的，但是尽量多地揭示事物的可能性，有时会收到显著的成效。

求异思维要求人们不受已有知识经验的束缚，思维向四面八方发散，从各个不同的、甚至是不合常规的角度去思考问题，最大限度地开拓思路，从已知推导未知，从而发现新事物，得出新理论。因此，求异性的发散思维是创造性思维的重要内容，是测定创造力的重要指标之一，是培养创造能力的重要环节。

（二）求异思维的特征

著名心理学家吉尔福特认为求异思维的主要特征是多端性、变通性和独特性。

1. 多端性

多端性，又称为多向性、流畅性，主要指思维发散的量，即对某一特定信息在短时间内做出众多反应的能力。求异思维能向着不同的方向求索、扩散，不拘一格，思路众多。它是围绕着思考点进行多侧面、多方向、多角度、多层次、多途径、多方式、多方法、多手段等多思路进行思考，而不是只有一条思路。只要不离开思考的课题，发散越多越好，越能为寻求科学结论而提供丰富多样的参证材料，使思维更缜密，优选更精确。

一位医生在规定的时间内按要求所表达的东西越多，这意味着他思维的流畅性越好。我们可以做如下训练：以冠心病为例，对其治疗方法我们可以尽可能地想象出各种不同的方法，如通阳宣痹法、益气养阴法、疏肝调气法、芳香温通法、活血化瘀法、心肾同治法、心胃同治法、心脾同治法、滋阴平肝法、活血行水法、扶阳抑阴法等等，而每一种治法中又可以进行发散性思维，如通阳宣痹法可运用瓜蒌薤白半夏汤、人参汤、茯苓杏仁汤、橘枳姜汤、二陈汤等；心肾同治法可用八味丸、左归饮、地黄饮子、五子衍宗丸等。通过这种训练，可使我们在临床上面对冠心病，其思维更加流畅。

2. 变通性

变通性又称灵活性，思考能随机应变、触类旁通，不局限于某一方面的成见，不受消极定势的桎梏，不受传统观念的束缚，尽可能向四面八方扩散，而不只是进行单向发散或局限于一隅。有人把变通性比作思维的弹性，没有弹性的思维就不可能有创造性。我们可以看到凡是发散量高的人，其思维不是沿着一个方向发散，而是沿着若干个方向发散的；而变通性较差的人，其思维只能做到单向发散，往往把自己的思维局限于一隅。

为了测试并培养变通能力，吉尔福特曾设计一种"非常用途实验"。其中有一题要求学生八分钟内列出红砖的所有可能的用途。有一学生的答卷是：盖房、盖谷仓、盖教堂、建教室、筑围墙、修烟囱、铺路面、修炉灶等等。不难看出，这个学生的思维，都局限在"建筑材料"这一用途的范围内绕圈子，没什么变通性。而另一学生的反应是：做门槛、压纸、打狗、支书架、打钉子、磨红粉、做棒球垒等等。这些反应多是红砖的"非常用途"，突破了"正常用途"的范围，变通性较大，创造力也较高。

中国古代的曹冲秤象，即变通了思维的对象，用等量的石头代替大象；改变了衡器的手段，用木船沉水深浅，代替秤钩的斤两。与多端性相比，变通性是较高层次的特性，也是求异思维与其他思维方法的区别性特点。

3. 独创性

独创性是指人们在思维中所产生的不同寻常的"奇思妙想"的能力，这一能力可使人们的思维不落俗套，突破常规知识和经验的束缚，获得创造性的思维成果。

求异思维的独特性，是在多端性、变通性基础上形成的。在整个思维过程中，思路打不开，在某一方向上的思考不通畅，时时陷入迟滞的状态，会影响思维的推进；沿着一种思路一直走下去，不懂得"拐弯"，不善于变通，往往会陷入思维的"死胡同"。多端和变通是形成求异思维独特性的条件。而独创性既是求异思维最高层次的特性，也是求异思维的核心本质、目的和精华。

总之，发散性思维是多方向性和开放性的思维，它承认事物的复杂性、多样性和生动性，体现了思维的开放性、创造性，是事物普遍联系在头脑中的反映，并在联系和发展中来把握事物。真正有创造性的发散思维应该具备多端、变通、独特这三种特征。一般情况下，人们进行发散性思维的普遍趋势是：多端尚可以办到，变通比较困难，独特最不容易，用数量关系表示这三者为多端性＜变通性＜独特性。虽然变通性与独特性不可多得，但他们却代表着发散思维的本质。一般来说，所有的创造活动都是在充分进行发散思维以后，再通过聚合思维，选择并确定解决中心问题的最佳方案或最优措施。发散性思维对于我们解决临床问题很有帮助，通过求异，大胆假设、探索，从而提高解决问题的能力。

（三）求异思维的训练方法

训练求异思维方法的应用，要心情愉快放松，少一点自我批判，多一点自信，用一点思维策略或技巧，解放你的思想，这些就是让求异思维运用更好的要诀。

1. 打破思维定式，培养求异思维

社会上对某一事物习惯以大多数人的看法为定论，很多人都人云亦云，随波逐流。从社会现象之间的差异，来揭示出事物现象与本质之间的差异，从同中寻求到不同，就会给人耳目一新之感。

《三国演义》中"空城计"的故事即是这种培养方法的最好说明。司马懿为什么会上当？从思维角度来说，就是由于他按照固有的经验对面临的情况做出判断。司马懿认为，诸葛亮一生谨慎，从不涉险，这次兵临城下，形势险恶，他却在城楼端坐抚琴，而城门大开，必有伏兵。反过来说，诸葛亮为什么敢走这一着险棋？他用的就是求异思维。既然世人都

认为其从不冒险，这一次偏偏打破常规，设一个空城。疑心极重的司马懿不攻自退，诸葛亮靠他的求异思维，出奇制胜。

2. 变换思维角度，锻炼求异思维

在训练使用求异思维时，应具有跳跃性和快速转换性，特别是在思路受阻时，应从一条思路迅速转换到另外的思路，思维变通得越快，扩散得越广，则得出新结论的可能性就越大。如古代有个国家在处决死囚之前，让犯人抽两张背后分别写着"死"和"活"的纸牌，以决定该立即行刑，还是恩准获赦。有一次，一个被人诬陷的死囚要处决了，他的仇人买通狱卒，偷偷地把写有"活"字的纸牌换成"死"字，这样，对方必死无疑了。不料，这事让那位死囚知道了。他该怎么办？事先揭穿仇人的诡计？假如仇人有了防备，再施其他诡计怎么办？当场揭穿仇人的诡计？时间上恐怕来不及。而且即使指出纸牌有诈，还是免不了下一次的抽签，死亡的阴影没能摆脱。明知有诈也去抽，那是必死无疑。死囚选取了一种别人意想不到的办法，他抽出纸牌，看都不看，便塞进嘴里嚼烂咽下，说："只要看另一张纸牌就知道我抽中的是什么了。"结果，死囚获得赦免。

这个"犯人"的聪明在于：别人——包括以往的死囚、仇人、狱卒、监斩人、宣判人等都把思维的重心放在了抽中的那张纸牌上；而他不这样做，他则采用了求异思维，把思维的重心转移到了未抽到的那张纸牌上，以"逆向思维法"替代人们采用的"习惯思维法"。思维重心变化了，问题的结果跟着发生根本的变化。原先无论怎样抽，抽到的总是写有"死"字的纸牌；而现在无论怎样抽，箱里留下的只能是一张写有"死"字的纸牌。既然留下的是"死"，那么抽到的必然是"活"，死囚靠智慧赢得了生命。

（四）求异思维方法的运用

科学史上的许多发明创造，常常是从求异开始的。同样，中医药领域的创造发明，也离不开求异思维方法。如中医理论的发展、新学派的创立以及临床诊疗方法的创新，无不闪现着求异思维的影子。

1. 求异思维有助于中医学术创新和理论发展

求异思维的实质就在于怀疑和创新，它可以使人们的思维不落俗套，突破常规知识和经验的束缚，获得创造性的思维成果。如明末清初著名医家吴又可之所以能创立"异气"理论，首先就在于他善于运用求异思维法，敢于对传统的说法大胆地质疑。明末清初之际，全国各地不断发生瘟疫，涉及面广，患者极多，而且死亡率高。由于当时一般医生墨守成规，以治疗伤寒的方法来治疫病，未能取得临床疗效，以至于人们思考着"不死于病，乃死于医"。面对这种惨状，吴又可不顾个人安危，深入疫区，治病救人，积累了丰富的治疫经验，经过长期细致地观察、比较，静心穷理，推究病性，结合前人经验与自己的临床实践，著《温疫论》，大胆地提出了一系列新的主张，认为温疫的致病原因是由自然界里有一种特殊的致病物质"疫气"所造成，而非风、寒、湿、热、燥等六气所感；并认识到不同的传染病所感受的疫气也不相同，从而对传染病病因的特异性有了进一步的认识与提高。同时，他指出温疫具有强烈的传染性和流行性的特点，其传染途径由口鼻而入。在治疗上创立了达原饮等方剂，强调以祛邪为第一要

务。在当时的历史条件下，没有微观观察，而吴氏能有此科学的论断，是非常难能可贵的。

采用求异思维方法进行学术创新，需要具备有大量的知识经验和思维的多变性。如叶天士治疗虚损，主张当分体质的阴阳，以上、中、下三焦见证为辨证依据。若上焦肺虚咳嗽，当以治上为主兼治其中。肺脾气虚者，当以甘温益肺脾之气；肺胃阴伤者，又当以甘凉补肺胃之清津。若中焦虚损，心悸失眠，乏力便溏，当治其中，兼顾其下，分柔剂养心脾之营液，甘温建中宫之阳气。若上下交损，下虚上盛当取诸中焦。若下焦虚损，又当补下焦兼治其中，分别用填补精血、补益精气、滋阴清热、益火生土等不同方法。叶氏治疗虚损的论治分析，就是对求异思维方法的运用。假若他没有那么丰富的知识，就无法对虚损的一般规律有这样透彻的认识。

2. 求异思维有助于中医学术流派的创立

求异思维的一大特征就是要打破习惯思维程序。中医学新学派的形成多是在继承前人理论的基础上采用求异思维的结果，如中医学史上"河间学派"及"温补学派"的创立都是在继承基础上的求异而催生的。

自宋·元丰年间（1078～1085 年）《太平惠民和剂局方》刊行以后，医界应用辛热温燥方药逐渐蔚然成风。刘完素则依据其所处地域，认为北方风土刚燥，世人秉赋强壮，兼之饮食牛羊乳酪，脍炙醇浓，阳刚之体多见，同时结合当时疾病发生规律，联系《内经》病机十九条中火热病理论，他极力反对《局方》以来，好用辛温火热之剂的风气，自创双解散、防风通圣散等辛凉解表或表里双解，突破了以往沿袭多年温热发表的成规。他不论表热或里热，都主张用甘寒或苦寒之剂治疗，而不用辛温之剂，这对治疗温热病的辨证论治理论具有极大影响，直接启发后世温病学说的形成，是一种开创和革新。

明代医家张介宾早年推崇丹溪之学。朱丹溪处于《局方》盛行的时代，医者每多滥用辛热燥烈药物而致伤阴劫液，故朱氏以"阳有余阴不足"立论。明代医学界河间、丹溪的火热论、相火论占统治地位，更有时医偏执一说，保守成方，不善吸取精华，反而滥用寒凉，多致滋腻伤脾、苦寒败胃，成为医学界的时弊。张介宾在多年丰富临床实践中，逐渐摒弃朱氏学说，私淑温补学派前辈薛己（1486～1558 年）。薛己身为明太医院使，主要为皇室王公等贵族诊病，病机多见虚损，故喜用补。张介宾出身贵族，交游亦多豪门大贾，故法从薛氏，力主温补。特别针对朱丹溪之"阳有余阴不足"提出"阳常不足，阴本无余"和"气不足便是寒"等论点，创制了许多著名的补肾方剂，欲纠一代时弊，促进了温补学派的发展。

3. 求异思维有助于临床诊疗方法的创新

中医临床诊治疾病常常借助于经典著作的论断来启迪思路，获得灵感。但由于不同医家的知识结构、临床经验的差异，因此对经典的理解与运用也就呈现出百家争鸣的发散状态，由此又推动了中医学术的发展与临床诊疗方法的创新。如"春夏养阳，秋冬养阴"作为《素问·四气调神大论》所提出的顺应四时养生的基本原则，本义是指依据时序调节人体精气生发、充旺、敛降、伏藏之生理功能，以适应自然界化育万物春生、夏长、秋收、冬藏的规律。具体而言，一是起居作息要适合四季的昼夜长短，春夏要多进行室外活动，秋冬要安居少出；二是精神情志也要顺应四时，春夏要欢快活泼，秋冬要恬静内藏。后世医家则将此养生原则引申应用于疾病的治疗上，其中方法之一是指春夏治病要注意加些升浮药，秋冬治病要加些沉降药。李时珍在《本草纲目·四时用药例》中对此有精辟的论述，他说："升降浮沉则顺之，寒热温凉则逆之。"就是说，根据四季阴阳盛衰节律，春夏属阳，宜逆之以寒凉性质的药物治疗；秋冬属阴，宜逆之以温热性质的药物治疗。又根据四季气机升降浮沉节律，即春夏宜顺其升浮生长之气，秋冬宜顺其沉降收藏之势。春夏宜用少量升浮药，秋冬宜用少量沉降药。具体如春月加薄荷、荆芥之类，以顺春升之气；夏月加香薷、生姜之类，以顺夏浮之气；秋月加芍药、乌梅之类，以顺秋降之气；冬月加黄芩、知母之类，以顺冬沉之气。方法之二是现代人在对老年性慢性支气管炎的中医药防治研究中，根据"春夏养阳"的理论，夏天服用温阳化饮的痰饮丸（桂附理中汤与三子养亲汤化裁）取得了较好的防治效果。老年性慢性支气管炎的特点是阳虚季节性发作或加剧，那么从病证种类的角度，人们将此治法扩展应用到具有阳虚季节性发作或加剧特点的慢性鼻炎、关节炎等病证；另一方面，从治法的角度，人们又从内治发散扩展到外治，即冬病夏治，三伏天穴位敷贴治疗相关病证。根据"春夏养阳"的应用，逆向发散，那么对于阴虚季节性发作或加剧的病证，也可以采用"秋冬养阴"的方法加以治疗。

再如"通阳不在温，而在利小便"，本为清代医家叶天士针对外感湿热病出现湿阻阳遏的治疗方法。此法不仅适用于湿热病，而且可以广泛用于各种湿阻阳遏之证，如早在《素问·汤液醪醴论》中，即针对五脏阳气阻遏的水肿，用刺络放血、通大便、利小便的方法，以除湿通阳。《伤寒论》也指出："伤寒厥而心下悸，宜先治水，当服茯苓甘草汤，却治其厥；不尔，水渍入胃，必作利也。"即对水气上逆，胸阳被遏的厥、悸之证，亦先用除湿通阳之法以治之。有学者报道在中医学脾胃病中，经常会遇到胃凉证，多见于慢性胃炎、消化性溃疡等消化系统疾病。根据传统中医学观点，患者多表现为胃脘部怕凉或触之发凉，常常伴见喜温喜按，遇寒加重，得温则舒，所以常辨证为虚寒证，但在临床中按照虚寒证确立治法选择方药疗效欠佳。经仔细观察，发现胃凉证患者除上述表现外，多伴见大便不爽或便溏，舌苔厚腻，脉滑等症，是属湿邪为患的证候。叶天士曾详细阐述了湿邪致阳郁的机理，并明确提出了"通阳不在温，而在利小便"的治法。因此，胃凉证的发病机理，除虚寒证外，还有湿邪阻遏，阳郁不达，胃失温煦而致，临证思路有了进一步拓展。并认为在临证时应该多用发散思维方法，进行多途径、多角度开阔思路，把握临床辨证技巧，才能更准确地进行临床决策，增强决策的有效性，更好地提高临床疗效[1]。

4. 求异思维有助于中医理论的科学性检验

求异思维所要求的质疑精神，即勇于对人们司空见惯或认为完满无缺的事物提出疑问并不懈求解的态度，对于检验某些中医学理论的科学性和全面性无疑是必须的。以运气学说的研究和验证为例，《黄帝内经》运气七篇所建构的运气理论，首创医学气象历法，阐发六气致病，推演出气化学说和病机学说，系统论述了整体观的治疗原则，有力地促进了中医理论的发展。50余年来，对运气学说的研究，大致可概括为四个方面：一是运气与气候变化的印证性研究；二是运气与临床发病的印证性研究；三是运气理论与疾病诊治的研究；四是

---

① 王彦刚，李佃贵. 多途径多角度辨证提高临床决策准确性[J]. 医学与哲学，2006，27（8）：78-79.

运气与现代科学的印证性研究。对运气学说 50 余年的研究，虽然取得了一定的成果，但也是中医理论研究中最为混乱、结论变异性最大的领域。造成这种局面的原因，主要是现代学者对运气学说的研究大多缺乏怀疑和批判的精神，囿于干支推算的框架，没有对运气学说的理论及其建构予以理性的梳理。所以从总体上来说，运气学说的研究未取得实质性的突破，也没有给中医理论与临床提供更多的支持。因此，对运气学说的现代研究，首先要突破干支格局的局限，或者说彻底抛弃干支推算方法，充分吸收运气学说中有关人体、气候变化与人体疾病诊治密切相关的合理思想，着眼于实际气象变化与人体生理以及中医病证诊治的关系[①]。

再如对运气与气候变化的印证性研究，一般是将干支纪年的运气推测结果与不同地区的气象资料进行比较分析，而张剑宇等对山西省公元前 703～公元 1974 年 2677 年间涉及 92 个府县的异常气候资料进行分析，将历年干旱、水涝、严寒、大风异常气候与运气推断的气候直接比较，结果干旱平均符合率与平均基本符合率分别为 15.1%、25.8%，水涝平均符合率与平均基本符合率分别为 21.9%、13.7%。为了论证的科学性和结论的可靠性，又将所推断的气候模式分别前后滚动 1 年，再与异常气候相比较，然后将三种比较结果进行统计学处理，结果干旱、水涝、严寒、大风四种异常气候的三组结果比较均无统计学差异。故认为运气学说不能用来推断山西省实际气候变化[②]。这种求异思维的比较所得到的结论无疑更为全面，更加科学。

总之，求异思维作为一种打破习惯性的思想程序，从新的与众不同的角度来考虑问题的思维方式，和创造性想象有密不可分的联系，是一切从事创造性活动的科技人才必不可少的心理品质。但求异思维本身并不等同创造思维，创造过程也并不到此为止。还须从多种方案中，逐一筛选，有的甚至还须经过试验或论证，从而淘汰一些行之无效或效果欠佳的方案与办法，精选出最优的方案来。

 拓 展

同证异治，即中医辨证结果相同，但由于所患疾病不同而采用不同的方法治疗，此即求异思维在中医临床诊治中的具体应用。如申春悌等[③]研究发现，高血压病、脑梗死、更年期综合征 3 个病种的肝阳上亢型具有结构不变性，3 个病种的肝阳上亢型有 6 个相同指标：头胀、面红、心烦易怒、头痛、舌苔黄、脉弦。提示异病同证有其共同的物质与功能变化基础，根据中医异病同证同治的原则，应治以平肝息风、清热活血，可用天麻钩藤饮加减。但 3 种疾病肝阳上亢型不仅同中有异，指标排序并不一致，这反映它们疾病本质的主症显然是不同的。而且，更年期综合征还可见月经紊乱、烘热汗出、腰膝酸软、失眠多梦等症；脑梗死还可见半身不遂、口舌歪斜、舌强语謇或不语、偏身麻木、烦躁失眠等症；高血压病还可有眩晕、目赤和口干等症。故更年期综合征治宜兼用二仙汤合二至丸加减以平衡阴阳，调理肝肾；脑梗死治宜加用羚羊钩藤汤以凉肝息风潜阳；高血压病则常合用杞菊地黄丸以滋养肝肾。此体现了同证异病异治的思路，即除针对共同证候用药外，还要考虑到疾病本身的特殊性问题；也反映对已知信息进行多方向、多角度、多渠道思考的求异思维的特征。

① 邢玉瑞. 运气学说 50 年研究述评[J]. 北京中医药大学学报，2004，27（5）：10-12.
② 张剑宇. 山西省二千年异常气候资料对运气价值的验证[J]. 中医药研究，1990，（4）：40-43.
③ 申春悌，王忠，王海南. 病证型结合中医诊疗新模式研究方法[M]. 北京：人民卫生出版社，2021：234-237.

二、求 同 思 维

> 收敛式思维的严格训练几乎从科学的起源开始就是它本身所固有的。我认为没有收敛式思维，科学就不可能达到今天的状况，取得今天的地位。
>
> 托马斯·库恩《必要的张力》

人类的创造性思维活动是一个长期的历史发展过程，思维的历史继承性是认识发展中的一个十分显著的重要特征。人类从追逐野兽同时又被野兽追逐的洞穴人发展到用电子器械武装起来的计算机时代的人，充分地表明了人类的认识活动具有历史的继承性。倘若没有这种历史的继承性，人类的文明进步是不可思议的。求同思维是人类认识活动不至于中断的可靠保证，是人类的思维结晶得以世代传递的纽带和基本方式。求异思维去广泛搜集素材，自由联想，然后运用求同思维法对所得素材进行筛选、归纳、概括、判断等，从而产生正确的创意和结论。二者相互联系，相互渗透，相互转化，从而产生新的认识和创造思路。

（一）求同思维的含义

求同思维，又称为聚合思维、辐合思维、收敛思维、集中思维，是尽可能利用已有的知识和经验，把众多的信息逐步引导到条理化的逻辑程序中去，通过分析、归纳、综合、概括，找出正确的结论或答案的聚合式的思维方法。具体来说，求同思维是指紧随求异思维，在大量创造性设想中，通过分析、综合、比较、判断，选择最有价值的设想。如果说思维发散过程需要发挥知识和想象力，而收敛思维是选择性的，在收敛时需要运用知识和逻辑。

客观世界的万事万物，色彩纷呈，面目各异；即就是同一类事物，也各具特色，难以尽知，此时就要采用求同思维，找出不同事物的共同特征，进行分门别类，以便让人们更好辨析、了解。

（二）求同思维的特征

求同思维是人们长时间从事某一种工作、解决某一类问题时所形成的习惯性思维。其显著的特点是继承性、推理性、专一性。

1. 继承性

继承性表现为对已验证的成果在同一方向上进行进一步"肯定性"探索，其目的是进一步巩固、继承和发展它，决非推翻、否定它[①]。这种思维活动从过去的传统经验中引出解决问题的方法，要求人们从相同的方面去考虑问题，希望用老办法寻求解决问题的答案，因此，往往习惯于同一方向的知识积累和记忆。

---

① 魏建武. 创新思维中的"求异""求同"互动[J]. 海南广播电视大学学报，2004，（4）：78-80.

2. 逻辑性

求同思维属于逻辑思维推理的领域，它不仅进行定性分析，还要进行定量分析，要仔细分析各种方案、办法和设想的可行性，其获取的每一个结论或论断，都是以对其他被验证的成果进行严密推理为基础，所以，它具有逻辑性特征。

3. 专一性

专一性也称为指向性，是指它以某个问题为中心，从不同的角度将思路指向这个问题，在现有的几种途径、方案、措施中，通过比较，寻找一个最佳的途径、方案、措施；为获得正确答案，求同思维的方向只能指在某个固定的答案上。

基于上述特点，我们在运用求同思维时应注意以下几点：①追求秩序，总是力求符合已知的客观真理。②严谨周密，总是力求纳入传统的逻辑轨道。③步步为营，总是一环扣一环地展开，重视因果链，不允许出现跳跃和用现有的知识、经验无法解释的情况发生。④实事求是，总是力求从客观实际出发，占有更多的事实资料，并按照分析、综合、归纳、演绎及推理等思维形式，去揭示客体的内部联系和规律性，而不能主观臆造或凭空想象。

（三）求同思维方法的运用

《素问·阴阳应象大论》有"智者察同，愚者察异"之说。相对而言，中国传统科学不主张从事对自然事物一个一个的具体研究，不重视事物之间的差异探索，而是千方百计寻求自然万物共同的东西。显然，中国传统科学的本质特点就是求同。根植于中国传统科学土壤，凝聚着中国传统科学精髓的中医学，从本质上而言，必然也是求同的科学。

1. 求同思维有助于中医药理论的构建

中国传统哲学的一个基本原理是元气论自然观。《论衡·自然》曰："天地合气，万物自生。"自然万物是在这个气的运动中自然而然产生的，并随着这个气的运动而发展变化。因此，万物便有了大自然这个整体所具有的气、阴阳规律，而人们的认识也就是为了把握这个共同的气、阴阳规律。《周易·系辞上》有"一阴一阳之谓道"之说，这个"道"就是自然界的根本规律，它决定了事物的产生和发展变化。认识了"道"，也就认识了所有事物；把握了"道"，也就把握了自然界的根本规律。通过把握"道"来把握世界，是中国哲人所找到的把握世界的快捷方式。既然把握了"道"就把握了整个世界，那又何必费心再去认识一个个的具体事物呢？故而，"知其道"铸就了中国传统学术的察同的本性，同时，这一本性也深深地融入并影响到中医学的方方面面，决定了中医学的本质特点。

在中医学中，阴阳之"道"统领了人体生理、病理、治疗等规律之大同。《素问·阴阳应象大论》曰："阴阳者，天地之道也，万物之纲纪，变化之父母，生杀之本始，神明之府也。"阴阳学说一旦与医学相结合，便成了"生死之本"及"医学之要"，占据了中医学基本观念的核心地位，成为把握人体生理结构和病理变化之"道"。所谓"人生有形，不离阴阳"（《素问·宝命全形论》）。

天人关系是中国古代哲学中的一个重要命题。天人合一，是指人与天地万物之间，存在着普遍的联系、对应与相互作用。换句话说，就是人与天地自然相通，甚至在一定意义上相同。《灵枢·岁露论》曰："人与人地相参也，与日月相应也。"从构成物质上看，《素问·宝命全形论》云："人以天地之气生，四时之法成。"就变化规律而言，《素问·脉要精微论》曰："四变之动，脉与之上下。"而从整体联系上看，《灵枢·邪客》更是直言："天有日月，人有两目；地有九州，人有九窍；天有风雨，人有喜怒；天有雷电，人有音声；天有四时，人有四肢；天有五音，人有五脏；天有六律，人有六腑；天有冬夏，人有寒热……"将天人相应关系推向极致，人与天地自然浑然相同[①]。

寻找经验事实之间的联系并做出统一的解释，促进了中医理论的建构与发展。如人们对于中药性能的认识，先是在医疗实践的基础上，对单个药物功效的认识，随着对药物数量认识的不断增多，有必要建构一套理论来对众多分散的药物性能进行统一的解释，寻找诸多经验事实之间的联系，以此为动力，促进了中药四气、五味、升降浮沉、归经等理论的形成，陈藏器《本草拾遗》正是在大量积累的药物知识的基础上，概括药物的功效为宣、通、补、泻、轻、重、滑、涩、燥、湿十剂，发展了中药学理论。

2. 求同思维影响着中医诊疗活动

辨证论治是中医认识疾病和治疗疾病的基本方法。事实上，无论是八纲、六经辨证，脏腑、三焦辨证，还是气血津液、卫气营血辨证，遵循的都是一条求同之路。也就是说，虽然疾病种类繁多、表现各异，却都可以辨别概括判断为某种性质的"证"，进而施以治疗。这样的思维模式也贯穿于辨证论治的具体过程中。如我们在临床上经常遇到的"异病同治"的过程，实际上就是求同思维的过程。例如清代名医余霖大胆创制的治疫主方——清瘟败毒饮，该方融白虎汤、凉膈散、黄连解毒汤、犀角地黄汤为一剂，清热解毒力量甚强，适用于一切火热，表里俱盛，狂躁烦心，口干咽痛，大热干呕，错语不眠，吐血衄血，热盛发狂等证。方中重用石膏，是因其"性寒大清胃热，味淡气薄能解肌热，体沉而能泄实热""直入胃经，使其敷布于十二经，退其淫热"。佐以黄连、水牛角、黄芩泄心肺火于上焦，丹皮、栀子、赤芍泄肝经之火，连翘、玄参解浮游之火，生地、知母抑阳扶阴，泄其亢盛之火，而救欲绝之水，桔梗、竹叶载药上行，使以甘草和胃。系抑阳扶阴，融泻火、解毒、滋阴为一炉，为治疗热疫开创了新的途径。现代临床医生在运用该方时，根据其所使用的特点，可运用于流行性出血热三期合并危重症、蛛网膜下腔出血、登革热、出血热、脓毒败血症、肠伤寒、急性肝昏迷、肺炎、流行性腮腺炎、急性乳腺炎等病症，虽然这些急重危症的病因病理不尽相同，但在各自病理发展过程中，都会出现一个共同的病理特点，即温热疫毒之火充斥内外，气血两燔。因此，通过分析与判断，使用清瘟败毒饮加减治疗均能获得良好的疗效。在这一事例中，我们可以清晰地看到：选择判断–抽象概括–推理解决问题的完整过程。

三、求同与求异思维的关系

求同思维与求异思维是人们在思维活动中存在的两种对立统一的过程。两者相比较，

① 王炜，严火其. 智者察同——从 SARS 诊治看中医学的本质[J]. 江苏中医药，2004，25（9）：8-11.

各有长短，求异思维注重变通，能产生较多的思维产品；没有发散，思维容易陷入呆板和保守，难以创新和发现。求同思维注重规范和秩序，它追求高质量的思维产品；没有聚合，思维容易陷入混乱的空想和乱想之中，难以取得思维成果。正如美国科学哲学家库恩所指出的，科学只能在两种思维方式（指求同思维与求异思维）相互拉扯所形成的"张力"之下向前发展。

求异思维由于流畅、广阔、开放、变通等特点，能够使主体面临问题时，头脑里涌现出多个解决问题的方案、多条途径。但各种方案、途径对于具体的解决问题而言，并非处在同一地位，起着同等作用。求异思维本身无法对其思维产品的价值做出判断。所以，单有求异思维，会使人产生繁杂和无所适从的感觉。要判断各种方案、途径中哪一方案最优、哪一途径可行，必须依靠求同思维。

求同思维和求异思维的过程就是异中求同和同中求异的过程。从某种意义上说，科学发展的本身也正是一个聚合与发散的交替进行、循环运动的过程。每完成一次循环，都将科学向前推进一步。例如，科学家从自然力、人力等各种不同形式的相互作用中概括出力的概念，即"力是物体对物体的作用"，这是异中求同，属于聚合。后来，又在力的概念下，找到了万有引力、电磁力、强相互作用和弱相互作用等四种不同性质的力，这是同中求异，属于发散。

在实际工作中，面对一个具体的问题，需要采用求异思维，还是采用求同思维，则要取决于问题的性质和要求。一般而言，面对有确定唯一答案的问题，一般要选择求同思维；面对答案不确定的问题，则应选择求异思维。在实际的思维过程中，它们并不是相互分割的，往往是相互补充、相辅相成的。以泄泻一证为例，《素问》虽有飧泄、濡泄、注泄、鹜泄和洞泄之名，而略于辨证。经清代林佩琴参合脉证，在泄泻分型上，除《素问》所述五泄之外，林氏又有食泄、伤酒泄、暑泄、伏暑之泄、肾泄、脾肾泄之分。后世又在林氏分型的基础上，将泄泻证型扩充有胃泄、脾泄、大肠泄、小肠泄、肝泄、痰泄、大瘕泄等，根据临床实践进行发散思维。但是，仅有发散思维是不够的，于是，对这些泄泻证型进行聚合思维，其病理之大要，不过初伤在胃，久伤在脾。为此，其治疗大法，李士材有淡渗、升提、清凉、疏利、甘缓、酸收、燥脾、温肾、固涩九法，后人亦有所发展，汇总这些治疗方法有三个特点：一是温阳益气为主，注重调理脾、肝、肾三脏，而达到止泄的目的。二是清热祛湿为主，疏理肝脾，调畅气血。三是活血祛瘀为主，健脾温中益气善后。从上可见，人要到达一个思维目标，开始往往都是从一个已知信息点出发，经过发散思维，从而激发出许多思维的火花，产生出新的信息、新的观点。在这一思维的过程中，这些信息常常是杂乱无章、良莠不齐的，所以必须对其进行筛选、整理，加以汇总，用求同思维才能达到最终的预期目的。

所有创造活动，都必须将求同思维与求异思维有机地结合起来。例如清代名医吴鞠通面对京师发生温疫大流行，目睹当时温疫经误治而死者，不可胜数。吴氏尽其所能而救治患者，虽然求治者大多就诊时已成坏病，但经其救治，幸存者达数十人之多。通过亲身临床实践，不仅使他加深了对温病的病机、治则、方剂的了解，而且也使他进一步认识到庸医误治的危害，以致发出"生民何辜，不死于病而死于医，是有医不若无医也，学医不精，不若不学医也"的感叹。同时，也使他体会到所用治温之法的卓越效果，要治好温疫就要突破原有的治疗体系。因此，吴氏有意识地围绕温病的诊治，进行发散思维，一方面，在理论上传承《黄帝内经》有关三焦的理论，汲取刘河间的温病观、罗天益的三焦分治等医家的学术观点；另一方面，进行了大量的临床实践，使自己对温疫为患有了较全面的认识，并对以前的片面认识作了深刻反省，获得许多临床心得，于是，他经过聚合思维，创立了三焦辨证体系；同时，又通过发散思维，对温病的治疗原则以及所使用的方剂，进行实践，再经过聚合思维，提出了温病治则、治法以及治疗禁忌，并创制了众多治疗瘟疫的方剂，以此作为温病辨证论治的大法，这些治则与方剂对温病学体系的成熟及后世外感热病的临床诊疗均有着深刻的影响。从上述这一例子可以看到，创造性思维大都要经历"发散→聚合→再发散→再聚合→再发散……"的反复循环过程。当然这种每次发散与聚合的循环，不是简单的轮回，而是经过每一回的发散与聚合，人的思维活动就上升到一个全新的层次。

由此可见，在一个创新思维过程中，求异思维与求同思维是两个重要的组成部分，发散是为了聚合，发散是聚合的基础；聚合是发散的目的，也是发散的必然结果，两者缺一不可。而且从均衡发展的角度讲，发散程度高，收敛能力强，是一个人发展创新思维的必要条件，那种认为创造性思维就是求异思维的看法无疑是片面的。

 拓　展

一、哲学家约翰·杜威通过对问题解决过程的深入研究指出，典型的问题解决包括以下几个依次出现的阶段：①感受到问题；②确定和界说问题；③提出种种可能的解决方法；④推断这些解决方法可能出现的结果；⑤接受其中的一种解决方法[1]。在这五个阶段中，第一阶段是对问题的感知，它是信息输入的过程；第二阶段是对问题的认定，侧重于求同思维；第三阶段侧重于求异思维；第四阶段是求异到求同的过渡；第五阶段是求同的完成。其实，在创造性解决问题的过程中，思维的发散与收敛总是一张一弛，相辅相成，有机地综合在一起的。在发现问题的阶段，思维的发散和收敛的倾向，经常要发生多次转化，创造者在广泛搜集、捕捉发明目标时，他的思维处于发散状态；当他抓住一个目标时，他的思维又是集中于一点，即处于收敛状态。在确定问题阶段，解题者围绕这一点，广泛地收集资料，这又是发散；从大量资料中最后确定问题到底是什么，这又是收敛。在解决问题阶段，提出尽可能多的设想和解答，这是发散；然后综合各种设想，拿出一个自认为最好的设想，这又是收敛。即使在评价阶段，也需要先发散，如提出各种评价标准，然后再收敛，如识别不同的评价标准，排列哪个标准是最重要的。

二、案例：杜某，女，5岁。1991年7月23日初诊。流清涕已14个月。去夏一度歇止，今夏则不能自敛。另无一切自觉症状。

检查：鼻腔（一）。舌薄苔，脉平。

辨证：清涕滂沱，查无阳性，宗多涕症处理。以无邪无感，独虑内虚，收之敛之。

处方：党参10g，益智仁10g，山药10g，乌药6g，百合10g，诃子肉10g。7剂煎服。

① J·P·吉尔福特. 创造性才能——它们的性质、用途与培养[M]. 施良方，沈剑平，唐晓杰译. 北京：人民教育出版社，1991：123.

二诊，1991 年 8 月 14 日。涕量已减少到正常，近以风扇吹风过多而再度滂沱淋漓，色清不黄不稠。

检查：鼻腔有浊性分泌物潴积。舌薄苔，脉细。

辨证：淫涕始敛，一经风冷而再度增多。当责之卫气不固，玉屏风散主之。

黄芪 10g，稽豆衣 10g，白术 6g，防风 6g，百合 10g，诃子肉 10g，辛夷 6g。7 剂煎服①。

按 缩泉丸出于《魏氏家藏方》，常用来治疗下元虚寒，小便频数或白浊、遗尿，看似与本例患者没有什么关系。然干祖望分析两种病证的本质均是肾阳不足，肾气摄纳失职，在下可见虚寒小便频数，在上则可见清涕滂沱，病机相同，故选用缩泉丸化裁治疗，意在温肾壮阳，收涩敛涕。方中益智仁温补脾肾，固精涩涕，乌药行气散寒，山药、党参健脾补肾，四药合用，下焦得温，固摄有权，则清涕自止；另用诃子旨在加强温肾壮阳、收敛涩涕作用；加百合养阴润肺，使肺之通调正常，津液得布，清涕亦易消除。干祖望通过求同思维，活用缩泉丸，扩大了该方的应用范围。

3.4　正向与逆向思维

无论从人对客观事物矛盾对立面的认识和反映来说，还是从创造者主观构思的对立面的形成过程来说，都具有思维方向的互为正逆。因此，根据思维的方向，还可以把思维分为正向思维和逆向思维。

一、正 向 思 维

正向思维是指按照常规思路或者遵照时间发展的自然过程，或者以事物的常见特征与一般趋势为依据进行思考、推测，是一种从已知到未知，通过已知来揭示事物本质的思维方法。正向思维一般是从分析原因入手，经过逻辑推理，由发散到集中而得出结论。

正向思维是人们常用的一种思维方法，我国古代的"月晕而风，础润而雨""朝霞不出门，晚霞行千里""鱼鳞天，不雨也风颠"之类预报天气的谚语，即体现为正向思维。在科学史上，沿用已有的思路解决新的问题，也是科学发现的重要方法之一。如在天文学领域，发现天王星之后的几十年里，人们又发现天王星的实测轨道同理论数据存在偏差，表现出轨道上下摆动的现象。有的天文学家大胆地推测，天王星的外边还有一颗未发现的行星。

---

① 严道南，黄俭仪，陈小宁. 医案中的辨证思维——百岁名医干祖望医案品析[M]. 北京：人民军医出版社，2011：121-122.

19 世纪 40 年代,英国的亚当斯花费了近两年时间,终于用万有引力定律和天王星实测数据推算出这颗尚未被发现的新星的轨道。几乎与亚当斯同时,法国天文学家勒威耶也用艰难的数学方法推算出这颗新星的可能位置。1846 年 9 月 23 日,柏林天文台台长伽勒果然按勒威耶推算的位置方向找到了一颗未列入星表的八等小星,即海王星。80 多年之后,天文学家们又通过类似的推理演绎方法在海王星外发现了冥王星。这些太阳系行星的发现均是正向思维的结果。

 拓 展

> 实验心理学创始人冯特认为,心理学的首要任务是对意识经验进行分析,寻找组成复杂意识经验的元素。在他看来,物理学找到了组成物质的分子、原子;化学找到了化学元素,而且门捷列夫元素周期表的发现让科学家看出组成物质的元素组合是有规律可循的。既然这些业已成功的自然科学采纳的是元素分析的路线,因此,从一开始,科学心理学就采纳了脱离身体、专注意识的元素分析路线。冯特的学生爱德华·铁钦纳倡导构造主义,其主要工作是寻找意识元素和确定意识的"构造",他指出:"心理学按照我们的定义是一种构造心理学,是心灵的解剖学和形态学。心灵是复杂过程的结合体,我们的工作是分析这个结合体。"

二、逆 向 思 维

(一)逆向思维的含义

逆向思维,又称为反向思维,是指从习惯思路的反方向去寻找、分析解答问题的思维方法。平时,我们常说"反过来说""反过来看""唱反调"等都是逆向思维。

逆向思维的客观基础,在于自然界和人类社会普遍存在的事物之间的对立统一关系,或者说辩证唯物论的对立统一关系是逆向思维的客观依据。逆向思维的合理性,就在于在思维的过程中,可以站在常规思维的反面,启发辩证思维,使思维的认识有了辩证性,有了全面性。在看待问题时,既要注意问题正方向的合理性,同时还要注意问题反方向的合理性,从而引人作更深、更远的思考,使绝对的对立转换,产生出完全不同于原来的绝对肯定或绝对否定的意见,有助于全面揭示真理。

逆向思维虽然能够启发人们的辩证思维,但并不等同于辩证思维,它仅仅是从常规思路的反方向去理解问题的实质,其作用在于发现、弥补正向思维的不足。而辩证思维是人们在思维过程中,对客观事物辩证发展过程的反映形式,它的特点是从认识对象的内在矛盾的运动变化中,从各个方面的相互联系中进行考察,从而从整体上、本质上完整地认识对象。

(二)逆向思维的特点

逆向思维是一种具有很强创造性的思维方法,其特点主要表现为逆向性与求异性。

1. 逆向性

逆向思维专门从相反的、对立的、颠倒的角度去思考问题，是一种非常规性思维。一般情况下，人们思考问题多从相近的、相似的角度去想，相反的角度反差很大，非特意而不为之。从相近的、相似的角度想问题是无意识就完成的自然状态，而相反思考必须是有意识的、主动的思考。所以，逆向思考这种积极、主动、打破常规的思考过程就具有了创造性。其中的道理在于促进了记忆表象之间新的联系，以及提供了联系的新途径。

另外，逆向性思考还有助于揭示处于隐蔽状态下的事物的相反属性，加深对事物本质的认识。因为对立的事物性质在同一场合下同时出现，有时交替出现；有时一定条件下只出现一种性质，另一种性质以隐蔽方式存在。在这种情况下，逆向思考有助于我们揭示那些潜在的方面，加深对事物另一方面本质的认识。例如，19 世纪末人们发现了电子后，1931 年英国物理学家狄拉克根据对物理世界的深刻理解，预言了正电子的存在，果然两年后正电子就被美国物理学家安德生拍摄的云室照片所证实。由此，人们又预言了反质子的存在，经过近四分之一世纪的努力，使用了能量为 62 亿电子伏特的质子加速器后，人们才真正发现了反质子。预言正电子和反质子都是通过从相反的方面建立事物新的联结而促进科学的探索。

2. 求异性

逆向思维也可以说是一种求异思维，它是用挑剔的眼光去看事物，着眼于发现事物间的差异性、现象和本质的异质性、已有理论知识和认识的局限性，对常见的现象持分析、怀疑、批判的态度，因而富于批判性。由于逆向思考的求异性是对原有思考角度的 180 度的反转，所以，就比一般的求异更容易打破常规的正向思考角度和传统的思考方式，破除由经验和习惯所造成的僵化的认知模式，促使创造性设想的诞生。如 1819 年，丹麦物理学家奥斯特发现，通电导线可使磁针偏转，确定了电会转化为磁的磁效应。英国物理学家法拉第对这一现象进行了逆向思索，提出了既然电能生磁，为什么磁不能生电的问题，经过近 10 年的艰苦探索和不懈研究，1831 年，他终于发现了电磁感应现象，制造出了世界上第一台发电机，打开了人类通向电气时代的大门。又如在微观世界，现代科学已经证实，一切物质都由原子组成，原子由原子核和带负电荷的电子组成，原子核又由带正电荷的质子和不带电的中子组成。科学家进而从逆向思维出发，相信宇宙间存在着一种完美的对称性，相继研究发现了正电子、反质子、反中子。

（三）逆向思维方法的运用

逆向思维的过程大致要把握以下要素：首先，要列出相互关联的事物；其次，找出事物内部的各种正负因素；第三，按照常规思维方法列出从正到负，或者从原因到结果的正向思维流程；最后，对正向思维的过程进行逆向思考，反其道而行之，得出新的结论。

在中医学领域，逆向思维方法根据其所指对象的相互关系，可分为以下几种。

1. 阴阳性质逆向思维

阴阳作为自然界相互关联的事物或现象对立双方的概括，反映了事物之间相反相成的对立统一关系。根据阴阳相互对立的关系，中医学不仅提出了"阳病治阳，阴病治阴"的治疗原则，同时又从逆向思维的角度，提出了"阳病治阴，阴病治阳"的方法，《素问·至真要大论》更为具体地指出："有病热者，寒之而热；有病寒者，热之而寒。二者皆在，新病复起，奈何治？岐伯曰：诸寒之而热者取之阴，热之而寒者取之阳，所谓求其属也。"即一般而言，阳盛则热，治以寒凉清热；阴盛则寒，治以温热散寒。但寒热之象又有虚实真假之别，上述治法乃针对实热、实寒之法。若用于虚寒、虚热或真寒假热、真热假寒之证，势必出现"有病热者，寒之而热，有病寒者，热之而寒，二者皆在，新病复起"的局面，对此，当从阴阳相反的一方去考虑问题。对"寒之而热者"，当从阴的方面考虑，或为阴虚内热，治宜甘寒、咸寒以滋阴清热，所谓"壮水之主，以制阳光"；或为阴盛格阳，真寒假热，治须用温热药物以回阳救逆，均不可用苦寒清热泻火之品。对"热之而寒者"，当从阳的方面考虑，或为阳虚之虚寒，治宜温阳散寒，所谓"益火之源，以消阴翳"；或为阳盛格阴，真热假寒，治须寒凉清热或攻下，均不可用辛热（温）散寒之品。

2. 五行关系逆向思维

五行学说作为中医学的说理工具，一方面采用取象比类的方法对自然界与人体的各种事物或现象加以归类，另一方面用五行之间生克乘侮的关系以说明五行系统在生理或病理情况下的相互联系或影响。一般认为，五行之间的生、克是按照木、火、土、金、水的次序，相邻为生，间一为克。但中医脏腑之间的生理、病理关系，远远超越了这种单向性作用，故清代医家程芝田在《医法心传》中采用逆向思维的方法，提出五行颠倒的观点，认为五行之间根据条件的不同，可具有直接的双向作用，包括相生与相克之间的互生、互克，以及相生者之间的相克、相克者之间的相生等关系。如金能生水，水亦能生金，金燥肺痿，须滋肾以救肺；金可克木，木亦可克金，肝木过旺，则刑肺金；水能生木，又能克木，水多则木腐；木可克土，亦可生火以实土等。在这里，五行颠倒论强调了五行之间作用的条件性、双向性及多变性，拓展了临床诊断和治疗疾病的思路。如赵献可在《医贯》中所说："近世人皆曰水克火，而余独曰水养火；世人皆曰金生水，而余独曰水生金；世人皆曰土克水，而余独于水中补土；世人皆曰木克土，而余独升木以培土。若此之论，颠倒拂常。"

3. 部位对称逆向思维

中医学认为由于经络系统的相互联系以及信息传输作用，人体的组织器官之间构成了一个有机整体，并呈现出结构部位的内外、上下、左右等对称性。因此，在临床治疗疾病的过程中，也可采用逆向思维的方法，从其相反的部位着手治疗。如《素问·阴阳应象大论》论针灸治疗指出："善用针者，从阴引阳，从阳引阴，以右治左，以左治右。"具体而言，包括：①经脉阴阳对称。即阴经病证针刺其相表里的阳经，阳经病证针刺其相表里的阴经。如杨上善《太素》说："肝脏足厥阴脉实，肝腑胆足少阳脉虚，须泻厥阴以补少阳，即从阴引阳也。若少阳实，厥阴虚，须泻少阳以补厥阴，即从阳引阴也。余例准此。"②脏腑俞募阴阳对称。即根据病变所在之脏，取其相应的背俞穴针刺治疗，如心绞痛取心俞或厥阴俞，肾绞痛取肾俞等；或六腑病变取其胸腹部相应募穴针刺治疗，如胃病取中脘，大肠病取天枢等。③上下部位对称。如《灵枢·终始》曰："病在上者下取之，病在下者高取之，病在头者取之足，病在腰者取之腘。"④左右部位对称。即病在左者取之右，病在右者取之左。如治疗面瘫，古人有"喎左泻右以师正，喎右泻左莫令斜"之说。此外，内病外治，外病内治；冬病夏治，夏病冬治；提壶揭盖法、外科烧伤治疗从暴露干燥疗法到湿润疗法等，也体现了对称性逆向思维的方法。

4. 化弊为利逆向思维

在某些情况下，本为有害的因素，如果合理加以利用，又可能达到取利之效。如滞针本是指在行针时或留针后，医者感觉针下涩滞，捻转、提插、出针均感到困难而病人感觉疼痛的一种较常见的针刺异常情况。其原因是患者精神紧张，当针刺入腧穴后，病人局部肌肉强烈收缩，或因行针时用力过猛，提插、捻转的指力不均匀，单一方向捻转太过，以致肌肉纤维缠绕针身而引起滞针。这种本应在针刺操作过程避免的针刺异常情况，在现代则发展成为一种针刺手法——滞针术，即医者有意大角度、单向捻转，将针留滞于腧穴局部，并在此基础上配合其他手法以增强针感，提高疗效。滞针术有促进和控制针感、松解粘连、提升中气、牵正纠偏等作用，多用于行气、催气，对于毫针所适应的属于实证、痛证、痹证等疾病皆可适用，如果配合其他手法还可用于面瘫、小儿脑瘫、中风偏瘫、类风湿性关节炎、慢性腰肌劳损、软组织损伤粘连、术后肠粘连及胃下垂等多种疾病的治疗。又如《素问·至真要大论》说："惊者平之。"一般解释为惊悸不安一类的病症，以镇静安神法平抑之。唯张子和在《儒门事亲》中有独到的见解："平谓平常也，夫惊以其忽然而遇之也，使习见习闻则不惊矣。"巧妙地化害为利，把致病之因转化为治疗手段，并报道治疗一因惊患病的病人，采用以惊刺激的方法，逐渐加大刺激量使病人逐步适应而获愈。另外，中医治疗中的"以毒攻毒"，如砒霜、巴豆、蛇毒、蟾酥等毒性药物，施以科学的配伍和适当的用量，以达到有效治疗疾病的目的；同时，中医学在认为"毒即药"的同时，也强调"药即毒"，也就是说，不论什么药物，如果超过了应有的用量，都会对人体造成负面的影响。这些认识都属于逆向思维方法的应用。

5. 状态逆向思维

状态逆向思维是指人们根据事物或方法现有的状态的反面来看待、思考事物或方法，从中找到改善事物或方法的途径。如在科学技术快速进步以及全球化程度越来越深的今天，世界各国以及各行各业都在为标准而战，行业中的领先者、强者制定、推广有利于自己的标准，落后者往往不得不接受既成的事实。以中药的研发、推广为例，虽然传统中医药学在历史上为人民群众的身体健康做出了重要的贡献，积累了宝贵的财富，现在看起来其理念仍然是先进的；炮制加工技术可以有效地减低药物的毒性，有效地促进有效成分的发挥；辨证论治和复方避免了单体药物作用单一的弊病，这些都是传统中医药的优势所在。但由于西方国家在药物标准上拥有强势的话语权，所以中药往往被西方国家拒于国门之外。面对这种局面，我们也可以从被动接受别人的标准，转而主动出击制定自己的标准。因为中医药是我们国家的专有技术，在这个领域我们是当仁不让的领先者，所以我们没有必要在中医药方面跟着别人亦步亦趋，可以制定自己的科学、规范的中医药标准，有了这样的标准，今后的主动权就掌握在我们的手里了，如此中医药才能真正走向世界。

当然，逆向思维尚有结构逆向、原理逆向、序列逆向、条件逆向等不同的方法，这些方法在中医学领域的应用还有待深入研究。

 拓　展

《庄子·人世间》：山木自寇也，膏火自煎也。桂可食，故伐之；漆可用，故割之。人皆知有用之用，而莫知无用之用也。

《庄子·逍遥游》：惠子谓庄子曰："魏王贻我大瓠之种，我树之成而实五石。以盛水浆，其坚不能自举也。剖之以为瓢，则瓠落无所容。非不呺然大也，吾为其无用而掊之。"庄子曰："夫子固拙于用大矣！宋人有善为不龟手之药者，世世以洴澼絖为事。客闻之，请买其方百金。聚族而谋曰：'我世世为洴澼絖，不过数金；今一朝而鬻技百金，请与之。'客得之，以说吴王。越有难，吴王使之将。冬，与越人水战，大败越人，裂地而封之。能不龟手，一也；或以封，或不免于洴澼絖，则所用之异也。今子有五石之瓠，何不虑以为大樽而浮乎江湖，而忧其瓠落无所容？则夫子犹有蓬之心也夫！"

从《庄子》以上所论，分析其思维方法。

3.5　隐　喻　思　维

> 不论是在语言上还是在思想和行动中，日常生活中隐喻无所不在，我们思想和行为所依据的概念系统本身是以隐喻为基础……我们以隐喻来理解世界，来思考，来行动；隐喻不仅可以被理解，而且可以有意义，可以为真。
>
> 乔治·莱考夫，马克·约翰逊《我们赖以生存的隐喻》

隐喻是人类语言与思维的一种普遍现象，并且有着悠久的历史。隐喻在汉语中作为修辞格来讨论和研究，可追溯到先秦时期。先秦诸子对各自观点的阐述，都离不开比喻，如孔子很早就提出"能近取譬"的观点，墨子讲"譬也者，举他物而以明之"。荀子主张"譬称比方"，庄子堪称擅用比喻的大师，韩非子则有"连类比物"的观点。中国古代隐喻的研究源远流长，内容也相当丰富，在比喻分类上的成果达到了很高的水平，但长期以来，隐喻只是被作为一种修辞格来认识，并没有认识到隐喻的认知功能。

在历史上，第一位对隐喻问题做出了专门研究并试图描述其内涵与本质的学者是亚里士多德，但他只是在一种纯粹修辞学的层面上谈论隐喻的。英国新批评派的创始人理查兹（I.A.Richards）在修辞哲学研究的基础上，提出"隐喻无所不在"的原则，认为隐喻不仅仅是一种语言的表达手段，而且是人类思维的工具，尤其是抽象思维的工具。美国实用主义哲学家布莱克（Black）在理查兹学说的基础上，提出了"互动理论"，认为本体和喻体之间的相互作用并不是均衡的，双方都不是无条件地以对方的改变为转移。隐喻具有语义过滤和转换功能，喻体一般最可能成为特征的传递者，在过滤过程中，一些特征或属性被忽略了，另一些属性被强调了。所谓"互动"，就是两个表象的融汇，隐喻就是这个融汇的结果。这一观点已经逼近了认知科学的领域。1980年，莱考夫与约翰逊合作出版了《我们赖以生存的隐喻》一书，构建了一种较为完整的隐喻认知理论，明确指出隐喻不仅是修辞手段，更是一种根植于思维中的认知方式乃至行为方式。隐喻在思维中的作用被提升到了前所未有的高度，成为人类认知世界的强有力的工具。

一、隐喻思维的概念

什么是隐喻？由于20世纪以来，来自各个学科的研究视野为隐喻研究增添了丰富的内涵，也形成了各种各样的概念。从词源学及构词法的角度来看，隐喻最为基本的内涵表示一种意义的转换或转移。从认知科学的角度而言，莱考夫等[1]认为："隐喻的本质就是通过另一种事物来理解和体验当前的事物。"通常是借助具体的、有形的、简单的、比较熟悉的、结构相对清晰的始源域概念（如温度、空间、动作等）来表达和理解抽象的、无形的、复杂的、不熟悉的、缺乏内部结构的目标域概念（如心理感受、社会关系、道德等）。简言之，隐喻是我们建构、理解抽象概念、进行抽象思维的主要途径。其中可有狭义与广义之分，狭义的隐喻表现为一种语言表达式，内含着指称的变异和意义的转换；广义的隐喻表现为一种具有基础性的认知范型和思维方式，内含着一种特殊的概念化过程[2]。二者又互为表里，密切相关，其中隐喻语言是隐喻思维的体现，隐喻思维是隐喻语言的内核。从结构上说，隐喻是将始源域的框架映射到目标域之上。这种映射具有方向性、不完全性、一致性的特征。所谓方向性是指一部分隐喻映射只存在从源域到目标域，即感知觉体验对抽象思维加工的单向作用，而另一部分隐喻映射则存在感知觉体验与抽象思维加工的双向相互作用，如个体的温度体验会影响其对社会人际情感的认知，而社会人际情感体验则会对个体的温度知觉产生影响；不完全性是指源域的框架只有部分会被映射到目标域之上；一致性是指映射不是随意的，映射的结构应与目标域的原有内部结构相一致。从本质上来讲，隐喻是以一定语形构造为载体，在特殊的语用语境中生成的一种语义映射。正是特定语境中语形构造、语义映射、语用选择的统一，决定了相关隐喻的生成及其本质意义[3]。

隐喻思维，就是人脑运用隐喻方法，通过已知的某一事物的属性来理解和认知另一事物相似属性的信息加工过程。人类在认知世界的过程中，对某些事物由于缺乏清晰的类别概念和抽象的概念语言，只能用已知事物的具体意象来表达新事物、新经验，通过类比和联系来发现两类事物间的某种相似性及其联系。这种通过类比和联想进行的相似性替换过程，就是隐喻思维的基本过程。早期倾向于认为，相似性是隐喻思维的基石，亚里士多德在《诗学》中指出："使用隐喻是一件匠心独运的事，同时也是天才的标志，因为善于驾

① 乔治·莱考夫，马克·约翰逊. 我们赖以生存的隐喻[M]. 何文忠译. 杭州：浙江大学出版社，2015：3.
② 安军. 科学隐喻的元理论研究[M]. 北京：科学出版社，2017：7.
③ 郭贵春. 隐喻、修辞与科学解释[M]. 北京：科学出版社，2007：78.

驭隐喻意味着能直观洞察事物间的相似性。"现代认知语言学派则认为隐喻产生的基础是经验[①]，包括经验的相关性、各种各样的非客观相似性、共同的生物与文化根基等。

对于影响隐喻映射建立的因素，至今认识不一。概括起来主要有：①相似观。即特定的具体概念与抽象概念间的隐喻映射是基于二者之间内容与内在结构的相似性而建立起来的。②早期经验观。即隐喻映射可能源自婴幼儿期的基本经验。在儿童期的一些具体情景中，当两种体验并存时，已经存在的、较容易理解的具体概念的结构会映射并被保存到抽象的、较难理解的概念结构中，这一过程的结果则是人们会用基本的感知经验代替抽象的社会经验。③身体构造观。由于人类的知觉特性与身体构造决定了我们同环境互动的方式及所获得的感知觉经验，而隐喻映射正是在这些基本经验的基础上发展的，因此人类的身体构造决定了特定隐喻映射的形成。④进化观。主要强调个体或族群在进化过程中同物理环境的互动体验对隐喻映射的塑造作用。上述不同的观点从不同的角度阐释了影响隐喻模式形成的因素，而实际上这些观点相互补充，进化过程、早期经验与身体活动特性等因素共同塑造了隐喻映射，只是对于某一特定隐喻来说，可能某一因素会对其形成具有主导作用[②]。

二、隐喻相关思维方法考察

（一）隐喻与转喻的关系

隐喻与转喻既有区别又密切关联。二者之间最大的区别在于以下三点：概念结构、生成基础和认知机制的差异。首先，二者结构不同。隐喻由"本体（始源域）""喻体（目标域）"和它们之间的映射关系构成。虽然转喻的构成部分也可以这样分析，但不同的是，隐喻的本体和喻体通常属于不同范畴，二者以相似性为桥梁产生了跨域映射。而转喻的本体和喻体常属于同一范畴或相近范畴，二者以关联性为基础产生替代关系。如《黄帝内经》中，"五行"对应人体的五脏就是五个相似的隐喻。其中"水"喻指肾脏，是基于二者在性质和功能上的相似性，都有"湿润、寒凉、向下"的特性。但本体"肾脏"和喻体"水"分属于两个截然不同的范畴。另一方面，人体中的"血液、津液、痰涎涕唾"皆可谓之曰"水"，以"水"或"水液"这个总称来代指上述不同类型的液态物质，就是一种转喻，是整体与个体或范畴与成员之间的转喻。本体和喻体属于同一范畴。

其次，隐喻的生成基础为"相似性"，本体与喻体有显著的相似特征，足以在本体的基础上理解喻体；而转喻的生成基础为"关联性"或"邻近性"，即两事物之间的"关联性"是凸显特征，能够通过其中一个事物来替代另一种事物，或通过一种事物来替代一类事物，或通过某次突出的特例或某个突出特点来替代普遍规律或常规功能等等。转喻中本体和喻体的关系从根本上讲是一种替代关系。如汉字"经"，原意指"织机上纵向排列的丝线"，在中医学理论中喻指"经脉"，是遍布人体内的气血运行的通路。《灵枢·脉度》曰："经为里，支而横者为络，络之别者为孙。"这里的"经"指的就是"经脉"，是比较直接的隐喻

① 乔治·莱考夫，马克·约翰逊. 我们赖以生存的隐喻[M]. 何文忠译. 杭州：浙江大学出版社，2015：18-19.
② 陈巍，殷融，张静. 具身认知心理学：大脑、身体与心灵的对话[M]. 北京：科学出版社，2021：89-91.

了。"经"还喻指"法则"或"规律",《素问·至真要大论》曰:"不知是者,不足以言诊,足以乱经。"即不知道这些的人,不足以谈医论诊,却足以扰乱治疗法则。这里的"经"喻指"法则"或"规律",相似性体现在经线最基本的条理性和重要性。"经"在《黄帝内经》中也有转喻的用法,《素问·宝命全形论》曰:"能经天地阴阳之化者,不失四时。"意为能测度天地阴阳变化的人,不会违背四时规律。这里的"经"指"测度"或"了解"。由于织机上的经线需要测量以决定织物的尺寸,"测量"是经线的一个凸显特征,具有唤醒功能和可替代性,因此这里的"经"是整体替代部分特征的转喻。

第三,隐喻的认知机制本质上是基于"相似性"的喻体特征向本体的转移或映射,从而使喻体衍生出新的意义,使本体获得新的表达。其理解过程是以喻体为开端,以相似性为路径,最终理解本体的过程。转喻的认知机制本质上是基于"相邻性"的本体特征的凸显化,即将本体某方面或某一项突出特征进一步凸显为独立的喻体,以代指本体。其理解过程是以喻体为参照点,根据相邻性或关联性唤起本体的过程。如用"白衣天使"代指"医生"就是隐喻,是将喻体"白衣天使"的"穿白色衣服""善良""美好"等相似特征映射到本体"医生"上,由于这些特征是二者突出的共性,因此该隐喻能获得普遍的理解。但是,用"白大褂"代指"医生"就是转喻了,喻体"白大褂"就是本体"医生"的服饰特征的"凸显化"。这个特征就是理解该转喻的参照点,具备唤起本体目标的能力。又如:中医学理论中五行代指五脏是基于相似性的隐喻,是将五行的特征映射到五脏。而五色代指五脏就是转喻了,颜色只是五行或五脏的其中一个凸显特征,是理解该转喻的参照点。

虽然隐喻和转喻存在以上的明显差异,然而作为人类最基本的两种认知方式或思维方式,二者在人类语言的发展进程中常常相互交织、共用共存。在词汇语义的延伸与扩展中,"相似性"与"相邻性"并非水火不容,而是相互辅助甚至相互包含。例如:政治新闻中常常用"各国首脑"来代指"各国领导人"。用"头"或"首"来指"人",是明显的部分代指整体的转喻,其中的关联性就是"部分-整体"的关系;同时,用"头"或"首脑"来指"领袖"就是位置隐喻了,其相似性是"头"和"领导人"所处的位置都总揽大局、至关重要。总之,随着人类历史的进步和人类认知的发展,新语义的产生、词义范畴的扩大并不是任意的,而是建立在人类隐喻或转喻的认知方式之上。

(二)隐喻与类比思维的关系

隐喻思维与类比思维都以比较为基础,二者相互依赖,紧密联系。一般来说,隐喻思维要借助于类比进行思维对象相似性特征的推导,同时,有时较为复杂的类比思维活动又渗透着隐喻。郭贵春[①]认为,从本质上来说,类比是一个映射的选择结构,它映射了知识的背景域到目标域的转换。类比的说明首先应当在类比的两个基本要素即目标对象域和背景来源域之间进行区分。对象域是科学家试图加以解决或解释的概念或问题,而来源域则是科学家用来理解对象或者是向理论受众解释对象的、借自另一领域的概念或"片断知识"。类比的过程即是将来源域的特征描绘为对象域的特征的典型的隐喻思想的应用。类比的来源域相当于隐喻喻体,目标域相当于隐喻本体,类比过程则相当于隐喻映射过程。正如隐

① 郭贵春. 隐喻、修辞与科学解释——一种语境论的科学哲学研究视角[M]. 北京:科学出版社,2007:48-49.

喻映射有其基础，即喻体与本体的某种"开放的"相似性，类比也建立在同样的基础之上。

例如，卢瑟福试图理解原子的结构时，他做出了著名的"卢瑟福类比"，把太阳系作为来源域，把原子作为对象域，通过把行星绕太阳旋转的观念描述为原子的特征，从而论证电子绕原子核旋转。在科学史上，许多新的理论和假说是通过与相关或具有某种程度相似性的领域进行类比而产生的，这一"相关领域"乃是一个科学类比得以成功的重要保证。正是在这个意义上，我们可以说类比是以隐喻思维为基础的，或者说类比仅仅是对隐喻结果的一种描述，隐喻产生了类比。

（三）隐喻与模型化推理的关系

模型化推理，是以模型特别是思维模型为中介或工具，由一个或几个前提推出结论的思维方法。它通过建构和研究模型来推断现象背后的实体和运动，从而来认识未知对象。隐喻与模型化推理密切相关，郭贵春[1]认为，在科学理论语言中，隐喻与模型是一种深层次的平行关系。各种不同类型的科学模型都可视为其说明对象的隐喻，它们反映了不同层次上的特征映射关系，因而在本质上都是隐喻性的。不仅如此，科学模型还经常伴随着从技术层面引入的新隐喻的变化而发生变化，例如科学史上先后应用的机器、钟表、电话交换机、计算机等模型。随着这些隐喻模型的发展，科学理论也随之发生了相应的转换。简言之，一个科学模型就是一个凝固的隐喻或一种可控的隐喻，它提供一种可理解性相对较强的解释，并且这种解释在逻辑上是融贯自洽的，同时也具有理论上的开放性和预言性。

另外，从发生学的角度而言，模型化推理与隐喻共同起源于人类早期的原始思维。原始人类的思维主要表现为一种神话思维的形式，也就是一种前逻辑的隐喻思维。15世纪的意大利学者、哲学家米兰达拉认为，在原始人类的头脑中存在着这样一种信念："首先，事物中存在统一性，靠了这种统一性，每一事物才与自己同一，由自己组成并与自己协调一致；其次，存在一种统一性，靠了这种统一性，一种生物才与其他生物统一起来，世界的所有部分才构成一个世界。"[2]由此可见，原始人类倾向于以隐喻的方式看待他们所生活的外在世界，视万物为一体。隐喻思维与模型化推理，都具有一种"前逻辑"的性质，是人类最原始、最基本的思维方式，语言的逻辑思维功能和抽象概念是在隐喻思维和具体概念的基础上形成发展起来的。

当然，科学隐喻与模型也有所不同，对此安军[3]研究认为：首先，科学隐喻与科学模型在科学理论中所发挥的功能有所不同。科学隐喻的重要功能在于弥补科学理论语言中概念词汇表的空缺。电场、电流、黑洞这些常见的科学隐喻表达法，由于在科学共同体所公认的意义上得到一种统一解释，因此可以被理解为并不包含一种点对点的严格的一一对应的比较。这类科学隐喻是从科学模型中创造出来的，但并不对原始的科学模型造成本质上的影响。其次，科学隐喻与科学模型所反映的特征映射关系层次不同。这一点具体体现在：如果使用流体的形象对于一种设想中的电能运动进行说明，此时可以认为，对于电的本质的概念，这种流体的形象是作为一个科学模型而发挥其功能的。但是，如果在此基础上进

① 郭贵春. 隐喻、修辞与科学解释——一种语境论的科学哲学研究视角[M]. 北京：科学出版社，2007：49.
② 转引自：W. I. B. 贝弗里奇. 发现的种子[M]. 金吾伦，李亚东译. 北京：科学出版社，1987：92.
③ 安军. 家族相似：科学类比与科学模型的隐喻思维特征[J]. 科学技术哲学研究，2009，26（4）：21-26.

一步做出电流流动速率的表达，此时就是基于流体模型在做出隐喻描述，使用了隐喻语言和概念。正是在这种意义上，有学者认为，在对于经验世界做出描述和交流的科学实践中，科学模型比科学隐喻具有更加重要的意义，居于更为核心的地位。再次，有些科学隐喻由于是从日常语言中直接引入的，往往需要进行模型化才可以纳入科学理论的范围之内。科学的成熟在某种意义上表现为从科学隐喻到科学模型的进化。最后，科学隐喻并不必然地包含一种科学解释，而科学模型则必然包含着科学解释的内容。

以上所述，都认为模型本质上就是隐喻，模型的建立是以经验为基础的，特别是科学家的知识背景；通过模型来研究客观对象，其实就是隐喻映射的过程，其中模型是喻体，客观对象是本体；而且模型和原型的关系都可以用隐喻陈述来表达；各种不同类型的科学模型，无论其复杂程度多么高，最终都可以还原为其所说明对象的隐喻。比如科学中使用的模型，光的水波模型、气体分子的弹子球模型等，都可以表述为"光是波""气体分子是弹子球"等隐喻陈述。反过来也一样，每个隐喻也都蕴含着一个模型，只不过有些不是质料模型，而是思维模型而已。所以布莱克（M.Black）①说："每一个隐喻都是潜在模型的显露。"另一方面，也有研究认为模型对隐喻起着更为关键的作用，它是隐喻初始形成的条件，而且与隐喻相互影响，促使新的模型和隐喻出现。隐喻的产生借助了模型的引导作用，而模型又反过来借助隐喻得到了扩展②。可见，模型与隐喻之间有着双向的互动作用，相对而言，隐喻作为一种语言现象更为普遍，虽然模型一定隐含着隐喻，但隐喻并不一定都构成模型。

（四）隐喻、类比、模型三者的关系

关于类比与模型的关系，苏联学者巴托罗夫③在其专著《认识中的类比和模型》一书中认为：认识对象与模型之间是一种经验类比的关系，人们通过对客体的经验材料的总结而提炼成模型，而模型与原型的知识之间则是一种模型类比的关系，即模型的知识与原型的知识是一种两极化的过程，它通过类比联系起来。在原型的知识与客体知识之间，则是一种理论类比的关系，即在理想化的客体的基础上来建立有关客体的理论知识。他认为，从经验类比、模型类比到理论类比，这是一个归纳的程序，而从理论类比开始则有演绎的操作。总之，模型化推理与类比推理随着科学方法的发展，二者几乎是同一个问题的两个方面。没有类比就无所谓模型。反之，没有模型，类比就会失去其重要的科学抽象的支柱和中介。颜泽贤等④认为模型是运用类比逻辑对目标领域对象所做的精确的、系统化的、协调一致的隐喻系统，隐喻与模型的区别是一个程度的问题。

关于隐喻、模型、类比之间的关系，一般认为科学隐喻、类比和模型之间，虽然各具特点、存在差异，但又存在显而易见的家族相似性，科学类比和科学模型均蕴涵着隐喻思维，科学隐喻具有更为基础性的地位。美国科学哲学家托马斯·库恩⑤曾指出：模型的类型

① Black M. More about metaphor[A]. In： Andrew Ortony. Metaphor and Thought. Cambridge：Cambridge University Press，1993：30.
② 阎莉. 整体论视域中的科学模型观[M]. 北京：科学出版社，2008：206-207.
③ 转引自：于祺明，汪馥郁. 科学发现模型论：科学教育改革探索[M]. 北京：中央民族大学出版社，2006：184.
④ 颜泽贤，范冬萍，张华夏. 系统科学导论——复杂性探索[M]. 北京：人民出版社，2006：191.
⑤ 托马斯·库恩. 科学革命的结构[M]. 金吾伦，胡新和译. 北京：北京大学出版社，2003：165.

尽管从启发式的到本体论的多种多样，却都具有类似的功能。例如，它们供给研究团体以偏爱的或允许的类比和隐喻，从而有助于决定什么能被接受为一个解释和一个谜题的解答；反过来，它们也有助于决定未解决谜题的清单并评估其中每个的重要性。李醒民①通过对隐喻、类比和模型的本性和使用以及它们之间的异同加以辨析，认为类比和模型是隐喻的特例，完全可以囊括在隐喻的范畴之内。隐喻、类比和模型的相同之处远远大于他们之间的差异。它们都是基于不同事物或关系的具体的或抽象的相似性，在不同的经验世界或观念世界之间建立对比的或对应的格局，从而在二者之间架起无形的沟通桥梁，以便由已知的、熟悉的存在和境况顺利地向未知的、陌生的存在和境况过渡，藉以达到把握和理解后者的目的。类比和模型这种非逻辑的或非严格逻辑的推理工具，不管属于何种类型，也不管出自何时何地，其本质都是比较的、比拟的、比方的、比照的，也是示意的、写意的、寓意的、会意的，一言以蔽之曰"隐喻的"。因此，把类比和模型囊括在隐喻的大口袋里并没有什么不妥，完全可以把二者视为隐喻的特殊表达手法。王东②也指出：类比其实就是结构隐喻，是认知隐喻的一个子类。科学实践中科学家和哲学家对隐喻、类比、模型的区分往往是模糊的，更多情况下是混用。比如水波、声波、光波之间的关系，有的科学家称其为模型，但也常常被科学家和科学哲学家们称为类比和隐喻。所以完全有理由把类比和模型归于认知隐喻。安军③对科学类比、科学模型与科学隐喻的研究，提出它们之间存在家族相似性，科学隐喻、类比、模型都可以看作一种有策略的科学描述，科学隐喻通常是无意识的直觉达成的洞见，而类比和模型则往往是在此基础上有意识的建构。换言之，科学类比和模型往往是科学隐喻思维的外在表征和最终反映。正是在对于不同层次的特征映射关系进行反映的意义上，科学类比和模型在本质上都具有隐喻性。从科学隐喻到科学类比再到科学模型，体现出从非严格逻辑到严格逻辑的进展，也反映出从无意识的直觉性到意向性突出的主体建构。其中，科学隐喻鲜明地表现出人类思维所本质具有的发散性和创造力，是对于传统归纳逻辑和演绎逻辑的必要补充，构成了科学类比和模型潜在的思维基础。科学隐喻、类比与模型从不同的角度、依据各自具有的特质，在科学理论中存在并发挥作用。

三、隐喻思维的特征

隐喻思维有日常生活隐喻与科学隐喻之分，加之人们对隐喻思维机制认识的差异，所以关于隐喻思维的特征，人们的认识并不一致。如郭贵春④就科学隐喻的特征研究认为，以科学理论的整体演进为基本载体和依托，科学隐喻突出地体现为科学理论构造方面的意向性特征、科学理论解释方面的语境化特征以及科学理论发展方面的动力学特征。科学隐喻的意向性、语境化和动力学特征统一于科学理论的建构、展开和发展的过程中，具体来说，科学隐喻的意向性特征是在其语境化的过程中实现的，意向总是语境中的意向；科学隐喻

① 李醒民. 隐喻：科学概念变革的助产士[J]. 自然辩证法通讯，2004，26（1）：22-28，21.
② 王东. 科学研究中的隐喻[M]. 广州：世界图书出版广东有限公司，2016：9-10.
③ 安军. 家族相似：科学类比与科学模型的隐喻思维特征[J]. 科学技术哲学研究，2009，26（4）：21-26.
④ 郭贵春. 隐喻、修辞与科学解释[M]. 北京：科学出版社，2007：18-27.

的语境化以及再语境化的过程又现实地构成了动力学特征所包含的基本内容；科学隐喻的动力学发展不断造成科学理论知识范式的重构，从而推动科学理论系统乃至整体科学文化历史语境的不断发展演化。这里，我们仅结合隐喻思维在中医学的应用，概述其主要特征。

（一）系统性

人类语言、思维与行为中普遍存在隐喻，人类思维和日常生活的概念系统在本质上是隐喻性的。概念隐喻并不是杂乱无章的，而是有规律可循的，表现出系统性与连贯性。从概念隐喻内部而言，一个隐喻概念会生发出大量的、彼此和谐的语言表达，形成一个自洽的系统。例如，"理论是建筑物"是一个隐喻概念，由此可以派生出一系列的语言表达，如"理论一定要打好基础""不然理论就成了空中楼阁""你需要再找些材料来加固你的理论""他的理论最终轰然倒塌"等，这些表达构成了隐喻概念系统。再如"经络是河川"是中医的一个隐喻概念，围绕这个核心隐喻，可以生成一系列的相关隐喻句，《灵枢·经脉》曰："脉道以通，血气乃行。"《灵枢·经水》言："五脏六腑，十二经水者，外有源泉而内有所禀，此皆内外相贯，如环无端，人经亦然……夫经水之应经脉也，其远近浅深，水血之多少各不同，合而以刺之奈何？"《灵枢·海论》曰："人亦有四海、十二经水。经水者，皆注于海，海有东西南北，命曰四海……人有髓海，有血海，有气海，有水谷之海，凡此四者，以应四海也。"

从概念隐喻间的关系而言，不同的隐喻概念又共同构成了一个协调一致的网络体系，影响着我们的言语和思维。用多个具体事物对同一个抽象事物进行表述，使人们经由数个隐喻概念组合成对某一事物较为完整的认识。例如中医的"阴阳"隐喻概念系统中的基本隐喻是："一阴一阳之谓道"（《易传·系辞上》），"阴阳者，天地之道也，万物之纲纪，变化之父母，生杀之本始，神明之府也，治病必求于本"（《素问·阴阳应象大论》）。其扩展的隐喻既可以是关于上下左右空间、四季时间的，也可以是关于男女、水火、天地两种对立统一的人物和物质；隐喻可以在名词，也可以在动词上实现。阴阳既是推动万事万物运动变化的根本动力或原因，从而也表现为各种各样的形态。如"阴阳者，血气之男女也；左右者，阴阳之道路也；水火者，阴阳之征兆也。阴阳者，万物之能始也。故曰：阴在内，阳之守也；阳在外，阴之使也"（《素问·阴阳应象大论》）"天为阳，地为阴，日为阳，月为阴"（《素问·阴阳离合论》），喻体为物质之名词；"所谓阴阳者，去者为阴，至者为阳；静者为阴，动者为阳；迟者为阴，数者为阳"（《素问·阴阳别论》），喻体为事物之运动。隐喻还可以是数字，即"阴道偶，阳道奇"（《灵枢·根结》）。阴阳关系可以隐喻为四季的节奏，即"凡阴阳之要，阳密乃固，两者不和，若春无秋，若冬无夏"（《素问·生气通天论》）。阴阳关系还可以喻为男女性交的体位，即"阳主上，阴主下"（《灵枢·口问》），等等。由此构成了一个有关阴阳的自洽的隐喻体系，使人们对阴阳概念有更为完整的认识。

（二）具身性

传统的认知主义倾向于将认知类比为计算机的计算活动，同时这种计算是可以实现于物理装置或者生物大脑的，思维、推理、概念表征等认知能力与主体的知觉运动经验是相分离的，主体的认知能力独立于自身的知觉运动系统。具身认知理论则认为，计算并不是理解和建构认知活动的唯一方式，认知活动不仅离不开生物大脑，而且与人类身体及其所处的环境的互动密切相关。大脑嵌入身体，身体嵌入环境，构成了一体的认知系统[①②]。根据具身认知理论，概念知识的形成基于主体的身体经验，身体经验是主体认识世界的起点。在物理环境中，客体通过个体自身的感知觉与动作系统的相互作用，逐渐将获得的躯体感觉、本体自我知觉、动作经验、空间关系等要素合并加工为隐喻形成和理解的基本认知结构，隐喻是身体、大脑、经验和心智综合产生的结果。

人类的抽象概念系统是通过一些具体概念来建构的，通过概念结构的架构，人们会借助于基本的感知觉范畴与经验去发展更高层次的概念，所有不是直接源自身体经验的概念在本质上都是隐喻性的。通过隐喻映射机制，主体可以以感知运动经验对抽象概念进行体验式表征与思维[③]。正由于此，隐喻思维与具身认知密切相关，莱考夫等即将身体体验生成认知的具体机制概括为意象图式和隐喻投射，其中意象图式意味着意义最初源于我们的身体经验，而隐喻投射则体现了更为复杂和抽象的命题意义产生于身体活动。莱考夫和约翰逊 1999 年出版的《体验哲学——体验心智及其对西方思想的挑战》，将体验哲学视为认知隐喻学的哲学基础，提出体验哲学有三条基本原则：心智的体验性、认知的无意识性、思维的隐喻性[④]。由此也说明隐喻思维具有具身性的特点。体验论既摒弃了客观主义对绝对真理的迷恋，也限制了主观主义对不受限制的想象力的坚持，同时为中医概念的合理性解释提供了一种新的方法。

（三）形象性

隐喻的本质是人们利用熟悉、具体的经验去构造陌生、抽象的概念，从发生学上来看，语言的本质原初其实就是隐喻的，语言的逻辑思维功能和抽象概念是伴随着神话的隐喻思维和具象概念而发展起来的。这就意味着，从根本上说，人类的全部知识和全部文化是建立在一种先于逻辑的（prelogical）隐喻思维的地基之上的。这种"先于"，不仅仅是时间上的，更重要在于它是逻辑的东西的后面或下面更深刻和更本真的根源，因此，隐喻获得了一种本体论、认识论和方法论意义上的"根据上的先于"的历史地位。根据概念隐喻理论，人类在丰富的感知觉经验的基础上可以形成关于具体概念范畴的图式结构，如上-下空间结构、冷-暖温度结构、光滑-粗糙触觉结构等。隐喻映射的构成就是将关于具体经验的图式结构架构到抽象的范畴和关系上，从而获得新的知识和理解。叶浩生[⑤]认为，心智和认知建筑在隐喻之上，而隐喻要么源于身体，要么源于环境。抽象思维是借助于身体或环境的具体形象完成的。另外，如前所述，隐喻与模型化推理相关，而象思维的工具物象、意象本质上就是一种模型，隐喻、模型化推理、象思维都共同起源于人类早期的原始思维。因此，利科[⑥]称隐喻为话语的形象化表达。人们借助于隐喻思维，可以更形象、明确地去理解抽象的概念，比如："原子是一个微型太阳系""人脑是个计算机""细胞是一个工厂"等。

① 叶浩生. 西方心理学中的具身认知研究思潮[J]. 华中师范大学学报（人文社会科学版），2011，50（4）：153-160.
② 叶浩生. 有关具身认知思潮的理论心理学思考[J]. 心理学报，2011，43（5）：589-598.
③ 陈巍，殷融，张静. 具身认知心理学：大脑、身体与心灵的对话[M]. 北京：科学出版社，2021：78.
④ 孙毅. 认知隐喻学多维跨域研究[M]. 北京：北京大学出版社，2013：84-100.
⑤ 叶浩生. 具身认知的原理与应用[M]. 北京：商务印书馆，2017：82.
⑥ 保罗·利科. 活的隐喻[M]. 汪堂家译. 上海：上海译文出版社，2004：273.

中医将人体内脏称为"藏腑",喻为藏在金匮之内的重要物品;将只可意会的脉象喻为"钩""弦"等可以看见的形象和可以亲历的体验;将血管的功能视为人居住的府邸一样,称"脉为血之府";将体内的疾病隐喻为"证",即一种疾病存在的证据,而所谓"证"就是表现为寒热等可以经验的现象,从而使许多运动的、多变的、模糊的、隐蔽的事物形态形象地表达出来,变成可触、可见、可听和可感知的生活现象,充分体现了隐喻的形象性特征。

(四)发散性

隐喻思维是特殊到特殊的横向思维,是同一水平线上左右推移的思维方式,作为隐喻思维工具的类比是从一种特殊事物到另一种特殊事物的推理。隐喻是属于不同范畴的两个事物的映射,具有大跨度、高自由度,因此,隐喻思维是非常规的、发散性的跳跃性思维。科学隐喻成功地铺设了科学理论中所予与映射、判据与猜想、常规与假设之间的桥梁,使科学家从直接当下的科学事实和经验观察材料向可能的、有理由的理论构设迈进,并为最终实现科学理论的创造性飞跃架起了跳板,从而超越了一维的字面意义和单纯的经验判据,消解了稳态的指称理论与僵化的逻辑架构,摆脱了严格因果决定论的逻辑限制与束缚,具有一定的创造性。当然,隐喻思维的结果是或然性的,有时还有明显的臆测性。

(五)日常性

隐喻思维的日常性可以从两方面加以理解:首先是从隐喻思维本身而言,诚如莱考夫等[①]所说:"不论是在语言上还是在思想和行动中,日常生活中隐喻无所不在,我们思想和行为所依据的概念系统本身是以隐喻为基础。"而最初的、最基本的隐喻源于身体,源于身体与世界的互动,即源于人们的日常生活世界。其次,从中医学的角度而言,中医学所研究问题的境域,主要局限于日常生活世界,即人的饮食起居、生育繁衍、生老病死以及地理、气候、物候与社会等生活环境,主要通过主体的体验、经验来把握人体的生命活动规律以及健康与疾病的转化规律,医学本身被视为是一门生活技艺。因此,在中医理论中大量的日常生活经验成为医理隐喻的来源,如阴阳、寒热、虚实、表里、清浊、盛衰、生化,以及脉之缓急、滑涩,肉之坚脆等喻体均源于日常生活,概念也多为日常生活语言。与科学隐喻相比较而言,呈现出日常生活的特征,而单纯的科技术语偏少。

四、隐喻思维的方法论功能

隐喻思维作为人类认知活动的一种重要方式,不仅存在于日常生活之中,也广泛存在于自然科学的各个领域中,它是认知世界的一种重要思维工具,可以促进科学共同体成员之间理解的统一,同时通过新的理论假设的提出引导了新的科学预测,推动了科学假设的创立和发展。

---

① 乔治·莱考夫,马克·约翰逊. 我们赖以生存的隐喻[M]. 何文忠译. 杭州:浙江大学出版社,2015:1.

（一）理论表述功能

"在科学词汇表的历时发展过程中，隐喻是描述现象的类比性再概念化的一种非常必要的语言学资源"[①]。科学术语的命名，大多是通过隐喻思维，借助形象化的类比、想象、联想等思维方法创造出来，或将旧词转义而形成。通过隐喻思维，人们可以利用事物间的相似性，用已有的词语来谈论新的尚未命名的事物，这样既方便人们记忆，也方便人们理解。比如，在计算机科学中，从工程学借用"程序"，从工业生产技术方面借用"文字加工处理""信息加工处理"，从解剖学借用"神经网络"，从微生物学借用"病毒""杀毒"，从生物学借用"反馈"等。由此可见，隐喻思维的命名功能有助于填补词汇的空缺，增加表达的形象性和准确性，同时它可以帮助突破科学发展中的概念"瓶颈"。如果每表述一个新的理论内容或表述一个新的科学概念都要创造出一些传统词汇表中没有的新词，这将导致人类科学语言系统无限度地膨胀和复杂化，以至达到无法认知、记忆和使用的程度。因此，使用传统语言系统中业已存在的词汇元素来隐喻地表述这些新的理论内容，就不失为一种经济而有效的选择[②]。

中医学由于受中国传统文化重视"象"思维以及隐喻思维的影响，由隐喻思维形成的概念更为普遍，涉及到中医、方药理论以及临床各科，如中医理论之脏腑、命门、四海、气街、血府、玄府、六淫、病机等概念，中药名称之牛膝、狗脊、白头翁、半夏、鱼腥草等，方剂学中之白虎汤、青龙汤、鸡鸣散等，腧穴名称之风池、涌泉、神门、膝眼、三里等，疾病名称之中风、惊风、鼓胀、赤游丹、蛇串疮等，无不是隐喻思维之结果。

从科学隐喻的角度而言，许多科学哲学家都承认，隐喻是对特定科学实体、状态或事件的术语表征。隐喻作为理论模型的基础，就在于：一方面特定模型是相关隐喻的表征，另一方面它又是而后理论模型得以构建的潜在源泉，即"再隐喻化"的基础。再隐喻化内在地要求我们不断改善甚至更换理论模型，允许我们不断地改变看待事物和接受外部世界的方式。换言之，隐喻正是为不断调整我们对世界的表征而起作用，并在这一过程中为我们提供关于世界的新信息。所以，在一定意义上讲，隐喻是"前科学"的直觉与科学经验的概念化之间、科学的"前理论"与"替代理论"之间由此及彼的桥梁。这主要体现在隐喻的两种表征功能上，即本体论的隐喻和空间隐喻。前者允许我们指称某种特定的测量对象，从而扩张人们的经验，并据以构成理论表征的基础。如夸克、基因等等就属于此种隐喻。后者提供特定的语言，用以表征物理特性的关联和变化。如将"状态"看作是"容器"、薛定谔"猫"等等，就是这种隐喻的例子。隐喻的这两种表征功能均属于其"元理论"的功能，这种"元理论"的功能不仅构建了物理学的研究对象，给出了物理世界的本质关联和可认识性的假设，同时还表示了经验的主客体之间的关联，形成了科学发展及其自身解释的方向[③]。

---

① Daniel Rothbart. Explaining the Growth of Scientific Knowledge：Metaphors，Models，and Meanings. The Edwin Mellen Press，Lewiston，1997：71.

② 安军. 科学隐喻的元理论研究[M]. 北京：科学出版社，2017：123.

③ 郭贵春. 隐喻、修辞与科学解释[M]. 北京：科学出版社，2007：37-38.

（二）理论说明功能

理查兹[①]指出：科学越是抽象，我们就越是依赖隐喻手段来进行思维。科学家常常运用隐喻思维来说明那些深奥难懂的科学概念和科学理论。例如，达尔文提出自然选择学说，就明显应用了隐喻思维。因为选择原本是人按照自己的目的，从众多的事物和对象中挑选所需要的事物和对象的一种活动。达尔文自然选择的概念和理论，是通过隐喻把"选择"推广到自然界中去，对自然物种的进化机制做出解释，从而揭示出自然物种进化的动力机制和客观规律。再如，"病毒"这一复杂和可怕的计算机故障，也是通过一种隐喻思维来解释的。当计算机被某种神秘的看不见的"病毒"感染后，整个系统就如同人或动物感染病毒生病一样无法正常运作，尽管一般人可能对计算机病毒了解不是很深入，但可以根据人或动物感染病毒后的情况来理解计算机病毒。可见，隐喻的说明功能具有其他任何理论说明方法所缺乏的那种更为"迷人"的修辞学功能。

在中医学领域，阴阳作为抽象的哲学概念难以理解，古人借助水火这一具体事物加以说明，所谓"水火者，阴阳之征兆也"（《素问·阴阳应象大论》）。火性炎热、升腾、轻浮、活动，较集中地体现了阳的特性；水性寒冷、沉静、下降，较集中地反映了阴的特性。因此，对阴阳的性质，可以用水和火的特性来代表，以借助水和火这对具体的事物，来理解阴阳这对抽象概念的含义。诚如张介宾《类经·阴阳类》所说："水润下而寒，故为阴；火炎上而热，故为阳。水火者，即阴阳之征兆；阴阳者，即水火之性情。凡天地万物之气，无往而非水火之运用，故天以日月为水火，《易》以坎离为水火，医以心肾为水火，丹以精炁为水火。"可见水火已被借用为形象表达阴阳的代称。

（三）理论发明功能

隐喻化代表着一种从字面意义的束缚中解放出来的途径，发散性和创造性内在地构成了它的本质。隐喻意义更多地含有"建构出"的创造性因素，而不仅仅是对所指称对象的一种匹配。首先，科学隐喻的理论发明功能典型地体现在对于科学理论认知关节点的突破过程中。科学理论概念发展的障碍往往造成一种瓶颈效应，迫切需要创造出一套自有的术语加以突破，此时隐喻思维可将传统词汇表或其他领域中的语词进行再概念化，从而使之创生出新的意义，由此引入新的术语和概念意味着理论瓶颈问题的消除。例如，美国核物理学家盖尔曼在 1963 年给已知基本粒子组成部分的一种假象粒子"quark（夸克）"命名时，苦苦思索数月而不得其名，后来在阅读爱尔兰作家乔伊斯的小说《芬尼根守灵》时，突然发现"Three quarks for Muster Mank"一语，于是灵机一动把这种粒子命名为夸克。中医学限于当时的科学技术条件，对于外感病因的认识正是在认识到风、寒、暑、湿、燥、火六种自然气候与现象特征的基础上，将之与人体的病理表现相类比，发现它们之间的相似之处，从而以隐喻的方式建构了外感六淫病因理论。《灵枢·海论》以中国东、南、西、北四海来隐喻人体内部脏腑运动空间，提出胃为水谷之海，冲脉为十二经之海，膻中为气之海，脑为髓之海，即由自然之海想到人体内部亦可能存在某种虚拟之海。这里，隐喻提供了一种认识同构的模型，其功能不仅仅是为了说 A 是 B，而且是想进一步从 B 那里推理 A 的运

---

① Richards I A. The Philosophy of Rhetoric[M]. Oxford University Press，1967：92.

动规律和功能。

其次，科学隐喻在方法论的意义上更多地表现为一种具有试错法性质的科学假设。只要科学家必须作出一定的假设以应答并解决所面对的问题，他们往往会寻求科学类比以刺激一种创造性的思维，当这些科学类比产生说明性的范畴时，也就是作为一种发明性的科学隐喻而发挥其功能时。哲学家菲尔普·惠尔赖特在《隐喻与实在》中，从相似性这一视角将隐喻分为"存在性隐喻"和"可能性隐喻"。"存在性隐喻"指通过比较引起意义的溢出和延展的隐喻，可视为一种"基于相似性的隐喻"；"可能性隐喻"则通过并列创造出一种新的意义，可视为一种"创造相似性的隐喻"。惠尔赖特指出，"可能性隐喻"最本质的可能性就在于这样一种广泛的本体论事实，新的质和新的意义可能出现，简单地从某些迄今为止未被分类的元素结合中获得其存在性……正如不同的原子、分子是独立存在的，但是如果在适当条件下（温度、压力等）相互结合，就会产生出有趣的化合物，比如 H_2 和 O_2 产生出 H_2O。同样地，不同意义也能够单独地存在，但是，通过之前未结合过的语词和短语的并列，就能够有新的意义被创造出来。因此，隐喻不只是描写了事物之间的相似性，而且在不同事物之间发现了和创造了相似性，隐喻就像透视镜，通过它有助于我们察觉和认识其他事物新的性质和相互联系。

由此可见，在科学发现的逻辑中，科学隐喻往往是作为一种鲜明、必要、常用的方法而存在并发挥其效力的。在探索未知世界的过程中，隐喻对于理论尚未给定完备的解释和证实的对象，具有强烈的引导性；而对给定解释和证实的对象，则具有明确的可借鉴性，并在具体的说明中产生有效的说服力。科学理论的革命是隐喻变革或创造性发展的结果[①]。隐喻可谓是科学知识增长的助推器和科学发明的助产士。

（四）理论交流功能

隐喻思维的理论交流功能，首先反映在科学共同体内部的交流。一个特殊的科学共同体内部之间的交流，往往基于某种特定的学术语言，而这种语言是由该共同体密切相关的认知模型隐喻所创建的。在理论交流过程中，共同体成员通常使用一种特殊的、经过集体约定的隐喻语言。此外，如果在科学探索的过程中发现了一些新的观察事实或经验，科学家也常常用隐喻语言进行表达以便于其他科学家理解。当代认知科学理论表明，人类对概念的理解不仅仅基于客体或现象内在的、客观的性质，同时也决定于主体与客体之间的交流互动。为达到理解世界的目的而构造的各种科学理论知识是主体与环境以及主体与主体之间相互作用的结果。一种科学理论不但必须与基本的感知层次相融洽，同时也必须被相关的科学共同体所理解和接受。如果它能够成功地做到这一点，就会被纳入人类的知识体系。中医概念的形成和拓展更是以经验性为基底，始终与普遍的感知层次相融洽，因此，作为建构中医核心概念的隐喻能够被中医共同体所理解和接受，以此方式建构的概念能够被有效地纳入中医知识体系之中，促进了中医学术共同体之间认知的统一。

此外，隐喻思维发挥其特有的意义映射功能，在各种不同的科学理论之间进行"转换"和"链接"，使相关理论始终可以保有某种开放性和活力，从而实现科学理论在各共同体之

① 郭贵春. 隐喻、修辞与科学解释[M]. 北京：科学出版社，2007：37.

间以及与其他社会成员之间的充分理解和交流。当代科学家普遍承认，科学理论植根于一定的社会、文化、历史语境并对之有反馈作用，科学理论与非科学理论之间始终存在一种互动关系。因此，在某种意义上，科学语言可被视为一种"混合物"，而隐喻正是在科学话语和其他话语系统之间充当了一种转换和链接的媒介物。隐喻作为社会的、文化的、认知的、推论的工具"参与"自然事件并"制造"出相关的科学理论知识。通过发挥其独特的"转换"和"链接"的功能，隐喻促进了科学理论与其他非科学理论乃至整个社会、历史、文化语境之间的有效对话和交流，从外部推动了科学理论的发展①。中医学植根于中国传统文化的土壤之中，这种互动交流更为显著，如从社会到中医理论，有心为君主之官、肺为相傅之官、肝为将军之官（《素问·灵兰秘典论》）等论述；中医的一些理论观点，也常被用于社会治理方面，如习近平讲"政法系统是国家的免疫系统，是营血卫气、祛邪扶正、保证社会肌体健康的重要力量"（2014 年 1 月 7 日习近平在中央政法工作会议上的讲话），"治好长江之病还是用老中医的办法，追根溯源、分类施策。开展生态大普查，系统梳理隐患和风险，对母亲河做一个大体检。祛风驱寒、舒筋活血、通络经脉，既治已病，也治未病，让母亲河永葆生机活力"（2018 年 4 月 24 日至 26 日习近平在长江沿岸调研考察时的讲话）。

五、隐喻思维方法在中医学的应用

中医学堪称成熟应用隐喻的一个范本，是科学与人文高度融合的一个典范，隐喻思维贯穿于中医理论建构与临床各科诊疗思维活动的各个方面。这里仅从隐喻思维方法的角度加以探讨。

由于隐喻本身的复杂性，关于隐喻的分类也甚为繁杂。根据学科即接受域，可分为文学隐喻、科学隐喻、哲学隐喻，科学隐喻又可再分为数学隐喻、物理学隐喻、化学隐喻、生物学隐喻、计算机科学隐喻等；根据主体在隐喻思维使用过程的方式，可分为主动隐喻和被动隐喻；根据隐喻概念中相似性的存在状态，可分为存在性隐喻（即基于相似性的隐喻）和可能性隐喻（即创造相似性的隐喻）；根据本体与喻体相似性的不同，可分为性质隐喻、关系隐喻、功能隐喻；根据隐喻其"规约化"的程度，可分为活隐喻和死亡或化石隐喻；根据隐喻的发展程度，隐喻可以分为约定俗成的常规隐喻和拓展的隐喻；根据隐喻喻体的生命性和无生命性，可以分为物理的隐喻和精神隐喻；莱柯夫和约翰逊根据喻体词的使用情况，将隐喻分为结构性隐喻、方位性隐喻和本体性隐喻。从隐喻思维在中医学的应用而言，主要有以下几种类型。

（一）空间隐喻

空间隐喻，也称为方位隐喻，是指参照上-下、前-后、内-外、深-浅、中心-边缘等空间方位而组织起来的一系列隐喻概念。空间方位来源于人们对自身及其与大自然的相互

---

① 安军. 科学隐喻的元理论研究[M]. 北京：科学出版社，2017：135.

作用，人们将具体的方位概念投射于时间、范围、数量、情绪、身体状况、社会地位等抽象概念上，形成了大量以方位词语表达抽象概念的语言表达。空间隐喻是较早产生的、可以直接理解的、人们赖以生存的、最为基本的概念隐喻，在中医术语中有很多基本概念是通过空间方位词来描述。

1. "上-下" 空间隐喻

"上-下" 原本是一对表述空间位置高低的词语，在隐喻思维中，"上" 常被用来隐喻高兴、健康、有力量、数量多、社会地位高、美德及理性等；"下" 常被用来隐喻悲伤、疾病、死亡、缺乏力量、数量少、地位低下、邪恶及情绪化等。在中医学中，大致也如此。例如：以 "上-下" 空间隐喻表示时间，较早为上，较迟为下，如《素问·脏气法时论》言："肝病者，平旦慧，下晡甚。"表示数量多少，如《素问·六节藏象论》言："人迎与寸口俱盛四倍以上为关格。"表示地位的高低，如《素问·天元纪大论》言："使百姓昭著，上下和亲。"表示状态或趋势，如怒则气上，恐则气下；《素问·脉精微论》言："四变之动，脉与之上下。"《灵枢·四时气》言："持气口人迎以视其脉，坚且盛且滑者，病日进，脉软者，病将下。"此 "下" 的意思为去除。表示范围，如《素问·太阴阳明论》言："故上下至头足，不得主时也。"《素问·玉版论要》言："色见上下左右，各在其要。"另外，在中医运气学说中，"上-下" 空间也用于隐喻空间中的本体，如《素问·天元纪大论》言："上下相召奈何……动静相召，上下相临。"此指在天之六气与在地之五运之气而言；《素问·五运行大论》言："所谓上下者，岁上下见阴阳之所在也……上下相遘，寒暑相临。"则指司天之气与在泉之气。这些体现了中医学中独具特色的空间隐喻。

2. "内-外空间隐喻"

"内-外" 原本表示空间位置，中医学则用于隐喻表示运行状态、范围、色诊与脉诊等。隐喻说明致病邪气侵犯人体的路径及其部位，如《素问·移精变气论》云："贼风数至，虚邪朝夕，内至五脏骨髓，外伤空窍肌肤。"《素问·调经论》云："内不得入于脏腑，外不得越于皮肤。"表示范围，如《素问·疟论》言："此得之夏伤于暑，热气盛，藏于皮肤之内，肠胃之外。"另外，在中医学中，"内-外" 可专指脉诊与色诊，如《征四失论》言："所以不十全者，精神不专，志意不理，外内相失，故时疑殆。"王冰注："外谓色，内谓脉也……揆度失常，故色脉相失而时自疑殆也。"或指病位的表与里。如《伤寒论》第60条说："下之后，复发汗，必振寒，脉微细。所以然者，以内外俱虚故也。""内" 还可以指内室，进而隐喻表示性生活，如《素问·风论》说："首风之状……头痛不可以出内，至其风日，则病少愈。"《灵枢·终始》云："新内勿刺，新刺勿内。"张志聪注："内者，入房也。"故中医学又用 "接内""使内" 表示房事。

由上可见，空间方位感知能力是以人体为中心来表达上、下、里、外等方位，是人最基本的能力之一，不同民族对于方位词的感知具有共通的特性。但中医理论在对方位词的基本感知的基础上又赋予了它们特殊的含义。

（二）本体隐喻

本体隐喻是人类在对物质实体体验的基础上，将抽象的、模糊的、无形的思想、感情、心理活动、事件、状态等概念，视为具体的、有形的、熟悉的实体，从而可以对其进行指称、量化，识别其特征及原因等。本体隐喻是概念隐喻的主要方式，也是中医隐喻的主要方法，包括自然隐喻、容器隐喻、管道隐喻、建筑隐喻、动植物隐喻和拟人隐喻等。

1. 自然隐喻

自然隐喻是最为常见的一种本体隐喻，它指人们将用于表达自然现象的各种具体概念作为始源域，如天地、日月、大海、水、火、土、风、寒、暑、湿、燥等，来解释人们并不熟悉的抽象概念和范畴。举例如下。

（1）日月 《灵枢·阴阳系日月》说："天为阳，地为阴，日为阳，月为阴。"《素问·生气通天论》说："阳气者，若天与日。失其所则折寿而不彰，故天运当以日光明。"张介宾并从太阳的唯一性出发，即"天之大宝，只此一丸红日"，而推出"人之大宝，只此一息真阳"的结论。朱丹溪则将日、月相比较，从日常圆推出阳常有余，从月之盈缺推出阴常难成的结论。

（2）气象类概念 古人采用了模拟或者说隐喻的方法，以自然界风、寒、暑、湿、燥、火六类气候变化为模型或始源域，将人类通过对"六气"的身体体验获得的普遍常识，投射到人体疾病状态下六组病因的目标域之上，从而建立起六种病因模型，说明其发病的特征。如《素问·阴阳应象大论》说："风胜则动，热胜则肿，燥胜则干，寒胜则浮，湿胜则濡泻。"《素问·离合真邪论》曰："天地温和，则经水安静；天寒地冻，则经水凝泣；天暑地热，则经水沸溢；卒风暴起，则经水波涌而陇起。夫邪之入于脉也，寒则血凝泣，暑则气淖泽，虚邪因而入客，亦如经水之得风也，经之动脉，其至也亦时陇起。"

（3）地理类概念 如《灵枢·海论》以自然界有四海隐喻类推出人体有气海、血海、髓海、水谷之海；《素问·阴阳应象大论》提出"六经为川，肠胃为海"。其中水的隐喻在中医学的应用甚为广泛，除五行理论之外，经脉气血循环理论与水的隐喻密切相关，如自然界有十二经水，人体有十二经脉；《灵枢·九针十二原》提出五输穴的理论，所谓"所出为井，所溜为荥，所注为腧，所行为经，所入为合"，正是借用自然界水的流动汇聚，来阐释人体气血在经脉中的运行以及特殊部位的传统医学意义。贾春华[①]从隐喻认知的角度探讨了古代中医学家是如何通过对自然之水的认识来认识人体之水的，认为中医传统理论对人体之水及人体"水家族"的认识是以对自然界之水的认识为根基的。具体总结为：①自然之水可以滋养大地的万物，人体之水可以滋养脏腑、筋脉、皮肉、筋骨；②自然之水是流动不息的，人体之水是周流不休的；③自然之水可有太过、不及，人体之水亦可匮乏、泛滥；④自然之水太过则出现水灾，人体之水太过则出现水病；⑤自然之水不及则出现干旱，人体之水匮乏则产生燥病；⑥自然之水太过时要加高堤坝或泄洪，人体之水太过时要补土制水或发汗、利小便；⑦自然之水不及时要求雨掘井，人体之水匮乏时要补液生津；⑧自然之水可调节气候，人体之水亦可调节体温；⑨自然之水可以荡涤污垢，人体之水也可驱

---

① 贾春华. 一个以水为始源域的中医概念隐喻认知系统[J]. 北京中医药大学学报，2012，35（3）：164-168.

逐体内邪毒；⑩自然发生火灾时可以水灭火，人体发生热证时可以滋阴降火；⑪自然之水其行向下，人体之水下输膀胱；⑫自然之水可以运载船只，人体之水可以运送营养物质；⑬河道干涸则舟船不行，津液亏虚则大便坚硬难出。中医治法之病痰饮者以温药和之、增水行舟法、提壶揭盖、逆流挽舟、因势利导等，人体部位之溪谷概念，以及后溪、天溪、前谷、陷谷、阳谷、阴谷等腧穴名称等，均与水的隐喻有关。

（4）日常生活器物　如肺为华盖，华盖原指古代帝王的车盖，此喻肺覆盖诸脏之上，宣发卫气于体表，具有保护诸脏免受外邪侵袭的作用。再如以规、矩、权、衡比喻四季脉象的标准特征，春脉弦如规，夏脉洪如矩，秋脉浮如衡，冬脉沉如权。《素问·脉要精微论》云："四变之动，脉与之上下，以春应中规，夏应中矩，秋应中衡，冬应中权。"

2. 容器隐喻

最典型的本体隐喻即容器隐喻，是把一些无形的、抽象的事件、行为、活动、状态都看成具体的、有形的容器。容器是一个具体的物质实体，有界定的范围，有内外、深浅、中心边缘之分；容器有一定的空间或容积，可以储藏、容纳各种物品（包括可触摸的实体和抽象的东西）；容器存放物品时内部是充满的，没有存放物品时内部是空的；容器一般有门、口、孔、窗户等与外界相互交流的进出口，彼此之间还可以通过管道或通道进行联系，使得容器内外及容器之间的物质与能量进行交换。根据谢菁等[1]研究的结果，在中医语言中，容器隐喻主要体现在以下几个方面。

（1）身体被看作是容器　人体本身就可以看作是一个三维立体的容器，有氧气的"吸入"、二氧化碳的"呼出"、食物和水的"吃进"和废物残渣的"排泄"等一系列的生理现象。疾病状态下，各种致病因素侵犯身体，会出现饮食水谷及代谢产物的出入异常。如《素问·生气通天论》云："高梁之变，足生大丁，受如持虚。"隐喻人体患病就像空的容器装东西一样容易。将身体看作是一个体积较大的容器，体内的一些部位或器官则被当作是一些体积较小的容器，如《素问·脉要精微论》中提出"头者，精明之府""腰者，肾之府""膝者，筋之府""骨者，髓之府"等。

（2）脏腑被看作是容器　脏腑，本作"藏府"。藏，一读为 zàng，本义指仓库，《玉篇·艸部》："藏，库藏。"另读为 cáng，有收存、储藏、隐匿之义。府，本义亦为仓库，是指藏文书或财物的地方。脏腑的概念即源于容器的隐喻，如《素问·六节藏象论》云："脾、胃、大肠、小肠、三焦、膀胱者，仓廪之本，营之居也，名曰器，能化糟粕，转味而入出者也。"《素问·五脏别论》曰："所谓五脏者，藏精气而不泻也，故满而不能实；六腑者，传化物而不藏，故实而不能满。"《灵枢·肠胃》说："肠胃之小大长短，受谷之多少。"另外，如心藏神、肝藏血、肾藏精，脾为生痰之源，肺为贮痰之器等，都是基于与容器功能相似的隐喻。在疾病状态下，从容器外面进入内部代表着疾病逐渐从初、浅、轻的病理状态转变为久、深、重的病理状态；根据致病因素是否与有形的病理产物相结合，脏腑有空间"虚""实"的异常。

（3）孔窍、腠理汗孔等被看作是身体的门　容器均有开口，成为与外界相互交流的通

---

① 谢菁，贾春华. 从认知角度看中医语言的容器隐喻[J]. 中医药学报，2012，40（2）：1-4.

道，人体的孔窍、腠理汗孔可视为身体与外界交流的通道，如《素问·金匮真言论》说："东方青色，入通于肝，开窍于目。"腠理汗孔也是身体这一容器的开口，被称为"气门"，生理情况下，腠理汗孔的开阖受卫气的调控，调节人体汗液的排泄与体温。《灵枢·本脏》云："卫气者，所以温分肉，充皮肤，肥腠理，司开阖者也。"病理情况下，腠理汗孔开阖失常，不仅导致汗出异常，如《素问·举痛论》说："寒则腠理闭，气不行，故气收矣。炅则腠理开，荣卫通，汗大泄，故气泄。"而且，中医学还把腠理隐喻成人体的门户，腠理打开时，邪气等就可以通过此门户出入人体。如《素问·疟论》言："每至于风府，则腠理开，腠理开则邪气入，邪气入则病作。"

3. 管道隐喻

认知语言学最早提出管道隐喻，认为交际现象就是发话人从他的个人容器中取出"思想"（是物体），将其放到"词语"（是容器）之中，通过"管道"传到听话者处，听话者再从这个"词语"（是容器）中将"思想"（是物体）提取出来，将其置于听话人的容器之中①。管道作为具体实物，与容器一样有一定的边围和内部空间，但管道两端开口，具有连接、沟通、运输的作用，同时还具有一定的路线，限定了连接、沟通、运输的路径和对象。在中医理论中，管道隐喻与容器隐喻常结合使用，主要体现在以下两个方面。

（1）六腑被视作管道　首先，中医学将六腑视为一个相互关联的管道，《素问·五脏别论》指出："六腑者，传化物而不藏，故实而不能满也。所以然者，水谷入口，则胃实而肠虚；食下，则肠实而胃虚。故曰实而不满，满而不实也。"《灵枢·卫气》也说："六腑者，所以受水谷而行化物者也。"即将六腑看作人体水谷转输与糟粕排泄的通道。其次，三焦作为六腑之一，《灵枢·本输》云："三焦者，中渎之府也，水道出焉。"《难经·三十一难》云："三焦者，水谷之道路，气之所终始也。"即形象地将三焦看作人体内部的管道，具有通行元气、运行水谷、水液等作用。三焦发病时，影响气的通行或水液、水谷的运行，表现为"三焦病者，腹胀气满，小腹尤坚，不得小便，窘急，溢则为水，留即为胀"（《灵枢·邪气脏腑病形》），因此，气滞或水停皆可从三焦论治，故《伤寒论》第230条才谓："上焦得通，津液得下，胃气因和，身濈然汗出而解。"指出上焦得以通畅，津液气机无阻，周身可濈然汗出而病解。

（2）经脉被视作管道　中医学认为，经络是人体内贯通上下、沟通内外、联系全身脏腑和肢体的气血通路。《灵枢·决气》言："壅遏营气，令无所避，是谓脉。"经络通畅时可以容纳和传输各种物质与能量（包括具体的和抽象的，如气、血、营、卫等），循行路线有"离入出合"的变化，维持人体正常生理需求。如《灵枢·本脏》指出："经脉者，所以行血气而营阴阳，濡筋骨，利关节者也。"《素问·痹论》云："荣者，水谷之精气也……乃能入于脉也，故循脉上下，贯五脏络六腑也。"《素问·上古天真论》云："二七而天癸至，任脉通，太冲脉盛，月事以时下，故有子。"认为女子十四岁产生天癸，任脉通畅，太冲脉旺盛，月经按时来潮则具备生育子女的能力。病理状态下，当经脉气血输注、出入、聚散失衡，形成偏聚偏失之态，则导致虚实的病机变化，所谓"气血以并，阴阳相倾，气乱于卫，

① 王寅. 什么是认知语言学[M]. 上海：上海外语教育出版社，2011：132.

血逆于经，血气离居，一实一虚"，可概括为"有者为实，无者为虚"（《素问·调经论》）。若经脉气血通道因各种原因导致阻滞不通，不通则痛，则可发生疼痛、肿块等病症。如《素问·举痛论》言："经脉流行不止，环周不休，寒气入经而稽迟，泣而不行，客于脉外则血少，客于脉中则气不通，故卒然而痛。"故治疗疾病，当"疏其血气，令其条达，而致和平"（《素问·至真要大论》），《素问·调经论》言："五脏之道，皆出于经隧，以行血气，血气不和，百病乃变化而生，是故守经隧焉。"从针灸治疗的角度而言，当"以微针通其经脉，调其血气，营其逆顺出入之会"（《灵枢·九针十二原》），即通其经脉，调其虚实。由此亦从管道隐喻的角度，突显了经脉气血通畅对人体的重要性。

4. 建筑隐喻

建筑物的特点是具体直观，为一般人所熟悉，故可以用建筑物以认识人体生理、病理，比较典型的如《灵枢·五色》即以明堂的建筑结构命名人体面部的不同区域，有阙、庭、王宫等。《灵枢·胀论》云："夫胸腹，脏腑之郭也。膻中者，心主之宫城也。胃者，太仓也。咽喉小肠者，传送也。胃之五窍者，闾里门户也。"将胸腹比作外廓，膻中比作宫城，胃比作仓库，咽喉、小肠比作运输过道，五窍比作乡里的门户，即运用建筑隐喻有效而生动地把握脏腑的位置、形象、特征和功能。"街"指城区街道，是通达四方之路，以此比喻人体之气聚会运行的通路，《灵枢·卫气》指出："请言气街：胸气有街，腹气有街，头气有街，胫气有街。""街"起着沟通所在部位整体空间区域内外联系的作用，故头、胸、腹、胫部四街起着横向联系脏腑及其与相关组织、腧穴的作用。

在房屋的局部结构中，以"门"最为重要。故门的整体及其构件，在中医学也常常被借以隐喻描述人体生命活动。就其整体而言，门是人进出房屋的必由之路，中医学以"门"之形象和功能来类比人体的各种通道，将其命名为各种"门"，如《难经·四十四难》即有"七冲门"之说，所谓唇为飞门，齿为户门，会厌为吸门，胃为贲门，太仓下口为幽门，大肠小肠会为阑门，下极为魄门。就门的构件而言，主要有门扇（阖）、门轴（枢）与门关，中医学即以此构件的功能阐述三阴三阳经脉在人体的不同作用，杨上善认为三阳在人体好比外门，三阴好比内门，各有关、阖、枢。关，即门闩；阖，即门扉；枢，即门轴。以此说明三阴三阳经脉各自的作用及其相互关系，若关、阖、枢损坏则为病态，所谓"折关、败枢、开阖而走"。明代医家汪机在《读素问抄》中阐述甚为得当，他指出："太阳为关……盖言太阳居表，在于人身如门之关，使荣卫流于外者固；阳明居里，在于人身如门之阖，使荣卫守于内者固。少阳居中，在于人身如门之枢，转动由之，使荣卫出入内外也。常三经干系如此，是以不得相失也……后三阴仿此。"

5. 动植物隐喻

古代医家通过视觉、听觉、触觉等了解了动植物的习性、特征、形态、生活习惯等，以此来认知抽象而复杂的人体生理、病理状态。中医术语中的动物类隐喻所占比重相对较高，一方面以动物隐喻来表示脉象、面色、病理变化等，《素问·脉要精微论》《平人气象论》等篇即大量以动物特征来表述脉象，如《素问·平人气象论》论肺的病脉、死脉曰："病肺脉来，不上不下，如循鸡羽，曰肺病。死肺脉来，如物之浮，如风吹毛，曰肺死。"

《素问·五脏生成》以动物特征喻面部五色之生色曰："青如翠羽者生，赤如鸡冠者生，黄如蟹腹者生，白如豕膏者生，黑如乌羽者生，此五色之见生也。"另一方面，是以动物形体或特点为基础定名。如：鸡胸、龟背、螳螂子、马刀侠瘿、鹤膝风、龟背痰、狐臭、鸭溏、雀啄脉、鱼翔脉、虾游脉、喉中水鸡声、鱼际、鹅口疮、伏兔等。

植物隐喻在中医学中也大量存在，既可以借用植物的生长状态，如蕃、嫩、荣、枯、萎等，也可以是整个植物或植物的构成部分。也多用以表示脉象、面色等，如《素问·平人气象论》言："平肺脉来，厌厌聂聂，如落榆荚，曰肺平。"即以榆荚下落之轻浮和缓之象描述肺的平脉。《素问·五脏生成》曰："故色见青如草兹者死，黄如枳实者死……生于脾，如以缟裹栝楼实。"即以植物喻面部五色之生死。特别值得一提的是，"人是树"的本体概念隐喻，在中医经脉理论、发病学以及治则治法理论的建构中发挥了重要的作用。中国古人在对树木直观经验的基础上，抽象出"本末""标本""根结"等概念，并上升到科学、哲学的层面，由此形成了经脉的标本、根结理论。其次，《灵枢·五变》以斧斤伐木为喻，论述体质与发病的关系，指出同一棵树，其阴面阳面的坚脆程度不同，所以同样用刀砍伐，受伤的程度各不相同。如果砍到树杈交节的地方，反而会损坏刀刃。而不同的树木，由于木质各异，因而遭受同样的灾害，受伤的情况也不一样。树木如此，人亦如此。由于人体质的差异，决定了不同的人虽然一同感受邪气，他们所患疾病的种类和轻重都有所不同。再次，在经脉标本诊断与刺治的基础上，标本概念泛化，形成中医治则的标本缓急理论，《素问·标本病传论》所谓"知标本者，万举万当；不知标本，是谓妄行"[1]。

（三）结构隐喻

结构隐喻是指以一种概念的结构来构造另一种概念，使两种概念相叠加，将谈论一种概念的各方面的词语用于谈论另一概念。结构隐喻的两个概念的认知域不同，但它们各自的构成成分之间存在着有规律的对应关系，源域为目标域提供了构建框架，这些框架决定了人们思考和讨论目标域时所指代的实体和活动，进而制约人们的行为或开展活动的方式。莱考夫等[2]所举"争论是战争""时间是金钱"可谓典型的结构隐喻。结构隐喻是中医最基本的认识方式之一，中医最常用的结构隐喻有社会隐喻、战争隐喻、哲学隐喻等。

1. 社会隐喻

《素问·灵兰秘典论》曰："心者，君主之官也，神明出焉；肺者，相傅之官，治节出焉；肝者，将军之官，谋虑出焉；胆者，中正之官，决断出焉；膻中者，臣使之官，喜乐出焉；脾胃者，仓廪之官，五味出焉；大肠者，传道之官，变化出焉；小肠者，受盛之官，化物出焉；肾者，作强之官，伎巧出焉；三焦者，决渎之官，水道出焉；膀胱者，州都之官，津液藏焉，气化则能出矣。凡此十二官者，不得相失也。故主明则下安……主不明则十二官危，使道闭塞而不通，形乃大伤。"这里即以中国古代封建社会结构为喻体，阐述了人体十二脏腑的功能及其相互之间的协调关系，指出了心在生命活动中的主导地位，突出了人体生命活动的整体性，体现了中医理论体系的基本特点。这种"人是社会"的隐喻，

---

① 邢玉瑞. 中医模型化推理研究[M]. 北京：中国中医药出版社，2021：88-95，127-128，135-138.
② 乔治·莱考夫，马克·约翰逊. 我们赖以生存的隐喻[M]. 何文忠译. 杭州：浙江大学出版社，2015：2-6.

与十八世纪法国学者拉·梅特里提出的"人是机器""是一架钟表"适成对照，反映出有机论与机械论的差异。《素问·移精变气论》中亦将治疗失误与治国相比："逆从倒行，标本不得，亡神失国。"

《素问·至真要大论》曰："主病之谓君，佐君之谓臣，应臣之谓使。"明确提出了以君臣佐使论述制方君臣的配伍原则，认为组方配伍，犹如社会等级结构一样，各种药物之间的关系，犹如社会结构中的君主、臣子、僚佐、使者的关系，有主次之别，各自发挥着不同的作用，但又相互合作，形成整体的效应。所谓"药有个性之专长，方有合群之妙用"。

另外，中医五行学说将相生关系隐喻为母子关系，产生了"母病及子""子病犯母""子盗母气""补母泻子"等术语，亦属于社会隐喻的范畴。

2. 战争隐喻

疾病与战争虽然属于不同领域的概念范畴，却都有发生、发展、高潮及结束的完整过程，都需要双方力量的较量，随着每次较量都会产生盛衰的变化，都具有痛苦不适的体验和不同程度的破坏力，都以战胜对方为最终目标等[①]（见表 3-1）。《左传·成公十三年》云："国之大事，在祀与戎。"《孙子兵法》开宗明义地讲："兵者，国之大事，死生之地，存亡之道，不可不察也。"战争的地位在古代如此重要，相比较而言，医学则在相当长的时间内被视为是小道而已，因此，古人选择"疾病是战争"这一概念隐喻来理解疾病过程，并确立治则治法。故在中医术语中，有很多用于描述战争的词汇用于对疾病的认知和理解，如表达致病因素对人体的损伤，多采用"扰""伤""犯""攻""袭""射"等词汇；表达邪气潜伏，多用"伏""藏""留"等词汇；表达正气抵御外邪，多用"卫""御""守"等词汇；表达正邪对抗方式，多用"搏""争""击"等词汇；表达正邪对抗结果，多用"胜负""进退""失""衰""耗"等词汇；表达预后不良或疾病恶化，多用"亡""败"等词汇。可见，人在认识疾病的过程中，发现疾病与敌人的特征有很多相似之处，疾病是对人体的侵袭，人们要通过各种方法去驱除疾病，战胜疾病就相当于一场战争。因此，有关战争决策、战争模式亦可隐喻用于治疗决策与具体治略，如慎战与慎药、先机制敌与攻邪宜速、知彼知己与辨证论治、因敌制胜与组方遣药等[②]。故徐大椿《医学源流论·用药如用兵论》认为医理与兵法之间具有同构关系，都要辨析对立双方的构成要素及其错综复杂的关系，所谓"故病之为患也，小则耗精，大则伤命，隐然一敌国也"，由此推论出"孙武子十三篇，治病之法尽之矣"。

表 3-1 疾病与战争之间映射过程

	战争	疾病
概念域	始源域（熟悉、形象的事件）	目标域（陌生、抽象的过程）
地点	战场	人体
交战双方	敌方与我方	邪气与正气
目标	消灭敌方，取得胜利	祛除病邪，恢复健康
工具	武器	医药

---

① 贾春华. 中医学——一个隐喻的世界[M]. 北京：人民卫生出版社，2017：137-138.
② 邢玉瑞. 中医模型化推理研究[M]. 北京：中国中医药出版社，2021：144-159.

	战争	疾病
过程	发动、发展、高潮、结束	发生、发展、高潮、结束
发动	攻方侵犯守方领地	致病因素进入机体
防守	守方抵御防卫家园	机体抵抗致病因素
类型	速胜战/持久战	急性病/慢性病
特征	瞬息多变，稍纵即逝	反应复杂，变化多端
较量	兵力、物力、财力的强弱变化	物质与能量的盛衰消长变化
体验	痛苦、死亡	不适、痛苦、死亡
结果	战胜/战败	病愈/病故

3. 哲学隐喻

阴阳五行学说是中医学最重要的哲学思想，也是中医基本的思维律。阴阳的概念源自日月、水火、男女等自然本体隐喻，五行概念源自五材、五方、五季等隐喻，然当阴阳、五行上升为哲学概念后，又发挥着隐喻推理的作用，呈现出结构隐喻、关系隐喻的特征。此类隐喻，难以用单一的本体、方位、结构隐喻来说明，姑且称为哲学隐喻。

（1）阴阳隐喻　从阴阳分类法则的角度而言，阴阳具有结构隐喻的特征。张介宾《类经·阴阳类》曰："阴阳者，一分为二也。"依据天人合一、异级同构的原理，从阴阳结构隐喻的角度而言，则人体、脉象、病邪、证候、药性等包含着阴阳两个方面。如《素问·金匮真言论》说："夫言人之阴阳，则外为阳，内为阴；言人身之阴阳，则背为阳，腹为阴；言人身之脏腑中阴阳，则脏者为阴，腑者为阳。肝、心、脾、肺、肾五脏皆为阴，胆、胃、大肠、小肠、膀胱、三焦六腑皆为阳……故背为阳，阳中之阳，心也；背为阳，阳中之阴，肺也；腹为阴，阴中之阴，肾也；腹为阴，阴中之阳，肝也；腹为阴，阴中之至阴，脾也。"这种阴阳离合互含递进的模式反映了中国古人辩证思维的能力，展示了矛盾双方的互容性、层次性和普遍性。从阴阳关系法则的角度而言，阴阳又具有关系隐喻的特征。以阴阳关系隐喻认知事物，则任何事物都包括阴阳交感互藏、对立制约、互根互用、消长转化、阴阳和合等关系。

（2）五行隐喻　首先，从五行中每一行而言，则呈现出本体隐喻的特征。以"土"行为例，杨晓媛[①]从隐喻认知的角度，研究了"土"作为始源域对中医脾胃理论及其相关治法建构的影响，从"土"类推脾胃的功能，主要有土生万物–脾胃化生气血营养四肢百骸，土化万物–脾胃化水谷，土输养分–脾运水湿散精微，土调节水体–脾统血；从"土"类推脾胃的病机，主要有土壤贫瘠不用–脾胃虚弱，土壤壅滞–胃强脾弱，土受水害–湿困脾胃；从"土"类推脾胃病证的治法，主要有土壤施肥灌水–补养脾胃气阴，天阳升腾土气–升发脾阳，疏松土壤–和降胃气，利土壤之水涝–化脾胃之湿，休耕及去除土壤杂草–"损谷则愈"。对理解和运用中医脾胃理论虽多有启发，但亦不乏牵强附会之处。其次，从五行分类法则而言，则表现为结构隐喻。依据天人合一、异级同构的原理，自然界的方位、气候、季节、气味、颜色、音声、谷物、果蔬、动物、植物的生长过程，人体的脏腑、形体结构、官窍、神志、情志、体液等均具有五行结构，同行的不同种类事物之间可形成隐喻映射关系。第三，从

---

① 杨晓媛. 一个以"土"为始源域的中医概念隐喻认知系统的研究[D]. 北京：北京中医药大学，2013.

五行关系法则而言，则呈现为关系隐喻。任何归属于五行的事物之间，都可呈现出五行相生、相克、制化、相乘、相侮、胜复等关系。

关于阴阳、五行的关系隐喻，石勇[①]研究认为是一种过程隐喻，即以过程本位为思维原点，以反映动态过程的意象图式为始源域，映射到宇宙某一特定领域的动态关系之中，赋予该动态关系某种过程逻辑的隐喻思维形态。五行过程隐喻凸显生克过程以取代五行的本体论地位，以对生克过程的特征描述为属性，用子系统中的语义角色变化说明位素间的生克转换关系，并用生克过程的动态平衡演绎宇宙变化规律。阴阳过程隐喻将中医理论聚焦于阴阳变化过程，从全局出发，凸显阴阳变化过程中的动态平衡。然究其实质，仍主要是着眼于关系。

另外，在中医学中，天、地、人三才、四时、三阴三阳、九宫数图等都具有结构隐喻的特点。

隐喻思维是中医学重要的思维方法之一，中医学诸多核心概念以及经典理论体系的构建，都离不开隐喻思维方法，中药、方剂、临床疾病的诊治过程中，隐喻思维同样发挥着不可替代的作用。但隐喻思维是以事物的相似性为基础的，包括客观存在的相似性和主观创造的相似性，而且隐喻总是喻体与本体之间的部分映射，借用莱考夫的话来说，隐喻的"范畴化是通过突显某些特征，淡化其他特征或是隐藏其他特征来标识一种物体或经验类型的方法……每种描述都会突显、淡化和隐藏某些特征"[②]。因此，在应用隐喻思维方法时，要注意保证隐喻推论与本体事物的内涵相关，隐喻应在逻辑上可推导或类推，以及隐喻推论在经验上可检验等条件。

🎯 拓 展

"细胞"（cell）这个词本身就是一个隐喻语词，其本义为小室。当代细胞理论中存在着一种目的论的隐喻框架，这种目的论隐喻的本质在于，细胞的特定组成成分被认为与某种特殊的有目的的细胞运作、机制和功能具有密切的关联性。细胞隐喻所包含的另一个重要的子隐喻是渠道隐喻。在生物学史中，研究细胞中离子浓度的科学家发现，那些带电荷、具有水溶性的离子可以进入细胞或从中逸出。这实质上意味着，这些离子可以穿越细胞膜。在这种情形中，科学家们选择了"渠道"这个语词作为一种隐喻性意象去表征这样一种转移所由以发生的假定的路径。当然，"渠道"隐喻的最初发明者也可以选择其他的语词，如"隧道"或"走廊"；或者也可以选择一种不同的路径模型，如离子以某种方式被包裹在分子包中并像一个小包裹一样被转运出去。在日常生活世界中，渠道的属性尤其是它与水的密切的意义关联，很明显地在首次发现时最为贴切地符合离子传递被揭示的事实，因此，科学家最终选择了意义更为贴切的"渠道"隐喻。渠道作为来源域与观察对象作为目标域存在一一对应的映射关系，如"两个水体之间的狭窄通道"对应于"细胞内外离子的移动"，"渠道壁的建立"对应于"细胞壁的形成"，"渠道的广度与深度限制可能通过的船体大小"对应于"对于离子大小和转换具有选择性"，"渠道可能有锁或门"对应于"离子通道可能被特定的化学制剂所阻塞"等[③]。

① 石勇. 中医隐喻研究[M]. 北京：中国社会科学出版社，2021：160，200-201.
② 乔治·莱考夫，马克·约翰逊. 我们赖以生存的隐喻[M]. 何文忠译. 杭州：浙江大学出版社，2015：148.
③ 安军. 科学隐喻的元理论研究[M]. 北京：科学出版社，2017：40-41.

3.6 溯 因 思 维

> 凡物之然必有故，而不知其故，虽当与无知同，其卒必困。
>
> 《吕氏春秋·审己》

科学研究的目的就是揭示事物运动变化的内在规律，探究事物的因果联系。因此，面对纷繁复杂的事物现象及其关系，科学研究不能仅仅停留于此，而必须深入事物内部，对事物的本质和因果性作科学的说明。而要揭示事物之间的因果链条，对事实做出科学的解释，就必须从结果追溯原因，根据现象推测该现象产生的原因，于是人们运用了多种溯因思维方法，揭示事物的因果性。这类思维方法具有自身的诸多特征，使用时也应遵循一定的合理性原则。

一、溯因思维的含义

溯因思维，又称为溯因推理，也称溯因法，是一种根据某现象的特征推测该现象产生原因的信息加工方式。目的是找到该现象产生的原因，以揭示事物发展变化的规律性。

溯因思维源远流长，其萌芽可以追溯到古希腊逻辑学之父亚里士多德。他在《前分析篇》中曾提到"还原的推理模式"，这可以看作溯因模式的最早表述方式。作为真正意义上的科学发现模式之一的"溯因推理"概念，由 19 世纪美国哲学家和逻辑学家 C.S.皮尔士提出。相对于演绎推理和归纳推理，他认为溯因思维表征为探寻和构成具备解释力的假设的过程……演绎试图确认特定事态的必然性；归纳试图说明特定事态存在的实然性；溯因则仅仅呈现特定事态的可能性。他给溯因思维以很高的评价，指出一切新的科学思想都是用溯因法而产生的[1]。后来，美国哲学家 N.R.汉森总结了亚里士多德与皮尔士等人的观点，较为完整地阐述了溯因推理模式。

汉森在提出溯因推理的确切概念的基础上，系统论述了作为科学发现的逻辑程序的溯因模式。按照汉森的表述，其基本模式可概括如下：①意外的现象 P 被观察到；②如果 H 为真，则 P 理所当然地可解释；③所以，有理由认为 H 是真的。

从汉森有关溯因模式的阐述，我们可以得出，溯因思维是从待解释的事物现象出发，发现其可能的各种假设，进行具体分析，最终选择最佳的假设，然后再从这个最佳假设出发，逻辑地推演出待解释的事物现象。其实质是根据已观察现象去猜测其内在机理的思维方法。通俗地讲，即是根据已知事实结果和有关规律性知识，推断产生这一结果的原因的

---

① Charles Sanders Peirce，Collected Paper of C. S. Peirce，Havard University Press，1932-1963，5. p. 171.

推理思维方法。如当我们了解到病人有恶寒发热症状时，就会推测出原因可能是由于外感病邪客于肌表，卫阳奋起抗邪，正邪交争，卫阳郁遏，肌表失于温煦造成的。在逻辑结构上，它主要包括以下要素：①观察现象陈述（或称"已知事实结果"）；②导致观察现象的可能原因（或称"有关规律性知识"），即猜测性的假说。如果我们用 E 表示观察现象陈述，用 H 表示猜测性假说，那么溯因推理思维可用如下公式表示：

$$E$$
$$\underline{如果\ H, 那么\ E}$$
$$所以, H$$

上面公式中的"E"表示观察现象陈述，"如果 H，那么 E"表示一般的规律性知识，"H"表示猜测性的假说，即根据已知的结果和一般规律性知识推测出的有关事件发生的原因。

溯因思维方法的结论虽然是从已知事实和一般规律性知识中得出的，但由于客观世界因果联系具有复杂性和多样性，加之它不符合充分条件假言推理的规则，是一种非必然性推理，故溯因推理亦称概然推理，其结论是或然的。

溯因思维方法是以客观事物的因果制约关系为客观基础的。因果制约关系，亦称因果联系，是揭示客观世界先后相继、彼此制约的事物或现象相互联系的一对范畴。原因是产生某种现象的现象，结果是被某种现象所引起的现象，是原因发展的必然结局。因果联系是事物固有的一种客观必然联系，它具有客观普遍性。有原因就有结果，有结果就有原因，世界上不存在无因之果，也不存在无果之因，原因总是在前，结果总是在后，但决不能"以先后为因果"。因果联系还具有复杂性和多样性。在不同领域里，往往会出现一果多因、同果异因，一因多果、同因异果，多因多果、复合因果等情况。因此从已经出现的原因出发，可以推断其结果必然出现；而从已经出现的结果出发，却只能或然地追溯其原因。前者在人的思维中形成一种必然性推理——充分条件假言推理；后者在人的思维中形成一种非必然性推理——回溯推理。回溯推理作为一种思维方法，就是溯因方法。因此溯因方法就是一种由结果推测原因的或然性推理方法，或者说它是一种由推断推测理由的或然性推理方法。

溯因方法不同于假说演绎法，二者既有联系也有区别。通过溯因，从已知事实出发，提出最佳假说。如何确定这个假说的可靠性呢？这就需要从假说出发演绎地去解释已知的事实和预测未知的事实，从而使假说得到确证，这就是运用假说演绎法。可见，二者在思维过程中是相互联结的。溯因方法重在发现假说，假说演绎法则重在验证假说[①]。

二、溯因思维的特征

（一）思维进程的逆向性

从溯因思维的基本模式中可以看出，溯因思维具有逆向性，即从观察到的事物现象

---

① 刘培育. 创新思维导论[M]. 北京：大众文艺出版社，1999：75.

（包括事件过程）出发，借助于背景知识去逆向推导已知事物现象存在的可能原因。这种思维方向与人们惯常的思维方向正好相反。一般而言，人们习惯于根据事物之间的规律性知识，从原因出发去探求结果。而溯因思维却是从事物的结果出发，去追溯事物的原因。这一特征在医生运用溯因思维为病人寻找病因时体现得淋漓尽致。人类所患各种疾病现象之间是互相联系、互相依赖、互相制约的，存在着因果联系。故中医学历来重视病因在疾病发生、发展变化过程中的作用，认为任何临床症状和体征都是在某种病因的影响和作用下，患病机体所产生的一种异常反映。所以临床上，医生常常以疾病的临床表现为依据，通过对各种症状和体征的综合分析来逆向地推求病因，为治疗用药提供依据。大量的临床实践也已证明，只有"先其所因"（《素问·至真要大论》），辨证施治，才能取得满意疗效。

（二）思维结论的或然性

或然性，是指结论的推测性、不确定性或可错性。溯因思维对现象机理的解释，是一种试探性的推测，这种推测不具有必然性。因为产生某个结论的原因在理论上可以无穷多，我们不可能穷尽所有的原因。早在20世纪前期，实用主义奠基者皮尔士就指出了溯因法的局限性，认为溯因法与演绎法、归纳法的重要区别就在于：演绎法提供的是必然性，归纳法提供的是实在性，而溯因法提供的只是可能性。

溯因思维前提与结论之间的联系是或然的，前提并不蕴含结论；前提真，结论可能真也可能不真，所以结论仅限于可能的猜测，不是充分可靠的，还有待进一步证明才能成为正式的理论。因此，溯因思维得出的只是"假说"，即未经完全证明的理论。如患者甲发热，肺炎会引起发热，但推测出的"患者甲可能患肺炎"的诊断可能正确，也可能不正确，因为普通感冒、流行性感冒、急性扁桃体炎、胆囊炎、急性阑尾炎、伤寒、肺结核等多种疾病均可引起发热，并非只有患肺炎才能发热。这是因为前件肺炎是后件发热的充分条件，从肺炎可以演绎出发热，但前件肺炎并不是发热的必要条件，许多原因均可引起发热。感染性疾病可以引起发热，非感染性疾病也可引起发热；呼吸系统疾病可以引起发热，非呼吸系统疾病也可引起发热；呼吸系统中肺部疾病可以引起发热，非肺部疾病也可引起发热；即使是肺部疾病，肺炎、肺结核甚至肺癌也均可引起发热。肯定前件肺炎可以肯定后件发热，肯定后件发热却不能因此肯定前件肺炎，即从推理形式上看，溯因推理不符合演绎推理中充分条件假言推理规则，得出的诊断结论具有或然性。

溯因推理结论的或然性根源于其前提的猜测性。由于缺少严密的逻辑规则的约束，溯因推理的结论才具有较大的自由度。如此一来，思维结论的或然性也就不可避免。但这并不是说，溯因推理的结论永远是或然的。如果具备一定的条件，诸如在前提中穷尽引起结果的所有原因，之后运用排除法排除掉大多数，只剩下唯一的原因，这时，思维结论就由或然转化为必然。

（三）思维的创造性

从现象出发去猜测导致该现象产生的原因或机理，需要富有灵活的创造性思维。因为事物现象的机理具有非观察性，不可进行直接的经验描述，对它的认识只能靠大胆地创造性猜测。溯因思维模式中前提的猜测性与结论的或然性，并不减弱或降低溯因活动的可靠性及其对科学发现的重大价值，相反它体现了人类思维在一定事实基础上的创造性倾向。整个科学发展史告诉我们，在科学探索活动中，表层现象与深层机理之间没有直接的逻辑通道，也不存在可遵循的纯逻辑的有穷演算程序；若想透过自然现象的迷雾洞察其本质，揭示其真谛，必须依靠已知事实和科学创造主体的创造性思维。溯因思维便是一项以事实材料为依据，以科学理论为指导，以科学家的创造性思维为要素的理性思维活动。它受其他条件制约的程度较小，只要对解释某现象有用的观点、理论，人们就会去猜测，并且这种猜测相当灵活。这样它就为创造性思维拓展了航道，帮助人们较有成效地猜测到隐藏于该现象深处的机理。

对于溯因思维的创造性，许多哲学家和科学家也都给予了充分肯定。爱因斯坦强调说，理论与其说产生于发现，不如说产生于发明，只有发明才真正是创造性科学思维的途径。正因为主张"理论是被发明出来的"观点，爱因斯坦明确地将理论原理的创立归结为根据经验事实（或思想实验材料）所作的创造发明或理性直觉的跃迁。当代著名的科学哲学家亨佩尔[①]也这样说过："从材料到理论的过渡需要创造性的想象力。科学假设与科学理论不是从观察事实中导出，而是被发明出来借以说明这些事实的。它们包含着对所研究的现象之间所可能具有的联系的猜测，对使这些现象之所以发生的统一性及行为方式的猜测。这种类型的'幸福的猜测'需要巨大的独创性。"

（四）多元尝试性

客观事物中某一现象所涉及的因果联系复杂多样，某一现象可以由不同因素分别导致，也可由复合因素同时作用引起，加之事物现象的机理本来是隐藏其后的，这样，人们对事物机理的认识常常要经历多次试探、多路尝试。这种复杂的溯因思维形式是：

待解释现象 E

如果 H_1，或者 H_2，或者 H_3，…或者 H_n，则 E

并非 H_1

并非 H_2

并非 H_3

……

_____

所以，H_n

这是从待解释的事物现象（包括事件过程）出发，通过分析各种背景知识和初始条件，一步步往回探索，发现其可能的各种假设，进行具体分析，最终选择最佳的假设，然后再从这个最佳假设出发，逻辑地推演出待解释的事物现象。它经历了多个从结论到起点，然后再从起点返回结论的过程。例如某病人身体出现低热。如何解释这一现象呢？我们知道，解释这一现象的原因有许多，如阴液亏虚、脾气虚损、气阴不足，或者温热病的后期等等，对于这些设想，临床医生可从某一个假设出发，做出进一步分析研究，如从阴液亏虚出发，

_____

① C G 亨佩尔. 自然科学的哲学[M]. 陈维杭译. 上海：上海科学技术出版社，1986：16-17.

推出患者还应该具有形体消瘦、口燥咽干、盗汗等其他一些症状，检验他是否有这些症状，从而得出他是否为阴液亏虚证的诊断结论。

西方科学哲学家认为，这种最佳结论的得出，在很大程度上取决于研究者的主观因素。20 世纪 70 年代末，美国科学哲学家格汀曾从皮尔士的遗稿中，发现了一直未被人们注意到的溯因优选的三原则：一是启发性原则，即按照某些科学理想原则去选取原因；二是科学意图原则，即科学家按照自己科学研究的目的去选取最接近的原因；三是世界观原则，科学家按不同的世界观去选取最接近自己观点的那个原因。当然，除此之外还有其他原则可作为最佳结论的优选标准。但一般认为，在溯因思维过程中最佳结论的得出，不仅研究者要运用其丰富的想象力，而且是与研究者所掌握的背景知识及其他前提条件紧密联系在一起的。

溯因思维的多元探测特征还表现为这种情形：对某一现象机理的推测是在不同层次上进行的。由于现代科学理论的发展越来越抽象，离它的经验基础越来越远，所以当人们以普遍定律或原理来解释某个经验事实时，也就存在着普遍定律或原理如何理解的问题，由此就导致以高层次的基本定律和基本原理来解释低层次的定律和原理。自然这又提出了高层次的基本定律应当如何解释的问题。这样层层递进，使科学解释呈现出多层次性。例如，天文学家哈勃在研究来自遥远星系的光线时，发现它们的光谱都向红端作轻微移动；而且，星系越远这种"红移"就越大。哈勃根据恒星光谱线的"红移"现象概括出哈勃定律，即星系"红移"的大小与星系离开我们的距离成正比。为了解释哈勃定律，人们提出了宇宙膨胀说，认为宇宙空间从 50 亿年前开始就经历着普遍均匀的膨胀，各个星系在经历着彼此分离的过程；为了解释宇宙膨胀说，人们又提出了大爆炸宇宙说，推测在整个原始宇宙阶段，所有物质被挤在一个 8 倍于太阳的球体内。但这种高密度的状态不会长期存在，而是发生爆炸，使宇宙迅速膨胀，在膨胀过程中形成了原始的恒星。这些恒星在不断膨胀的过程中又不断分化，形成星云系统，以至形成现在的星系，这些星系仍然向着宇宙的深处运动，离开我们越来越远。这样层层递进，多层次的解释结果构成了一个多层次的科学知识体系。

三、溯因思维的基本方法

溯因思维的基本模式，是从现象到解释性原理的推测，将它应用于不同的情况，就形成了若干种具体的思维方法。

（一）溯因解释法

溯因解释法，是对已知现象的机理（或原因）做出回溯推测的思维方法。它是溯因思维方法的典型形式，用公式可表示如下：

E	已观察到的某现象
如果 H，那么 E	猜想理论成立，则 E 可被解释
所以，H	猜想理论成立

例如，人们在临床上观察到，用黄连解毒汤加减治疗脑血管疾病，常常能取得良好疗效。如彭世桥等[①]应用加味黄连解毒汤治疗脑梗死 50 例，总有效率达 92%。姜崇智等[②]用黄连解毒汤加味治疗缺血性中风 120 例，配以支持疗法，结果基本痊愈率为 40.0%，总有效率为 95.08%。鲍益铭[③]在支持疗法的基础上，用黄连解毒汤加味治疗脑血管意外 45 例，亦取得了显效率 64.4%，总有效率 82.2% 的良好疗效。温跃才[④]用加味黄连解毒汤治疗脑梗死 100 例，治愈与显效率之和为 86%，总有效率 96%，与静滴普乐林注射液、尼莫通等药的对照组比较，治疗组愈显率优于对照组（$P<0.05$）。张建平[⑤]以黄连解毒汤为主治疗急性脑血管病 50 例，效果良好，并发现该治疗方法对消化道应激性溃疡有良好的预防效果。日本汉方医家常用黄连解毒汤治疗脑血管障碍后遗症，曾有 16 个单位对脑梗死、颅内出血、一过性脑缺血发作的患者，发病在 1 个月以上，病情稳定，无重度合并症者共 96 例，用黄连解毒汤治疗，8 周后对神经精神症状的综合改善率为 72.9%[⑥]。根据上述临床治疗结果，人们推论中风病的原因之一为毒损脑络，认为中风后可产生瘀毒、热毒、痰毒等，毒邪可破坏形体，损伤脑络，包括浮络、孙络与缠络[⑦]。这种中风病病因的新假说为临床治疗提供了一个基本的法则，即解毒通络，为中风病的治疗提供了新的思路，在正确辨证的基础上，针对中风病毒邪之不同，将清热解毒、化瘀解毒、通腑排毒、益气通络解毒等各种方法相互配合，在临床上能够获得很好的疗效，对中风病的诊治有很好的指导意义。

当然，这种溯因解释并不具有必然性，因此在运用溯因解释法所得解释性理论时，应注意运用其他科学方法分析论证，并在实践中反复观察，反复验证。

（二）并案溯因法

并案溯因法，是指根据若干现象或事实在许多方面具有相同或相似的特征，去推测这些现象或事实是由同一原因所致的溯因思维方法。其逻辑形式可表示如下：

E_1 具有属性 a，b，c

E_2 具有属性 a，b，c

……

E_n 具有属性 a，b，c

如果 H，则 E_1，E_2，…，E_n 具有属性 a，b，c

因此，H

这种方法体现着并案归纳与并案溯因的综合使用，它在并案归纳概括基础上，再推测若干案例之所以具有相同特征的原因。如 2002 年末至 2003 年春，中国及世界范围内 30 余个国家和地区先后出现了一种传播性与感染性极强的严重急性呼吸系统综合征（severe acute respiratory syndrome，SARS），又称"非典型性肺炎"。据报道，2003 年初春，广东几

① 彭世桥，柴英勤，吕长青. 加味黄连解毒汤治疗脑梗塞[J]. 浙江中医杂志，1991，26（12）：540-541.

② 姜崇智，柳玉美. 黄连解毒汤加味治疗缺血性中风 120 例[J]. 中医杂志，1994，35（10）：608-609.

③ 鲍益铭. 黄连解毒汤加味治疗脑血管意外 45 例[J]. 陕西中医，1996，17（9）：388.

④ 温跃才. 加味黄连解毒汤治疗脑梗塞 100 例[J]. 吉林中医药，1998，（1）：26.

⑤ 张建平. 黄连解毒汤为主治疗急性脑血管病 50 例[J]. 实用中医药杂志，1998，14（9）：10.

⑥ 长谷川恒雄. 脑血管障碍的汉方治疗[J]. 国外医学·中医中药分册，1991，13（5）：7.

⑦ 王永炎. 关于提高脑血管疾病疗效难点的思考[J]. 中国中西医结合杂志，1997，17（4）：196-197.

所医院先后接诊了多名特殊发热患者，发现他们都有发热、头痛、干咳、少痰和全身酸痛乏力等症状，部分病人有气促等呼吸困难症状，少数进展为呼吸窘迫综合征，早期白细胞正常或降低，肺部影像学显示肺炎改变。广东省卫生厅新成立的专家组对30多名病人症状分析后认为，这种肺炎症状不同于人们已知的一般的典型性肺炎，而是一种新病毒引起的肺炎。于是，他们在2003年1月22日的报告中将此命名为"非典型性肺炎"。在此过程中，广东省卫生厅专家组的分析，在运用并案归纳概括的基础上又运用了并案溯因推测。

并案溯因法是一种或然性推理方法，其前提与结论没有必然性联系。因此，运用此方法时，一要注意对若干案例之间的相同属性的归纳概括是否可靠，二要注意若干案例之间的相同属性是否为同一原因所引起。

（三）多元溯因法

多元溯因法，是一种根据已观察现象的特征，从多个角度追溯可解释该现象的可能原因的推理方法。事物现象间的因果联系是很复杂的，某一现象可能由多种不同的现象分别引起，也有可能由相互联系的多种不同的现象引起。因此，人们追溯某一现象的原因，可从不同角度推测出不同的原因。多元溯因法可用以下公式表示：

某一现象 E

如果 H_1，则 E 可被解释

如果 H_2，则 E 可被解释

……

如果 H_n，则 E 可被解释

因此，H_1 或 H_2……或 H_n

多元溯因法在人们探索事物现象机理时被大量运用。如中医的病因辨证中就大量运用了此法。比如气虚证患者，出现头晕目眩，少气懒言，身倦乏力，自汗，活动劳累后诸症加重，面色淡白，舌淡苔白，脉虚无力等症状，在追溯其原因时，可能是由于患者先天禀赋不足，元气衰少；或后天失养，生化不足；或久病劳损，耗气过多；或脾、肺、肾等脏腑的功能失调，以致气的生成减少等种种原因引起。此时就需要进一步运用其他思维方法，根据病人的临床特征，在比较多元假说优劣的基础上，最终揭示出事物现象的真正机理。

（四）多级溯因法

多级溯因法，是一种逐层探索事物现象原因的溯因思维方法。换句话说，多级溯因法是一种连续的溯因模式，即根据事实 E 去猜测可以解释 E 的原理 H_1；接着根据 H_1 的特征，去猜测蕴涵 H_1 的原理 H_2，如此连续下去，不断追求高一层次的理论。多级溯因法可用以下公式表示：

E

$H_1 \rightarrow E$

$H_2 \rightarrow H_1$

……

$H_{n+1} \rightarrow H_n$

所以，H_{n+1}

这一公式还可表示为它们的一种逆推模式：

$$H_{n+1} \leftarrow H_n \leftarrow \ldots \leftarrow H_2 \leftarrow H_1 \leftarrow E$$

在这里，"←"表示逆推的进程方向。

人们探索的客观世界是永恒发展的，在其发展过程中所形成的因果联系既有阶段性、也有多层次性。同时，人们对事物本质的认识因受种种条件的制约而呈现出不断深化的发展过程，正如列宁[①]所指出的："人对事物、现象、过程等的认识深化的无限过程，从现象到本质、从不甚深刻的本质到更深刻的本质""从并存到因果性以及从联系和相互依存的一个形式到另一个更深刻更一般的形式"。这种逐级探索事物现象机理的思维方法，体现了科学探索活动永无止境的特点。

人类对于生物遗传本质认识的不断深化，即是运用多级溯因思维方法的结果。早在 19世纪 50 年代，达尔文已提出生物物种的遗传规律，揭示了物种世代相传的机理。19 世纪 60 年代，孟德尔根据生物遗传实验材料推论出在生物性细胞中存在着决定子代性状的物质因素即"遗传因子"。然而，生物通过基因遗传、变异而进行遗传的机理又何在呢？能否按一种确定的机理来促成生物基因的分布呢？20 世纪初，摩尔根进行了果蝇实验，并在实验基础上揭示基因分布的机理，即"基因是染色体上直线排列的遗传单位"。20 世纪 40 年代，美国生物学家 G.比德尔则深入追寻基因何以起遗传作用的问题，提出了"一个基因控制一个酶的形成"的理论。20 世纪 50 年代后，许多科学家对作为基因载体的染色体进行化学分析，发现染色体是由蛋白质和核酸这两种主要成分所构成，并且确认脱氧核糖核酸（DNA）是遗传物质；这时，沃森和克里克揭示了 DNA 双螺旋分子结构模型，使人们对遗传本质的探索深入到分子水平。在随后的 10 多年中，克里克和 M.尼伦伯格等揭示了遗传信息从 DNA 到蛋白质的传递途径，破译了遗传密码，确立了遗传本质的"中心法则"。至此，人们对遗传本质的探索似乎已深入到了更深的层次，但人们并没有宣告探索的结束。

四、溯因思维的运用原则

从上述若干溯因模式中可以看出：科学探索活动既是试错性的，也是创造性的；既是追求广泛性的，也是追求深刻性的；而且还是永无止境的。

当然，运用溯因法所作的关于现象间因果联系的探讨，不具有必然性，只是一种猜测性假说。因此，运用溯因法，还应注意以下几个方面。

（一）充分认识因果联系的复杂性

客观世界中因果联系是非常复杂的，这种复杂性常表现为以下几种情形：一是某一现象既是原因又是结果。客观世界的万事万物是不断变化发展的，在其不断变化发展的链条中，由其他现象引起的 A 现象又引起 B 现象，B 现象又引起 C 现象，C 现象又引起 D 现象……

---

① 中共中央马恩列斯著作编译局. 列宁选集[M]. 第 2 卷. 北京：人民出版社，1995：412.

其中，某一现象既是原因又是结果。二是因果两现象相互作用，互为因果。客观现象在变化发展中常常相互作用、相互影响。如气血之间的关系，气滞可以引起血瘀，血的运行不畅又可引起气滞。三是一果多因，即某一现象由多种原因共同引起或由不同原因分别导致。如同是感冒，可由感受风寒、风热等不同的邪气引起；同是水肿，可因肺、因脾、因肾功能失调所致。四是一因多果，即一种现象可导致多种不同的结果。在因果联系中，同一现象作用于不同的对象会产生不同的结果，或同一现象在不同条件下作用于同一对象也可产生不同的结果。如同是痰饮为患，可有咳喘、心悸、眩晕、水肿等不同疾患。再如消渴病阴虚燥热不但可引起多饮、多食、多尿，还可导致口渴、乏力、消瘦，甚至引发疮疖、痈疽等临床表现。此外，因果联系中还有其他的复杂情形。如有时几种现象在一定条件下形成相互制约的因果循环链。

因此，运用溯因思维时，必须充分认识客观事物现象间因果联系的复杂性，以便准确找到被解释现象的真正原因，进而形成富有解释力的理论原理。

（二）科学把握解释性理论与待解释现象的逻辑关联性

逆推时所设想的理论性假说 H 与待解释的观察现象 E 之间要有逻辑相关性，即从前者可导出后者（如果 H 真，则 E 可被解释）。否则，逆推的理论就无可靠性，甚至毫无意义。例如，有人在解释"木星无卫星"这一观察现象时，运用"头有七窍、天有七星、金有七种"等某些自然现象来论证。这种论证与所探讨的问题相差甚远，不能为"木星无卫星"的现象提供任何理由。同样，在中医理论形成之初，运用溯因思维解释很多生命现象时，也缺乏对这种逻辑相关性的关注。如《灵枢·邪客》在解释人与天地相应时，提出"天圆地方，人头圆足方以应之。天有日月，人有两目。地有九州，人有九窍。天有风雨，人有喜怒。天有雷电，人有音声。天有四时，人有四肢。天有五音，人有五脏。天有六律，人有六腑。天有冬夏，人有寒热。天有十日，人有手十指。辰有十二，人有足十指、茎、垂以应之；女子不足二节，以抱人形。天有阴阳，人有夫妻。岁有三百六十五日，人有三百六十节。地有高山，人有肩膝。地有深谷，人有腋腘。地有十二经水，人有十二经脉。地有泉脉，人有卫气。地有草蓂，人有毫毛。天有昼夜，人有卧起。天有列星，人有牙齿。地有小山，人有小节。地有山石，人有高骨。地有林木，人有募筋。地有聚邑，人有腘肉。岁有十二月，人有十二节。地有四时不生草，人有无子。此人与天地相应者也。"这里运用自然界的山川草木、日月星辰来论证人体的五脏六腑、四肢百骸，这种论证不能作为说明人体组织结构的有力证据。

（三）尽可能提高解释性理论的可检验性

逆推的解释性理论不应是特设性的，而应是可经受经验检验的。否则，如果逆推的理论不能进行经验检验，那么它就不能导出与实际相符的事实性推断，因而它就不能为待解释现象提供任何说明。例如，如果运用"上帝是万能的"特设性假设来说明"桂林山水异常奇特"现象，那么这一解释就毫无意义。

医学的重要任务之一是解除疾病给人类所带来的痛苦，那么，对疾病原因的追求也就成为医学研究的重要内容之一。从中医学的角度而言，从《黄帝内经》的内外三部病因，经《金匮要略》的发病三途径说、宋代陈无择的三因学说，到现代中医病因学说的不断丰富；从西医学的角度而言，从西波克拉底的体液失衡到被感染原因的病菌学说所替代，自此又对营养缺乏、自身免疫反应、遗传性疾病以及肿瘤、多因素相关性疾病的病因的认识，溯因思维方法无疑是人类认识病因的重要方法之一。

拓 展

一、美国昆虫学家 P.S. 卡拉汉在《自然的秘密》一书中谈到他对"飞蛾扑火"现象潜心研究了 20 余年，认为烛光是作为一个"类微波激射"的红外频谱发射源去吸引夜间飞行的虫蛾的，而昆虫介电触角对红外辐射特别敏感。他还写道：

在佐治亚州蒂夫顿我的实验室中，对我的假说着手进行试验，即昆虫性气味在有强的黑体辐射存在的情况下会发射高能量、类微波激射辐射，而且，这种类微波激射辐射比气体分子被夜空黑体辐射所激发而产生的辐射要高。

我把一只 6 瓦的黑光灯放在滤光器里面，滤光器把所有可见光和黑光紫外线都滤掉，只让 1~30 微米的红外光通过。每天晚上，我在这个全黑又隔开的房间里放 100 只雄蛾毛虫，五天我一共放了 500 只。在这一周的最后一天，500 只蛾子中只有 70% 进入了红外捕虫器中。第二周，我在捕虫器中放了两只活的雌蛾（并且每天晚上调换），再次放入 100 只雄蛾毛虫。这一次同样是第五个晚上，我捉到放进室内的 500 只雄蛾中的 80%。当我把捕虫器中的强红外黑体光关掉，使释放出性激素的雌蛾处在全暗情况下（没有可见光和红外光）时，我没有捕捉到一只雄蛾。我用一只小卧室用的绿色灯光做了同样的实验，这只绿光灯也发射了大量的黑体红外辐射。这次我选用的是谷蛾，在绿光灯下，只有一只雌蛾发射气味，可我却捕捉到了放出来的雄蛾的 80% 以上。

试用溯因思维方法分析上述发现的过程。

二、公元 1074 年的秋天，我国北宋时代的杰出科学家沈括来到巍峨的太行山下，他一边缓缓行走，一边观赏着山间的景物。忽然有一种景物吸引了他的注意：太行山的山腰好像环绕着一条腰带。走近仔细观察，原来在半山石壁上横亘着一条特殊的岩层，其中布满了形状各异的海螺、海蚌壳，还有许多色彩斑斓的鹅卵石，它们就好像镶嵌在腰带上的宝石珍珠。是谁给太行山束上美丽的腰带呢？沈括向东望去，太行山的东边是一望无际的河北平原，他知道在平原的尽头是大海。但是，从太行山麓到海岸将近千里之遥，谁能够千里迢迢地把海边的螺蚌和鹅卵石搬运到太行山上来呢？

面对这一奇特的景象，大多数人会见怪不怪，不去深究。可是沈括却不然，他对一切自然之谜有浓厚的兴趣，对各种自然现象都要追根求源。他一面继续北行，一面苦苦思索，不停地观察。当他来到滹沱河边，看到那夹带着泥沙滚滚东去的河水，终于悟出奥秘：是它，就是平原上这些东流入海的大河，造就了太行山的奇观。他想，古代的太行山就位于海滨，山崖上的螺蚌和卵石就是当年的遗迹。而这些大河把河流上游的泥沙冲刷下来，搬运到出海口，由于水流速度变慢，泥沙渐渐沉积，日积月累地形成陆地，随着岁月的流逝，大陆不断地向海中伸延，竟在太行山以东积成了千里沃野。

3.7 顺势思维

> 古代哲学，最尊崇自然力。既尊崇自然力，则只有随顺，不能抵抗。故道家最贵无为。无为非无所事事之谓，谓因任自然，不参私意云耳。然则道家所谓无为，即儒家'为高必因丘陵，为下必因川泽'之意……自然力之运行，古人以为本有秩序，不相冲突。人能常守此定律，则天下可以大治。
>
> 吕思勉《先秦学术概论》

顺势思维，即顺应自然之势以及事物时序变化规律，以治疗疾病和养生防病的中医思维方法。在中医文献中，顺势思维的论述最早见于《黄帝内经》，而历代有所发挥。《灵枢·顺气一日分为四时》明确指出："顺天之时，而病可与期，顺者为工，逆者为粗。"《灵枢·师传》则将顺势作为治国、治家、治身、治病的重要方法来看待，指出："夫治民与自治，治彼与治此，治小与治大，治国与治家，未有逆而能治之也，夫惟顺而已矣。"受《黄帝内经》的影响，张介宾将"为治之道顺而已矣"列在《类经·论治类》之第二位，居于"治病必求于本"之后，并强调："顺之为用，最是医家肯綮。言不顺则道不行，志不顺则功不成，其有必不可顺者，亦未有不因顺以相成也。呜呼！能卷舒于顺不顺之间者，非通变之士，有未足以与道也。"充分肯定了顺势思维在中医学中的重要性。

一、顺势思维的哲学基础

在中国古代哲学范围内，顺势思维涉及到"因""时""势"三个基本概念及其相关思想的发生、演变等问题。

（一）"因"概念及其思想

中国传统文化以"究天人之际，通古今之变"为己任，所以，"天人合一"的整体观就成了中国古代哲学的突出特征。从"天人合一"的整体观出发，自然会形成因循天道的思维方式，春秋末范蠡第一次明确提出"因"的概念，他说："因阴阳之恒，顺天地之常，柔而不屈，强而不刚。"又云："天因人，圣人因天。"（《国语·越语下》）强调圣人决策、行事必须遵循自然规律。老子是系统地建立了天人整体之学的第一人，他在道论的基础上提出天道和人道两大法则，认为人道应当效法天道，"人法地，地法天，天法道，道法自然"（《老子》二十五章），而天道是"万物作焉而不辞，生而不有，为而不恃，功成而弗居"（《老子》二章），即无为而因任自然。因此，人道应同天道一样，顺乎万物之自然，遵从事物发展的必然趋势，"辅万物之自然而不敢为"（《老子》六十四章），即因势利导，因性任物，因民随俗，给外物创造良好的条件，使其自然化育，自然发展，自然完成。道家之后继者进一步发挥、完善了老子的思想，庄子提出"常因自然而不益生也"（《庄子·德充符》），强调道不离物，道贯穿于万物流动变化之中，故"道者万物之所由也，庶物失之者死，得之者生；为事，逆之则败，顺之则成。故道之所在，圣人尊之"（《庄子·渔父》）。成书于战国时代的《黄帝四经》，把"道"看作是客观存在的天地万物的总规律，其根本性质是"虚同为一，恒一而止""人皆用之，莫见其刑（形）"（《道原》），"道之行也，繇（由）不得己"（《十大经·本伐》），认为"道"作为规律，是看不见的，寓于虚而普遍起作用，守恒而稳定，是事物之间的客观必然性。由此，《黄帝四经》提出了"执道""循理"的思想，即要认识和掌握客观事物的普遍规律，具体地"审知顺逆"，"顺逆各自命也，则存亡兴坏可知"（《经法·论》），"天因而成之，弗因则不成，（弗）养则不生""静作之时，因而勒之"（《十大经·观》）。这里，"因"即指以客观主义的态度对待事物的发展趋势，在承认、尊重或顺应客观规律的基础上，也要发挥人的主观能动性，所谓"天地刑（形）之，圣人因而成之"（《十大经·兵容》）。

《淮南子》被誉为"道家思潮的理论结晶"[1]，在继承老子"无为"思想的同时，又对之做出了修正、补充和改造，把"无为"理解为尊重客观规律与发挥主观能动性的统一，《原道训》指出："所谓无为者，不先物为也；所谓无不为者，因物之所为也；所谓无治者，不易自然也；所谓无不治者，因物之相然也。"就是说，"无为""无治"是指不违背事物本性而为、而治，能因循事物的本然之性而为、而治，也就达到了"无不为""无不治"。《淮南子》并分"无为"为"塞而无为"和"通而无为"两种。所谓"塞而无为"，是指放任自然的无所作为，即"寂然无声，漠然不动，引之不来，推之不往"（《修务训》）；所谓"通而无为"，是指充分利用客观发展趋势的有所作为，即"若夫水之用舟，沙之用鸠，泥之用辅，山之用蔂，夏渎而冬陂，因高为田，因下为池"（《修务训》），这种"通而无为"是充分利用客观条件加以因势利导，体现着尊重客观规律与发挥人的主观能动性的统一。为把握"通而无为"，《淮南子》进一步发挥了范蠡首倡的"因"的哲学范畴，提出"因资"和"因时"之说。"因资"，即遵循客观规律，借助于客观条件办事，《修务训》说："若所谓无为者，私志不得入公道，嗜欲不得枉正术。循理而举事，因资而立功，惟自然之势，而曲故不得容也。"它认为"禹决渎也，因水以为师；神农之播谷也，因苗以为教"（《原道训》），汤武"讨暴乱，制夏周，因民之俗"（《齐俗训》），他们都是利用了各种客观条件与自然之势，才使事业获得成功。"因时"，即善于捕捉解决问题的机遇，《说山训》云："春贷秋赋，民有喜；春赋秋贷，众皆怨。得失同，喜怨别，为其时异也。"《诠言训》说："汤武平暴乱，因时也。"强调在不同的时候应采取不同的方法，方可达到理想的结果。正由于"因"之范畴在道家可谓以一贯之，故司马谈《史记·太史公自序》总结道家思想时也强调了"因"，指出："道家，无为，又曰无不为……其术以虚无为本，以因循为用。""有法无法，因时为业；有度无度，因物兴舍。故曰圣人不朽，时变是守。虚者，道之常也。因者，君之纲也。"

① 任继愈. 中国哲学发展史（秦汉）[M]. 北京：人民出版社，1985：245.

《易经》是中国古代哲学的源头之一，其中蕴含着天地人一体的整体现，《说卦》言："昔者圣人之作易也，将以顺性命之理，是以立天之道曰阴与阳，立地之道曰柔与刚，立人之道曰仁与义，兼三才而两之，故易六画而成卦。"依此说法，即以一卦象征宇宙整体，以卦中六爻分别象征天、地、人，认为天、地、人各有其遵循的法则，但又受共同法则即"性命之理"的支配。《易传》对此进行了发挥，认为人居天地之中，应自觉地效法天地，择善而行。《文言》说："夫大人者，与天地合其德，与日月合其明，与四时合其序，与鬼神合其吉凶。先天而天弗违，后天而奉天时。"《泰·彖》说："天地交，泰。后以财（裁）成天地之道，辅相天地之宜，以左右民。"即强调在遵循自然规律的基础上，对自然物的变化加以辅助、节制或调整，使其更加符合人类的需要。在《易传》看来，"顺"可谓人们必须遵守的法则，《豫·彖》说："豫，顺以动，故天地如之，而况'建候，行师'乎？天地以顺动，故日月不过，而四时不忒；圣人以顺动，则刑罚清而民服。"刘长林①对《易传》中作为法则的"顺"有深入研究，他认为"顺"所指有三，即顺时、顺天地之道和顺性命之理，这三者之间又密切相关，人和万物为天地所生，其命性理为天所赋，来自于天道，故顺性命之理的本质与顺天地之道相同；同时，命性理的展现，即为人和万物生、长、壮、已的生命行进时间过程。由于《易传》和中国古代哲学所研究的道，主要是生生之易道；所研究的理，主要是性命之生理，即属于生命整体的法则。而这类法则的一个重要特点，就是运动规律和运动过程常常融渗合一，所以，《易传》之"顺"，当包括顺从大化流行的规律和顺从大化流行的过程两个方面。

（二）"时"概念及其思想

"时"的本义指自然的时间节律变化。宇宙中的万事万物都遵循一定的时序变化着，于是自然的节律时序成为世界变化的秩序象征。一切事物都在此时序节律的秩序框架中流转，致使此时序节律被视为是决定事物发展变化的外在性法则因素，由此产生与"时"相关的"命运"或"定数"一类概念，事业的成败完全由它们决定。

"时"在古代首先与历法天时相关，《书·尧典》载尧命羲和"历象日月星辰，敬授民时"，《周易·革·大象》曰"君子以制历明时"。由历法天时发展出生产农时与政令颁行之"时"，其义在法天象时而动。这样，"时"本为指导人事而发明出来，其本质在于为在此时间计量体系中标示出宜于人事成功的那个"点"或"度"。因此，"时"与人的活动存在密切关联，也因此使之被最大限度地社会人文化，导致时机、时运、时世、时会等概念的产生。

中国古代哲学以人、社会为主要研究对象，崇尚以整体和谐为特色的辩证方法，以生命的观点看待天地万物。而生命的演进具有时间性和方向性的特点，所谓"神转不回，回则不转，乃失其机"（《素问·玉机真脏论》），由此也决定了中国古代重视时间的思维偏向，形成了以时间为统摄的时空观。"时"与"道"又相互渗透，相互包含。"道"的基本涵义为道路，又作为表示规律、法则的概念，古人把规律与道路联系起来，意谓规律犹如必须循蹈的道路，其作用的发挥是一个由此至彼的时间过程。《素问·天元纪大论》说："至数

---

① 刘长林.《易传》群生求久思想[M]//国际易学研究. 第四辑. 北京：华夏出版社，1998：139-157.

之机，迫迮以微，其来可见，其往可追。""至数之机"即指道或规律发挥的玄妙作用；"其来可见，其往可追"，则在肯定世界可以认识的同时，表明道或规律要通过一个有来有去的时间序列显示出来。由此可见，规律就意味着一定的时间序列；而时序又寓蕴着人们必须循蹈的法则。正由于如此，中国古代各家哲学都十分重视时间要素，强调要审时、趋时。如《孟子·万章下》谓："孔子，圣之时者也。"因为孔子"可以仕则仕，可以止则止，可以久则久，可以速则速"（《孟子·公孙丑上》），意谓因时而行，故为圣人。顺时是《易传》中顺之最重要者，《丰·象》说："日中则昃，月盈则食，天地盈虚，与时消息，而况于人乎！况于鬼神乎！"天地的变化也要顺从时序，至于各类人事动迁，阴阳屈伸更是如此，故"君子进德修业，欲及时也"（《乾·文言》），"君子藏器于身，待时而动，何不利之有？"（《系辞下》），《随·象》说："大亨，贞，'无咎'，而天下随时，随时之义大矣哉！"王弼注言："为随而令大通利贞，得于时也，得时则天下随之矣。随之所施，唯在于时也。时异而不随，否之道也。故随时之义大矣哉！"即顺其时则众人和万物相随，故能大通利正而久。道家也反复强调要正确把握事物发展的契机，以处理各种顺逆矛盾，《黄帝四经》明确提出了"审时"的思想，《十大经·姓争》说："静作得时，天地与之；静作失时，天地夺之。"认为"时若可行，亟应勿言。（时）若未可，涂其门，勿见其端"（《称》），"当天时，与之皆断，当断不断，反受其乱"（《十大经·观》）。《管子·宙合》亦云："必周于德，审于时，时德之遇，事之会也。""时而动，不时而静。"阴阳家则提出务时寄政说，强调政治活动、农事耕作及日常生活都要遵循春生、夏长、秋收、冬藏的时间规律。由此可见，突出"时"的要素，是中国古代哲学的共有特征。

（三）"势"概念及其思想

所谓"势"，是指事物的外部因素和环境与事物自身因素共同造成的事物发展的一种趋势。在先秦诸子思想之中，"势"多出现在法家、兵家的思想之中，所以当时的"势"作为政治和军事术语为多。《老子》五十一章说：万物产生过程是"道生之，德畜之，物形之，势成之。"王弼注云："物生而后畜，畜而后形，形而后成……何使而成？势也。唯因也，故能无物而不形；唯势也，故能无物而不成。"道是万物最终的决定力量，但道要体现为道、德、物、势四种形式，分别完成生、畜、形、成四个过程，"势"是万物"成"的最后条件。《吕氏春秋》设"慎势"一章，其中云："失之乎势，求之乎国，危。""王也者，势也；王也者，势无敌也。势有敌则王者废也。"对"势"讲得较详细的是《孙子兵法》，其中"势篇"说："激水之疾，至于漂石者，势也。""木石之性，安则静，危则动，方则止，圆则行。故善战人之势，如转圆石于千仞之山者，势也。"由此，孙子认为与事物自身是什么相比，事物所处之"势"是更重要的，所以说："故善战者求之于势，不责于人，故能择人而任势。"（《势》篇）。《孙膑兵法·势备》则说："凡兵之道四：曰阵、曰势、曰变、曰权。"把"势"作为兵道之一。《孟子·公孙丑上》中对"势"也有所论，指出："虽有智慧，不如乘势。"《荀子·正名》曰："明君临之以势，道之以道。"提出治国当道、势并用。商鞅有"贵势"之论，指出："凡知道者，势、数也。"他依据"贵势"的原则，提出了"治国舍势而任谈说，则身修而功寡"（《商君书·算地》）的论断，并将理与势对举起来，用以说明"必治之政"。他说："圣人知必然之理，必为之时势，故为必治之政。"意谓圣人只有掌握必为之势与必胜之理，才能达到"必治之政"。《管子·七法》谓："明于机数者，用兵之势也。"《管子·霸言》言："夫善用国者，用其大国之重，以其势小之；用强国之权，以其势弱之；用重国之形，以其势轻之。"《管子·势篇》还分析了天地、人事的形势与战争的关系。清初王夫之提出了"理势合一"的思想，明确指出："顺必然之势者，理也。"（《宋论》卷七）"凡言势者，皆顺而不逆之谓也。"（《读四书大全说》卷九）"势因乎时，理因乎势。"（《读通鉴论》卷十二）将"时""势""理"三者联系在一起，阐述了其间的递进关系。

近年来，中国古代哲学"势"概念也引起了一些学者的关注。许金[①]从中国道论出发，把"势"作为孙子哲学的理论起点和中心范畴进行探讨，认为"势"是"道"的具体显现，是一种不断生成变化的势态和境域。何丽野[②]认为中国哲学讲事物的运动变化与西方文化有很大不同。后者有一个"种子"的隐喻，认为一个事物变化发展的所有原因都已经事先蕴含在事物自身之中，它是一个从"潜能"到"现实"的实现过程，这个预成论思想，从亚里士多德的《物理学》到黑格尔的《逻辑学》当中发挥得淋漓尽致。中国哲学不一样，它认为事物发展运动固然有其自身内部的原因，但"势"也起着极重要的作用。《周易》卦象思维的独特之处在于，它是一种表示事物"势"中之"是"的思维方法。卦象主要不是表示事物的分类，更重要的是提供了事物所处之"势"，这个"势"包括事物存在的态势、发展的趋势等。

中国古代儒、道、兵、法诸家对"因""时""势"及其关系的认识，奠定了顺势思维的思想基础，也确立了中医学的思维路向。

二、顺势思维与治则治法

疾病的发生与发展，是在内外环境因素的影响下，邪正斗争导致机体阴阳失调，脏腑经络气血等功能紊乱的病理过程。中医治疗疾病，受传统顺势思维的影响，强调要综合考虑诸种因素，顺应病势及阴阳消长、脏腑经络气血运行的规律，把握最佳时机，以最小的成本达到最佳的疗效。

（一）顺应正气抗邪之势

疾病的过程即正邪斗争、消长进展的动态变化过程，不同的病邪，性质和致病特点不同，其侵犯人体的途径及停留部位也不尽相同，而人体正气则具有抗御邪气入侵，祛邪外出，免于机体发病的功能。就某一具体病人而言，这种正邪斗争总是发生在某一病程阶段和具体部位，所表现出的自然趋势具有时间性和方向性，故治疗疾病应抓住最佳时机和方向，顺应患者体内正气抗邪的趋向，采用切中病情的治法方药，从最近的途径以祛邪外出，达到在最短时间内治愈疾病的目的，诚所谓"临深决水，不用功力，而水可竭也；循掘决冲，而经可通也"（《灵枢·逆顺肥瘦》）。对此，《素问·阴阳应象大论》有很明确的表述："故因其轻而扬之，因其重而减之，因其衰而彰之……其高者，因而越之；其下者，引而竭

---

① 许金. "势"域中的孙子兵法[J]. 滨州学院学报，2007，23（5）：84-88.
② 何丽野.《周易》象思维在现代哲学范式中的解读及意义[J]. 社会科学，2006，（12）：172-178.

之；中满者，泻之于内。"分别阐明了疾病初、中、末三期及病位上、中、下不同的顺势治疗措施。

张仲景很擅长运用因势利导，就近宣郁夺邪之法。伤寒初期，机体抗邪于表，表实用麻黄汤发汗解表，表虚用桂枝汤解肌调和营卫，使邪从汗解；邪深入里，化热化燥，肠内积滞，正气尚盛，用承气汤通里攻下，排毒泻热；痰浊留滞胸膈，脘痞气冲，愠愠欲吐，用瓜蒂散涌吐痰涎；太阳经邪传腑，膀胱蓄水，用五苓散化气行水；若下焦蓄血，用抵当汤（丸）攻决瘀血。诸病水者，腰以上肿，多兼风邪，邪水在表，宜发汗泄越水湿；腰以下肿，水湿重浊凝聚，宜渗利导水下行。仲景治黄疸有汗、吐、下、利小便诸法，使用之际，辨别机体抗病趋势非常细致，《金匮要略·黄疸病脉证并治》云："酒黄疸者，或无热，目睛不了了，腹满微吐，鼻燥。其脉浮者，先吐之；沉弦者，先下之。"脉浮提示正气抗邪于上，涌吐祛邪，最为便利；脉沉弦提示邪结胃肠，泻下排毒，是为捷径。

因势利导治则在温病治疗中亦广为运用，叶天士根据邪从外来，由浅入深的发展规律，提出卫气营血四阶段的"汗、清、透、散"治法；吴鞠通针对外感病三焦传变，提出"轻、平、重"的治法，均是根据温病上下浅深阶段，正邪斗争郁闭外达之势，并结合脏腑特性确立的顺势治则。王乐平[①]归纳因势利导法在温病治疗中的应用为邪在表在上宜散、寒凉清热勿凝、邪在里在下宜攻、半表半里和为顺、三焦湿热宜分消、入营闭心包宜透转六个方面，并认为因势利导之"势"是人体固有的自我调控能力，即祛邪能力与邪气之间交争，使病证自然呈现出的一种趋势。治疗用药应顺应利用这种趋势，最大限度、最有效地顺正逆邪，保护正气，祛除邪气。陆广莘[②]指出：中医学的健康目标模式是"正气存内，邪不可干"的自我稳定的生态平衡，是"阴阳自和"的内外和谐的生态共演，即"万物并育而不相害"的生态和谐，"与万物浮沉于生长之门"的共存共演。所以，中医治疗是"通变合和"以助其"自组"，因势利导以扶正祛邪，通过界面效应的间接动员调节，以实现其健康目标，而区别于长驱直入地追求直接的特异性对抗和补充的替代疗法。此从另一方面，较深刻地阐述了中医顺势治疗的机理。

（二）顺应人体气机之势

气是构成和维持人体生命活动的基本物质，升降出入是气运动的基本形式，周学海《读医随笔》说："升降出入者，天地之体用，万物之橐籥，百病之纲领，生死之枢机也。"就人体整体而言，生理情况下气机之升降出入保持相对平衡，但人体每一个脏腑的气机却有着不同的活动倾向或趋势，如肺主宣降而宜乎降，脾宜升则健，胃宜降则和，肝升而肺降，心肾水火阴阳升降交通，五脏主于贮藏，六腑主于降泻等。所以，在治疗不同脏腑病变时，就应充分考虑其气机运行的自然趋势，顺其性而治之。如治疗肺病以宣散肺邪、降气宽胸，治疗脾病以益气升提，胃病以降逆和胃，脏虚偏于静补，腑虚宜于通补等，均体现了顺应脏腑气机之势而治的特点。叶天士《临证指南医案》用药特别重视动静升降之异，其论脾胃病之治疗说："治胃与脾迥别，古称胃气下行为顺，区区（白）术、（甘）草之守……竟是脾药，所以鲜克奏效。""胃腑以通补，故主之以大半夏汤。"又如奇经八脉中，冲为血海，

① 王乐平. 中医温病因势利导治则初探[J]. 中国中医基础医学杂志, 1997, 3（2）: 6-7.

② 陆广莘. 中医学的辨证论治原理[J]. 中国中医基础医学杂志, 1996, 2（3）: 3-5.

任主胞胎，带司约束，喜静以藏聚精血；督脉统督诸阳，循背上升以动为用。故同样温柔辛补，血肉栽培，对督阳不升，头重背寒，骶尻气坠者，叶氏常用鹿茸、鹿角霜、菟丝子、桂枝尖、麝香等升举阳气；对冲任失调，带脉不约的崩漏、带下、气逆者，常加乌贼骨、桑螵蛸、雀卵之咸涩，或龟板、紫石英、禹余良、龙骨、牡蛎等金石介类"引之，收之，通则达下，涩则固下"。

人体气机变化尚受时间因素的影响，一般而言，春升、夏浮、秋降、冬沉，这种四时气机的升降运动，不仅使人体生理产生相应变动，也会影响疾病病位之深浅及病势之逆陷。故治病当顺应四时气机升降之势，如缪希雍《神农本草经疏》所说："夫四时之气，行乎天地之间，人处气交之中，亦必因之而感者，其常也。春气生而升，夏气长而散，长夏之气化而软，秋气收而敛，冬气藏而沉。人身之气，自然相通，是故生者顺之，长者敷之，化者坚之，收者肃之，藏者固之。此药之顺乎天者也。"李东垣则从具体治法角度指出："凡治病服药，必知时禁……夫时禁者，必本四时升降之理，汗、下、吐、利之宜。大法春宜吐，象万物之发生，耕褥科斫，使阳气之郁者易达也；夏宜汗，象万物之浮而有余也；秋宜下，象万物之收成，推陈致新，使阳气易收也；冬固密，象万物之闭藏，使阳气不动也。"（《脾胃论·用药宜禁论》）即吐法鼓舞胃气上逆，以鼓涌邪气自上而出，其势上行，故一般春夏无忌，而秋冬则不宜；汗法透邪，药势上行外散，宜用于春夏气升之时，而于秋冬气机降沉，尤其冬月闭藏之令，则宜慎用；下法功在推荡邪气自下而出，药势趋下，不利于人体气机之升浮，故春夏不宜。但某些疾病，如外感病等，尽管发病于秋冬阳气降沉之时，却不可不汗；火热升浮，发作于春夏阳气升浮之际，亦不能不降，舍此别无他法可图，此时则当舍时从病，不得已从权用之。然也须因时选药，中病即止，并及时采用调护补救措施，将逆四时气机之势的危害性降至最低限度。如《续名医类案》载清·张璐治一病人，平素相火不时上升，交春，龙雷大发，火势倍增。张璐[1]认为：此病非质重苦降之品，难折风火上腾之威。急则治其标，当以龙齿、黄连、吴茱萸合生脉散，泻火势之上逆，敛神气之欲脱。然而，沉降药物却有逆于春月气机之升，因此，"数剂少安，即令勿服，补养胃气，待交秋，天气下降，火势渐伏，可得无虞"。

攻邪如此，虚证的调补遣药制方也要与时令升降相适应。补阴方药的选用，春夏宜用无碍气机升浮的甘润气轻类药物，如天冬、麦冬、百合、玉竹、淮山药等；秋冬可用滋腻质重的填养类药物，如熟地、阿胶、鹿胶、龟板、鳖甲等，以顺从气机收藏之时势。阳虚之治，秋冬以温阳守中为宜，方如理中汤、肾气丸等；春夏以升发畅达为宜，方如桂枝汤、补中益气汤等。另外，对同一病证在不同季节若运用某一成方治疗，在基本药治方法不变的情况下，也要注意方剂中时令药物的加减，一般春夏应稍加升浮类药物，秋冬稍加收降类药物，以顺应四时气机升降之势，如《本草纲目·序例》言："春月宜加薄荷、荆芥之类，以顺春气之升；夏月稍加生姜、香薷之类，以顺夏气之浮；秋月加乌梅、芍药之类，以顺秋气之收；冬月略加知母、黄柏之属，以顺冬气之藏。"李东垣则从药物五味的角度归纳为："凡辛甘味薄，诸风药者，皆助春夏之升浮也；酸苦味厚，淡味渗泄者，皆助秋冬之降沉也，选药宜用此法度。"

① 魏之琇. 续名医类案[M]. 北京：人民卫生出版社，1997：141.

（三）顺应脏腑苦欲喜恶之势

苦欲喜恶是脏腑特性的反映，缪仲淳在《神农本草经疏》中指出："苦欲因乎脏性"，"违其性故苦，遂其性故欲"。当脏腑生理特性受到遏阻时，常常表现为病态。因此，顺畅脏腑特性，也是治疗脏腑病证的重要环节。如"肝为刚脏，职司疏泄"（林佩琴《类证治裁》），性喜条达而恶抑郁。故肝病的治疗，顺畅其性，重在疏解其郁，兼柔其体。脾喜燥恶湿，故治疗脾病，无论温阳益气，芳香化湿及燥湿淡渗，用药大多偏于温燥，如干姜、白术、苍术、厚朴、半夏等；即使阴虚之证，补阴亦须甘润气轻之品，而阴柔滋腻的药物用之宜慎。胃喜润恶燥，故胃病治疗，宜用甘润之品，忌浪投温燥之剂，以免有碍其性。叶天士《临证指南医案》说："脾阳宜动，动则能运；肾阳宜静，静则能藏。"脾阳不足，湿浊易生，动则阳运而湿浊易消，故温脾以干姜、白术等守中主运；肾中元阳，静则归宅而旺，生生不息，最忌躁动，上僭则虚火上盛浮越，而容易耗散衰亡，故温肾以肉桂、附子常配熟地、山茱萸柔药相制，阴中求阳，引火归元以静藏。

《素问·脏气法时论》对五脏苦欲之治设有专论，指出："肝欲散，急食辛以散之，用辛补之，酸泻之"；"心欲软，急食咸以软之，用咸补之，甘泻之"；"脾欲缓，急食甘以缓之，用苦泻之，甘补之"；"肺欲收，急食酸以收之，用酸补之，辛泻之"；"肾欲坚，急食苦以坚之，用苦补之，咸泻之"。这里补泻之义，即是就五脏本身喜恶而言，顺其性者为补，逆其性者为泻，诚如日人丹波元简所言："此节专就五脏之本性而言补泻，不拘五行相克之常理也。"明代医家李中梓在《医宗必读》中专列"苦欲补泻论"，举例说明五脏补泻用药，以阐发《黄帝内经》旨义，并指出："夫五脏之苦欲补泻，乃用药之第一义也，不明乎此，不足以言医。"

（四）顺应经气运行之势

中医理论认为人体经脉之气的运行具有方向性和时间性，在不同时间内，人体不同经脉部位之经气有盛衰涨落的规律性变化。故治疗疾病应把握经气运行之机，顺应经气运行之势，正如《灵枢·九针十二原》说："知机之道者，不可挂以发；不知机道，叩之不发；知其往来，要与之期。"十二经脉配十二时辰，手太阴肺经配寅时，根据经脉流注次序，以此类推。针灸治疗常根据此经脉气血时辰涨落变化以补虚泻实，《灵枢·卫气行》说："谨候其时，病可与期；失时反候，百病不治。故曰刺实者，刺其来也；刺虚者，刺其去也。"即对实证泻之，应在气血流注经脉脏腑，经气方盛之时，迎着气血流注方向刺之，并用泻法，以加速开启经脉脏腑气血的流注，防止经脉过早闭合，致气血潴留淤滞为患。对虚证补之，应在气血刚刚流过经脉脏腑，经气方衰之时，顺着气血流注方向刺之，并用补法，以延迟经脉之闭合，利于气血继续流注其中。子午流注等时间针灸方法，即以此经脉气血因时涨落理论为基础。孟竞壁等[①]通过放射性示踪技术，按开穴（适气血盛时取穴）和闭穴（气血过而衰时取穴）皮下注入示踪剂 $^{99m}TcO_4$，进行沿经迁移的动态分析，结果显示在开穴核素清除率明显降低，核素通过时间显著延长，运行速度变慢；而闭穴正好相反。说明

---

① 孟竞壁，田嘉禾. 十四经脉显象探秘——卫行脉外小分子循经运输通道系统的研究[M]. 北京：中国科学技术出版社，1998：119.

开穴属于经脉内血气充盛，并在运行中不断向经穴进行血气灌注，故经气运行速度减慢，通过时间延长；闭穴由于经脉血气衰少，穴位关闭，经脉仅成为血气之管道，不向穴位灌注就流出，故通过时间变短，迁移速度增快而穴位清除率增高。此验证了子午流注时间在经脉血气盛衰改变中，具有一定的科学性。

药物治疗也应顺从十二经脉气血因时涨落之势，一般祛邪应在经脉脏腑气血旺盛的时辰服药，以利用正气抗邪之力，因势利导，充分发挥药物的泻实作用，如肺应寅时，张仲景用十枣汤强调平旦服。补益应在经脉脏腑气血衰落的时辰服药，有利于虚证的缓解，如肾脏旺于酉时，衰于卯时，叶天士在《临证指南医案》提倡温阳补肾药晨服，元代僧人继洪《澹寮集验方》认为："凡人五更初，肾气必开，若肾开之时，进一服温和平补之药，其功胜于常服峻补之药十数服。"但也有临床报道，在某经脉脏腑气血旺盛时施治，对虚实证均有较好的疗效。对此，可灵活应用，并有必要进一步深入研究。至于对经脉气血衰落时辰的判定，则有两种不同的认识，一种认为紧随经脉气血旺盛后的下一个时辰为衰时，如心旺于午时，衰于未时，此多用于针灸择时治疗；另一种认为在经脉气血旺盛后的第六个时辰为衰时，如胃旺于辰，衰于戌时，此多用于择时服药。

张仲景创立六经辨证，六经病以三阴三阳命名，而三阴三阳具有阴阳盛衰的涵义，与自然界及人体阴阳之气相通应，六经病解的规律也呈现出时间节律性，即太阳病欲解时，从巳至未上；阳明病欲解时，从申至戌上；少阳病欲解时，从寅至辰上；太阴病欲解时，从亥至丑上；少阴病欲解时，从子至寅上；厥阴病欲解时，从丑至卯上。显然六经病解与各经经气主时气旺有关，当昼夜某分期与六经中某经阴阳盛衰多少的情况相对一致时，该期即为某经功能旺盛之时，其病则于此期易解。换言之，六经病解的时间节律反映了六经阴阳盛衰的经气变化，提示了人体经气抗病功能的时间节律。故治疗疾病当抓住经气正旺之机，乘经气旺势采取措施以助人体抗病之力，促使疾病由欲解到病解。如李瑛[1]报道治疗肾阳虚水肿病人 29 例，寅时给药组 11 例，对照组 18 例，每日上午和下午两次服药，结果寅时给药组总有效率为 90.9%，对照组总有效率为 61.11%，有显著性差异，各项实验室指标比较也证明，寅时服药作用更显著。根据病解与经气的关系，薛自强[2]提出了日运法针法，其取穴以各经五输穴为主，适当根据病情加兼证穴，针刺时间以各经欲解时三个时辰中居中的一个时辰为主。此法亦是借助于经气之旺势以达到治愈疾病之目的。

（五）顺应天时阴阳消长之势

太阳的公转和自转分别决定着年、日的时间周期变化，《素问·生气通天论》说："阳气者，若天与日。"人体的阴阳消长变化与一年及一日内太阳运动具有同步的节律性，治疗疾病要掌握这种天时阴阳消长之势，以选方用药，因时制宜。

四时阴阳消长变化，"春夏则阳气多而阴气少，秋冬则阴气盛而阳气衰"（《素问·厥论》），影响于疾病常表现为春夏易于热化，秋冬易于寒化。故治疗疾病当顺时令而调阴阳，春夏之令，治宜抑阳助阴，药宜寒凉，慎用温热；秋冬之时，治宜助阳抑阴，药宜温热，慎施寒凉，如《素问·六元正纪大论》言："热无犯热，寒无犯寒。"对此，李东垣有独到

① 李瑛. 肾阳虚水肿寅时给药与常规给药疗效分析[J]. 河南中医，1991，（1）：31-32.
② 薛自强. 试从《伤寒论》六经欲解时探讨时间针灸学的规律[J]. 江苏中医杂志，1985，6（3）：1-2.

之经验。在因时选方上，李氏治脾胃元气虚弱，提出夏月补益脾胃元气，宜用甘温柔润的黄芪人参汤、清暑益气汤；冬月补益脾胃元气，则宜用甘温刚燥的草豆蔻丸、神圣复气汤。对此，程杏轩在《杏轩医案》中论虚损病的治疗也说："肾虚常服补肾丸药，亦应分别时令气候，夏月炎热，远刚近柔，以防金水之伤；冬令严寒，远柔近刚，以遂就温之意。"在成方的运用上，李氏提出也要随四时阴阳消长而加减化裁，其在《脾胃论》中说："诸病四时用药法，不问所病，如春时有疾，于所用药内加清凉风药；夏月有疾，加大寒药；秋月有疾，加温气药；冬月有疾，加大热药，是不绝生化之源也。"一般情况下，若治病方药性质温凉平和，夏月略加寒凉之品，冬月略加温热之药；若治病方药性质寒热峻烈，且与时令阴阳消长相悖逆时，宜随时加减药量，或制方寒热反佐，或炮制而缓其性，以缓和药治与顺应时令之间的矛盾，如李东垣《内外伤辨惑论》言："假令夏月大热之时，伤生冷硬物，当用热药木香见睍丸治之，须少加三黄丸，谓天时不可伐，故加寒药以顺时令……假令冬天大寒之时，伤羊肉湿面等热物，当用三黄丸治之，须加热药少许，草豆蔻丸之类是也，为引用，又为时药。"或者秋冬须用寒凉药时，用酒浸、酒炒、火炒、蜜炙，以减缓寒凉之性；春夏须用热药时，用童便、胆汁类浸制的方法，以杀其燥热之性。如《丹溪活套》说："白芍药泻脾火止腹痛，夏月宜用，若冬月用之，必以酒浸炒，盖其性之酸寒也。"《备急千金要方》在治疗黄疸用麻黄醇酒汤时，方后注明"冬月用酒，春月用水煮之"。有实验显示：在一般气温条件下（20℃以下）用麻黄附子细辛汤连续喂饲小鼠一周，可使其体重和抗冻能力较对照组明显增强，但在夏令高温时（25℃以上）体重较对照组明显减轻，抗冻能力反而有减弱趋向。附子在不同气温条件下对动物的作用也不同，室温18℃以上时，附子冷浸液的毒性作用较18℃以下时明显增加，离体动物心脏实验也证明，5～9月气温较高的季节，附子冷浸液引起的心肌传导障碍增多，而11月到次年的寒冷期则主要出现强心作用[1]。

顺应天时阴阳消长之势治疗，尚需结合病人的具体情况。对于阴阳虚损的病人，《素问·四气调神大论》又提出了"春夏养阳，秋冬养阴，以从其根"的原则，即阳虚者春夏补阳，以时助药，事半功倍；阴虚火旺者，秋冬补阴，时气壮药，效果更好。现代研究发现，许多神经递质和激素分泌有年、季节律，如测小鼠脑内抑制性神经递质5-HT，春夏升高，秋冬下降[2]。人类血浆皮质醇在秋冬季节每日平均浓度和分泌总量都高于春夏，甲状腺激素T_3、T_4浓度夏季最低，冬季最高。在高气温季节，活动减少和基础代谢降低，是维持内环境稳定的一种适应性反应。阴虚阳盛患者由于神经兴奋性增强，热量本来过剩，若春夏温补，可因兴奋神经中枢，提高代谢产热，改变器官组织反应性，加重病理偏倾；阳虚阴盛患者，由于神经中枢处于抑制状态，体内热量相对不足，全身功能低下状态在夏季也明显，能够耐受温补，使其积累应激储备，达到正常阈值的调节，可收到预防疾病季节性发作的效果。近年来，各地治疗哮喘和慢性气管炎阳虚病人，冬病夏治，在盛夏服用温补药或温性药物敷贴背部腧穴，取得满意疗效，即是此思想的体现。

人体昼夜阴阳衰旺节律以子午卯酉四个时辰为关键，《灵枢·卫气行》说："日有十二辰，子午为经，卯酉为纬。""子午为经"反映了自然界阳气的升降状态，子时一阳始升，

① 周金黄. 中药药理学[M]. 上海：上海科学技术出版社，1986：11.
② 张莉莎，郭霞珍，梁怡. 有关"天人相应"中光照影响的实验研究[J]. 中国医药学报，1991，6（2）：9-12.

至午升而至极；午时一阴生，阳气始降，至子则阳气沉降于下。病邪升降、病势逆陷及阳气暴脱常与此相关。"卯酉为纬"是根据阴阳消长、营卫运行，以太阳出没为标志的时区划分，疾病的阴阳盛衰常受此规律影响。顺应昼夜阴阳消长节律治疗疾病，主要反映在服药时间的选择上，一般凡治阳分、气分病变，具有温阳、益气、健脾等作用的方药宜清晨、上午服，因上午阳气渐旺，补气温阳药可借助人体阳气欲盛之势，发挥药物作用；凡治阴分、血分病变，具有滋阴养血、滋养肝肾作用的方药宜黄昏、夜晚服，因此时阴气渐生而盛，用滋阴养血药可乘人体阴气欲盛之势，以助药物之疗效。

（六）顺应天时五行变化之势

《灵枢·五乱》说："五行有序，四时有分，相顺则治，相逆则乱。"自然界四时有阴阳消长、五行休王，人体五脏有阴阳太少、五行盛衰，人与天地相参，五脏因此不仅表现出四时阴阳消长的变化，而且也有四时五行的变动节律，正如朱丹溪说："天地之气以五行更迭衰旺而成四时，人之五脏六腑亦应之而衰旺。"所以，早在《素问·脏气法时论》即提出了"合人形以法四时五行而治"的法则，具体方法为：其一，对有明显时令特征的病证，可直接从主时之脏求治。如唐容川《血证论》对血证"时复"的辨治，即提出血家病逢春月发者，乃肝经血虚火旺，春木之气内通于肝，肝经感木旺之气而风动火发，治宜地骨皮饮加蒲黄、醋炒大黄、龙胆草、黄芩、柴胡，清泄肝火，凉血止血；逢夏月复发者，乃心经火旺，治宜泻心汤加丹皮、蒲黄、木通、生地，清降心火，凉血止血；逢秋时复发者，乃肺燥火动，治宜清燥救肺汤加生地、蒲黄，清热润肺，凉血止血；逢冬月复发者，乃肾阴亏损，火迫血动，治宜玉女煎加蒲黄、丹皮，滋肾降火，凉血止血，再以大补阴丸或六味丸填补收功。其二，据证立法用药，兼调主时之脏。如刘河间治中风，用羌活愈风汤，每加调理时气之药，春为风木主令，肝胆气旺，宜加柴胡、半夏、人参、木通，应时令变化以枢转少阳，畅达风木，辅佐主方以顺应时令之气；夏月暑热当令，心火易旺，宜加石膏、知母，以大寒之药防火助风势；长夏湿土主令，土气易壅，宜加防己、白术、茯苓，健脾利湿，运中州以达四旁，顺应长夏之气；秋月肺金主令，宜加厚朴、藿香，宣调肺气，助其肃降，顺应秋月时气变化；冬为肾水主令，元阳易弱，宜加附子、官桂，补命火，固元阳，顺应冬令之气。其三，随病变时令，根据五脏相克关系，以抑强扶弱。《证治准绳·幼科》载张洁古言："大抵五脏各至其本位，即气盛，不可更补；至所克之位，不可更泻。"春月宜抑木培土，夏月宜抑火固金，秋月宜泻肺保肝。对此，李时珍《本草纲目》并制定了具体的用药法度："春，省酸增甘，以养脾气；夏，省苦增辛，以养肺气；长夏，省甘增咸，以养肾气；秋，省辛增酸，以养肝气；冬，省咸增苦，以养心气。"

天时五行的变化，亦反映于一日十二时辰与五脏的关系中，五脏之气分旺于不同时辰，寅卯配肝，巳午属心，申酉肺旺，亥子属肾，脾旺于辰、未、戌、丑四时。那么，根据五脏在日周期内的变化时区，可仿上述四时五行变化节律以调治主时之脏。如五更泻，其发病特点是每至寅时，脐周作痛而泻，寅为肝旺之时，故陈自明《妇人大全良方》认为四神丸治五更泻，其中二神丸（肉豆蔻、补骨脂）温脾肾，是针对久泻脾肾阳虚而治；五味子散（五味子、吴茱萸）酸收之性可抑肝之强，敛肝之气，是着眼于泄泻发生于五更，从肝论治。《清代名医医案精华》载张聿青论泻，明确指出："至晨而泻者，肝病，以寅卯属木，木气旺时，辄乘土位也。"治法上以青皮引至厥阴之分，以柴胡升发木郁，使肝气条达上行，以白芍药酸收摄入肝经，以人参培土坐镇。其用药法度，顺时调治肝脏为主，兼顾脾土。

（七）顺应月相盈亏变化之势

随着月球、地球、太阳三个天体的相对位移，月相表现出朔、上弦、望、下弦、晦的朔望节律，人体的气血及功能活动受此影响，呈现出同步变化。《素问·八正神明论》说："月始生，则血气始精，卫气始行；月廓满，则血气实，肌肉坚；月廓空，则肌肉减，经络虚，卫气去，形独居。"故治疗疾病，当顺应月相盈亏，气血盛衰变化，"月生无泻，月满无补，月廓空无治，是谓得时而调之。"即月生时针刺少泻多补，以顺应人体气血逐渐生旺的趋势；月满时针刺多泻少补，以顺应人体气血充溢之势而不使其过度；月空经络空虚，气血衰少，针感信息传递差，针刺感应弱，疗效相对欠佳，故不宜针刺。《素问·缪刺论》并提出根据月相生盈亏空的周期变化，决定针刺穴位的多少及针刺次数，月亏至月满时，针刺次数、穴位逐渐递增，自月满至月亏时，则逐步递减。有人观察到从月缺到月圆，人体气血流畅，经络渐通，微循环改善，对微循环障碍的病人，月圆时治疗效果较好，高血压也有类似的规律性[1]。

月经周期是女性的特有生理，受月相盈亏变化的影响较为明显，李时珍在《本草纲目》中已将月相、海潮、月经联系起来认识，指出："女子，阴类也，以血为主。其血上应太阴（月亮），下应海潮，月有盈亏，潮有朝夕，月事一月一行，与之相符，故谓之月水、月信、月经。"不仅月相与月经周期的时间极其接近，而且月相变动与经潮日期也表现出密切相关，有研究表明，气血从始旺到充盛时期，月相从始生到廓满的时限内，是多数女性月经来潮的时间，与气血的月盛衰节律一致[2,3]。正由于此，郑国柄[4]提出根据月亮相位以调治妇女病，即上弦调经，温养补益为主；月望调经，理活通消为法；下弦安胎，固摄安保为重；朔时止带，除湿健脾补肾。除根据月亮相位调经外，临床多利用月经的周期性变化，行经期泻心化瘀，经后期补肾扶正，经间期健脾化湿，经前期疏肝理气，以调治妇科疾病。此外，尚有人报道以桃红四物汤加牛膝、益母草、金钱草为主方治疗尿路结石，在月经来潮时服药，利用冲任脉通气血骤盛而迅速外排之势，以促进排石[5]。

（八）顺应地理差异之势

不同地理环境，其地质、地形、气候、水土等不同，人们的生活条件、饮食构成、风俗习惯相异，从而造成不同地域人群体质和疾病的差异，故治疗疾病，当顺应地理差异之势以选方用药。对此，《素问·异法方宜论》早有论述，并明确指出："医之治病也，一病而治各不同，皆愈何也？""地势使然也。"首先，治疗疾病应考虑不同地区气候之差异，如我国西北地区，地势高而寒冷少雨，其病多燥寒，治宜辛润；东南地区，地势低而湿热多雨，其病多湿热，治宜清化。即或同一病证，受地域气候之影响，用药也要有所区别，

① 李恩. 中国中西医结合研究会基础理论研究专业委员会成立暨学术会议纪要[J]. 中西医结合杂志, 1989, 9（6）: 381.
② 张年顺. 试论月经周期与月相同步的研究[J]. 湖南中医学院学报, 1989,（3）: 115-116.
③ 黄宏华. 也论月经节律与月亮的关系[J]. 湖南中医学院学报, 1990,（2）: 66-67.
④ 郑国柄. 随月亮盈缺调治妇科病的体会[J]. 山西中医, 1987,（4）: 25-26.
⑤ 肖云勇. 妇女尿路结石在月经期取变法论治的疗效观察[J]. 湖北中医杂志, 1988,（1）: 16-17.

如同为外感风寒证，西北严寒地区，辛温解表则药量较重，且常用麻、桂之属；若在东南热带地区，则药量宜轻，且多用荆、防之类。正如徐大椿《医学源流论》说："人禀天地之气以生，故其气体随地不同。西北之人，气深而厚，凡受风寒，难于透出，宜用疏通重剂；东南之人，气浮而薄，凡遇风寒，易于疏泄，宜用疏通轻剂……若中州之卑湿，山陕之高燥，皆当随地制宜。"其次，不同的地理环境会造成生活习性及体质的差异，治疗用药亦应顺其势，如孙思邈在《备急千金要方》中说："凡用药皆随土地所宜，江南岭表，其地暑湿，其人肌肤薄脆，腠理开泄，用药轻省；关中河北，土地则燥，其人皮肤坚硬，腠理闭塞，用药重复。"徐大椿则指出："故入其境，必问水土风俗而细调之，不但各府各别，即一县之中，风气亦有迥殊者。并有所产之物，所出之泉，皆能致病，土人皆有极效之方，皆宜详审访察。若恃己之能，执己之见，治竟无功，反为土人所笑矣。"现代流行病学调查发现，长期生活在高山（原）的人群，由于空气稀薄缺氧，清气吸入减少，宗气生化不足，气虚发病率高。高原病患者因易患气虚，补气不妨量大。实验证明，补气药能提高机体对缺氧的耐受性，复方对模拟8000m减压缺氧的大鼠大脑ATP低值有调整作用[1][2]。有人总结治疗高原上消化道出血的经验，认为气虚脾不统血是其主因，即使肝火犯胃，胃热炽盛型，也应酌加太子参、五味子之类[3]。

（九）顺应体质情欲之势

中医治疗疾病以辨证论治为特点，而体质是形成证的内在基础，它影响着个体对某种致病因素的易感性，产生病变类型和传变的倾向性以及治疗反应的差异性，因此，可以认为证是各种致病因素作用于体质以后形成的临床类型。辨证论治、治病求本，实质上也包含着从体质上求本治疗之义，如张介宾说："当识因人因证之辨。盖人者，本也；证者，标也。证随人见，成效所由。故当以人为先，因证次之。"体质又受年龄、性别、生活条件等因素影响，通常所谓因人制宜，其核心则是顺应病人体质的治疗，徐大椿《医学源流论》谓："天下有同此一病，而治此则效，治彼则不效，且不惟无效，而反有大害者，何也？则以病同而人异也，夫七情六淫之感不殊，而受感之人各殊，或气体有强弱，质性有阴阳，生长有南北，性情有刚柔，筋骨有坚脆，肢体有劳逸，年龄有老少，奉养有膏粱藜藿之殊，心境有忧劳和乐之别……一概施治，则病情虽中，而于人之气体迥乎相反，则利害亦相反矣。"即充分说明了顺应体质治疗的重要性。叶天士临证施治，十分重视体质之辨析，其在《外感温热篇》中指出："吾吴湿邪害人最广，如面色白者，须要顾其阳气，湿胜则阳微也。法应清凉，然则十分之六七，即不可过于寒凉，恐成功反弃，何以故也？湿热一去，阳亦衰微也。面色苍者，须要顾其津液，清凉到十分之六七，往往热减身寒者，不可就云虚寒而投补剂，恐炉烟虽熄，灰中有火也。须细察精详，方少少与之，慎不可直率而往也。"在《临证指南医案》中，叶氏提出"凡论病先论体质，形、色、脉象，以病外加于身也"，其治病常根据临床见症，参合"肌柔色白""色苍形瘦""形体丰溢""肌柔色暗"等形态特征

① 张早华，汪慰寒，王立义，等. 高原低氧环境与气虚关系的探讨（Ⅱ）[J]. 中医杂志，1988，29（8）：56-58.
② 张早华，汪慰寒，魏益宁，等. 高原低氧环境与气虚关系的探讨——639例气虚患者的分析[J]. 中医杂志，1987，（12）：54-55.
③ 张选志，参木娜. 35例高原上消化道出血临床观察[J]. 中西医结合杂志，1990，10（5）：299.

推断素禀特点及其病机，以确立诊断和治疗法则及用药。

情绪变化与疾病可相互影响，互为因果。不良情绪的产生缘于客观事物不能满足人的需要。因此，为了使患者保持愉快的心境，以利于疾病的康复，医生在临证时应在合理的范围内，尽可能顺从满足患者的需要。《素问·移精变气论》即指出："闭户塞牖，系之病者，数问其情，以从其意。"《灵枢·师传》说："入国问俗，入家问讳，上堂问礼，临病人问所便。"强调医生在治疗上要"顺其志""便病人"。《石室秘录·意治法》云："医者，意也。因病人之意而用之，一法也；因病症之意而用之，又一法也；因药味之意而用之，又一法也。"指出医生治病，既要着眼于疾病的证候表现，更要注意到病人的性情好恶和精神状态，即使在组方用药上，也应当照顾到病人的心理特点。《冷庐医话》曾举例言："吴人畏服重药，马元仪预用麻黄浸豆发蘖，凡遇应用麻黄者，方书'大豆黄卷'，俾病家无所疑惧。"即是在用药上有意识地顺情从欲，以消除患者的心理障碍。

三、顺势思维与养生

养生即保养生命，增强体质，为历代医家所重视，并在中医理论指导下，形成了顺应自然、养性全神、固护肾精、慎事摄身、饮食调养、动静结合等养生原则及方法，顺势思维则贯穿于上述养生原则与方法的多个方面。

（一）顺应天时自然之势

《素问·宝命全形论》指出："人以天地之气生，四时之法成。"人类在长期的进化过程中，各种生理功能与天地自然变化之间形成了近乎同步的节律性，故养生当顺应天时自然变化，特别是四时气候、阴阳变化的规律，从精神、起居、饮食、运动等方面综合调理。对此，《素问·四气调神大论》已提出了根据四时变化以调养神、形的原则及方法，并强调指出："夫四时阴阳者，万物之根本也，所以圣人春夏养阳，秋冬养阴，以从其根，故与万物沉浮于生长之门，逆其根，则伐其本，坏其真矣。"明·高濂著《遵生八笺》，搜集历代养生家经验，专列四时调摄篇，分述十二个月的"事宜""事忌""修养法""导引坐功图势"等，使四时逐月养生程式化。总括历代医家所述，一般春季养生，要顺应阳气升发，万物始生之特点，使人的精神、气血舒展畅达，生机盎然；饮食起居要顺肝之性，助益脾土，令五脏平和。夏季养生，要顺应阳盛于外的特点，精神要求神清气和，快乐欢畅，使人体气机宣畅；起居上早卧早起，以避炎热；饮食上减少肥甘厚味，多用清凉甘淡，但不可恣食生冷。秋季养生，要顺应万物收敛之特点，注意敛神、降气、润燥、抑肺扶肝，以与秋气相应。冬季养生，要顺应阳气闭藏，万物收藏的特点，精神、起居、运动等均要符合闭藏之势，饮食宜温热而忌寒凉。

《黄帝内经》曾提出"一日分为四时"的观点，一日之中晨起、中午、傍晚、入夜，即子、午、卯、酉四个时辰，人体阳气如四时之春夏秋冬，有生发、旺盛、收敛、内藏等变化特点，故养生也要顺应天时昼夜阴阳消长规律，来安排起居、摄养情志、锻炼身体、调节饮食等，特别是气功锻炼，更应重视时间因素的影响。有研究表明，不同的功法，或同一功法的不同阶段，在特定的时间练功，有助于神经、内分泌及免疫功能趋于最佳状态，有利于内脏功能的调节①。

（二）顺应体质偏颇之势

养生的根本目的是采取各种措施调理体质，以求"阴平阳秘，精神乃治"（《素问·生气通天论》）。因此，对养生方法的选用，就必须以个体体质特点为基础。如饮食调养是养生的重要方法之一，孙思邈《备急千金要方·食治》说："是故食能排邪而安脏腑，悦神爽志，以资血气。若能用食平疴，释情遣疾者，可谓良工。长年饵老之奇法，极养生之术也。"但饮食结构的搭配，则要顺应个体体质的具体情况，因人施用。如体胖之人，多属于痰湿体质，饮食宜于清淡、含纤维素多的食物，如黄瓜、冬瓜、韭菜、芹菜，少食肥甘油腻之品，因其有碍脾之运化而助湿生痰；体瘦之人，多偏于阴虚火旺，饮食上应甘润生津，如菜汤、骨头汤、牛奶之类，辛辣燥热之品易生内热，故应少食。匡调元先生根据自身临证经验，总结了五种病理体质的常用食物宜忌，认为气血易虚的倦㿠质宜羊肉、五香粉、生姜、大枣、赤小豆、龙眼、蜂乳，忌凉拌菜、冰淇淋等冷饮；痰湿易盛的腻滞质宜冬瓜、萝卜、苡仁，忌含碱食物；气血易阻的晦涩质宜山楂、果丹皮、鸡内金，忌花生米；阴液易亏的燥红质宜海参、鱼鳔、绿豆、香蕉、梨、藕等，忌羊肉、五香粉、龙眼、核桃等；阳气易虚的迟冷质宜羊肉、麻雀、韭菜、龙眼、虾米等，忌冷饮、凉拌菜②。

不仅饮食调养要顺应体质偏颇之势，其他方法亦当如此。如运动养生健身方法甚多，在对运动种类的选择、强度和持续时间的确定时，必须以不同个体体质状态为基础，古人云："法无优劣，契机者妙。"若选用不当，或杂练诸家功法，反而可能有损于身体健康。

（三）顺应气质变异之势

气质是人典型的、稳定的个性心理特征。它表现了一个人生来就具有的心理活动的动力方面的自然特征，即心理活动的速度、强度、稳定性和指向性特点，规定或影响着个体的种种心理活动和过程。由于气质特性与人体心身健康及疾病密切相关，因此，很早就引起医家的重视，并试图分类加以研究，《灵枢·论勇》按勇怯将人分为"勇士""怯士"两类，《素问·血气形志》根据"形志苦乐"分成五种，《灵枢·通天》中有名的阴阳五态人分类，则是气质与体质相结合的分类。《黄帝内经》以降，历代医家对气质问题又有进一步研究，如绮石《理虚元鉴》论气质与发病谓："人之禀赋不同，而受病亦异。顾私己者，心肝病少；顾大体者，心肝病多。不及情者，脾肺病少；善钟情者，脾肺病多。任浮沉者，肝肾病少；矜志节者，肝肾病多。"现代有将气质分为 A、B、C 型行为三类，A 型行为指有过强的竞争性驱力，高度的时间紧迫感，争胜好强等；B 型行为则上述特征很不明显；C 型行为有明显的焦虑、抑郁，悲观失望，消极沮丧，好感情用事，缺乏理智和社会支持感等。初步研究表明，A 型行为者的冠心病发病率为 B 型行为者的两倍多，心肌梗死复发率为后者的五倍，原发性高血压、脑中风发病率也明显增高；C 型行为者则较易患癌症等。

正由于气质有不同类型，对人的心身健康影响各不相同，故养生防病，要根据不同的

① 程士德. 中医时间证治学纲要[M]. 北京：人民卫生出版社，1994：236.
② 匡调元. 中医体质病理学[M]. 上海：上海科学普及出版社，1996：241.

气质特征，选择相应的方法。如音乐是养性要法之一，《礼记·乐记》在肯定这一点的同时，更强调用音乐娱心养性，应顺应个体气质特征："爱者，宜歌《商》；温良而能断者，宜歌《齐》……宽而静，柔而正者，宜歌《颂》；广大而静，疏达而信者，宜歌《大雅》；恭俭而好礼者，宜歌《小雅》；正直而静，廉而谦者，宜歌《风》。"从现代音乐养生角度言，一般认为旋律缓慢轻悠、曲调低沉、柔而婉转、清幽和谐的乐曲，多有宁心安神、镇静催眠之效；节奏明快、旋律流畅的曲目，可开畅胸怀，舒解郁闷；旋律高亢、激昂的乐曲，可消除忧思之情，发泄郁结之气；节奏明快多变，音色优美的乐曲，能使人有轻松、欣喜之感，消除悲哀忧思郁怒之情。可根据不同气质特点，选听上述不同作用之乐曲。

四、余　论

（一）顺势治疗与逆势治疗

中医临床治疗，虽十分重视顺势治疗，但在某些具体情况下，亦采用逆势之法。针对邪实有余之证，中医常采用拮抗治疗的方法，拮抗治疗就病势而言，可分顺势与逆势两种情况，如周学海《读医随笔》说："邪在上脘，愠愠欲吐，是欲升不遂也，则因而吐之；邪在大肠，里急后重，是欲下不畅也，则因而利之，此顺乎病之势而利导之治也。"即因势利导，以就近祛邪。此顺势可以说是拮抗的一种形式，顺应正气抗邪及气机升降之势，"以其所利而行之，调其气，使其平也"（《素问·至真要大论》）。拮抗之逆势治疗，或因为病势与实邪所在部位表里上下相反，则宜逆其势而治之，如《伤寒论》第74条说："中风，发热六七日，不解而烦"，病势趋外；"水入即吐"，病势向上，然属饮留中焦，用五苓散化气利水，但得小便通利，则分消逆势于无形。或由于外邪由表向里传变而尚未尽陷，可用汗法解表，逆流挽舟，以遏其势。如《伤寒论》第32条云："太阳与阳明合病者，必有下利，葛根汤主之。"喻嘉言用人参败毒散治疗痢疾，亦属此例。对于正气虚损导致的气机升降出入失常，则在补益正气的同时，可逆其势以调理气机，如周学海《读医随笔》谓："肾气不纳，根本浮动，喘呕晕眩，酸咸重镇，高者抑之；中气虚陷，泄利无度，呼吸不及，固涩升补，下者举之，此矫乎病之势而挽回之之治也。"另如亡阴、亡阳之证，亦当逆其势而急固阴阳之外脱。由于顺势治疗与逆势治疗各有不同的前提，故在某些情况下，顺势治疗与逆势治疗亦可结合运用。如阳虚阴盛之人，即或在夏季，其神经中枢亦处于抑制状态，体内热量相对不足，全身功能低下状态也较明显。用热药温补，可使其积累应激储备，达到正常阈值的调节。此从患者体质状态而言，是为顺势治疗，然就四时阴阳消长而言，则为逆势治疗。

中医对病因、病位、病性、病势的认识，大多是以实体病因作用于机体所产生的反应为基础，通过分析病人的症状、体征来推求。故在中医拮抗治疗中，仍然包含着机体的功能反应等因素，与西医拮抗治疗长驱直入地追求直接的特异性对抗不同，如针对热毒的清热解毒法，除具有抗菌、抗病毒的拮抗病原体作用以外，尚有解毒及增强机体免疫功能，抗脂质过氧化损伤，保护细胞器的结构完整和功能正常，降低血液浓、黏、聚集状态等作用[1][2]，此为西药抗生素所不具备。即中医拮抗治疗，除对实体病因的拮抗外，还涉及对机体功能的调整及激发，故陆广莘[3]说：中医辨证论治是"以利用整体边界全息效应，而对人的自我健康能力，实行间接的动员和调节的前体医学和界面医学，它具有信息医学和全息医学的特征。"

（二）中医顺势治疗与西方顺势疗法

顺势疗法是目前流行于西方国家较具影响的自然疗法，与中医顺势治疗在中文表达上十分相似，且同属于自然医学的范畴。但顺势疗法的根本原则是相似定律，即引起这种疾病的物质能够治疗这种疾病。换言之，药物引起病症与药物所治疗的病症之间存在相似性。德国医生兼化学家与毒理学家哈尼曼提出了顺势疗法的基本理论：给患者使用一种小的或极微小剂量的物质进行治疗，这种物质如果大剂量或常用剂量给予健康人的话，就会引起与该患者的病理性症状相似的一些症状。如大剂量的吐根使健康人发生恶心呕吐，而小剂量却能治疗消化不良引起的恶心呕吐。

中医"以毒攻毒"的疗法与西方顺势疗法颇为相近，如斑蝥内含斑蝥素，毒性较强，对皮肤、黏膜刺激性大，可引起局部充血发疱，寒热间作。内服仅限 0.03～0.06g，外用微量，可用以截疟疾，消恶疮，治顽癣、瘰疬、赘疣等，近用于治疗肿瘤、肝炎等。又如马钱子毒性很大，中毒时可引起肢体颤动、惊厥和血压升高等症状，临床小剂量用以治疗面神经麻痹、小儿麻痹后遗症、重症肌无力及癫痫等。由此可见，"以毒攻毒"的治法，似乎也符合顺势疗法的相似定律。

① 陆付耳，章菊花，李鸣真，等. 热毒清抗自由基作用的实验研究[J]. 中西医结合杂志，1991，6（1）：362-363.
② 谢怡，凌一揆. 清瘟败毒饮对内毒素诱发家兔温病气血两燔证的治疗和机理[J]. 中国中西医结合杂志，1993，13（2）：94-96.
③ 陆广莘. 中医学的辨证论治原理[J]. 中国中医基础医学杂志，1996，2（5）：3-5.

4 中医临床思维

作为一名合格的医师要具备的素质是：高尚的医德，高超的医术和艺术的服务。

吴阶平

夫大医之体，欲得澄神内视，望之俨然，宽裕汪汪，不皎不昧。省病诊疾，至意深心，详察形候，纤毫勿失，处判针药，无得参差。

孙思邈《备急千金要方》

中医临床思维是中医师在医疗过程中的思考活动，包括中医临床诊疗模式、诊断思维和治疗思维，实质上是各种思维方式和思维方法的综合运用。中医临床思维是中医医务人员的综合素质之一，它同理论、经验、技能与职业道德一样，具有非常重要的作用。随着现代科学技术的发展，中医临床思维也从传统的经验医学思维到实验医学思维，再到现代的循证医学思维，思维方式和方法发生了很大的转变。

4.1 中医临床诊疗模式

模式是人们观察、处理问题的思想和行为方式，是理念、方法及其理论的统一体，具有标准样板的功能，对规范人们实践及行为具有重大指导意义。从思维方法的角度而言，医学诊疗模式是医生在认识人体生命活动以及对疾病诊断、治疗的长期临床实践中得出的与疾病发生发展过程相适应的个性化医疗服务模式；是一定时期医学诊疗的基本观点、概念框架、思维方式与发展规范的总和；是认识和解决医学和健康问题的临床诊疗思维和临床实践方式、行为；是医生在临床实践中观察、分析和处理有关人类健康和疾病问题的具体临床干预思维、路径、方法、医疗方案和具体实操行为。医学诊疗模式是一定时期医学科学领域对人体观、医学观、健康观、疾病观、诊疗观的集中体现，反映着一定历史阶段医学和医学模式发展的特征、水平、趋势和目标。

中医临床诊疗模式作为临床思维总的指导原则，制约着临床具体的诊断与治疗思维方法。

一、中医临床诊疗模式的演变与分类

人类认识的历程，总是由简单到复杂，由现象逐渐到本质。人类对于疾病的认识也是如此，首先认识到相对简单、外在的症状，逐步再认识相对复杂、内在的证与疾病。中医学对疾病的认识和治疗，大致上经历了由症到病，然后到证，多次反复认识，逐渐深化的过程。

（一）辨症论治

古代无"症"字，仅有"證"，但"證""症"通用，如张仲景《伤寒杂病论》所言"辨××病脉證并治"或"××病脉證并治"，其中的"證"即通"症"。症，即症状与体征，是病人主观的痛苦不适感觉与医生诊察而得知的病态改变，是病、证的外在表现，是医生认识疾病的航标和纽带，是辨病和辨证的主要依据。人类对疾病的认识，无疑也是开始于对症的认识与对症治疗。

中医学在长期的临床实践中，积累了丰富的针对主要症状进行治疗的有效方法和方药。对症状治疗总结的经验，主要体现在方剂和药物等的功效上，各方药中提到的止血、止衄、止汗、止痛、止呕、止泻、止渴、止呃、止痒、止痉、止带、止漏、止咳、平喘、开音、开窍、安神、醒神、安眠、平惊、平悸、解郁、起痿、安胎、止遗、固崩、调经、消肿、利尿、通便、退热、消痞、化癥、散结、退黄、透疹、消疹、生肌、除烦、除满、减肥等等，都是针对主要症状进行治疗而总结提出的方法。他如二母宁嗽汤、止嗽散、十香止痛丸、九气拈痛丸、止痉散、止汗散、八宝止血药墨、大消痞丸等，都是针对主症治疗的有名方剂。

在中医临床上，辨症论治也有其重要意义。首先，辨症论治具有应急性的优点，临床上一般是以病为本、以症为标，但标本各有缓急，如对于大失血、剧痛、尿闭等严重、危急症，有时已成为整个病情的关键，就需采用止血、止痛、导尿等对症的治疗方法，以解决紧急情况；其次，辨症论治具有灵活性的特点，而为临床治疗普遍采用，如治法、主方确定以后的所谓"加减灵活在变通"，其中一个主要方面就是根据主要症状而加减用药；其三，辨症论治还有实用性强的优点，临床上有时病、证一时难以明确，而病情又不能不进行诊疗，此时则只能根据主要症状进行暂时性诊断与治疗。如"肚腹三里留，腰背委中求，头项寻列缺，面口合谷收"等针灸疗法，实际在相当程度上是对症处理。

对症治疗作为最原始、初级的治疗方法，本身具有严重的局限性。随着对疾病、证认识的深入，中医辨症论治的应用，大多数情况下是与辨病、辨证论治结合使用，但在某些情况下，由于标的一方甚急，根据标本缓急的原则，急则治其标，而先用辨症论治的方法以解其急。如《蒲辅周医案》载一案例如下。

段××，男，38 岁，干部，1960 年 10 月 1 日初诊。

旧有胃溃疡病，并有胃出血史，前二十日大便检查潜血阳性，近因过度疲劳，加之公出逢大雨受冷，饮葡萄酒一杯后，突然发生吐血不止，精神委靡，急送某医院检查为胃出血，经住院治疗两日，大口吐血仍不止，恐导致胃穿孔，决定立即施行手术，迟则将失去手术机会，而患者家属不同意，半夜后请蒲老处一方止血。蒲老曰：吐血已两昼夜，若未穿孔，尚可以服药止之，询其原因由受寒饮酒致血上溢，未可以凉血止血，宜用《金匮要略》侧柏叶汤，温通胃阳，消瘀止血。处方：

侧柏叶三钱　炮干姜二钱　艾叶二钱　浓煎取汁，兑童便 60 毫升，频频服之。

次晨往诊，吐血渐止，脉沉细涩，舌质淡，无苔，原方再进，加西洋参四钱益气摄血，三七（研末吞）二钱，止血消瘀，频频服之。次日复诊，血止，神安欲寐，知饥思食，并转矢气，脉两寸微，关尺沉弱，舌质淡无苔，此乃气弱血虚之象，但在大失血之后，脉证相符为吉，治宜温运脾阳，并养荣血，佐以消瘀，主以理中汤，加归、芍补血，佐以三七消瘀。服后微有头晕耳鸣，脉细数，此为虚热上冲所致，于前方内加入地骨皮二钱，藕节三钱，浓煎取汁，仍兑童便 60 毫升续服。

再诊：诸证悉平，脉亦缓和，纳谷增加，但转矢气而无大便，继宜益气补血，养阴润燥兼消瘀之剂，处方：

白人参三钱　柏子仁二钱　肉苁蓉四钱　火麻仁四钱（打）　甜当归二钱　藕节五钱　新会皮一钱　山楂肉一钱　浓煎取汁，清阿胶四钱（烊化）和童便 60毫升内入，分四次温服。服后宿粪渐下，食眠俱佳，大便检查潜血阴性，嘱其停药，以饮食调养，逐渐恢复健康①。

本例胃溃疡吐血，蒲老治疗首先用柏叶汤，虽云温通胃阳，消瘀止血，但其重点在于止血，方中侧柏叶、炮姜、艾叶、童便都有止血作用，为最早的止血专方，故《金匮要略·惊悸吐衄下血胸满瘀血病脉证治》说："吐血不止者，柏叶汤主之。"待吐血渐止，再行辨证论治以治其本。

（二）辨病论治

最早的疾病记载，见于殷商时代的甲骨文，大多根据身体部位笼统描述为疾首、疾耳、疾身、疾膝、疾乳等，是对该部位疾病的总称，但已有疟、疥、瘟疫、蛔、龋等具体疾病的记载，对症状的描述也较多，如咳嗽、耳鸣、眩晕、水肿、腹胀、虚软等。从疾病种类来看，已涉及到内科、外科、口腔、耳鼻喉、眼科、妇产科、儿科、骨伤科、皮肤科、精神、传染科等②。《山海经》对疾病的认识进一步深入，出现了瘿、痔、痹、疫疾等以病理特点和发病情况命名的病名，其记载疾病38种，而以专用病名命名者23种。马王堆出土帛书《五十二病方》则出现对疾病过程有较详细描述的病名，如论"螟病"云："其所发无恒处，或在鼻，或在口旁，或齿龈，或在手指，使人鼻缺指断。"相当于现在的麻风病。《五十二病方》现存医方总数为280方，基本上是以病论治。

《黄帝内经》时代，虽然提出了疾病、证候、症状三种形式，但仍然十分重视辨病论治，其中以病的形式讨论的专篇，如《疟论》《痹论》《周痹》《痿论》《咳论》《寒热病》《水肿》《热病》《厥论》《癫狂》《痈疽》《水胀》等，对所论疾病产生的原因、致病因素作用于人体后所引起的病理变化、病变部位、临床表现、鉴别诊断、治疗及预后等均进行了较为详尽的阐述。《黄帝内经》中仅有的13个方剂就是针对疾病而设的，如生铁落饮治疗狂证、鸡矢醴治疗鼓胀等，已初具专病专方的特点。从治疗学而言，整部《黄帝内经》是以辨病论治为主，辨证论治为辅，形成了辨病、辨证论治相结合的雏形。《神农本草经》所载常山截疟，海藻治瘿，硫黄治疥，黄连、鸦胆子治痢等，为专方专药治专病的最早记载。

东汉张仲景继承与发展了《黄帝内经》确立的辨病论治原则和蕴含的辨证论治思想，奠定了在辨病论治体系下辨证论治的基础。《伤寒论》首创辨病论治一词，论中各篇篇名，均冠以"辨××病脉证并治"，即以六经病分类，先列总纲，再按具体病名分类，然后详尽分析脉症，辨其本证、兼证、变证以及合病、并病等演变与预后，并提出具体的治疗方案、方药和服用方法等，脉络清晰，一目了然，基本上是在辨病基础上进行辨证论治。如以太阳病为例，太阳病提纲条"太阳之为病，脉浮，头项强痛而恶寒"，一般可视为其诊断标准。太阳病本证分经证与腑证两类，经证分为太阳中风证与伤寒证，前者用桂枝汤发汗解肌，后者用麻黄汤发汗解表；腑证分为太阳蓄水证与蓄血证，分别用五苓散与桃核承气汤治疗。由于患者体质差异以及治疗等因素的影响，太阳病又可出现兼证、变证、坏证等，又当随证治之。《金匮要略》大多数是首先辨病，然后辨证，并往往就同类疾病，或容易混淆需加鉴别的疾病，合并一篇讨论，如痉病、湿病、暍病合并一篇，百合病、狐惑病、阴阳毒病

① 中医研究院主编. 蒲辅周医案[M]. 北京：人民卫生出版社，1972：43-44.
② 张炜. 商代医学文化史略[M]. 上海：上海科学技术出版社，2005：95-117.

合并一篇，其他如血痹与虚劳，肺痿与肺痈，胸痹、心痛与短气，腹满、寒疝与宿食，痰饮与咳嗽，消渴、小便不利与淋病，呕吐、哕与下利等等。也有单个疾病作一篇者，如疟病、水气病、黄疸病、奔豚气病等。除少数疾病如狐惑病内服甘草泻心汤，外用苦参汤洗阴部，雄黄熏肛门，只辨病治疗外，大多数疾病则是既辨病治疗又辨证论治，如《胸痹心痛短气病脉证并治》篇论胸痹病云："胸痹之病，喘息咳唾，胸背痛，短气，寸口脉沉而迟……瓜蒌薤白白酒汤主之。"如兼有"不得卧，心痛彻背者"，即为胸痹病痰涎壅塞胸中之证，则用瓜蒌薤白半夏汤主治，以通阳散结、蠲饮降逆。若兼有"心中痞气，气结在胸，胁下逆抢心"者，即为胸中气滞、肝胃气逆之证，当用枳实薤白桂枝汤主治，以通阳散结、降逆平冲等等。说明既要辨出是胸痹病，又要辨认胸痹病中各种不同的证候，而分别采用不同的治法与方药。故岳美中[①]认为《金匮要略》是在专病专证专方专药基础上进行辨证论治的著作。

辨病治疗，是指针对某一疾病采用专方专药的治疗，作为中医诊疗疾病的重要方法和手段，它着眼于疾病过程中的根本矛盾予以治疗，具有很强的针对性。徐大椿《兰台轨范·序》即言："欲治病者，必先识病之名。能识病名，而后求其病之所由生。知其所由生，又当辨其生之因各不同，而病状所由异，然后考其治之之法。一病必有主方，一方必有主药。"如古人治疗肠痈用大黄牡丹汤、治疗脏躁用甘麦大枣汤、青蒿治疟、黄连止痢，均体现了专方、专药对专病的辨病治疗原则。

尽管中医辨病论治有悠久的历史，但由于各种原因影响，病名的命名方式、内涵外延的界定等不够确切、规范，对疾病本质的认识并不深入，多为一种表象的判断，并未揭示疾病的病理机制与发展规律等。如"十三五"规划教材《中医内科学》共列 66 个病证（其中附 8 个病证），其中符合辨病论治的只有感冒、肺痈、肺痿、哮证、癫狂、痢疾、中风、瘿病、疟疾等 10 余种，占比不足三分之一，其余多以症状或病机命名，如咳嗽、眩晕、胃痛、腰痛、汗证、水肿、痰饮等，这些从严格意义上讲不能作为病名。再如中医妇科之崩漏病，从阴道出血过多的角度而言，涉及到西医学之功能性子宫出血、子宫肌瘤、子宫内膜异位症、异位妊娠、肿瘤等，总以崩漏概括，则失于笼统。中医学对疾病规律分析认识的局限导致中医辨病的空间受到限制，经常以症状判定疾病，缺乏客观有效的手段，出现了重证轻病的局面。由此，现代中医临床诊疗，实际已转向西医辨病、中医辨证的中、西医病证结合诊疗模式。

（三）辨证论治

辨证论治是中医治疗体系的一大特点，也是中医治疗有别于西医的主要之处，故常与整体观念一起，被看作是中医理论体系的主要特点。

"辨"，是人们理性思维的一种形式。《辞源》谓"辨"，"考问得其定也"；《康熙字典》谓，"辨然，不疑惑也"。故"考"是"辨"的过程，"定"是"辨"的结果。就是说，"辨"是人们透过现象以认识事物本质的思维过程。辨证论治，简单地说，就是辨证求因、求机，审因、审机论治，其中认识病机是全部辨证论治的中心环节。具体而言，辨证就是将望、闻、问、切等诊法所收集的资料、症状和体征，在中医理论指导下，通过分析综合，去粗

---

① 陈可冀. 岳美中医学文集[M]. 北京：中国中医药出版社，2000：3-15.

取精，去伪存真，由此及彼，由表到里的深入研究，辨清疾病的原因、性质、部位及邪正之间的关系等，以认识疾病形成、发展、转归的内在原因和机制，也就是病机。换言之，辨证的过程，就是从机体反应性的角度来认识疾病，分析疾病当时所表现的症状和体征以认识这些临床表现的内在联系，并且以此来反映疾病该阶段本质的临床思维过程。论治，则是根据辨证所确定的病机，以审机立法，因法遣方、用药，确定相应治疗方法的过程。辨证是确定治疗方法的前提和依据，论治是辨证的目的。通过辨证论治的效果，可以检验辨证论治是否正确。辨证和论治，是诊治疾病过程中前后衔接、相互联系、不可分割的两个方面，是理论和实践的有机结合，是理（理论）、法（治疗原则、方法）、方（方剂）、药（中药）在临床上的具体运用，是指导中医临床工作的基本原则。辨证论治的精神实质，在于诊断结论的时空性和程序方案的个体化。

自张仲景以来的历代医家，分别从六经、脏腑、经络、八纲、病因、气血津液、卫气营血、三焦等不同角度进行深入研究，总结出各自的经验，形成了诸多辨证论治的理论和方法。这些方法各具特点，适用的范围也不完全相同，但又相互联系。其中八纲辨证是辨证的基本纲领，表里、寒热、虚实、阴阳可以从总体上分别反映证的部位和性质。脏腑辨证、经络辨证、六经辨证、卫气营血辨证、三焦辨证，是八纲中表里病位的具体深化，即以辨别疾病现阶段的病位或层次为纲，而以辨病因病性为具体内容。其中脏腑辨证、经络辨证的重点是从"空间"位置上辨别病变所在的脏腑、经络，主要适用于内伤杂病的辨证；六经辨证、卫气营血辨证、三焦辨证则主要是从"时间"上区分病情的不同阶段、层次，主要适用于外感疾病的辨证。病因辨证、气血津液辨证是八纲中寒热虚实的具体深化，以辨别病变现阶段的具体病因病性为主要目的。其中辨病因主要是讨论六淫、虫、食等邪气的侵袭停聚为病，与六经、卫气营血、三焦等辨证的关系极为密切；辨病性主要是分析气、血、津液等正气失常所表现的变化，与脏腑辨证的关系尤为密切。总之，诸多辨证方法的基本内容，大致可概括为辨病位与辨病因病性两个方面。

现代辨证论治概念的凸显，源于从诊疗方法的角度对中、西医学的比较，认为相对于西医的辨病论治，中医学的诊疗特点则为辨证论治。如秦伯未[1]最早撰文介绍辨证论治的概念时说："辨证论治，是中医普遍应用的一个诊疗规律，从认识证候到给予适当的治疗，包含着完整的极其丰富的知识和经验。"西学中学者孙士荃[2]最先将辨证论治作为中医诊疗特点提出，指出："辨证论治是中医诊断学和治疗学的基本原则。以证为对象进行治疗，反映了中医在诊断和治疗学上的特点；现代医学则是以病（病源）为对象进行治疗的，也可以说是辨病论治。中西医在诊断和治疗学体系上存在着重要的差别。"

辨证论治作为中医临床诊疗疾病时应遵循的基本方法与诊疗特点，也有其不足之处，主要可概括为以下几个方面：①归类辨证论治的方法有七八种之多，相互错杂而不统一，一些概念尚不统一或规范。②证只是病变某阶段的本质，而对疾病全过程的本质认识不足，缺乏诊疗的预见性。③定量性可检测的参数较少，缺乏客观统一的标准，因而具有一定的不清晰性和随机性，易受假象干扰，易受主观因素影响。④缺乏对微观层次的认识，造成

① 秦伯未. 中医"辨证论治"概说[J]. 江苏中医，1957，（10）：226-227.
② 孙士荃. 辨证论治和机体反应性问题[J]. 中医杂志，1962，（1）：225-226.

潜证、隐证"无证可辨"。有些疾病早期，已有器质性病变，但由于代偿作用，尚未表现为功能异常的隐匿状态，或临床症状消失，但化验检查仍有阳性指标，症状改善与病理变化有时缺乏同步性。⑤由于缺乏对疾病基本矛盾或本质的了解，治疗上事与愿违。如声音嘶哑临床可辨证为"金实不鸣"与"金破不鸣"，但若不明其是喉癌、声带息肉、声带麻痹还是声门不合不良所引起，一般对症处方疗效不佳。⑥对新疾病尚缺乏深入认识，新的致病因素所产生的病证尚未纳入辨证系统。如先天性发育异常疾病、遗传性疾病、免疫性疾病、理化因素所致疾病等。因此，临床上辨证论治需要与辨病论治、辨症论治结合应用。

 拓 展

关于辨证论治的具体方法步骤，此举焦树德医案一例①予以说明。

王某，男，42 岁，北京某部队团长。初诊日期：1978 年 9 月 12 日。

问诊：主诉少腹痛，尿中带血两个多月。

两个多月来，右少腹部疼痛，经常有血尿。平时用显微镜查尿，红细胞满视野，严重时肉眼也可看到血尿。曾住在中国人民解放军某医院经 X 光肾盂造影等详细检查，未发现器质性病变，拍摄 X 光腹部平片，亦未发现泌尿系统结石，后来仍以"血尿待查"出院。出院后，听人说也要怀疑有癌性病变的可能性，故来试找中医诊治。

现感右侧少腹疼痛，时轻时重，腰部及小腹有轻微不适感，排尿时尿道微感不适，但不痛，小便色赤，大便尚调。

望诊：体格发育良好，营养佳，有焦急表情。舌苔薄白，但满布于舌。

闻诊：无异常。

切诊：头、颈、胸部及四肢未见异常。腹部肝脾不大，右下腹部的筋肉比左侧稍现僵滞，不如左侧柔软，无压痛及肿物。腰部无叩痛。脉象：两手皆弦滑略细。

辨证：少腹及小腹为肝、肾、膀胱经脉所过之域，肝肾二经气血逆滞、经脉不通故少腹阵阵作痛，筋肉僵滞不柔，小腹不适。肾与膀胱为表里，主水湿气化，肝肾气滞，下焦水道失利，湿蓄膀胱，湿郁日久渐有化热之势，故小便色赤，尿道不适。舌苔薄白满布，脉兼滑象，皆主内有湿邪。六脉皆弦，知病与肝经有关，并主疼痛。四诊合参，诊为肝肾气滞、湿蓄膀胱之证。

处方：芍药甘草汤合天台乌药散加减。

白芍 15 克　炙甘草 6 克　乌药 12 克　炒川楝子 12 克　炒小茴香 5 克　炒橘核 9 克　茯苓 12 克，泽泻 10 克　金钱草 15 克　黄柏炭 12 克　小蓟炭 21 克　川断炭 21 克　水煎服，6 剂。

二诊（9 月 19 日）：用药后自觉症状减轻。在本单位查尿也有好转，尿中红细胞 30～40/视野。惟感腹中疼痛，似有气下攻。舌苔薄白，脉仍同前。再加减上方。

白芍 15 克　炙甘草 6 克　乌药 9 克　炒川楝子 12 克　炒小茴香 5 克　炒橘核 9 克　海金砂 12 克　鸡内金 9 克　金钱草 15 克　小蓟炭 21 克　川断炭 15 克　黄柏炭 9 克　水煎服，6 剂。

① 焦树德. 从病例谈辨证论治[M]. 北京：人民卫生出版社，2006：63-65.

三诊（9月16日）：已服中药12剂，原自觉症状已基本消失，右下腹肌肉亦柔软。虽有时可见尿色发红，但镜检已有明显好转。惟在排尿时，感到少腹部有气向下攻窜样疼痛，未发现尿中有结石。舌苔薄白，脉同前。再加减前方（减去理气缓急之品，加重益肾破瘀、滑窍、通淋之品）。

川断炭30克　生地15克　冬葵子10克　瞿麦12克　泽泻10克　茯苓12克　金钱草15克　玄参12克　黄芩9克　黄柏炭15克　小蓟炭25克　水煎服，6剂。

10月15日，患者尿道排出一块枣核大小的结石，色褐黄。12月初随访，已能参加正常工作，执行飞行任务。

从上例可见，辨证论治是按照中医理论，靠望闻问切所得的信息，做出诊断并定出治则、方药的思维过程。因此，辨证论治的基本程序和方法可归纳为：第一，四诊合参，获取详实的病情资料是辨证的基础；第二，分析并抓住主症，围绕主症初步判断病位与病性；第三，全面分析四诊资料，确定病机；第四，注意主要证候与兼挟证候的特性与主次关系；第五，根据辨证结果确定治则治法；第六，根据立法的要求灵活选方、用药。第七，根据用药后病人的反应，不断修正诊断，调整方药（图4-1）。

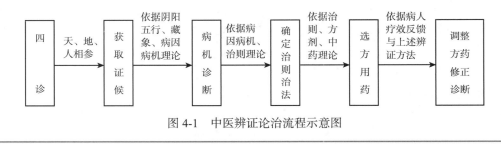

图4-1　中医辨证论治流程示意图

二、现代中医临床诊疗模式讨论

关于当代中医临床诊疗模式，至今学界尚无统一的认识，如陈可冀[1]总结当代中医临床诊疗的主要模式有：①经典（传统）模式：中医辨病论治与辨证论治的结合；②中医辨证论治模式：证因脉治、方证相应；③中医辨症与专方专药的应用模式；④西医辨病与中医辨证论治结合模式；⑤西医辨病与专方的应用模式；⑥无病从证、无证从病模式。概括起来，主要有以下两种。

（一）"辨病-辨证-辨症"诊疗模式

中医临床实践中，常将辨病、辨证、辨症论治三位融为一体，其中辨病论治与辨证论治都属于治病求本的范畴，而辨症论治则属于治标的范畴。三者相互配合，既强调对致病因素的作用和疾病本身特异性变化规律的认识，治疗用药以消除各种病源因素，又重视揭示患者的功能状态及其对环境反应的差异性，治疗时调整机体的反应状态及自身的某些属

---

① 陈可冀. 病证结合治疗观与临床实践[J]. 中国中西医结合杂志，2011，31（8）：1016-1017.

性；既重视治本，也结合治标，标本兼治。金寿山[①]指出："病是纲，证是目。既称为病，就有一定的发病原因，有其发展过程与传变规律，有其一定的治疗原则，有专方甚至专药。证则是每个病在其发展过程中各个阶段的临床表现，还可以因人因地因时因治疗经过而异。能辨证而不识病，可谓只见树木不见森林，在诊断上缺乏全局观点，在治疗上会毫无原则地随证变法；当然，只识病而不辨证，也就是只见森林不见树木……诊断上虚实不分，在治疗上会得实实虚虚，损不足而益有余。"如对于黄疸病人，从辨病论治而言，中医治疗大多采用茵陈蒿等药。现代研究揭示，茵陈蒿有明显的促进胆汁分泌，增加胆酸、胆红素等排出的药理作用。对黄疸的辨证论治，则先辨明属阳黄、阴黄或急黄，再进一步辨明具体的病机，如阳黄中究竟是湿热兼表，还是热重于湿或湿重于热，抑或是胆热郁结，根据辨证结果最后拟定治法，选择方剂药物。在辨病结合辨证拟定主方后，还要根据具体症状加减调整，以辨症论治。如同为阳黄的热重于湿，若患者大便秘结不通，可加用较大剂量的大黄，通利肠道，同时促使湿热邪毒从肠道泻出；若大便稀溏者，不宜用大黄，可加用利尿之茯苓、泽泻等，使邪热从小便而出，兼可利小便实大便。

由于病与证之间有纵横交错的关系，所以，辨病论治与辨证论治之间亦存在着复杂的交错关系。首先，就辨证论治对疾病而言，可有同病异治与异病同治之不同。所谓同病异治，是指同一疾病，在其发展的不同阶段，病理变化不同，而具有不同的证，故治疗也不相同。如麻疹，由于病理发展的阶段不同，因而治疗方法也不一样。初起麻疹未透，宜发表透疹；中期多肺热显著，常须清肺；后期多为余热未尽，肺胃阴伤，则须以养阴清热为主。所谓异病同治，是指不同的疾病，在其发展演变的过程中，有时可以出现相同或近似的病理变化，表现出相同或近似的证，故可采用相同的方法予以治疗。如慢性肠炎、肾炎、哮喘，病虽不同，但在它们的发展过程中，都可以出现肾阳虚的病理变化，故均可用温补肾阳的方法予以治疗。目前在实际应用中，往往过分强调证，而忽略对患者基本病变的辨识和治疗。如2008年《中医临床诊疗指南》[②]将冠心病心绞痛分为心血瘀阻证、痰浊痹塞证、阴寒凝滞证、气阴两虚证、心肾阳虚证5型论治，但并没有明确提及针对疾病病机的治法。结合现代医学的相关认识，冠心病心绞痛的基本病机为血瘀或气虚血瘀阻络，古代医家称为"胸痹心痛"，正好揭示了其基本病机，治疗当以活血化瘀通络为基本方法，在此基础上结合辨证加以变化施治。现代诊疗指南等过分重视对疾病的辨证论治，忽视疾病的共性表现，在一定程度上可以说是本末倒置。对此，当引起我们的高度重视，应该在以现代医学病名编排的中医诊疗规范中，补充疾病病机、治法及主方举例等内容。

其次，就辨病论治对证而言，则有同证异治与异证同治之别。所谓异证同治，即中医辨证结果不同，但由于所患疾病相同而采用相同的方法治疗。同证异治，即中医辨证结果相同，但由于所患疾病不同而采用不同的方法治疗。如刘平[③④]提出病证结合中医病机分类可有"病病机与证病机"的模式。通过对900例患者的症状和体征信息经多元统计分析后，

① 金寿山. 金寿山医论选集[M]. 北京：人民卫生出版社，1983：63.
② 胡元会. 中医临床诊疗指南释义·心病分册[M]. 北京：中国中医药出版社，2015：19-25.
③ 张琴，刘平，章浩伟，等. 900例肝炎后肝硬化中医证候判别模式的研究[J]. 中国中西医结合杂志，2006，26（8）：694-697.
④ 刘平，季光，陈凯先. 病证结合与中西医结合医学学科知识理论体系的构建[J]. 中国中西医结合杂志，2010，30（6）：569-570.

分为疾病的共性特征信息和证候病机分类的特征信息两大类，前者反映疾病所具有的中医基本病机，后者反映疾病的不同综合病理状态，即证候构成的复杂性、多态性。研究显示，气虚血瘀是肝炎后肝硬化的"病病机"，为患者所共有且贯穿于病程始终；益气化瘀是针对肝硬化主要病理变化的基本治法，可以用黄芪汤合下瘀血汤治疗。在此基础上患者还可分为肝肾阴虚、湿热内蕴、瘀热蕴结、肝郁脾虚以及脾肾阳虚 5 种类型。对不同类型的患者可在益气化瘀的基础上加用养阴的一贯煎、清利湿热的茵陈蒿汤等有针对性的方药治疗。又如焦树德①用良附丸、百合汤、丹参饮三个药方组合而成三合汤：高良姜 6～10g，制香附 6～10g，百合 30g，乌药 9～12g，丹参 30g，檀香 6g（后下），砂仁 3g，主治胃脘痛，包括各种慢性胃炎、胃及十二指肠球部溃疡、胃黏膜脱垂、胃神经官能症、胃癌等所致的胃痛。其加减法为：寒凝为主，遇寒痛重，得暖则舒，苔白脉缓，或沉弦，证属胃寒盛者，可减丹参为 20g，加砂仁为 6g，高良姜用 10g，再加吴茱萸 5g，干姜 3g。兼有胸脘发闷，泛恶吐水，喜干食，不欲饮水，舌苔白腻，便溏脉濡，证属中湿不化者，可加陈皮 10g、半夏 9～12g，茯苓 10～15g，木香 6～9g，煅瓦楞 10g。兼有右胁或两胁胀痛或隐痛，情绪不佳则胃痛加重，喜长吁、嗳气，大便时干时软，脉象沉弦或弦细，证属肝郁犯胃者，可轻用高良姜，重用香附，再加柴胡 9g，厚朴 10g，炒川楝子 10g，绿萼梅 5g，白芍 10g，把檀香改为 9g。兼有口苦，舌苔微黄，虽思冷饮食，但食凉物痛又加重，胃中似有灼热感，脉略有数象，证属标热本寒者，减高良姜为 5g，加炒黄连 6g，炒黄芩 9g，千年健 12g，去砂仁。兼舌红无苔，口干不欲饮水，饭后迟消，大便少而涩，或干燥，证属中焦气化不利，津不上输者，可加知母 9g，焦三仙各 9g，香稻芽 10g，葛根 9g。大便色黑，潜血阳性者，加白及 9g，生藕节 15～20g，茜草炭 12g，减良姜为 5g。舌红无苔，口干，喜稀饮食，夜间口渴，胃中有灼热感，食欲不振，大便干涩不爽，脉象沉细数，或弦细略数，证属胃阴不足者，可减高良姜为 3g，去砂仁，加沙参 9g，麦冬 6g，知母 9g，白梅花 3g。此从中医学的角度而言，病同而证不同，均可用三合汤加以治疗，可谓异证同治之例。若从西医学的角度来看，胃脘痛是一个症状，可见于各种慢性胃炎、胃及十二指肠球部溃疡、胃黏膜脱垂、胃神经官能症、胃癌等疾病过程中，因此也可以说三合汤治疗胃脘痛是一种对症治疗，而其加减变化则是反映了辨证论治的特色。

另外，对于一些辨证分型概率集中于某一型的特殊疾病而言，辨病论治与辨证论治又有密切的转换关系。如《金匮要略·百合狐惑阴阳毒病脉证治》所论之百合病，临床表现为精神恍惚不定，语言、行动、饮食、感觉异常，口苦，小便赤，脉微数等，多由热病之后，或情志不遂，引起心肺阴虚内热，百脉失和所致。百合病病机演变较少，证较为单纯，治疗用百合地黄汤养阴清热，润养心肺，既是辨证治疗，也是辨病治疗。

（二）"辨体-辨病-辨证"诊疗模式

王琦②基于"体病相关"和"体质可调"的理论，提出"辨体-辨病-辨证"诊疗模式。体质和证、病分别侧重于从人体与疾病两个不同的角度说明机体的生理或病理状态。体质主要是代表某一个体区别于他人的形态结构、生理功能和心理状态，以及具有相同体质类

① 焦树德. 焦树德临床经验辑要[M]. 北京：中国医药科技出版社，2001：115-117.
② 王琦. 辨体-辨病-辨证诊疗模式创建与应用[M]. 北京：中国中医药出版社，2012：132-138.

型的人对某些疾病的易罹性和疾病发展的倾向性等；而证主要是代表某一疾病在发展变化过程中，某一阶段的病因、病位、病性、邪正关系等方面的机体反应状态。至于辨病则注重从贯穿疾病始终的根本矛盾上认识病情。临床上把辨体、辨病、辨证三者结合起来，创新丰富了中医的诊疗模式，有利于对疾病本质的全面认识，因而能够有效地提升中医临床疗效。

在"辨体-辨病-辨证"诊疗模式中，核心是辨体论治，体质为本，病证为标。随着对健康概念的重新界定，医学研究的重点已从探索"人的病"转向"病的人"，更加强调从人体本身探索如何维护和促进健康。体质是相对稳定的个体特质，是生命现象和疾病产生的基质，同样的疾病在不同的个体中所呈现的症状可能是相同的，但产生这些症状的背景是不同的，治疗当然不尽相同。正如《医学源流论》中所说："天下有同此一病，而治此则效，治彼则不效，且不惟无效而反有大害者，何也？则以病同而人异也。"这就是强调个体诊疗的意义所在，也体现了辨体论治的重要性。

面对纷繁复杂的临床问题，在具体运用"辨体-辨病-辨证"诊疗模式时，须把握客观现实情况，斟酌权衡，因势利导，或防病重调体，或治病先调体，或治病兼调体，尤其当无证可辨时，调体还可以补偏救弊。总以着眼预防、促进治疗、提高疗效、有利康复为要务。现举案例说明如下。

> 叶某，男，43 岁，2003 年 11 月 12 日初诊。痰湿之体，面色亮泽，睡眠欠佳，梦多，醒后头目昏沉，自觉周身困怠不爽，胸闷，口中甜黏，苔黄腻，脉弦滑。辨为痰湿之体，病患胸痹，属痰湿闭阻，清阳不达之证，治当化痰祛湿，调体通脉。拟化痰祛湿方加减。药用泽泻 15g，茯苓 15g，炒白术 15g，制苍术 10g，佩兰 15g，荷叶 10g，薏苡仁 30g，冬瓜皮 15g，白芥子 10g，莱菔子 10g，海藻 15g。14 剂，水煎服。
>
> 二诊：2004 年 1 月 7 日。自觉周身不适明显改善，多梦头昏减轻，胸闷，口不黏。苔中黄腻，舌质红，脉滑。上方加通草 6g。14 剂，水煎服。
>
> 三诊：2004 年 3 月 3 日。服上方后自觉身体轻松，精神状况良好，继服近两月，复诊时测体重减轻，神色振奋，苔薄腻，脉滑。继以前法调体巩固，药用茯苓 15g，泽泻 10g，白术 10g，薏苡仁 15g，佩兰 10g，冬瓜皮 15g，荷叶 10g，莱菔子 10g，海藻 10g，通草 10g。21 剂，水煎服。
>
> 按：依据"辨体-辨病-辨证"诊疗模式，患者素蕴痰湿之体，痰湿闭阻，清阳不达，患为胸痹。其病患形成以体质偏颇为根本原因，故采用化痰祛湿调体之法。痰湿体质之形成，多因脾虚湿滞，痰浊内生。用自拟化痰祛湿方加减，以健脾渗湿，化痰行滞，方中用茯苓、泽泻、冬瓜皮淡渗利湿，白术、薏苡仁、佩兰、荷叶健脾除湿，苍术、莱菔子燥湿化痰，白芥子、海藻祛脂消痰，诸药合用，上下分消，内运中洲，痰湿之体得以调整，从而诸症渐除，体态轻松[①]。

上述两种临床诊疗模式，也可以综合为"辨体-辨病-辨证-辨症"四辨诊疗模式。由于

---

① 王琦. 辨体-辨病-辨证诊疗模式创建与应用[M]. 北京：中国中医药出版社，2012：163.

体质与证的关系，有两种不同见解：一种认为体质是证的构成要素，如匡调元[①]认为"证"是机体在致病原因和条件的作用下，整体体质反应特征和整体与周围环境包括自然界与社会之间、脏腑经络与脏腑经络之间，细胞与细胞之间，细胞与体液之间相互关系紊乱的综合表现；"证"是生命物质在疾病过程中具有时相性的本质性的反映，是一种以临床机能变化为主的整体定型反应形式。另一种认为体质是证的影响因素，如杨维益等[②]提出构成证的主要要素包括病因、病性、病位、病机、生命物质（病理产物）和症状 6 类。它们可以单独或数者组合构成中医的证。而体质、气候、地理环境、时间、年龄、性别等因素与疾病发展有固定的规律不同，它们的变化加上它们之间的组合千变万异，规律性不易寻觅。严格来说，它们是辨证论治时的重要参考资料，不是疾病在发生发展过程中必然出现的因素。因此，对于辨体论治，还有一些问题需要进一步探讨。

中医诊疗模式在实际临床应用中，又有专病专方/主病主方+辨证论治，一病多方中高度针对贯穿整个疾病始终的主导病机的方剂，即病机+证机等多种形式。王琦[③]提出了主病主方的"四维"运用模式：①疾病急骤，疾病的主要矛盾远重于证候表现或体质状态，以主方为纲；②病证合显，疾病病情较为轻缓，证候表现较为明显，则合方分击，主病主方与辨证用方并举；③多恙并存，即并存的多种病证均以体质为共同背景，可通过辨体用方调治；④先病后体，序贯用方，即针对当前病证的主病主方或结合辨证用方已获显效时，以辨体用方为主以巩固疗效。仝小林[④]结合临床多年经验，在继承《伤寒杂病论》诊疗模式的基础上，发展出"病-类-期-态-靶"与"症-病-态-靶"两种创新模式。通过对疾病重新进行中医分期，找到了西医"病"与中医"证"之间的桥梁，通过现代中药药理研究成果的临床回归，搭建起了宏观辨证与微观打靶之间的桥梁。

三、中西医病证结合模式的实践意义

由于现代医学对疾病的认识远较中医学深刻而完备，每一种疾病一般都有各自的病因，相对明确的病变部位，特异性的病理改变，相应的可以解释的临床症状，以及具有一定特异性的诊断指标等。随着中西医结合工作的不断深入，西医辨病论治与中医辨证论治相结合已成为中医临床诊疗的基本模式。如邓铁涛[⑤]在其所著《邓铁涛临床经验辑要》一书中，一方面谈高血压、冠心病、胃、十二指肠溃疡病、慢性胃炎等疾病的辨证论治，另一方面又介绍了治疗 60 余种疾病的专方，如治胃、十二指肠溃疡方，其组成为党参 18g，白术 12g，云苓 15g，柴胡 9g，佛手片 5g，乌贼骨（或煅瓦楞子）15g，甘草 5g。功效健脾益气，舒肝和胃，主治胃、十二指肠溃疡病，慢性胃炎，胃肠神经官能症。若嗳气泛酸者加砂仁、元胡或合用乌贝散（乌贼骨 85%，浙贝母 15%，研为极细末），每服 2~3g。肝气郁结者加白芍、枳壳、郁金或左金丸。肝郁化火或胃热过盛者合用三黄泻心汤。脾胃虚寒者加黄芪、

① 匡调元. 人体新系猜想·匡调元医论[M]. 上海：上海中医药大学出版社，2004.
② 杨维益，王天芳，陈家旭，等. 关于中医证的概念及其定义的思考[J]. 中医杂志，1996，37（6）：370-373.
③ 王琦. 中医理论与临床思维研究[M]. 北京：中国中医药出版社，2012：205-206.
④ 丁齐又，郑玉娇，苟筱雯，等. 仝小林对《伤寒杂病论》两种诊疗模式的创新[J]. 中医学报，2020，35（9）：1838-1842.
⑤ 邓铁涛. 邓铁涛临床经验辑要[M]. 北京：中国医药科技出版社，1998：198.

桂枝、法夏或桂附理中汤。兼吐血便血者加侧柏叶、白及、阿胶、田七末（炒）。胃阴亏虚者加麦冬、石斛、玉竹等。此方的主治疾病与加减变化充分体现了辨病论治、辨证论治与辨症论治的有机结合。申春悌等①尝试建立了病、证、型结合的临界辨证诊断新模式，其中心思想在于：每一种西医疾病均有基础证，多由核心症状组成，故每一病均有基础方，每个疾病在基础证上仍有各种不同型的分类，而各"型"的治疗是在基础方之上，依据不同"型"的证候要素，进行辨证加减用药。其具体操作路径为：首先，明确疾病诊断；其次，根据疾病的主要临床表现确定其中医核心病机，辨别基础证；第三，根据疾病的特异症状，辨别特异型；第四，根据辨证立法、方证对应的原则，基础证对应基础方，特异型根据证候要素的性质确定药物加减。以支气管扩张为例，其最核心的症状为咳嗽、咯脓痰、咳血，病位在肺，病性为痰热，基础证可概括为痰热壅肺证。若在基础证之上出现胸胁疼痛、烦躁易怒、口干苦等特征信息，根据证候要素分析病位在肝、肺，病性以火热为主，概括特异型名为肝火犯肺型，本病可诊断为支气管扩张痰热壅肺证肝火犯肺型。治疗痰热壅肺证应清热泻肺、化痰止血，选泻白散合泻心汤为基础方，常用药物有：桑白皮、地骨皮、黄连、黄芩、杏仁、仙鹤草等；肝火犯肺型则在上药的基础上加以清肝泻火药：青黛、海蛤粉、大黄、栀子等；若咳血较重，再加白及粉或三七粉。

中西医病证结合临床诊疗模式，在确定疾病诊断的基础上辨证论治，能更精准地抓住疾病的内在病变本质，有利于把握证候的发展和演变规律，指导中医治未病；有利于针对主要病机的专方专药治疗以及中医疗效指标的标准化；有利于形成中医专家共识以及中医科研和学术交流。陈可冀②提出病证结合模式的医学科学与文化意义在于：①体现了东西方医学科学与文化的优势互补大趋势；②体现了经典理论与经验的传承；③体现了临床服务能力与水平的提高；④体现了科学认识和治疗疾病及疗效评价；⑤体现了有利于治疗和诊断上的原始创新；⑥有利于国际交流、沟通。

（一）明确诊断，防止误诊误治

中医学基于"司外揣内"的四诊方法，对一些疾病本质的认识相对不足，许多是一种症状描述，包括西医的多种疾病在内，如果不明确疾病诊断，而仅仅依靠传统的辨证论治，无疑难以取得最佳疗效，甚或延误病情，造成诊疗失误。如直肠癌的早期，其症状主要是肛坠、便血，往往和慢性痢疾、慢性结肠炎、内痔相混淆。如果仅仅按便血治疗，可能无效，也可能暂时止血，然后复发，而病情已由早、期发展到中晚期，失去了早期根治的机会。又如一病人主诉腹部近脐处有一巨大包块，时隐时现，医生触诊也摸到确实有一无压痛的包块，因此易于作出"积聚"的诊断，"积则有形可征，聚则聚散无常"，治疗方法也就专于活血破气，长期用攻伐消积药，所谓的"积聚"仍然如故，而身体愈来愈虚，后来一检查，才知是胃下垂，胃如布袋状，故餐后不久便出现"包块"。

（二）认识疾病规律，深化证的认识与预后判断

任何一种疾病都有符合其特点和规律的临床表现、病因病理、发展过程、转归预后及

① 申春悌. 临界辨证诊治法[M]. 北京：中国中医药出版社，2018：87-90.
② 陈可冀. 病证结合治疗观与临床实践[J]. 中国中西医结合杂志，2011，31（8）：1016-1017.

针对性的治法方药，认识疾病的发病机理、证候特征、病机演变规律和治疗原则，对于准确把握证的内涵，了解其轻重与转归等有着重要意义。临床上不同疾病过程中出现相同的证是屡见不鲜的，但这种相同的证必然因不同疾病而在临床特征上有所不同，甚至转归预后有所不同。同一咳嗽，肺癌引起者预后较差，而结核病引起者病程较长，一般支气管炎引起者预后较佳。又如急性肾损伤与慢性肾功能衰竭，中医临床常表现为关格证，症见小便量少，甚或点滴全无，呕吐，眩晕等，系肾失气化，浊毒内蕴犯胃与蒙神所致。明确西医诊断，对中医关格证的内涵认识将得到深化，对预后的分析判断也更为准确。如双侧尿路结石梗阻的肾后性急性肾损伤导致的关格证，中医辨证多为沙石留结，阻碍下焦气机，肾气化不利，浊毒内蕴，属急病，可治，预后尚佳；由于慢性肾功能衰竭引起的关格证，中医辨证应为肾体衰败，无以气化，浊毒内蕴，属危病，难治，预后较差。所以，辨病为辨证确定了范围，揭示了病机演变路线，在诊治疾病过程中具有统领作用，可以有效地指导辨证论治，减少辨证论治的盲目性。同时通过辨病也可以从整体出发，掌握疾病发生发展规律及邪正消长情况，以判断预后顺逆。

（三）丰富客观指征，提高辨证的客观性与准确性

传统中医辨证依赖于人体感觉器官的固有能力，现代技术检查可延伸中医四诊的视野，为中医辨证提供更加丰富的客观指标，使宏观辨证与微观辨证相结合，以提高治疗的针对性和有效性。如胃镜等现代影像检查技术，延伸了中医望诊的视野，丰富了中医辨证的客观指标。燕东等[1]从中医阴阳学说的角度探讨慢性胃炎胃镜象的阴阳属性，分别从胃黏膜象、胃黏液象、胃动力象、胃增生象等方面进行论述。通过辨别胃镜象的阴阳属性，可以为慢性胃炎的宏观辨证提供胃镜下的微观信息，据此辨证施治。如胃黏膜以苍白色为主，多因气血亏虚所致，呈现为寒证、虚证等阴证表现。其中胃黏膜苍白而光滑、黏膜下血管网未显露，伴有胃蠕动减缓，则为脾阳亏虚，阳虚内寒，治疗需酌加益气温阳类药物，如干姜、黄芪、党参等；若胃黏膜苍白而粗糙不平，黏膜下可见树枝状血管网显露，则为脾气虚而胃络瘀阻，治疗应在益气健脾的同时加用活血化瘀之品。若胃黏膜充血水肿明显，呈樱桃红或绛红色，多由胃热炽盛所致，属实热阳证，治疗时可酌加清热解毒、制酸止痛类药物，如黄连、浙贝母、瓦楞子等。其他胃镜象的辨证论治以此类推。任毅等[2]对冠心病心绞痛冠脉造影检查和中医辨证关系研究发现，血瘀证和痰浊证以三支病变为主，气滞证以单支病变为主；气虚证、阳虚证、气滞证及血瘀证的 Gensini 计分组间比较有统计学差异；单一证型的单支病变最多，复合证型的双支、三支病变较多；实证中单支病变最多，虚证以双支病变最多，本虚标实证则以三支病变最多；Gensini 分数随着兼夹证的增多增大（$P < 0.05$）。提示冠心病心绞痛中医不同证型间冠状动脉病变情况存在差异，随着证型兼夹增多，冠状动脉病变程度加重，冠状动脉造影结果与冠心病中医证型存在一定相关性。在《小儿肺虚证、脾虚证、血瘀证及肾虚证诊断标准》[3]中，肺虚证诊断指标之一是血气检查；脾虚证的

---

[1] 燕东，汪红兵. 慢性胃炎胃镜像的中医属性初探[J]. 北京中医药，2015，34（3）：225-228.

[2] 任毅，陈可冀，张敏州，等. 405 例冠心病患者冠状动脉造影结果与中医证型的相关性[J]. 中医杂志，2010，51（8）：725-728.

[3] 小儿肺虚证、脾虚证、血瘀证及肾虚证诊断标准[S]. 中国中西医结合杂志，2007，27（6）：568.

参考指标涉及木糖吸收率低于正常、唾液淀粉酶酸负荷实验低下、低蛋白血症、甲状腺功能低下、免疫功能低下、血游离氨基酸含量降低、血清胃泌素降低、血清微量元素异常等；血瘀证的参考指标包括血液高凝或低凝、血液内有形成分异常（红细胞、白细胞、血小板明显升高或降低）、血小板聚集率升高、血脂明显增高、血涂片可见破碎和畸形红细胞等。陈可冀[①]依据血瘀证病人血浆蛋白、血液流变学、免疫分子、凝血因子的差异，分为"血瘀证高流变性型"和"血瘀证低流变性型"，从微观视角分类为宏观辨证增添了新内容。

由此可见，现代技术检查弥补了单纯中医辨证缺乏标准化、规范化、客观化和不确定性的不足，可以解决一些传统中医四诊"无证可辨"或因信息量少"难以辨证"的问题，借助于现代技术检查所提供的诊断证据，即可辨病论治，或同时结合形态、功能异常辨证进行治疗。

（四）提示病机线索，为中医辨证论治提供新思路

传统中医的辨证是建立在望闻问切四诊基础上的，如果病人尚未出现病理性脉象和/或主观症状不明显，就会出现无证可辨的情况。此时可根据西医检查的疾病诊断，基于以往诊治同类疾病的经验，从疾病的基本矛盾、常见病机进行治疗。如蛋白尿，多由湿热内扰，脾虚不能摄取精微，肾虚不能固密精气所致。治疗可选用健脾固肾的黄芪、山药、山萸肉、莲须、芡实，结合化湿清热的米仁根、大蓟根、石韦等。

另外，某些情况下，中医四诊的资料并没有反映出一些病机特征，可结合西医疾病的病理，以补充中医四诊之不足。如慢性肾炎系肾小球毛细血管腔阻塞，球囊腔内纤维蛋白沉积，肾组织缺血与缺氧，以及纤维组织增生等改变，同中医学所谓"瘀血"的病理基本一致，因而于辨证论治的方药中，可加入活血祛瘀之品，如赤芍、丹参、益母草等，以扩张局部血管，祛除瘀滞，改善肾脏有效循环血量与肾缺血状态、这不仅有利于促进肾功能的恢复，且对水肿、蛋白尿、高血压等，都有一定疗效，符合"血不行则病水"之说。特举邓铁涛医案[②]加以说明。

> 林某，女，64岁。患者3个月前因患脑血栓形成，左侧上、下肢完全瘫痪而入香港某医院治疗，经西医治疗3个月稍效而出院返穗治疗。诊查：症见左上肢全瘫，左下肢能抬高20～30cm，需家人扶持方能坐稳，生活无法自理。面色潮红，烦躁，易激动，口咽干燥，消瘦，大便结，舌质嫩红少苔，脉浮弦。左上肢肌力Ⅰ级，左下肢肌力Ⅲ级，左上、下肢肌张力增强，腱反射亢进，血压基本正常。辨证：中风（中腑），气阴虚兼血瘀。治法：补气祛瘀，佐以养肝肾。处方：黄芪60g，当归12g，川芎6g，赤芍15g，桃仁10g，红花5g，地龙12g，豨莶草15g，牛膝15g，桑寄生30g。
>
> **按**　此案的症状、舌、脉无瘀血表现，即四诊证据不全，结合疾病病理辨为有瘀，治疗用补阳还五汤加减而愈。

---

① 陈可冀，马晓昌. 关于传统血瘀证的现代分类[J]. 中国中西医结合杂志，2000，20（7）：487.
② 邓铁涛. 邓铁涛临床经验辑要[M]. 邓中光，邱仕君整理. 北京：中国医药科技出版社，1998：170.

（五）启迪治疗思路，指导处方用药

在熟悉西医疾病病理的基础上，借用发散思维等方法，拓展治疗思路，以创新治疗方法。如中毒性心肌炎是一种死亡率较高的疾病，心肌受损呈断裂状态为该病致死之主因，因而联想到伤科药"七厘散"的应用，或于煎剂中加用血竭，使疗效显著提高。内耳眩晕症，古称眩晕，有从火治，有从虚治，有从痰治等，现代医学提示其病理乃由迷路水肿所致，采用镇降、利水剂，可收佳效。胸骨后疼痛、头痛、脉涩或结代为血瘀征象，平素经常咽痛和超敏 C-反应蛋白（hs-CRP）增高提示机体有慢性炎症反应，是"毒"的表征之一。这些症状、体征和实验室指标可以考虑作为稳定期冠心病患者"瘀毒"的临床表征，为早期辨治高危患者提供依据。脉现歇止，古称结、代、促，总为心气大虚的表现。而病理学提示，心脏往往呈瘀血状态，据此而参用活血化瘀的方法，疗效显著提高。

随着对中药药理研究的深入，单味中药的现代药理机制被逐渐阐明，中医临床可参考相关疾病的病理而加以选用，以加强治疗的针对性。如中医辨治胸痹，经西医学诊断为冠心病者，处方中可选用炙水蛭、丹参以改善心脏冠状动脉血液循环；对溃疡性结肠炎患者，组方中可合入抗自身免疫损害的中药，如乌梅、炙僵蚕、苍耳草等；对消化道黏膜异常增生伴癌变倾向者，尚需抗癌解毒，处方中可加入白花蛇舌草、八月扎、石打穿、莪术、山慈菇等抗组织增生的药物；治疗快速性心律失常，在辨证基础上结合选用延胡索、郁金、苦参等有抗心律失常作用的药物。

（六）借助检查指标，开展中医临床疗效评价

疗效是中医学得以继承和发展的原动力，目前中医疗效多以临床症状改善为评价指标，并且评价指标不统一。辨证论治是针对疾病某阶段病理反应进行的治疗，可以改善某阶段的临床症状，但并不意味着疾病的痊愈或好转。如眩晕（高血压病）辨证治疗后患者头晕、头痛症状消失，但并不意味着疾病的痊愈。有时单纯辨证论治还可能掩盖疾病的病情，如结肠癌早期出现血便、脓血便、里急后重症状，辨证治疗症状可能消失，但病情却进一步发展，可能延误早期手术治疗的时机。国医大师王琦[1]多次提到，困扰中医临床的重要问题之一是疗效评价证据缺失，指出中医疗效的记录应客观陈述，要做到两个靠（靠数据、靠证据），三个变（功能状态的改变、异常指标的改变及脏器组织修复的改变）。现代相关检测技术的应用，则有助于解决中医临床疗效评价证据不足的困境。如胃镜检查作为上消化道病变的首选检查方法，在临床上已得到广泛使用，而电子胃镜的出现，可以把检查情况反映到荧光屏上，术者及更多的人可以通过荧光屏发现病变，而且又可录像，作为资料备查。因此，胃镜检查自然也就成为中医诊疗脾胃系统疾病不可或缺的手段，2010 年中华中医药学会脾胃病分会所发布的《慢性萎缩性胃炎中医诊疗共识意见》[2]中，将疗效评价分为病理组织学评价、胃镜评价、症状评价、生存质量量表测评、终点指标评价等，其中前两项评价指标都是现代医学技术的应用。可见在现代科学技术条件及语境下，现代医学技术是解决中医临床疗效评价证据缺失或不足的必由之路。

---

① 王琦. 中医人要认清三个临床问题[N]. 健康报，2015-6-3（5）.

② 中华中医药学会脾胃病分会. 慢性萎缩性胃炎中医诊疗共识意见[S]. 中医杂志，2010，51（8）：749-753.

综上所述，中西医病证结合诊疗模式，通过科学组合，发挥中西诊疗方法的协同作用，可以取得最佳临床效果，最大限度地节约医疗成本，避免治疗的不良反应。

四、中西医病证结合模式应用需注意的问题

中西医病证结合诊疗虽然在现代中医临床上得到广泛应用，但还有许多值得关注或深入研究的问题。

（一）现代检查指标在辨证中的特异性与规范性

现代中医界对证的实质及客观化问题开展了大量的研究，然其结果不尽如人意。由于中医证本身规范性差，而且不同疾病即使出现相同的证候，客观指标的变化也不可能完全相同，加之研究者多选择有限的病例和有限的病种，缺乏大样本循证医学的研究，导致研究结果缺乏特异性，呈现出不同的研究者观察不同的指来研究同一证，均得出特异性。如对脾虚证的研究，所观察的指标近 70 种，大都显示出一定的特异性。或者不同的研究者观察同一指标来研究不同的证，均得出特异性。如阳虚者 cAMP 含量降低，cGMP 含量升高，cAMP/cGMP 比值降低，而有关气阴两虚、肝郁脾虚等研究也得出了同样的结论。由此导致现代检查指标难以在辨证过程中得以有效应用。

（二）中西医配合治疗的方案制定与疗效评价

中药、针灸等与西药、手术等中、西医治疗方法的配合使用，已成为中医临床乃至西医临床常用的治疗方法，大多数情况下提高了临床治疗效果，保障了患者的身心健康。但针对某一疾病的中、西医配合治疗，目前多基于中、西医各自的理论与临床经验，尚缺乏大样本的循证医学研究，以及规范的治疗方案。以中药与西药的配合使用而言，可能出现协同增效、拮抗降效甚或增加毒副作用的不同结果，急需开展深入的实验与临床研究。

1. 中西疗法的分工理论研究

以肿瘤为例，在西医手术、化疗、放疗治疗的同时，若中医仍采用传统的"攻毒、软坚、散结"等治法，继续针对瘤灶发起攻击，似乎意义不大，甚至是画蛇添足。如果此时中西疗法能够分工协作，中医从"减毒增效"的角度出发，采用健脾益气或补肾养血等疗法，配合西医疗法，就有可能实现中西疗法的协同。再如通过 X 线拍片等发现早期"肺痨"，尚未形成肺阴不足证即予滋养肺阴，现代研究证明滋阴法可能有利于提高患者自身免疫功能，而传统用百部、硫黄等"杀虫"，对结核杆菌则缺乏针对性、有效性，故舍中医学的"杀虫"，而吸取西医学用链霉素、异烟肼、乙胺丁醇等"抗痨"，可以更好地达到"一则杀其虫以绝其根本，一则补其虚以复其真元"的目的。

2. 中西疗法的分时理论研究

针对某一疾病的时间生物学特点和规律，合理地分时期、分阶段实施中西疗法，发挥

两种疗法在疾病不同时点上的各自优势，达成协同作用，这是中西疗法的分时配合理论需要研究的内容之一。

3. 避免拮抗的治疗理论研究

哪些中西疗法同时或邻近使用会产生拮抗作用？哪些中西药物存在配伍禁忌？这一方面的研究亟待加强。如有研究发现冰片配伍黄芪对于病理状态的血脑屏障通透性呈开放的效果，配伍麝香则是降低血脑屏障通透性[1][2]。

（三）以西释中思维导致中医诊治谬误

中西医病证结合诊疗模式的应用中，如果对两种不同的理论、思维方法缺乏清晰的认识与区别，常常会造成以西医解释中医，指导中医诊治，而造成临床误诊、误治的情况。常见现象可概括为以下几个方面。

1. 疾病简单对号入座

临床诊治过程中，将西医疾病诊断简单地等同于中医的疾病，如尿路结石等同于石淋，糖尿病等同于消渴；或将西医病理简单等同于中医的证，如炎症与热证、血压升高与肝阳上亢证、血液流变学异常与血瘀证等。这种将相关或隶属关系视为等同关系，势必干扰中医临床思维，容易造成误诊误治。特举张镜人医案说明如下。

沈某，男，49岁。初诊1981年2月14日。主诉：左侧腰痛，呈发作性。有左输尿管结石病史，近来经常腰痛乏力，以左侧为甚。苔薄黄，脉细而滑。静脉肾盂造影示：左输尿管下段结石，左肾积水，尿常规：红细胞（＋）。辨证：肝肾两虚，气化失司。诊断：尿路结石；腰痛。治法：益肝肾而助气化。方药：炒生地9g、赤白芍各9g、炒川断15g、桑寄生15g、茯苓皮15g、泽泻15g、制狗脊15g、生白术9g、制首乌9g、香谷芽12g、滋肾通关丸9克（包煎）。21剂。

二诊：左侧腰痠腰痛略减，乏力，脉细弦，苔薄黄，治守上法。处方：上方加川萆薢9克、补骨脂9克、菟丝子9克。

随访：持续服药半年。9月10日肾绞痛发作一次。9月18日左腰部剧痛后排出结石一粒，呈多角形，黄豆大。以后诸症均平，尿检亦正常[3]。

按 尿结石而从补益肝肾着手，此增水行舟之意。古人虽云"淋无补法"，此乃指下焦湿热炽盛，小溲涩赤热痛之时。尿结石虽常与石淋混为一谈，但此案患者并无"淋"的表现。仅感腰部痠痛乏力，因此临床不应拘泥，采用扶正以益肝肾，温通以助气化之法，取得满意疗效。

① 王刚，曾南，王建，等. 合成冰片影响血脑屏障开放促槲皮素脑吸收的研究[J]. 中药药理与临床，2013，29（2）：53-56.
② 倪彩霞，曾南，许福会，等. 麝香配伍冰片对局灶性脑缺血再灌注大鼠脑含水量及血脑屏障通透性的影响[J]. 中国中药杂志，2011，36（18）：562-566.
③ 张镜人. 中国百年百名中医临床家丛书——张镜人[M]. 北京：中国中医药出版社，2011：202.

2. 据病论治而辨证缺位

从西医疾病病理的角度，选用中药组方治疗，而缺乏辨证论治的思路与方法。如将脑血栓、血管畸形等，视为中医之瘀血，在辨证缺位的情况下，专用活血化瘀的方药治疗等。特举王文彦医案说明如下。

　　侯某，女，31岁。右胁胀痛半年余，皮肤黏膜黄染并逐渐加重，腹胀，食少纳呆，乏力倦怠，大便溏，日1～2次，小便深黄如茶，口苦，耳鸣，晨起恶心，齿衄。西医诊断为"柏-查氏综合征"（肝内血管畸形），肝功能不正常，肝脾肿大。舌质紫暗，有瘀斑，苔白滑，脉弦。证属肝气不舒，瘀血停滞所致，治以疏肝理气，活血化瘀。

　　二诊：胁腹胀痛稍减，黄疸未退，体力稍增，余症无明显变化。虑及久病，肝郁脾虚，湿积化热，故宜加强清化湿热之力，以梳理气机。前方加茵陈30g，黄芩15g，栀子15g。

　　三诊：胁腹胀痛减轻，黄疸变浅，口苦、恶心等症缓解……效不更法①。

　　按 本病初诊予以大量活血化瘀药，却收效甚微。究其原因，中医辨证仍属湿热黄疸，日久气滞血瘀而成，治疗受西医诊断影响，后加清热化湿药才渐显良效。

3. 纯粹以西医药理指导用药

临床诊治中，丢弃了中医理、法、方、药的理论与辨治思路，纯粹从西医疾病病理与中药药理的角度思考问题，由此导致误诊误治。特举李济仁医案说明如下。

　　一65岁男性患者，西医诊断为类风湿性关节炎。初用强的松等激素可控制病情，近年来则病情加重，关节冷痛，呈游走性，涉及皮肤，喜叩打，面黝黑微浮肿，蹲下则难立起，站立则难坐落。舌质偏暗，苔薄白而干，脉弦缓。曾服用一年轻中医之中药约70余剂，自诉未有任何改变。细观所服之方，皆系雷公藤、川草乌、二蛇以及温肾活血化瘀之品。先生仔细诊察，属寒痹偏风重型，故以阳和汤合蠲痹汤加减，虽未用雷公藤、川草乌、二蛇等，却3剂痛减，5剂病除②。

　　按 青年中医组方的理论依据：温肾药有类激素样作用，用之可增强患者所服强的松之作用，而雷公藤等药理证实可祛风湿、抑制变态反应。由此可见，该医生仅注重辨病用药而忽视辨证用药，故疗效不佳。

（四）西医治疗对中医辨证论治的干扰

现代中医临床所接诊的患者，没有经过西医干预的自然病程患者较少，大多经过西医的诊治。西医的药物、手术等治疗，干预病情的演变，影响疾病的临床表现，自然会对中医临床辨证造成一定的影响。如颜乾麟③根据"术后必伤气""术后必有瘀"的观点，认为

① 王文彦. 中国百年百名中医临床家丛书——王文彦[M]. 北京：中国中医药出版社，2004：57-59.
② 李济仁，张舜华. 中国百年百名中医临床家丛书——李济仁、张舜华[M]. 北京：中国中医药出版社，2004：22.
③ 胡琪祥，曹振东. 颜氏内科学术经验丛书——颜乾麟医话医论医案集[M]. 第1辑. 上海：上海科学技术出版社，2015：45-47.

冠脉介入术后其本虚标实的病理状态将会出现新的变化。由于冠脉介入术后患者多有精神紧张或抑郁，所以术后早期每易出现肝郁血滞之实证；而冠脉介入手术的实施，乃采取外力、机械手段祛除了瘀血等病理产物，其气虚之象依然存在，复加外源性创伤会进一步耗伤正气，久而久之，气虚及阳，且手术不可避免会损伤脉管，致使瘀血内潜心脉，出现气虚血瘀、阳虚血瘀之虚证。

再如郭子光[①]认为通脉四逆汤证与白通汤证所形成的阴盛格阳现象，是以严重的下利为共同特点，实际是严重下利引起失水，导致水、电解质代谢紊乱和循环衰竭的结果，随着现代输液术的广泛应用，此种格阳证今已少见。现代临床常可见到的少阴格阳证，多发生在某些慢性心功能不全的过程中，其中有寒化证，也有热化证。其典型表现是：厥逆，脉微欲绝或参伍不调，但欲寐，高度浮肿，小便不利，此为气阳虚衰或气阴衰惫之象；同时病人自觉胸、腹部或体表灼热难当，有的则觉下肢灼热如火燎，有的则伴有面赤、烦躁等症状，此为格阳之象。凡具格阳证的慢性心衰病人，单纯使用西药地高辛、双氢克尿噻或速尿等治疗，往往效果不佳，尤其对消除浮肿和自觉灼热感疗效很不满意；而单纯使用辛温通阳法，如通脉四逆汤、白通汤等情况亦然。此少阴格阳证的共同点是都有严重的浊水停聚。根据叶天士"通阳不在温，而在利小便"的治法，以利小便为主，佐以辛温通阳或益气滋阴，可收卓然之效。

 拓 展

一、陈某，女，30岁。今年3月初因甲状腺机能亢进住院治疗，控制了"甲亢"，各项检测指标正常，但于4月初开始出现心悸等症状，经心电图、心彩超及其他多种检查，排除"甲心病"，也无心肌缺血等现象，给服心得安、心律平等β受体阻滞剂，早搏更加频繁，心悸严重，非常难受。目前服脉安定维持，但仍是持续早搏，从未被控制。现症：自诉全身乏力，胸闷心悸不适，眠食二便均可，月经正常。查其形体中等，面色尚可，性情偏激，舌质稍淡，苔白薄润，脉细弱而参伍不调。未见其他异常之状。辨治：气阴不足，治当益气阴为主，佐以疏通经输促其气阴升降，用生脉散加味。处方：红参15g，五味子15g，生地15g，羌活15g，丹参30g，麦冬30g，黄芪30g，葛根30g，苦参20g，炙甘草6g。浓煎，1日1剂。

5月27日二诊：诉服用上方后感到胸前紧闷悸动难受，与原服用心得安、心律平后相似，乃减量服用（两日1剂），勉强服完3剂，早搏频繁如故。详查脉象细弱无力而参伍不调，舌质淡嫩苔白润。其早搏纯属气血不足不相接续所致，前方所用羌、葛过升，苦参过降，与病机实有不符，改弦更张，双调气血，用炙甘草汤加味治之，再观后效。处方：炙甘草10g，太子参20g，麦冬20g，桂枝15g，生地15g，枣仁15g，大枣15g，阿胶（烊化）15g，生姜15g，黄芪30g，丹参18g。浓煎，1日1剂。

6月15日三诊：患者诉服用本方后感到心胸舒适，服第2剂时即停服脉安定等西药，1日1剂，早搏逐日减少，服到第6剂即未出现早搏。

① 刘杨，江泳. 中国百年百名中医临床家丛书——郭子光[M]. 北京：中国中医药出版社，2011：53-54.

按 本案服用心得安、心律平等β受体阻滞剂，反使早搏更加频繁，心悸更甚，而服初诊方后的反应与之相似。郭老说这与现代研究证明葛根、苦参具有β受体阻滞剂样的作用是符合的。从中医理论考察，患者并无热象或湿热而用苦参，无阳气虚陷或经输不利而用羌、葛，师出无名，辨证之误也[①]。

二、黎某，男，22岁。初诊：1980年3月16日。几个月前睑部浮肿两次，均未治疗而自然消退。今年2月3日，眼睑、头部出现水肿，渐蔓延至全身而住院，西医诊为慢性肾炎急性发作，经用激素、利尿药与五苓散、五皮饮等治疗，水肿在1周内消退，而后隔日服强的松80mg，共50余天，其中加服环磷酰胺半个多月，但蛋白尿持续，逐渐出现激素副作用，全身毛细血管扩张而发红，脸上长满痤疮，两颞有搏动性头痛，服安眠药始能入睡，但易惊醒，易兴奋激惹，头发脱落。

诊见：尿蛋白（++++），眠差易惊，头发脱落，食欲一般，大便正常，小便稍少，色淡黄，口微苦，不渴，舌边尖略红，有齿印，苔灰黄浊腻，脉弦滑，左关尤甚，重按无力。处方：黄芪15g，玉米须30g，淮山药30g，茯苓皮15g，生苡仁30g。每日1剂，水煎，连续服用。

服上方药1周后，尿蛋白（++）；2周后，尿蛋白（+）；3周后，小便蛋白（±）；第4周末，尿蛋白（−）。以后连续服药3周，尿蛋白都是阴性。嘱其以后仍服此方药，酌加龟板，以图巩固（治疗期间仍隔天服强的松80mg）。

按 本案为慢性肾炎急性发作，临床症状控制后，蛋白尿持续不退。就诊时虽出现一派阴虚阳亢症状，但这是激素的副作用所致，掩盖了原有病证。根据患者舌有齿印，苔灰黄浊腻，脉重按无力，并且服用激素后蛋白尿不消退等，认为脾气虚弱，失于升发，水谷精微与湿浊混杂下注是主要矛盾。以黄芪、玉米须为主药，益气升脾，降泄浊阴；佐以茯苓皮、生苡仁利水而健脾；淮山药益脾阴而固肾涩精，利水道而不伤阴，并能抑制激素的副作用，起到补阴配阳的作用。治疗重点在于消除蛋白尿，减少激素用量，在蛋白尿转阴后加龟板滋阴以巩固疗效[②]。

4.2 中医临床思维的基本过程与特点

中医临床思维是中医师在整个医疗过程中，运用中医理论知识与思维工具对患者、所患病证或相关事物及现象，进行一系列的调查研究、分析判断，形成决策、实施和验证，以探求疾病本质与治疗规律的思维活动过程。具体可划分为四诊与辨病、辨证的诊断思维、

---

① 刘杨，江泳. 中国百年百名中医临床家丛书——郭子光[M]. 北京：中国中医药出版社，2011：40-41.
② 邓铁涛. 邓铁涛临床经验辑要[M]. 邓中光，邱仕君整理. 北京：中国医药科技出版社，1998：156-157.

确立治则治法与措施实施的治疗思维，以及临床验证与确诊的反馈思维等环节。

一、中医临床思维的基本过程

中医临床思维的目的在于解决有关诊断、治疗、预防、护理、康复等医学问题，诊断与治疗是临床思维的两条主线；搜集资料与辩证分析，判断决策与实施验证是临床思维的主要环节。从搜集资料到分析判断、提出假说、做出决策到准备实施及至最后临床验证与确诊，既是一个连续的临床诊疗过程，又是一个反复循环的思维与认识过程。这一过程也可概括为诊查思维、辨病与辨证思维、治则思维、治疗思维及其反馈的循环过程。

（一）诊断思维的步骤与方法

现代中医临床诊断，除传统的望、闻、问、切四诊方法外，也常借助于现代的各种医技检测手段，故干祖望等提出了望、闻、问、切、查五诊之说。诊断的核心步骤无外乎以下四个相对独立又紧密连接的基本环节：调查研究、搜集临床资料；对单项资料进行分析，做出临床意义判断；整理与综合各单项资料，提出诊断假说，并用假说解释和说明现有的临床资料；临床检测及治疗、验证，最后临床确诊。在此过程中，诊断思维则经历了感性具体、思维抽象到思维具体三个阶段。

（1）在搜集资料中，包括对病史的采集，体征的查验和选择医技检测项目，进行检测并对具体结果进行意义分析、评价与判断。在此过程中，离不开理论思维和诊断假说的引导，离不开病程观察与诊治思维的对照。

（2）在对单项资料的分析判断中，要对医技检测项目的特异性与敏感性进行分析，做出此项资料同某个病种或证候的关联性判断。

（3）提出诊断假说要使用两种思维方法，即顺向思维方法与逆向思维方法。根据所搜集到的临床病象，运用顺向思维方法，即用已知的理论来解释病因、病机和临床现象之间的关系；或运用直接诊断法提出单一病种假说，运用间接诊断法如主症鉴别来提出多病种假说，再与诊断依据对照形成初步诊断。或选择最大的可能性，再运用逆向思维方法进行临床病理对照，看是否符合（符合为支持性证据，不符合为矛盾性证据），符合即可获得确诊，不符合则需要进一步做出理论解释，如允许矛盾性资料存在，亦可确诊；若不允许矛盾性资料存在，则应进一步寻找肯定或否定资料，延续鉴别诊断的思维过程，直至最后确诊。

（4）临床验证思维与最后确诊，要借助两种主要的诊断方法，即直接诊断法和间接诊断法。直接诊断法是在首诊获取比较系统的病情信息（病史、病象、医技检测结果等项资料）之后，迅速形成病种或证候假说，而后直接运用诊断依据与临床事实对照，及时做出诊断，并为临床实践所验证的诊断方法。直接诊断的优势在于首诊提出的假说很快得到了直接的验证，没有出现较大的反复，在直接诊断法中，丰富的临床经验、临床直觉乃至一定的模糊思维起了主要甚至决定性的作用。间接诊断法，是在一次获取不完全的病情信息之后，由于缺乏直接的诊断依据，而必须主要依赖鉴别诊断的方法，排除其他疾病及证候，或动态的病情观察及至治疗性验证做出诊断的方法。或因初拟假说遭遇证伪，需要再观察、搜集资料，再对照、解释、验证的反复过程做出诊断的方法。间接诊断中，大多数情况需要使用鉴别诊断的方法，如主症鉴别，在多种可能性中选择最大的可能性，然后运用与直接诊断法类似的思维步骤进行判断；也可以采用多种可能性（通常 3～5 个病种），按主次序列逐一推断。

（二）治疗思维的基本环节

确定治则、选择治法（做出治疗决策）、实施医术、判断疗效与验证诊断是治疗思维的基本环节。一方面它离不开诊断思维的认识成果，另一方面也有它自己的独特矛盾与问题，即治疗依据的科学原理与临床资料，治疗矛盾的辩证分析与正确处理，治疗决策的形成与实施等具体思维中的问题。

（三）临床诊疗过程与思维程序

诊断与治疗的思维程序同临床诊疗工作过程构成一个完整的程序，即临床思维的十大步骤（图 4-2）。

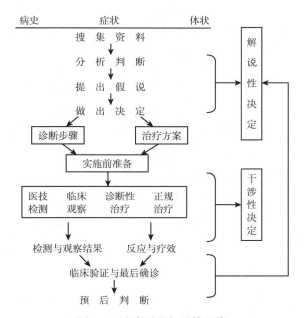

图 4-2　诊疗过程与思维程序

（引自贺达仁. 医学科技哲学导论[M]. 北京：高等教育出版社，2005：202）

临床思维的基本过程、程序与阶段的基本特点包括：①思维与认识主体的两种决定：即解说性决定和干涉性决定。解说性决定系指认识主体的思维活动，而干涉性决定则包含了主客体互动；解说性决定是干涉性决定的基础，而干涉性决定是解说性决定的实施与证据检验。②诊断与治疗的相互关联：诊断贯穿全过程，治疗中有诊断，诊断中也有治疗；

如果说一切初步诊断都是假说，则大部分临床治疗仍是诊断性治疗。③链接诊断与治疗的一个特别环节：实施前的准备。这是一个极为重要的环节，诊断决策与治疗方案的内容都是干涉性的，但若不实施，本质上仍是一种解说。因此，这是临床医师反思、复核和避免错误的最好时机。

二、中医临床思维的特点

相对于现代医学临床思维而言，中医临床思维主要表现为如下几方面的特点。

（一）资料收集的广泛性

中医在诊治疾病时对临床资料的收集，并不局限于观察机体全身与局部的变化，而是从"天人合一"的整体观出发，在注意患者形神两方面异常的同时，一方面十分重视自然环境对疾病形成与疾病特点的影响，考虑结合自然环境对人体的影响进行辨证论治；另一方面，也十分重视社会因素对人体生命活动的影响。诚如《素问·气交变大论》所说："夫道者，上知天文，下知地理，中知人事，可以长久，此之谓也。"《素问·阴阳应象大论》说："治不法天之纪，不用地之理，则灾害至矣。"因此，中医对疾病的认识，涉及自然、社会与人的身心诸多方面，所关注和搜集的资料范围十分广泛，大致可归结为地理、气候、时间、社会、体质、系统症状、体征以及现代各种理化检查数据等。如岳美中曾诊治一十岁女孩，由其父抱持而来，合眼哆口伏在背上，四肢不自主地下垂软瘫，如无知觉之状。其父代诉：病已 3 日，每到中午午时和半夜子时左右，即出现上述症状，呼之不应，但过一时许，即醒起如常人。岳见病状及聆病情亦感茫然，讶为奇症。乃深加探讨，再三思考，得出子时是一阳生之际，午时是一阴生之际。子午两时正阴阳交替之候，而出现痴迷及四肢不收之病状，则治疗应于此着眼，但苦无方药，又辗转考虑，想到小柴胡汤是调和阴阳之剂，故投予二帖试治。不意其父隔日来告，服药二剂，已霍然如常[①]。此案即着眼于时间要素，根据昼夜阴阳消长理论进行辨治而获效。

当然，由于中医四诊主要依靠医生的感官获得疾病信息，对于现代仪器设备的利用相对较少，因此，其所获得的众多资料以宏观资料为主，微观检查资料相对不足。

（二）思维过程的取象性

中医临床思维离不开逻辑思维、象思维、直觉与灵感等多种思维方式的综合运用。由于中医诊断以司外揣内为基本方法，必然着眼于患者所表现出的各种病理现象，而对"象"的认识，自然离不开象思维的方法。故《素问·示从容论》说："夫圣人之治病，循法守度，援物比类。"《素问·五脏生成》也指出："夫脉之大小滑涩浮沉，可以指别；五脏之象，可以类推；五脏相音，可以意识；五色微诊，可以目察。能合脉色，可以万全。"中医临床诊断病证的过程，正是在象思维方法的引导下，根据望、闻、问、切所获得的面象、声象、舌象、脉象等外在之象，通过相关的物象或意象以达到认识病证规

① 岳美中. 岳美中医学文集[M]. 北京：中国中医药出版社，2005：510.

律——道象。中医的证，从根本上说，是病变在人身自然整体功能层面的反应，本身即属于象的范畴。

由于中医诊断的着眼点是疾病所表现的外在之象，因此，不论认识病证还是确定治则，中医学家都要借助于取象类推来说明事理，即根据不同现象或事物之间的相似性，采用比喻、象征、推演的方法，从万物之理、万物之象中寻找合理性根据。如丹溪倡滋阴，认为人多阴虚，至于人何以多患阴虚？他从天大地小、天包地外和日实月缺、月映日光为明等现象中抽取出天地日月均是阳多阴少的共相，然后再引申到具体人体疾病之上，并以此论证滋阴治法的合理性。而明代温补一派，则从向阳花木先荣，背阴草木先萎，春夏温暖万物繁茂，秋冬寒凉万物凋零的观物取象中，得出了与丹溪滋阴相反的辨证论治结论，认为天之大宝只此一丸红日，人之大宝只此一息真阳，所以极力主张温补扶阳，反对寒凉滋阴。又如赵献可又从天地阴阳的观物取象中，阐发六味丸和八味丸的神奇作用，张志聪则从药物外形取象论述药物的归经功效。岳美中解释一味茯苓饮治发秃取效的机理，认为发秃的形成，多因水气上泛颠顶，侵蚀发根，使发根腐而枯落。茯苓能上行渗水湿，而导饮下降，湿去则发生[1]。如此等等，都是以观物取象方式来认识事物的，对病证方药进行说明，虽然具有极自由的灵活性，但同时具有不确定性的弱点。

（三）思维方式的辩证性

英国著名科学史家李约瑟[2]曾指出："当希腊人和印度人很早就仔细地考虑形式逻辑的时候，中国人则一直倾向于发展辩证逻辑。"故中医学中也蕴含着深刻的辩证思想，其临床思维呈现出丰富的辩证思维的特色。首先，中医学借用阴阳、五行哲学范畴建构其理论体系，阴阳学说作为对立统一思维规律，其对立制约的思想揭示了生命运动中同一事物的内在差异，依存互根把握了不同事物的相互联系，消长转化认识了对立事物在一定条件下的相互转化，动态平衡使对立事物在一定条件下相互结合为整体，起到了与辩证逻辑对立统一思维律一样的指导和认识作用。五行学说以五行为思维起点，构建起以人体五脏为中心的天人相应的理论体系，并以五行的生克制化说明事物之间的相互联系，既反映了事物之间的普遍联系，又体现着矛盾对立的辩证思想。那么，以阴阳五行学说指导临床实践，无疑贯穿着辩证思维的思想与方法。

其次，中医在认识疾病的过程中，着眼于疾病各个方面、层次的矛盾运动，十分重视气的升降出入，邪正之间的虚实变化，病位的表里出入，阴阳寒热的进退与转化，以及病证的顺逆、错杂，病程的长短等，企图从对立的两个方面把握疾病变化的整体，并从六经辨证、卫气营血辨证、三焦辨证以及脏腑辨证等不同角度，把握疾病的动态演变。中医治则治法中治未病、治病求本、知常达变、因势利导、以平为期等治疗观，早治防变、调整阴阳、正治反治、补虚泻实、标本缓急、三因制宜等基本治疗原则，以及"君臣佐使"组方原则，"相须""相使""相恶""相杀""相畏""相反"的药物配伍，也充分体现了中医临床辩证思维的特质。特别是在对"常"与"变"关系的把握中，充分体现了"常"与"变"之间对立统一的辩证关系以及以常知变的方法论特点。知常达变，就是要

---

① 岳美中. 岳美中医学文集[M]. 北京：中国中医药出版社，2005：428.
② 李约瑟. 中国科学技术史[M]. 第3卷. 北京：科学出版社，1975：337.

求医生既要掌握疾病诊疗的普遍性，又要明确疾病发展变化的特殊性；既要考虑具有纲领性、常识性、规律性的常法，又要深思无序性、非规律性、反常性的变法。徐大椿《医学源流论》说："病有经有纬，有常有变，有纯有杂，有正有反，有整有乱，并有从古医书所无之病，历来无治法者，而其病又实可愈。"那么，治疗亦当相应有常有变。以《伤寒论》太阳病为例，汗法为其治疗常法，但根据外邪性质、轻重及病人体质的不同，《伤寒论》分别创制麻黄汤以峻汗、桂枝汤以缓汗、桂枝麻黄各半汤以小汗、桂枝二麻黄一汤以微汗等发汗的变法及方剂，以示人证变治亦变，治变方亦变，临床治病既要有一定之规，又要灵活变化。

（四）三辨论治的个体性

中医临床上常融辨病–辨证–辨症或辨体–辨病–辨证三位于一体，其中辨体论治、辨病论治与辨证论治都属于治病求本的范畴，而辨症论治则属于治标的范畴。几个方面相互配合，既强调对致病因素的作用和疾病本身特异性变化规律的认识，治疗用药以消除各种病源因素，又重视揭示患者的机能状态及其对环境反应的差异性，治疗时调整机体的反应状态及自身的某些属性；既重视治本，亦结合治标，标本兼治。如对于肺痈病人，其疾病的基本矛盾为热毒壅肺，因此，从辨病论治而言，清热解毒贯穿始终。然后根据疾病发展的不同阶段进一步辨证论治，辨明是风热袭肺，还是瘀热内结，或血败肉腐，或正虚邪恋，分别加用疏风化痰、化痰祛瘀、化瘀排脓、益气养阴等方法。在辨病结合辨证拟定主方后，还要根据具体症状进行加减调整，以辨症论治。如胸痛较重，加乳香、没药、郁金、赤芍活血通络止痛；痰血较多或有咯血者，加白茅根、藕节、三七粉等以止血。同时，根据三因制宜的治则，还要考虑不同患者年龄、性别、体质的差异，所处的空间与时间环境的区别，以及不同个体可能存在和主病相关的其他病与并发症等，来调整治疗方案，以达到治疗决策的个体化要求。

（五）思维依据的经验性

人类现有的知识不外理论知识和经验知识两个方面，经验知识有别于理论知识，在反映事物的本质方面不如理论知识那样系统、深刻，但作为主体过去实践经验的积累，它和主体思维结构中的其他观念性认识一样，也可以参与思维过程，为思维活动提供有效的指导。中医临床思维虽然离不开理论的指导，但相对而言，中医又是一门经验性很强的学科，由于医生接触的疾病多是过去经历过的，且四诊所获得的结果又多是直观经验事实，有时经验知识比高深的理论知识更实用、更方便。以诊脉、察舌、望神为例，至今中医在这方面的认识内容仍然是以直观描述为主，如果医生没有一定的临床经验，仅仅凭理论的描述作参照系，那么很容易陷入困境。又如问诊，有一定阅历的中医无须面面俱到，只要问上几句，就可以根据主诉把握病情，顺藤摸瓜，很快得出正确诊断。而如果完全依靠理论知识，则考虑的问题要复杂得多，有时甚至要走弯路。长期的实践经验的积累，也有助于医生形成思维的直觉性，即对病人所患病证的一种比较迅速、直接的综合判断，能在短时间内通过一两个临床表现抓住疾病的本质。

正由于中医学具有较强的经验性，从医生的角度而言，长期的临床经验积累，势必形成比较固定的模式思维，从四诊尺度的把握到辨证论治、遣方用药，就会形成一个完整而高度个性化的体系。这种体系一方面对临床认知思维活动过程可产生明显的导向和加速作用；另一方面，又可形成思路简单、思维方式呆板的不良习惯，对临床认知活动产生消极影响。

（六）思维结果的定性性

中医认识人体主要是借助于人的感官感知，着眼于生命活动的功能之象，从面象、舌象、脉象等多维功能表象中来认识疾病和调控人体；加之作为中医学自然观与方法论的元气、阴阳、五行并非实体结构，而是从唯象功能出发来认识和把握对象的。因此，中医学也被称为"唯象医学"。但"象"不同于事物的本体，常呈现出变动性、多样性和不确定性。另一方面，由于中医学缺少数学方法与实验方法的有力支持，缺乏对人体结构的分析，故中医对疾病与证候的诊断，乃至于对药物的认识，只能通过对人体外在反应的观察，在经验的基础上，从整体上直觉地体悟。这种经验共鸣的直觉，虽然具有较大的灵活性与创新性，但由于仅仅以临床经验为基础，缺乏实证分析和严密逻辑为前提，不可避免地给认识结果带来了或然性、模糊性和不确定性[①]。

正是基于上述原因，从定性与定量的角度而言，中医临床思维的结果往往是定性的，而对定量的要求不高，甚或只定性而不定量，由此又造成了中医思维的模糊性。如有神与无神、面色苍白与㿠白、毛发的光泽与枯槁、舌质的红与绛、舌苔的厚与薄，以及脉搏的浮与沉等，它们之间本身就不存在截然分明的界限，难以进行精确的数量分析或对其性质、状态、程度作出精确的判断。以发热为例，中医学中有翕翕发热、蒸蒸发热、壮热、灼热、潮热、身热不扬等不同性状的描述，但量的界定并不清楚；表里、寒热、虚实、阴阳八纲也只是定性的，如根据四诊的资料定性为热证，但是病人热到什么程度，医生只能结合自己的知识和经验进行模糊的估计，再确定组方用药，方中各类药物的用量多少也只是根据药性作大概的估计。中药理论中的"四气""五味"也是如此，寒、热、温、凉所说的是药物的性质，但寒到什么程度、热到什么程度并没有确定，不是定量的描述。

综上所述，中医临床思维具有鲜明的特点，从某种角度而言，与现代生物–心理–社会医学模式也有着内在的联系。但是，由中医理论与临床思维方式所决定的临床诊治疾病的方法，无疑也有着明显的不足，如对于疾病主要依靠直观来归纳、分析和判断，导致对疾病的个性和本质规律缺乏深刻认识，难以准确把握各种疾病的基本矛盾；由于现代科学技术引进的滞后，或者固有理论难以与现代科学技术有机结合，一方面使中医四诊不能客观化，缺少量化的标准，证候也缺乏规范化；另一方面，在某些情况下，病人虽有微观检查指标的异常，但由于宏观表现的缺失，有可能造成无证可辨的境况，无疑给中医临床诊断和治疗方案的确定带来一定的困难和盲目性。因此，随着现代科学技术的发展以及人类疾病谱的变化，中医临床思维也应随之发生变革。

---

① 张宗明. 中医认识中的不确定性因素分析[J]. 医学与哲学，2000，21（11）：45-47.

拓展

江某，女，1岁半。麻疹屙后，阵阵心烦，初以为麻后余热，予养阴清心之剂罔效，而烦躁益频。患儿每见家人进餐（甚至闻碗筷声）即索食，甫入口，烦躁顿作，摔碗抛匙，不容制止。余踟蹰数日，不解其故。一日，余亲见患儿坐床上嬉戏自若，其母偶与桃片糕1片，方入口，便尖声呼叫，揭帽脱袜，爬下床来。余欲察其所以然，以观病儿全情，乃示其母勿止之。但见其沿地辗转滚爬呼叫，约1分钟许，复安静如常。余乃恍然大悟：此非蛔厥乎！《伤寒论》338条云："今病者静，而复时烦者，此为脏寒，蛔上入其膈，故烦，须臾复止。得食而呕，又烦者，蛔闻食臭出，其人当自吐蛔。蛔厥者，乌梅丸主之。"乃予乌梅丸去桂、附、姜、辛，加使君、鹤虱、槟榔等驱虫药。服1剂，翌晨，大便下如污泥，中有蛲虫无数，或死或活，从此烦躁不复作矣[①]。

按 此案即典型的经验方证辨证，根据病人临床表现与《伤寒论》338条原文所述蛔厥"静而复时烦，须臾复止"之特征性证候若合符节，有是证用是方，相符即可应用，不必受脏腑、病因、病名等拘束。

4.3　临床资料采集与理论分析

调查研究，搜集资料是诊断疾病的第一步。要通过询问病史、体格检查、实验室检查和特殊检测等手段调查了解疾病的发生、发展过程，取得第一手的临床资料，为疾病的诊断及辨证提供可靠的依据。在搜集资料时要特别重视资料的真实性、系统性和完整性。真实性、系统性和完整性的资料才是建立正确诊断的先决条件和基础。

一、搜集临床资料与思维引导

（一）病史资料的采集

病史是医生对病人患病经过和治疗情况所作的文字记录，它在临床诊断中占有重要地位，具有不可替代的作用。首先，搜集病史资料是开启临床思维的客观基础，要想快速、准确地掌握病情，首要的一条就是亲自搜集病情的历史发展过程。其次，它是打开诊断之门的钥匙，全面真实的病史是临床诊断的重要依据，也是引导临床检验方向的指示器。

---

① 江长康，江文瑜. 经方大师传教录——伤寒临床家江尔逊"杏林六十年"[M]. 北京：中国中医药出版社，2015：113.

1. 采集病史资料的一般要求

询问病史，既是一项临床技能，也是一种语言艺术和心理艺术。一般要注意以下几个方面：①尊重病人，耐心倾听。让病人用自然语言来叙述病史，即患病后的客观症状及主观感受，而不宜让病人用已有诊断来代替病史的叙述；医师的插话既有可能根据病人的叙述而形成诊断假说和围绕鉴别诊断而抓住有用的主线资料，也有可能有意无意地给病人以不正确的暗示。因此，医生最重要的是保持客观、平和的态度，耐心听取病人的叙述。②反复询问，系统整理。询问病史的过程就是临床医生对病人的病情的反复认识过程，不能根据一次简单的询问就算完成了病史的搜集工作，而要在以后的诊疗过程中继续补充、系统整理，才可能最后完善。③顺时追问，理清主次。即围绕主诉内容，以现病史为主线，按照主要问题发生的时间先后，厘清相互间的逻辑关系，把主要的临床问题放在首位，同时也要注意了解一般兼症。④对危急病人应扼要地询问，不必面面俱到，以便迅速抢救，待病情缓解后，再进行详细询问。

2. 病史资料分析程序与方法

（1）病因分析　任何疾病都有其原因，都是一定原因所导致的结果。诊断疾病的第一步就是寻找导致疾病的各种原因，发现疾病的因果关系，为明确诊断提供依据。病因分析的基本方法为：一是了解患病的可能高危因素；二是寻找病因的可能证据；三是分析多元病因存在的可能性，包括分析机体防御功能情况和外部致病因素、直接致病因素和间接诱发因素、自然生物因素和心理社会因素等；四是分析因果转化的链条。

（2）病征分析　病征作为疾病史的表现形式，主要是症状的演变史。症状是指在疾病状态下病人的异常感受。症状分析包括分析症状的真实与虚假、主要症状与次要症状、症状的发展变化、症状的显现过程以及不同阶段症状的联系等。应该认识到疾病有其发展、变化的过程，其症状不是一下子就能显现出来，所以在诊断时，要善于将各个时期、不同阶段的症状连贯起来加以分析，以便形成有关疾病的完整的动态过程，只有这样才能看到疾病的本质，才能为确诊提供比较充分的依据。

（3）病程分析　要对疾病发生、发展、演变、转化与转归的全过程有一个清晰的了解，对疾病的自然病程与医疗干预后发生的征候变异做出有效的辨析，对症状的连续性与阶段性、既往史与现病史的关系做出有效的判断。

（4）病情分析　即分析发病的缓急、病情的轻重、典型症状的有无、资料的阳性与阴性等。这对于建立诊断、确定治疗方案及判断预后有重要影响，必须予以重视。

（二）体征资料的搜集

体征资料即医生查体所见，是比较客观的临床资料。系统地查体是搜集病史资料的延续，是全面占有病史资料的过程，也是扩展思维视野的过程。

1. 查体的作用和局限性

查体作为发现体征的基本方法和深化临床思维的过程，在诊断疾病上具有不可忽视的价值。首先，全面查体所获得的阳性或阴性体征是临床诊断的客观依据，不但可验证所采集的病史，并可补充遗漏的病史，弥补病史的不足。其次，体征资料比较客观，除了弥补病史的不足外，还能发现病人无从察觉的临床资料，为临床诊断提供重要证据。再次，通过查体所获得的阳性或阴性体征，不仅能够证实和否定假设诊断，而且能够使得许多没有明显症状的疾病通过查体所定的体征资料而得到早期诊断。

查体的局限性表现在体征资料只反映病人局部的、静态的征象，不能反映疾病的过程性及其来源。因此，体征必须和病史联系起来，局部必须和整体联系起来，并且用发展变化的眼光来看待相对静止的体征，必要时有选择性地进行实验室检查或其他特异性检查，只有这样才能为正确诊断提供确切的依据。

2. 操作程序与思维引导

查体属于对象性操作，但离不开临床思维的引导。例如查什么、怎样查、为什么查、查得的结果意义如何等问题，实质上都是思维判断的结果。查体始终是和临床思维结合在一起的，医生从病史调查中形成初步临床印象后，便在这种印象的引导下有的放矢地进行查体，以验证自己的临床印象或补充、修改最初的临床印象即临床假说。

在临床思维引导下正确查体要掌握以下原则：①要在一个正确的临床思维的指导下展开查体工作，要善于进行全面地、整体地、系统地分析，不要单纯根据某一体征而做出结论。②应把查体看作是病史的继续，要和病史紧密结合，并在病史的具体引导下进行，如查体所见和病史矛盾时，要慎重而认真地进行分析，不能轻易否定任何一方。③查体要在全面、系统的基础上突出重点，查体必须全面、系统、不能遗漏，不能放过任何细小变异，但也要突出重点，要重点检查与主诉及病史有关的脏器部位。

在掌握上述原则的同时，还要注意如下几个关系：①既注意发现主要体征，又注意伴随的相关体征。主要体征能提示诊断思维的方向，而结合相关体征进行分析，则能起到排除或肯定某种疾病的作用，将二者结合起来对诊断和鉴别诊断十分重要。②既要有意识地去发现阳性体征，也要注意阴性体征的意义。阳性体征是诊断的正面依据；阴性体征是进行鉴别的重要资料，对于否定某些疾病，缩小诊断范围，乃至判断病情程度都有帮助。③注意搜索隐性体征。明显的体征容易发现，而隐性体征容易被忽略，而有时恰恰是隐性体征起着关键性的作用。所以查体时必须认真、细致，不要放弃任何微小的可疑之处。既要依靠已经掌握的体征去推导和验证诊断假说，也要依靠诊断假说来进一步发现"应见"而未见的体征。

（三）医技检测方法的选择和评价

传统中医主要依靠视、听、嗅、触等感觉器官，采用直接观察的方法来获取疾病信息资料，但随着现代科学技术的发展，就医群体知识结构的变化，包括实验室、影像和其他医疗器械检查在内的医技检测方法，又能提供较为特异的诊断资料，对直接确定或排除某种诊断，往往能起到关键作用，因而也成为中医临床医生必须掌握的诊断方法。

1. 医技检测的作用和局限性

现代医院中，自动化、微量化、数字化和智能化的医技检测技术和方法的发展与应用，对推动临床医学的发展起了重要作用。首先，医技检测可以为临床诊断提供重要的资料，补充病史和体检的不足；其次，可以帮助医生确定疾病的性质、程度和转归，为诊断尤其是鉴别诊断提供重要线索；再次，深化了医生的认识水平，扩大了对疾病认识的深度和广度。当然，医技检测也有其局限性，表现在医技检测资料的静态、局部与模糊性的一面，以及系统误差和其他误差的可能，其客观性和精确性具有相对性，必须要综合全部的病象资料，辩证地综合分析，才能避免片面性，增强可靠性，更不能以此代替临床辩证思维。

2. 选择医技检测方法的原则

医技检测方法必须在对病人直接了解和形成的基本假说的基础上进行选择，一般应遵循以下几个原则。

（1）目的性原则　即要根据病人具体情况，根据诊断和治疗的需要，有针对性地选择使用检查方法，切忌无目的的盲目使用。

要做到有目的的选择检查方法，一是必须对病人的各种症状和体征充分了解，要对疾病有个假设，做到心中有数；二要明确为什么做这种检查，其特异性如何？临床意义是什么？以及其适应对象等都要有明确的了解；三是要估计到可能有什么发现，如何正确对待并分析出现的阳性或阴性结果。

（2）程序性原则　即一般应按照一定的程序选择检查项目，具体为优先选择常规、简便的项目，后做特殊与复杂的项目；先做无创或微创的检查，后做有创和有一定风险的项目；优先选择特异性高、敏感性强的项目，后做一般特异性与敏感性的项目。高技术检查不应排斥行之有效的常规检查，切忌盲目追求高技术检查。

3. 对医技检测结果的辩证分析与客观评价

对各种医技检测结果，必须结合病史、体检及病情发展进行综合分析，不能单凭某项特殊检查结果就给出诊断，这是正确评价检测结果的总的指导思想。同时要充分注意以下几个问题。

（1）要辩证地分析检测结果的正常和异常　一般来说，医技检测结果反映了患者体内某些形态、生理、生化等方面的改变，是医生诊断疾病的重要依据。但由于医技检测方法的局限性和疾病的复杂性，检测结果的正常与异常是有条件的、相对的，而不是无条件的、绝对的。首先，检测方法的局限性使检测结果呈现出相对性。一是以数字为报告形式的各种检测结果的正常值，是经过统计处理的一个大致的范围，没有截然分明的正常、异常界限。二是以阳性和阴性为报告形式的检测结果，虽然界限分明，但有时却不能完全排除阴性结果无病，如肝肿块在 2cm 以下，肝扫描就可能出现阴性；肝癌患者大部分甲胎蛋白是阳性，也有少数是阴性。另一方面，有些阳性结果也不一定能完全肯定某病存在。其次，疾病的复杂性，使检查结果出现复杂情况。某些检测结果可能是多种疾病共有的，如 Widal 氏反应阳性，可出现于沙门氏菌属感染、急性血吸虫病、恶性肿瘤等；或者同一类疾病的不同患者，同一种检测结果也可不同；或者某些检测结果不一定与病情发展相符合，如谷丙转氨酶的增高程度一般与病情严重性成正比，但当肝细胞严重损害时，其反而可转正常或轻度升高。

（2）要处理好静态与动态的关系　疾病是一个发展变化的过程，在疾病发展过程中的每一阶段，机体形态和功能的某一方面的变化是不相同的。有些疾病的特殊变化，只有在发展过程中的一定阶段才能表现出来，例如粟粒性肺结核在发病初期，胸片上并不出现病灶，一般需在发病三周后，胸片才能见到分布均匀、大小一致、弥漫细小的颗粒状阴影。而医技检测结果是静态的，一次检查结果反映不出整个疾病过程的变化情况，而只能反映疾病某一阶段的瞬间变化，在疾病的某一阶段，就可能查不出特异性变化。另外，有些疾病过程产生的假象，也需要在动态观察中，前后加以比较才能识别。例如变异性心绞痛发作时，心电图的 S-T 段可升至等位线，或倒置的 T 波变为直立，表现出改善的假象，而在疼痛缓解期心电图反而不正常。因此，临床医生必须从疾病的动态过程出发，用动态的观点去看待检查结果。必须结合病史、体检和病情发展变化过程，因时、因人、因病进行综合分析，必要时应重复有意义的检测，并比较其结果有无变化，而绝不能根据一次检查结果去进行临床判断。

二、病象资料的辩证分析与综合评价

通过调查研究，医生获得了第一手临床资料，但此时对疾病的认识还停留在感性认识阶段，有必要对纷繁复杂的疾病征象辩证分析、综合判断，以揭示疾病内在的本质联系，提出初步诊断意见。

（一）对疾病征象的辩证分析

1. 一般病症与特殊病症

特殊病症是指同某疾病本质直接相关，在该病中发生率高，而在其他疾病中发生率低或几乎不发生，一定时期内较少变异（症状稳定性强）的疾病现象。其特点是异病异症，是一疾病区别于其他疾病的特殊本质所在。如疟疾之寒热往来，定时发作等。一般病症是指对某一疾病没有多大特异性，且变异快，个体变异大的疾病现象。其特点是在一些场合表现为异病同症，在另一些场合则表现为同病异症，故认识它们中的共性与个性的关系，是正确进行鉴别诊断的基础。异病同症，表现为机体内的联系与外露信息的共同性，即矛盾的共性与普遍性；而同病异症是疾病的个性、非典型性与偶然性。

在诊断思维中，要恰当把握一般病症与特殊病症的矛盾，须注意以下几点：①要重视抓特殊病症。因为抓住特殊病症可使诊断思路简化，易于把握疾病的本质。②在抓特殊病症的同时，不能忽略一般病症。因为有了一般病症，才能增强特殊病症的可靠性。因此，要注意通过一般病症去抓特殊病症。③注意特殊病症与一般病症的联系与关系，不可拘泥于其中一方，而忽略另一方。由于各种疾病存在着共同的规律，个性中有共性，临床诊断中应当首先认识异病同症（抓共性），从异中发现同。从个别到一般，即从主要症状体征出发，提出可能的疾病，进而讨论建立诊断的步骤和依据（粗综合征），再以疾病的共同规律为指导，去深入探究疾病的个性（细综合征），即从一般到个别，具有更重要的意义。事实上，一个有经验的医生，常先把某一患者的临床表现清楚地归纳为一个概念明确的临床综合征，然后，紧密结合临床实践，经过反复思考，不断验证，从而通过一条比较简化的诊断思路获得正确诊断。相反，若不能把特殊病症和一般病症综合为一个综合征，或拘泥于寻找特殊病症，或停留于一般病症不去深入挖掘特殊病症，都只能给诊断思维带来混乱，甚至可能延误诊断。

2. 局部表现与整体表现

人体是由许多器官和若干系统组成的统一整体。整体的功能是各器官、系统发挥其特有的功能，相互协调、相互配合、相互制约完成的。在病理情况下各系统、器官之间也会互相影响，甚至某一器官或局部的病理变化也会影响整体，故局部表现和整体表现往往共存，尤其是较为复杂的疾病，常常是多个器官同时或先后发病，既有局部症状，又有全身表现，交互错杂。因此，在搜集、分析资料时，必须将局部与整体联系起来分析，才能形成正确的诊断。

在疾病过程中，局部表现与整体表现的关系，首先体现为不管局部疾病还是全身疾病，都可有局部表现和全身表现。也就是说局部疾病虽是局部的，但却可有全身表现，如局部脓肿可引起寒战、发热等全身症状；而全身性疾病虽是全身的，却可先以某个局部的症状表现出来，如风湿热是全身性变态反应性结缔组织疾病，但却可以关节炎、关节疼痛表现出来。故局部表现不一定就是局部器官疾病，而整体表现也不等于全身性疾病。其次，局部表现与整体表现在时间上可以呈现一个先后出现、相互连接的过程，可首先出现局部表现，继而出现整体表现；也可以首先出现整体表现，然后出现局部表现。以恶性肿瘤为例，有时以远处转移灶为突出和首见的症状，继而才出现整体表现。胃溃疡在不同的条件下，可以导致胃出血、胃穿孔、幽门梗阻或癌变等不同结果。再次，局部表现常可以成为发现全身疾病的窗口。如眼科检查发现白内障，而进一步的内科检查发现糖尿病；眼底发现动脉硬化而再发现高血压；皮肤病变检查进一步联系到内脏肿瘤等。另外，一些疾病则首先出现整体反应，局部表现隐匿，如恶性组织细胞病，临床上往往有持续性发热、肝脾进行性肿大、严重贫血、出血等血液病的整体表现，但局部骨髓穿刺往往又不能找到典型的恶组细胞而难以确诊。凡此种种，医生对疾病的诊断必须将局部与整体结合起来进行考虑和分析，防止孤立、片面地对待临床表现，只有如此，才能认识疾病的本质。

3. 宏观表现与微观表现

宏观表现即依赖人的感觉器官所获得的临床资料；微观表现指借助于现代科技检测手段所获得的临床资料。在中医临床上，往往采用传统的四诊方法来整体诊察病情，以获取宏观表象的病情资料，包括自觉症状、体征、舌象、脉象等，通过对这些宏观表象资料的逻辑思维与分析，获得对疾病的理性认识。重视宏观表现，有利于从整体上把握病情变化，特别是对于一些功能性疾病、亚健康状态的诊治有着明显的优势。宏观辨证作为中医学认识疾病的独特方法，其优越性也被几千年的临床实践所证实。

但传统的只着眼于宏观资料的诊治疾病的方法，也有其明显的局限性。一是对宏观表象的认识、综合乃至推理、判断，均存在着主观随意性，人们无需借助于诊疗器械，单凭自身的感觉及思维活动即可进行辨证论治，其结果往往会因医生经验水平的不同，而显示出极大的差异性。因此，严格地说传统中医辨证是宏观水平上的一种经验辨证模式。二是有可能出现无证可辨的情况，如有些疾病的早期，已有器质性病变，但由于代偿作用表现为功能异常的隐匿状态，如隐性糖尿病、隐匿性肾炎、高血压、肿瘤等疾病的初起；或某些疾病经治疗症状虽已消失，但化验检查仍为阳性指标，如慢性肝炎、慢性肾炎等，这时病人可能没有明显的外象，辨证对此往往感觉无证可辨。因此，临床诊治疾病必须既重视宏观资料，又要重视微观资料，宏观辨证与微观辨证相结合，中医辨证与西医辨病相结合。

4. 典型征象与非典型征象

疾病征象是致病因素与机体抗病因素相互作用并经患病个体相应机制整合后表现出来的病理信息。由于是多种因素相互作用，受体内外许多条件和随机变量因素的影响，使病证出现典型与非典型征象两种情况。所谓典型征象是人们从复杂的病证信息中概括出来的标准表现，具有一定的确定性和特异性，它是由于疾病的发病机制、病理改变的共同性所决定的。如气滞的典型征象常为"胀痛，游走不定，时聚时散"，血瘀的典型征象常为"刺痛，痛有定处"。中医临床各科疾病的诊断标准，就是以疾病的典型征象为基础而概括出来的标准理想模式。非典型征象则不具有一般常规典型表现的特征，它是一些离散的、变异的、缺乏特异性的疾病现象。如少阳病的"胸胁苦满""心烦喜呕"等可视作典型征象，除此之外，诸如"胸中烦而不呕，或渴，或腹中痛……"，则属少阳病的非典型征象。

典型征象与非典型征象的分析，也是临床辨证思维的一项重要内容。认识典型征象的意义在于用求同的方法来认识病证，也就是首先认识群体的共性规律，然后以这些共性规律作指导，研究尚未认识的个性特征，用共同来认识个别。临床上常用的类比诊断法，就是按这种方式认识疾病的。由于疾病表现比较典型，与这种疾病的共有表现相吻合，故能迅速、准确地做出诊断。认识非典型征象的意义在于用求异的方法认识疾病，是临床诊断和鉴别诊断的基础。由于个体差异性、疾病发展的阶段性、疾病的不同临床类型或者是不同的病理类型等因素的影响，同一疾病在不同的病人身上可有许多不同的表现，但其疾病的本质是相同的。这就要求医生能根据不同的临床表现，深入分析，透过现象去发现疾病的共同本质。同时，对非典型征象的分析，也有助于掌握疾病的个体性、层次性、阶段性和倾向性。

当然，典型征象与非典型征象的区别是相对的，典型之中包含有不典型，它是一个不完全归纳的统计结果，因而缺乏某一典型征象，并不能完全排除某种病证；况且典型征象与非典型征象还可以共存，一个具体的病证，可能在某些征象方面比较典型，而另一些征象则不太典型。此外，典型征象与非典型征象在一定条件下还可以发生相互转化，例如近年来由于抗生素的大量使用，临床上以急剧发病、寒战高热、胸痛咳嗽、咳铁锈色痰、肺大叶实变体征、X 线检查呈大片致密阴影为典型表现的大叶性肺炎极为少见，较多地表现为局灶性肺实变体征和 X 线检查呈小片状阴影，在过去被认为是非典型表现，而现在已成为大叶性肺炎的典型表现了。

5. 主要表现与次要表现

疾病的临床表现一般比较复杂，常常包括许多症状、体征和检验资料，但这些表现不是同等重要的，而有主次之分。一般来说，主要表现是指认识疾病本质具有关键性意义的征象，反映了病人最痛苦而急需诊治的疾病主要矛盾，它对疾病的诊断、鉴别诊断具有决定性作用。次要表现是指在认识疾病本质时不具关键性、决定性意义的征象，它在疾病的发生发展中属次要矛盾范畴。对于诊断来说，要求一定要找到疾病的主要表现，只有这样才能抓住疾病的本质，得出正确的诊断。特别是当各种症状不能形成明确的症状组，看起来不相关或实质上是非特异性时，区别主要表现与次要表现，选择恰当的主要表现来指导思考和检查方向，就显得尤为重要。

例如病人有发热与头痛，头痛可以是发热的伴随症状，随疾病的好转而减轻或消失，无明确诊断意义，应依据引起发热的原因分析疾病，如果依据引起头痛的疾病分析思路就可能导致错误。当然，发热与头痛也可能两个都是某一疾病的主要症状，如某些疫毒所致疾病；或者是两个不相关疾病的主要症状，如外感疾病加偏头痛。又如病人有腹胀、恶心、食欲不振、腹泻、心悸、气短、下肢浮肿、发绀、颈静脉怒张、肝肿大等征象，分析病人既有消化系统症状，又有循环系统的症状，到底哪个系统的症状是主要的？经过分析认为：如消化系症状是主要的，则不好解释为什么会出现如此明显的循环系症状；而如循环系症状是主要的，则比较容易解释消化系的症状，说明循环系统的表现是主要表现，而消化系的表现是次要表现，是由于循环系统的疾病引起消化道瘀血所致。由于抓住了主要表现，得出正确诊断就不困难了。

6. 临床表现与疾病本质

现象和本质是客观事物本身所固有的、不可分离的两个方面，现象不等于本质，但现象可以反映本质。任何事物的本质都必然要通过这样或那样的现象表现出来，没有现象的本质和不反映本质的纯粹现象是不存在的。

对于疾病来说，任何一种疾病都有其临床表现，疾病的本质都要通过临床表现反映出来，但临床表现又不等于疾病本质，临床表现与疾病本质之间又存在较大的差距。受着多重因素的影响，作为疾病现象的临床表现，可以表现出与疾病本质的一致，也可以表现出与疾病本质的不一致。症状与疾病本质表现一致为真象，症状与疾病本质表现不一致则为假象。真象是疾病外在表现与内在本质的统一，假象则是疾病现象与本质的相互矛盾和分离。

中医学的临床实践非常重视疾病现象的收集与分析，而且在长期的实践中，积累了一套分析鉴别疾病真象与假象的经验。望神是中医理论和临床的特色，"神色"是人体气血盛衰的外露征象，得神者，目光灵活明亮，言语清晰；失神者，目光滞晦，言语低微无力。若外感病之初期，病人"得神"，为现象与本质的统一；若久病体虚，精气衰败，病人"失神"，也为现象与本质的吻合。前人言"邪气盛则实""精气夺则虚"，皆此之谓也。

在中医临床上，还会出现一种"至虚有盛候""大实有羸状"等现象与本质不相统一的情况。如脾胃虚之人，常会出现腹胀满，不大便，脉象有力的"盛候"；而阳明腑实证者，又可能表现为精神不振，大便泄泻，脉象无力的"赢状"。但不管怎样，假象就是假象，只要在辨证思维中认真细致，多方面观察，其假象还是可以鉴别的，而表现疾病本质的真象也是处处可见的。比如真虚假实，呈现"盛候"之脉，虽轻取有力，但重按则细而无力；真实假虚，呈现"赢状"之便泻，其泻物秽臭，泻后身觉轻快。因此，在复杂的临床表现中，要注意去伪存真，抽丝剥茧，透过现象看本质，注意抓住某些能反映疾病本质的症状而作出正确的诊断。

（二）诊断思维的辩证思维范畴

1. 疾病概率范畴

常见、少见与罕见，这是一种诊断概率，是疾病在特定时空条件下的发生概率。按诊断概率的大小，临床上经常遇到的是常见的、多发疾病，但疾病的发生概率并没有排除少见与罕见疾病的存在。因此，在临床诊断思维中必须处理好这对范畴的关系，按照诊断概率的大小依次推进，首先应考虑常见病与多发病，然后适当考虑少见病与罕见病，这样就不会因为没有"想到"而误诊；在用常见病与多发病反复思考，甚至几经周折、多次转院或手术都未能确诊的病例，则应该多考虑一下少见与罕见疾病。因为在大数量的疾病诊断中，又必然存在少数的少见与罕见病。

同时疾病的常见、少见与罕见又是相对的，还常常随着发病年龄、性别、部位、反应类型和临床特征等因素而发生变化，且随着社会变迁、环境变化、疾病变异与诊断技术水平的提高等因素的影响，常见、多发病与少见、罕见病之间还可以相互转化。因此，深刻认识和理解常见、多发病，有助于我们认识和理解少见与罕见病；反之，认识和了解了少见、罕见病，也可以加深对常见、多发病的认识和理解。要注意考虑常见、多发病中的少见、罕见情况，如恶性肿瘤在老年人中为常见疾病，但在青少年却较少见；加强对少见、罕见病的认识与临床实践，有助于对常见病和多发病的鉴别诊断；提高对常见病的临床思维能力和诊断水平，有助于对少见病或罕见病的辨认，全面提高临床思维的能力和诊断水平。

2. 解释原则范畴

对于疾病征象的解释，可分为一元病论与多元病论。传统的临床思维方式，一般是先用一种病证或一个疾病系列（原发、继发、伴发）来统一解释病人的全部征象，此即一元病论；只有当病人主要病症用一元病不能获得满意解释时，再用多种疾病来解释病人的临床征象，此即多元病论。这是诊断概率在具体病人身上的一种体现，即在大多数情况下，一个患者在某一特定时期总是患一种病证或一个疾病系列的可能性大，同时患两种病证的可能性较小。但是，近年来的临床实践与病理解剖资料对单纯用一元病论的思维方式提出了挑战，并证明了在不少情况下还必须用多元病论来解释病人的征象。突出的证据是，病理尸检证明，临床诊断偏少，而病理诊断偏多，即临床误诊率和漏诊率较高。其产生的基本原因可能是：①临床诊断只抓住了就诊期的主要疾病，就诊科室内的疾病，而对病人一生的疾病与他科疾病未予充分诊断；②患者存在多种疾病时，往往出现主要症状掩盖次要症状，而出现漏诊；③医生缺乏对病人的系统分析，片面理解一元病论，认为一元病论就是一种病，而未能将所患疾病依原发、继发与伴发的关系而有机地联系成一个疾病系列，从而未能做出完整的诊断。

一般在以下几种情况下要注意用多元病论来思考问题：①对复合病因的症象，不能满足一元病论的解释，必须考虑用多元病论进行解释，如出血有可能因气虚不能摄血导致，也可能同时存在瘀血阻滞而出血，若只做出一元病论的解释，就有可能造成漏诊；②对老年人的疾病要注意用多元病论解释，因为随着年龄的增长，一个脏器同时出现多种病变或多个脏器同时发病的机率会上升；③对复杂不典型的疾病诊断，要注意用多元病论观察和解释；④对病程长、演变复杂的病例诊断，应注意用多元病论解释，特别是患者已经有肯定的慢性疾病存在，但又出现了新的病象，对这种新病象是新发疾病还是旧病复发，应仔细鉴别，绝不可以维持原诊断为满足，以防漏诊新发疾病。

正确处理一元病论与多元病论的辩证关系的要点：首先，要尽可能地用一元病论来统一解释临床所见，不能孤立地根据多种症状提出多个疾病的诊断，而必须用整体的、联系的观点把握疾病的病程演化，以及一种疾病对机体功能多方面的影响；其次，要从实际的病情出发，有几种疾病就应该诊断几种疾病，避免误诊与漏诊；再次，在多种疾病的诊断中，仍要注意抓主要矛盾，治疗时主次兼顾。

3. 疾病关系范畴

在中医临床思维中，标本分析即着眼于疾病过程中的各种关系范畴，始终是从疾病发生发展中的各种标本矛盾运动出发，侧重于疾病阶段中病因、病位、病性以及病与证、病与病、证与证等矛盾关系的分析，目的在于通过各种矛盾的对立统一关系分析，从疾病错综复杂的标本矛盾运动中把握主要矛盾，区分出矛盾的主要与次要方面；从疾病的各种本质中寻找出主要本质，区分出高低层次。如肢体面目浮肿的水肿脾肾阳虚证，本为脾肾阳虚，标是水湿泛滥，常态下"本"是主要矛盾，"标"是次要矛盾，当以温补脾肾，利水消肿为治。倘若水湿上凌心肺出现呼吸困难，面唇青紫，不能平卧等征象，则水湿上凌心肺这一继发症是标，伴随着标本关系的变化，疾病的主要矛盾将发生变化。此时，水湿上凌心肺（标）上升为主要矛盾，脾肾阳虚（本）传化为次要矛盾。它如复合病或证之间的主要矛盾把握，病与证之间主要、次要关系的权衡等等，也都属于标本分析的范畴。总而言之，标本分析与判断是认定疾病各种本质属性的主次关系，它在中医临床判断中起着十分重要的作用，尤其是能够为治方决策区分主次、轻重、缓急，解决疾病主要矛盾提供战略性指导。

标本分析也常用于说明原发病与继发病的关系。原发病是指机体内最初发生的基础性病变引起的病症；继发病（或称并发症）是以原发病为病因引起的病症；伴发病（或称合并症）是与原发病或继发病并存的病症，两者之间既无共同的病因关系，也无相同的病理发生机制。当患者多种疾病并存时，应分清疾病间的相互关系，因为原发病的性质往往决定和规定着继发病的发展趋势和可能影响的范围，同时也是判定病情性质、轻重及预后的基本依据。不少误诊，常常是因为颠倒了原发病与继发病的关系，混淆了原发与合并的关系，如肿瘤的转移灶常被误诊为某种原发病。正确处理原发病、继发病与伴发病的关系，必须注意：①要重视对隐匿型的原发病进行挖掘，而不能满足于对表现型的继发病的诊断；②要重视病史的作用，善于用原发、继发与伴发的关系来理顺各种复杂的临床征象，并仔细鉴别继发症状掩盖下的原发病；③有时在原发病确诊后，还要注意有无继发病的存在。

4. 疾病性质范畴

疾病性质范畴主要是指器质性疾病与功能性疾病。器质性疾病是指组织结构上已有可检测到的病理变化的疾病；功能性疾病则是一类只有一些临床上可见的特有症状，而无相应病理检测的病理变化证据的疾病。在临床实践中，两者经常处于运动变化之中。一方面，功能性疾病发展的结果，由于功能失代偿而转化为器质性疾病；另一方面，器质性疾病又可以并发功能性疾病或合并某些功能性疾病的征象。在疾病诊断过程中，两者的症状常相互混淆，掩盖疾病的真实情况而导致误诊。

对器质性疾病与功能性疾病的判断，有时常贯穿于整个诊断与治疗过程之中，需要对此慎之又慎。相对于功能性疾病的诊断，我们应优先考虑器质性疾病的存在，因为如若没有充分的证据排除器质性疾病，而遗漏了器质性疾病的诊断，就有可能贻误病人的最佳治疗时机。同样，在没有充分证据的前提下，也不宜轻易做出器质性疾病的诊断，因为这样的误诊，也会给病人带来不必要的心理负担，同样不利于病人的健康生存。

4.4　中医临床诊断思维

> 望、闻、问、切，名曰四诊，医家之规矩准绳也。四诊互证，方能知其病源，犹匠之不能舍规矩而成器皿也。
>
> 章楠《医门棒喝》

诊断的基本含义，包括"作为一个思维的过程"和"达到一种对病人的所患病证的分类学确定"。诊断是医生对患者疾病与健康的属性与状况所做出的一种临床判断，既需要医生运用诊断操作技能获取临床资料，更需要运用各种思维方式及方法分析、处理诊断过程中的临床问题与认识矛盾。临床诊断思维所要讨论的问题，就是这个思维过程的基本原则与基本矛盾，诊断假说的建立与检验方法，以及诊断思维中的判断与决策、诊断的验证与确定等。

一、诊断原则与诊断思维程序

（一）诊断思维的基本原则

临床思维，诊断为先。明确的诊断有利于病人的对因治疗，可以避免本末倒置的对症治疗和误诊带来的误治。对于急危重病人一时无法确诊的，一方面要有一个初步印象，并抓住主要矛盾给予紧急抢救和一般治疗，另一方面要同时密切关注病人的病情变化，积极采取措施进行诊断，切不可松懈诊断工作。诊断应当坚持的原则是追求早期诊断、个体化诊断、综合诊断及动态化和最优化。

1. 早期诊断原则

（1）内涵　早期诊断是要求抓紧时间及时做出初步诊断以指导治疗，并根据疾病不断发展的过程动态观察以确定诊断。一要注意早期发现。社会和医疗机构要采取积极和主动的措施，建立对全民和高危人群的健康普查制度，力求早期发现病人。二要注意及时确诊。门诊和急诊医生要认真对待每一个就诊的病人，并做出及时的诊断，努力避免误诊、漏诊有早期疾病症象的病人；对一时症状还不明显的病人，应告诫病人定期复查，以利动态追踪发现病人。

（2）意义　早在《黄帝内经》时代，中医学就提出了"治未病"的思想，强调未病先防与既病防变。早期发现病人是有效治疗疾病的重要前提，是防止疾病加重、转恶与社会扩散的关键；时间就是健康、时间就是生命，在短时间内及时做出疾病诊断并给予有针对性的治疗，是抢救急危重症病人的关键。因此，早期诊断是临床医生的基本职责。

（3）特点与要求　首先，时间的紧迫性、症状的隐匿性、判据的不充分性给早期诊断带来了或然性，因此早期的初步诊断，应在动态的病程观察中得到不断的补充和修正，直至确诊；其次，医生要有敏捷的思维，充分运用经验和直觉，在急症诊断中及时启动诊断思路，以求早诊早治；再次，病人的早期症状往往隐匿而不明显，医生要善于抓住具有重要意义的诊断线索，展开思维和检查，还要采取健康普查和动态观察的社会措施，争取早期发现病人。

2. 个体化诊断原则

（1）内涵　诊断思维要在疾病共性规律的指导下，着眼于个体疾病的差异性和个体病人的特殊性，针对具体情况与特点进行分析与判断，即从共性着眼，从个性入手，因时、因地、因人、因病、因症的不同特点做出具体的分析和判断。

（2）依据与要求　每个病人都是一个独特的个体，其生物基因、社会文化环境、社会阅历、生活方式、个体行为与个性等生物、心理、社会特质都是与众不同的研究对象，由此导致疾病的发生、发展和临床表现可因人、因时、因地而异。在通常情况下，疾病是致病因素作用于机体而产生的，但对于具有变态反应素质的人，则可在一些非致病物质如鱼、虾、蛋的作用下发病。同一种疾病发生在不同人身上可有不同的表现，即所谓"同病异症"；或不同疾病可能出现相似的表现，即所谓"异病同症"；有的在临床上不仅表现为异症，还可以出现假象，致使症状扑朔迷离。另外，疾病的发生、发展还与病人的性别、年龄和职业相关，或受时间、地点、生活条件等社会、地理因素的影响。因此个体化诊断的原则要求，诊断不能公式化、模式化，不能见病不见人，医生的思维要具有广阔性、连续性和预见性、创造性，必须在通晓疾病发生、发展和转归的一般规律的基础上，根据病人的个体情况进行具体分析，必须结合病人的性别、年龄、职业、环境条件和发病季节与地区等多种因素全面考虑，在充分了解情况的前提下，进行具体的分析和推理，从而做出符合病人实际的诊断。

3. 辩证综合诊断原则

（1）内涵 辩证综合诊断是指诊断应力求做出全面、完整的疾病的病因、病理形态和病理生理以及证的病因、病位、病性与病势的综合性诊断，并辩证地理清彼此间的相互关系，从而全面地反映疾病本质、病变重点及其严重程度。

（2）诊断序列 病因诊断应放在诊断的第一位，它指明致病因子及其所引起的疾病，说明疾病的基本性质，对疾病的发展、转归、预防和治疗都有指导性意义。病理形态诊断又称为病理解剖诊断，它指出病变部位、范围、性质及组织结构的改变，列在诊断的第二位。病理生理诊断亦即功能诊断，表明其引起的功能改变，列在诊断的第三位。病理生理的变化反映病变脏器的功能，不仅对整个机体有影响，同时也是判定患者劳动能力的主要依据。还有一些疾病需要进行分期、分型诊断，不同的疾病分期、分型，其治疗方法与预后有所不同，故也应在诊断中表示出来。

（3）要求 临床医生要想能够做出正确的综合诊断，就必须熟悉疾病发生、发展及演变的过程，知道疾病发病的原因、诱因与病变部位、病理形态变化和病理生理改变；能全面系统地了解疾病的临床表现及其本质，能正确解释疾病病症的来龙去脉；要具体分析疾病内因与外因、损伤与抗损伤、各子系统与机体整体之间的协调与调控关系，揭示疾病诸矛盾的发生、发展与运动转化的关系。

4. 动态性原则

（1）涵义 动态性原则是指在临床诊断思维过程中，坚持用发展、变化的观点看待病与证，在动态中把握联系，随着病情的发展变化修正自己的诊断，并及时采取相应的对策。

（2）依据与要求 从中医学整体观的角度而言，人体作为一个有机联系的整体，每时每刻都处在运动变化之中，人体生命活动中各方面相互联系的特性，也只有在运动中才能显现出来。疾病是人体生命活动的一个方面，也必然具有其发生、发展和变化过程。因此，要求临床医生要极力克服把临床诊断看成是一次完成的错误观点，不能满足初步诊断，不能停留在初步诊断上。要不断地进行动态观察，在初步诊断提出后，在治疗的同时，密切观察病情的发展和变化情况，并根据其变化情况反复思考、反复分析、反复验证，及时补充或更正初步诊断，使诊断更符合病人的客观实际，直到得出一个确定的诊断。中医学特别强调善于从疾病变化中辩证论治，如伤寒病的六经传变，温热病的卫气营血传变，以及小儿为稚阴稚阳之体，五脏柔弱，患病后易虚易实、易寒易热，变化最快的认识等，都是对疾病变化发展最为形象生动的描述。随着现代科学技术的发展，借助于现代科学仪器，医生能够在电视屏幕上注视人体内细胞水平的运动，在这样的情况下，动态性原则为越来越多的医家所采纳，将成为一种必然的趋势。

5. 最优化原则

（1）涵义 最优化原则是指在临床诊断思维过程中，应用循证医学的基本原理，对各种诊断方法以及可能性诊断进行系统性评价和可靠性分析，以尽可能选择最优的诊断。

（2）要求　在疾病诊断过程中，经过筛选剩下几个可能性较大的病或证，一时得不到支持某一诊断的直接证据，当确定某一个为可能性最大者时，必须着眼于以下两方面加以考虑：一是在上述诊断思维的辩证思维范畴中所论述到的疾病概率以及一元与多元疾病论的解释原则，优先考虑最常见的疾病，因为常见病的不典型表现要比罕见病的常见表现更常见；优先考虑用一个疾病去解释多种临床表现，因为临床实际中，同时存在多种关联性不大的疾病的概率较小。二是安全性原则，即依据预后的危险性，选取一种与可能的诊断概率无关，而对病人最有利的可能诊断，争取治疗机会。如良性病与恶性病，优先考虑恶性病；相对于病情进展缓慢的疾病，优先考虑病情变化快，以致骤然死亡的疾病；相对难以治愈的疾病，优先考虑可治愈的疾病等。

（二）诊断思维的基本矛盾与展开程序

临床思维的同异矛盾表现为两种形式，一是自同互异，即同病同症，异病异症；二是自异互同，即同病异症、异病同症。临床思维的同异矛盾贯穿于客观自身、感性形式和理性思维的三个层次，展开于两种确诊思维模型的思维运动之中。

1. 诊断思维同异矛盾的表现形式

从客观自身到感性形式的层次而言，在临床思维中，客观对象是以健康、疾病相联系的事物、现象、运动及其相互关系等，形成反映客观自身的同异矛盾，并通过医生对临床诊断资料的搜集转化为感性形式的同异矛盾，即属性表象与个体表象的同异矛盾。其中属性表象反应病种与病象相互间的同异矛盾，即相同的病种有相同的病象（同病同症），不同的病种有不同的病象（异病异症），以及相同的病种也有不同的病象（自异）和不同的病种也有相同的病象（互同）的客观矛盾。如以病种为基础，同一个病种既可有多种不同的疾病征象（非特异征象），又可有为本病种所特有的征象（特异性征象）；而以病象为基础，单一属性疾病征象可在多种疾病中出现（非特异性征象），而特异性症状又只为某种疾病所特有。个体表象反应病种、病人、病象三者之间的具体的同异矛盾，即同一种疾病在不同病人身上既可有相同的征象，又可有不同的特点。

在理性思维的层次，诊断概念同异矛盾的基本形式是：病象与病种之间的相互联系与区分。其中，同病同症、异病异症的自同互异矛盾，表现为一与一的联系；而同病异症、异病同症的自异互同的矛盾表现为一与多的联系与区分。病象概念单元可以是单一征象，也可以是复合征象；病种概念又包括了疾病系列、疾病组、综合征和单一病种；病种内还包括类、型、期、级、度等从属概念到种概念的逐级抽象及相反的思维运动。

2. 诊断思维同异矛盾的展开形式

诊断思维同异矛盾展开的具体进程是在两种诊断思维模型中展开的。一是在直接诊断思维模型中，医生应用的是类比、直觉思维方法，适用范围一般是常见病和疾病现象暴露程度较为充分，主要病症同诊断标准比较符合的疾病，应用者往往是临床经验丰富的医生。此模型信息的接受和处理一般符合以下过程：接触病人（获取信息即掌握病象）

→形成直观印象（病种间的直接联系）→搜集资料（扩展信息、予以验证）→确诊。在此过程中，思维的同异矛盾是自同互异的同病同症、异病异症的矛盾。二是在间接诊断思维模型中，医生应用的是筛选、排除和诊断性治疗等方法，适应范围一般是少见病、疑难病，病象暴露程度不充分或不典型，甚至是人类尚未认识的新产生的疾病。其信息接受和处理的过程一般是：接触病人（掌握病象）→分析判断（形成综合征概念）→经过疾病组→形成疾病病种概念这样一种诊断主线的形成与反复认识的过程。在更复杂的情形中，综合征还要再分为常见类型与病因不明类型，通过疾病组的反复筛选与鉴别，最后到达建立对某种疾病的联系。在此过程中思维的同异矛盾是自异互同的同病异症、异病同症的矛盾。

拓 展

　　陈姓，约五十年纪，本人通医术，每为其戚友医病，中西医界熟识綦多。农历五月间，感染湿温，西医断为肠伤寒，住医院两旬，高热不退，始终未发昏谵，而精神则萎顿不堪，返家服中药，犀、羚、膏、黄、连、芩、知、柏、十香、紫雪、至宝、安宫，莫不备尝，迁延月余，脉由洪滑转濡缓，而体温迄未平静，上午、下午或夜间，仍有时升至38℃左右，口干强饮，舌苔垢厚，大便始燥涩，后见稀溏，小便量少，不能食，间作呕逆，不寐汗出。因有发热苔垢，医及病家均以为热积尚存，舍脉从症，仍须凉导。并认为溏便乃热结旁流所致，拟仿通因通用之意，用调胃承气之属，而未敢遽下断定。宾主无复信心，病情日趋严重，举室惶惶，不可终日。病人主张取决于我，因约会诊。

　　遍阅前服各方，详察脉症，至再至三，以为开始治法，初无错误。继进寒凉太过，遂由热中转为寒中。其口干者，是脱阴征兆，苔垢厚者，乃因湿热郁结胃肠，愈服寒凉，愈不得下，反而凝聚不动，以致苔垢。有时潮热者，乃系肠中炎性所发，体温时高时低，显系虚火升腾，而非初病之实热可比。胃肠停蓄凉性药物过多，脾胃均受影响，升降失司，便溏呕逆。溺少者由于汗泄便溏，以致水分不从膀胱排泄。不寐汗泄者，为阴虚火动，心神被扰，迫汗外泄。如是复杂错综，真假难辨，多端变化，纷如理丝。究竟如何入手，颇费踌躇，若仍袭用凉降，恐成洞下虚脱；换用温热，又恐余邪复炽，病久元亏，平复无望。利害相权之余，更从脉症、舌苔、津液、精神、胃肠各方面逐一详尽观察，认为属于正虚阴亏，脾胃寒凝，虚热外浮之证。采用急者治标之义，主要在于留人治病，先固本元，复津液，温脾胃，退虚热。药用人参、党参、茯苓、白术、姜炭、附片、萸、连、五味、山药、橘、半、建曲、胅皮、白芍、炙草等味出入为治。二诊略有加减，用药顺序用量年远不尽记忆，数服后，病人津复神旺，热退身和。

　　三诊时，脉来去有力而匀和，惟舌苔犹余薄垢，矫枉之药，讵宜久服？商诸友医及陈君，改用洋参、沙参、于术、环斛、玉竹、阿胶、寸冬、生地、淡菜、燕窝、绿梅、佩兰、玫瑰花、厚朴花、谷麦芽等多剂，调养数月而瘥[①]。

---

① 施今墨. 施今墨论临证[M]. 上海：上海中医药大学出版社，2009：22-24.

> **按** 本案充分体现了动态性与辩证综合的诊断思维原则。湿温病，因过用苦寒药物，寒湿互结，凝于中焦，遂由热中转为寒中，矛盾性质发生了根本变化，更兼病久正虚，津液耗尽，致阴盛格阳，虚热外浮，临床即现错综复杂之征象。此症原本阴虚火胜，过度寒凉遏抑，逼阳升越，势将四散流离，故骤易温补峻剂，用理中加味以收复之。患者精神萎顿不堪，大便稀溏，体温波动，脉象濡缓，口干而强饮，虽有发热苔垢，知非实热也。从脉症、舌苔、津液、精神、胃肠各方面逐一详尽观察，认为属于正虚阴亏，脾胃寒凝，虚热外浮之证。医者如不去伪存真，全面分析，续投凉降之剂，不啻落井下石，必将导致虚脱。试想烧铁灼热，猛用冷水浇之，铁冷而热气则四浮，此时四浮之热气乃无根之虚热也，物理与病理，同是理乎。

二、中医四诊思维

望、闻、问、切四诊是中医收集临床资料的主要方法，其思维活动以辨认为主，思维的一般过程是比较→鉴别→确认。

（一）望诊与闻诊思维

望诊是通过医生的视觉，获得病人局部、全身的神、色、形、态或排泄物的异常改变等体征的检查活动；闻诊是通过嗅觉和听觉器官，感知病人言语、呼吸音，以及从病人身上发出的其他声响和机体排泄物所散发的气味等。这两种诊法均以比较方法为主，比较的内容主要包括：①属性比较。如面色的有华与无华、颜色的红与白，苔色的白与黄，气味的腥与臭等。属性比较大多用于确定病证的性质，如有神与无神、寒与热、阴与阳等。②程度比较。如舌质的红与绛，声音的洪亮与微弱，气味的浓与淡等。程度比较即可反映病情的轻重程度，也可反映病证的虚实变化等。③部位比较。如颜色的异常变化出现于颜面的什么部位，舌红在舌尖还是两边等，多用以确定病证所在的脏腑病位。一般而言，望诊与闻诊的思维过程，是客观事物在大脑中形成表象以后，回忆经验或书本知识中有关的形象，将新感知的与已知的形象相比较，在比较的基础上鉴别，找出同异，最后确认下来。其思维的作用是为把握病证本质的思考提供确认症状的性质、程度、部位等可靠的原始资料。

望诊与闻诊思维应注意以下几点：一是个体的差异性。因为每个人的正常生理活动所保持的状态是不同的，如面色微黄，在甲是病，在乙可能不是病。二是要考虑民族的差异，以及地域、气候、季节等的影响。三是要排除其他因素的干扰，如食物导致的染苔，按压造成的局部发红等。

（二）问诊思维

问诊是医生询问病人或陪诊者，了解疾病的发生、发展、治疗经过、现在症状和其他与疾病有关的情况,以获取病史资料的重要方法。语言是医患双方信息交流的重要手段,问诊的过程中体现着临床医生丰富的思维活动。首先,问诊所获得的信息,不是病人的具体征象,而是从病人语言中得到的语义信息。其次,问诊活动中的病人具有双重属性,一方面病人是作为疾病表现的客体;另一方面,病人所反映的病情信息是作为认识的主体,并对感觉进行辨认后经过一定思考才反映出来的。对医生而言,通过病人语言反映的情况是间接的。第三,病人因缺乏医学知识,可能对症状现象的描述不完整、不确切,甚至可能夸大痛苦的程度,需要医生通过思维来辨认其准确程度。第四,病人反映的病情是语言信息,要将其作为辨证思维的资料,还需经过再造想象,在大脑中形成症状形象后才能进入辨证思维过程。

问诊思维的主要方法:①纵向联想法。即围绕病人主诉症状进行纵向追问,询问症状发生的原因、部位、性质、发作时间、发作频率、诱发原因、缓解和加剧方法、症状轻重、动态趋向、病程长短和治疗经过等。这些因素对于辨证而言具有重要的意义。②横向联想法。即针对主诉症状,询问伴随的兼症,通过横向联想法采集相关证的信息。如对于定位性症状,可根据其对应脏腑的病性证素特点采集该脏腑对应的证候信息;对于定性性症状,则注意采集定位性症状,以此来判断病位;针对复合证而言,可以依据标证信息采集本证信息,或依据本证信息采集标证信息,或依据显性证信息推测潜在证信息等。

问诊中思维的主要表现形式为:①再造想象。即医生随着病人的陈述,借助记忆中有关症状的形象,展开想象,逐渐在构思中形成关于症状的形象。②抽象性辨认。病人陈述的诸如疼痛、难受等感觉,无法在思维中形成形象,在此情况下,医生主要通过对病人的表情、动态等,结合其他情况进行分析和综合后才能予以确认。③抽象性分析与判断。主要是对病人所表现的症状作可靠程度的分析与判断。

在问诊的思维过程中,首先要坚持科学精神,认真地进行问诊,避免以偏概全,故弄玄虚。其次,要注意病人的主诉,并围绕主诉内容,深入询问;同时还要注意了解一般兼症,收集有关辨证资料,以免遗漏病情。三要善于从病人的反映中捕捉信息,循线索逐渐询问,以获取更多的信息。医生在问诊时,如发现病人叙述病情不够清楚,可对病人进行必要的、有目的地询问或作某些提示,但绝不可凭个人主观意愿去暗示、套问病人,以免使所获得的病情资料失真,影响正确诊断。

(三)脉诊思维

脉诊是医生通过触觉获得脉搏形象,以了解病情、辨别病证的诊察方法。脉诊思维的主要方法是要素分析、取象比类与经验组合。

1. 要素分析

从认识论的角度来看,对初学脉诊者而言,最简便的途径恐怕莫过于对脉象构成的要素进行分析,这种方法也被大多数《中医诊断学》教材与脉诊学专著所采用。

传统中医文献常从"位、数、形、势"四个方面分析脉象构成要素,其中"位"即脉搏位置的深浅,"数"指脉搏频率的快慢,"形"指脉动的轴向长短与径向粗细,"势"指脉象上下搏动的力量、趋势、流利度和紧张度等。20 世纪 80 年代，费兆馥等①在四要素的基础上进一步细化了脉象的构成要素，提出八要素说，即脉位、至数、脉长、脉宽、脉力、流利度、紧张度与均匀度。脉象构成要素的分析，对于认识脉象信息特征提供了思路与具体的指标，使得脉象更易理解和掌握，因而也成为初学脉诊者认识脉象的基本方法。在临床实际诊脉的操作过程中，医生首先将由脉搏刺激引起的指端触觉，从位、数、形、势四个方面，或脉搏位置的深浅、频率的快慢、轴向长短与径向粗细、搏动的力量、流利度、紧张度与均匀度等方面加以体察，提取其特征，迅速与经验或书本知识中相关脉象进行比较。在比较过程先将获得的指下脉搏感觉形成假设，再提取经验或书本知识中相应脉搏的脉象特征，比较其差别后做出判断。如医生先根据脉搏的指下感觉假设为散脉，再与经验中的散脉感觉或脉学知识中关于散脉的描述相比较，做出是否散脉的判断。

在八个脉象要素中，脉位、至数、脉长、脉宽、脉力、流利度、紧张度七项指标都各有三个等级，即中间状态与大于或小于中间状态，而均匀度只有"齐"与"不齐"两个等级。因此，在分析与理解某个具体脉象的特征时，应该认识到每个脉象都同时包含有八个要素的信息特征，只是对于每个具体的脉象而言，可能仅仅表现出一个或数个脉象要素的异常，而其余的方面，一般则处于或接近于中间状态。如浮脉，仅表现为脉位要素方面的异常；涩脉，仅表现为流利度要素方面的异常；散脉则表现为脉位、均匀度、脉力、至数等多要素的异常。以此为基础，即可对各种单体脉与相兼脉象做出明确的判断。

2. 取象比类

传统中医对脉象认识的主要方式，并不是对脉搏形态抽象的规定，而是采用取象比类的方法，即通过适当的比喻，表达对某种脉象抽象的本质属性的体验和理解。如《素问·平人气象论》论四时五脏的平、病、死脉之象，即借助于日常生活中的大量物象，其论述肝的平、病、死脉说："平肝脉来，耎弱招招，如揭长竿末梢，曰肝平，春以胃气为本。病肝脉来，盈实而滑，如循长竿，曰肝病。死肝脉来，急益劲，如新张弓弦，曰肝死。"这里以高举长竿末梢、触摸竿身、新张弓弦，形象地说明了肝的平、病、死脉的脉象。不仅如此，脉象的名称也往往借助于一定的物象来表达与认识，如浮、沉、洪、滑、弦等，特别是怪脉如釜沸脉、鱼翔脉、虾游脉、屋漏脉、雀啄脉、解索脉、弹石脉、偃刀脉、转豆脉、麻促脉，无一例外均是取象比类的产物。因此，对脉象的认识与把握，中医学常借助于想象与联想，把指下的感觉概括为一种物象，再与脉学知识中所描述的形象相比较，以做出脉象的判断。如指下感知到一种来盛去衰，像洪水奔腾的脉象，凭直觉是洪脉，再提取已有知识中有关洪脉的描述，再现其形象，经两个形象的比较后，最终做出确认或否定的判断。

"象"是通过直观体验产生的，又需要通过直观体验来把握。如《素问·玉机真脏论》提出"春脉如弦"，无疑是经过长期的实践与思考，比较"春脉"的本质属性与什么事物的何种特性相同或相似，经过多次选择，才可能把"春脉"和"弦"这两种表面形态相距甚远的事物联系起来，通过比喻来揭示两者的共性，亦即"春脉"的本质。这里对春脉是什么的问题，要用下定义的方式表达出来几乎是不可能的，也是不必要的。一个"如"字，

① 费兆馥. 现代中医脉诊学[M]. 北京：人民卫生出版社，2003：77.

就可以使人们在头脑中自觉地从以往体验中分辨出"春脉"的本质属性——"端直以长",却无须将它同其他事物、其他属性隔离开来研究,不必煞费苦心下定义,这恰恰是逻辑分析思维方法无法做到的。从认识发展的过程来看,以"象"为中介来认识与把握脉象,只能是在长期临床实践经验的基础上才能达到的,也是要素分析认识脉象进一步发展的必然结果。

3. 经验组合

当经验积累到一定程度后,对脉象的把握往往不用经过要素分析,而是通过对脉象的直觉体验来完成的。但由于人们知识结构、经验积累、认识程度等差异,对"象"的体悟也会有所不同。如"平心脉来,累累如连珠""平脾脉来,和柔相离,如鸡践地",在这种取象比类中,相同之处在哪里,是难以一言道尽的,也就是说这种含义不止一种,"累累如连珠""如鸡践地"是非常形象的事物,要会其中之意须有丰富的对"平心""平脾"之脉的体验,方能在这种形象性的形式下理解类比的要旨。这又造成了临床掌握中医脉诊的艰难性与不同医生之间的个体差异性。彭加勒[①]曾指出:"他人的感觉对我们来说是一个永恒封闭的世界,我们无法证实,我称之为红色的感觉与我的邻人称之为红色的感觉是相同的。假定一个樱桃和一株红罂粟使我产生了感觉 A,而使他产生了感觉 B,相反地,一片叶子使我产生了感觉 B,而使他产生了感觉 A。十分清楚,我们将永远对此一无所知,由于我把红色称为感觉 A,把绿色称为 B,而他则称第一个为绿色,第二个为红色。为了补偿,我们能够确定,在他看来与在我看来一样,红樱桃和罂粟产生了相同的感觉,由于他对他感觉到的感觉给以相同的名称,而我对我感觉到的感觉给以相同的名称。因此,感觉是不可传达的,或者毋宁说,感觉中的纯粹的质是不可传达的、永远无法穿透的。"对于脉诊的指下感觉,中医学力图采用取象比类的方法做到准确的传达,但在实际的工作中很明显是难以达到的,同一病人不同的中医师所诊断的脉象往往不尽相同,即是明显的例证。由此似乎会产生对中医脉诊科学性的质疑。

其实,从中医群体诊脉的实践来看,不管脉象的名称如何,一般情况下一定的指下感觉总是与一定的症状、体征构成相对稳定的组合出现,这才是中医切脉诊病的关键所在。换言之,一定的指下感觉总是捆绑着一组相应的症征,并与治法、方药相联系,构成一个脉、症、法、方体系,故有经验的中医师一旦遇到自己经验过的某种指下感觉,就会较为迅速、准确地做出有关证、治的判断。如张仲景《伤寒杂病论》均以"辨××病脉证并治"为篇名,即将脉象与症状相联系,进而分析病情,诊断病证,确定治法方药。以六经辨证为例,脉浮缓总是与发热、汗出、恶风等相伴随出现,治疗用桂枝汤调和营卫以解肌而愈;脉浮紧总是与发热恶寒、身痛、无汗等相伴随出现,治疗用麻黄汤解表散寒以发汗而愈。这样脉因证治、理法方药一线贯通,随着临床经验积累到一定的程度,那么见到脉浮缓或浮紧,相应的证治方药自然会闪现于大脑之中。而且,经验积累愈是丰富,所构成的脉、症、法、方的经验组合愈多,则显示出的临床诊治水平也就越高。这种临床脉诊活动,犹如量子测量,测量与观察不再是纯粹地揭示对象属性的一种再现活动,而是观察者与对象

---

① 彭加勒. 科学的价值[M]. 沈阳:辽宁教育出版社,2000:147.

发生相互作用之后，受到测量语境约束的一种生成活动。在这个活动中，就现象本身而言，至少包含有两类信息：一是来自对象自身的信息；二是包括观察者在内的测量系统内部发生相互作用时新生成的信息。当然，临床上也会出现脉证不符的情况，这时则需进一步综合分析患者的病情，辨明脉证的真假与从舍。

三、中医辨证思维

四诊所获得的只是疾病表现于外的征象，至于这些征象之间的关系如何，是否反映了病证的本质，以及反映着什么样的本质等，还必须医生利用已有的知识和经验，通过理性思维来加以判断。中医辨证的思维活动即由此展开，即医生首先在思维中围绕症、征概念进行比较和分析，然后在中医病因、病机理论指导下，将各种症、征概念有机地联系起来进行模糊的运算、排列组合和病因、病位、病性等症候群归类，最后依据中医辨证纲领或疾病模式，对疾病现阶段的病因、病位、病性、病势做出综合概括，形成病名判断和证型判断，并依据辨证论治后的效果来对诊断假说进行验证或修订，根据治疗后病情的演变再做出新的证候判断与治疗。

（一）主症分析

中医学也常将症状与体征总称为"症"，它是医生赖以认识疾病、识别具体病证的主要依据。尽管证和病的各种症状、体征变化多端、纷繁复杂，但对于每一具体病证而言，所表现出的症总体上可划分为主症与兼症两大类。

主症是指病证的主要症状与体征，反映了疾病的主要矛盾，与疾病的本质有着十分密切和直接的联系，能够表达病变的主要方面，因此比较突出、严重，在诸多的临床表现中占主要地位，而且在一定程度上对其他的症状、体征起决定和影响作用，也常常成为患者就诊时的主诉。兼症是指病证的次要症状与体征，也称为"次症"，在疾病过程中处于次要和从属地位，表现一般不如主症突出或明显，有的往往随着主症的产生而产生，随着主症的变化而发生相应的改变。如某患者症见发热、面红、目赤、汗出、口渴喜冷饮、胃纳不佳、小便黄赤、大便干结、舌红苔黄、脉滑数，其中发热为主症，其他则为兼症，其他症状随着发热的增高或消退而出现相应的变化，或加重，或减轻。

兼症虽然处于次要或从属的地位，但对于临床辨证而言，也有着重要意义。首先，兼症能够强化主症原有的辨证意义。如上例患者，主症发热，基本上反映病性属热，而面红、目赤、汗出、口渴喜冷饮、胃纳不佳、小便黄赤、大便干结、舌红苔黄、脉滑数等兼症则强化了主症属热的病性。其次，兼症能够从其他侧面补充主症的不足，缩小主症的定位或定性范围，以便更全面、更深入、更精确地反映病证的本质，明确病因病机。如上例患者主症发热，本身虚实定性不明确，而兼症则补充了该病证属实的病性，缩小了定性的范围。另外，有些否定性的症状、体征还具有鉴别诊断的意义，如上例患者无恶寒症状存在，则可排除表证，说明其为里实热证。

由于异病同证以及疾病发展阶段的不同，主症与次症也呈现出动态的变化。如脾虚证在泄泻病中的主症必是大便时溏时泻，迁延不愈，进食油腻时便次增多；在痿证中应该是肢体痿软无力，肌肉消瘦；在崩漏中的表现则是经血非时即下，崩中漏下，色淡质稀。因此，同一个证的若干个主症，在患者身上，可能仅是其中某一项为主症，表现比较突出，而其他几项比较轻微，居于次要地位，甚至不出现。不同的患者表现的主症各不相同，例如：胃火亢盛证，主症可见胃脘灼痛、消谷善饥、牙龈红肿疼痛等，可对某个患者而言，有的以胃脘灼痛为主症，而其他两症并不出现；同样，也有以消谷善饥，或以牙龈红肿疼痛为主症者。主症和次症的划分必须建立在辨病的基础上，才能符合临床的要求。

1. 确立主症

由于主症的重要性，因此在辨证过程中，能否准确地抓住主症，就成为认识病证本质的关键。主症是否准确，会直接影响辨证结果与诊治方向。一般而言，在病情比较单一，病证本质与其外在表现比较一致的情况下，主症的确定比较容易。若病情复杂，多种矛盾混杂在一起，如病情隐蔽，主症不明显、不突出，或者舌、脉、症状不符，或同时出现两种以上证候，或因病证转移，原来主症降居次要地位等，则主症的确定将较为困难。另外，有些患者陈述零乱、轻重不明、含糊不清，也会增加难度。在此情况下，医生须结合多方面因素，考虑轻重缓急、先后因果、真假从舍等，以便从纷乱的临床表现中找出主症。

（1）辨轻重缓急　主症的确定应该遵循"标本缓急"的中医基本治则，必须着眼于"本"与"急"，也就是选择与"本"关系最密切、最直接，或者与当前的主要矛盾最直接相关的"重"或"急"的症状、体征作为主症。特别是对于那些病情复杂的病证，或在病证发生变化的关键时刻，辨轻重缓急就显得尤为重要。如在慢性病发展过程中，出现大出血、剧痛难忍、呕吐不止、高热神昏等危急症状时，尤须注意权衡轻重缓急，根据具体情况，针对当前的主要矛盾确定主症。

（2）辨先因后果　即对于某些证候，须根据症状出现的先后次序，从因果关系上来分析主次，确定主症。如前人有"喘胀相因"之说，以先喘后胀治在肺，先胀后喘治在脾。前证为肺病累脾，后证为脾病及肺，两证都有气喘、腹胀症状，但因果关系不同，其主症也不相同。前者喘为因，胀为果，故喘是主症；后者胀为因，喘为果，故胀为主症。又如患者腹胀便秘，若腹胀先出现，便秘后发生，那么病机重心在腑气阻滞；反之，则病机重心在肠中燥屎。若主症确立错误，则诊治方向随之偏移，治疗难免南辕北辙，出现差错。

（3）辨真假从舍　临床上某些病证，在发展到一定的阶段时，临床表现会出现一些与本质相反的假象，此时必须症状与舌、脉综合考虑，仔细辨别，不被假象所迷惑，正确取舍，去伪存真，以正确地选择主症。如《伤寒论》第350条说："伤寒，脉滑而厥，里有热，白虎汤主之。"这里脉滑为主症，厥为假象，只是举脉而省略了其他反映热性的症状。

2. 分析主症

主症作为认识病证本质的关键与中心，在分析时必须抓住主症的部位、性质、程度、发作时间、诱发或缓解因素等，结合兼症、病程等以分析辨别病证的病因、病位、病性与病势。

一般而言，病程的长短为我们初步分析辨别病性的虚实与病势的缓急，提供了粗略的线索。兼症则对确定主症的病位、病性起着辅助作用，或缩小主症定位、定性的范围。由于主症的属性不同，或具有定位意义，或具有定性意义，因此分析的角度自然也有所不同。

（1）定位意义的主症分析　对于定位意义的主症，一般来说重点在于对病性虚实寒热以及病势轻重缓急的分析，同时还须注意病位的逐步精确。如患者症见咳嗽，初步分析，可知其病位在肺，若病程短，则大多为感受外邪，病性大致属实，然后再进一步分析辨别寒、热、风、燥、痰、湿等具体属性；若病程长，则病性或虚或实，或虚实夹杂，然后分析的重点在于逐步辨清是属气虚、阴虚、气阴两虚，还是寒、热、燥、痰、湿、饮等诸邪。同时，还须注意病位的兼夹，或肺脾，或肺肾，或肺肝等等。

（2）定性意义的主症分析　对于定性意义的主症，一般侧重于确定病位以及对病性的进一步分类，同时注意病势的轻重缓急。如患者发热，初步分析其病性属热者居多。若病程短，发热高，则多属实热，此时须结合兼症分析其病位之属表、属里、属何脏腑等，然后在此基础上再进一步考虑风热、燥热、湿热之区别，同时注意病势的发展与演变。若病程长，发热低，则虚热居多，或为湿热，此时须结合兼症分析其属何脏之阴虚，或是湿热蕴结何处，还是气虚发热。此外，表寒证也可见发热，一般与恶寒并见。

若主症定位、定性意义不明显，其病变范围甚广，病性复杂多样，则可从外感内伤或表里着手，逐步深入，分析其病位、病性。如患者症见头痛，其病位、病性范围较大，单凭此症难以确定。若病程短者，多为外邪所致，其性属实，再进一步细辨风寒、风热、风痰、暑热等不同。若病程长，则多为内伤，属实者，或为痰瘀阻络，或为肝火上扰等；属虚者，多为气、血、精髓之亏虚，同时还须注意其病位涉及何脏何腑，以及是否虚实夹杂等。

（3）特殊意义的主症分析　有些主症可能既有定位意义又有定性意义，它们往往是某些病证的特征性表现之一，或具有鉴别诊断的意义。如五更泄泻多为脾肾阳虚，其病位在脾肾，病性为虚寒；日晡潮热多为肠胃燥热内结，其病位在肠胃，病性为实热；身热夜甚为热在营分的特征性表现，与气分之壮热明显不同。

兼症的分析应围绕主症，注意兼症与主症、兼症与兼症之间的关系，确定其病因、病位、病性、病势之所在。

 拓 展

一、主兼症的辨证意义

案例1　柴某，男，46岁，1966年11月10日初诊。心脏早跳，常感心慌不适，心电图检查为窦性心律不齐。头晕，有痰，偶有恶心，厌油腻，睡眠尚可。肝区压痛，肝功检查无异常。脉滑，舌正苔中心黄腻。属痰湿，治宜温化。处方：茯苓三钱，半夏二钱，化橘红二钱，炙甘草五分，竹茹一钱，枳实一钱，菖蒲一钱半，炙远志一钱半，炒白芥子一钱半，生姜三片。5剂。1剂2煎，分2次温服，1剂服两天。

11 月 21 日二诊：药后心慌等症状减轻，食纳尚可。脉滑苔减。继服原方。

案例 2 丁某，男，50 岁，1963 年 2 月 8 日初诊。心悸，饭后易发生，伴有头晕、出冷汗多。检查心脏有期前收缩。病重时则发生心房纤颤，往往因疲劳或情绪激动时诱发，下肢有轻度浮肿。晨起吐少量痰，大便溏，日行两次。脉右关沉滑，左沉弱，均有结代；舌正苔薄白。属心气不足，兼有脾湿，治宜补益心气，温脾理痰。处方：法半夏二钱，茯苓二钱，化橘红一钱半，炙甘草五分，炒枣仁只钱，远志一钱，石菖蒲八分，党参一钱半，枳实八分，松节三钱。5 剂。

2 月 20 日复诊：药后期前收缩次数减少，但在饭后有时发作，下肢浮肿亦减，吐痰少许。脉舌同前。原方加香木瓜一钱，再服 1 剂。

3 月 2 日三诊：期前收缩基本消失，但下肢仍微肿，易汗出，夜寐微烦躁，纳食稍减，大便同前。脉结代消失，余同前，舌正无苔。治宜和脾、滋肝、强心。原方去石菖蒲、枳实，加浮小麦三钱，大枣三枚、白术一钱。再服 5 剂①。

按 两案同为心悸，案一伴有头晕，有痰，偶有恶心，厌油腻，痰湿偏实；案二伴有头晕、出冷汗多，下肢浮肿，大便溏，偏于虚寒。根据兼症以辨其虚实寒热之区别。同为温胆汤化裁，案二用党参而不用竹茹，并加用酸枣仁、小麦、大枣、白术等补益心气，随证加减后，则有标本轻重缓急之分。

二、辨真假从舍

杨某，男，31 岁，云南省姚安县人。1923 年 3 月，已病 20 日。始因微感风寒，身热头痛，连进某医方药十余剂，每剂皆以苦寒凉下并重加犀角、羚羊角、黄连等，愈进愈剧，犹不自反，殆至危在旦夕，始延余诊视。斯时病者目赤，唇肿而焦，赤足露身，烦躁不眠，神昏谵语，身热似火，渴喜滚烫水饮，小便短赤，大便已数日不解，食物不进，脉浮虚欲散。此乃风寒误治之变证。缘由误服苦寒凉下太过，已将真阳逼越于外而成阴极似阳之证，外虽现一派热象，是为假热，而内则寒冷已极，是为真寒。急拟白通汤加上肉桂一剂治之。

附片 60g 干姜 26g 上肉桂 10g（研末，泡水兑入） 葱白 4 茎

拟方之后，病家云及是晚因无人主持，未敢煎服。次晨，又急来延诊，余仍执前方不变，并告以先用肉桂泡水试服，若能耐受，则照方煎服，舍此别无良法。病家乃以上肉桂水与服之。服后旋即呕吐涎痰碗许，人事稍清，自云内心爽快，遂进上方。服一剂后，病情较减，即现出恶寒肢冷之象。午后再诊，身热约退一二，已不作烦躁谵语之状，且得熟寐片刻，乃以四逆汤加上肉桂主之。

附片 100g 干姜 36g 甘草 12g 上肉桂 10g（研末，泡水兑入）

服上方后，身热退去四五，脉稍有神，小便赤而长，略进稀粥。再剂则热退七八，大便始通，色黑而硬，唯咳嗽痰多，痰中兼带有血。病情另延数医视诊，皆云热证，

① 中医研究院. 蒲辅周医疗经验[M]. 北京：人民卫生出版社，1976：174-175.

出方总不离苦寒凉下之法。由于前医所误之鉴，又未敢轻试。后因病人吃梨一个，当晚急发狂打人，身热大作，有如前状。又急邀余诊治，始言吃梨之事。余视之，舌白而滑，仍喜滚饮，此阳神尚虚，阴寒未净，急扶阳犹不及，反与滋阴清凉之水果，又增里寒，病遂加重。即告以禁服生酸水果冷物及清凉苦寒之药为幸，余仍主以大剂回阳祛寒之剂治之。照第二方加倍分量，并加茯苓30g、半夏16g（编者按：附子、半夏同用，原案记录如此）、北细辛4g，早晚各服一剂，共连服六剂。三日后再诊，身热已不作，咳嗽渐愈，饮食增加，小便淡黄而长，大便转黄而溏。又照方去半夏、细辛，加砂仁、白术、口芪，每日一剂，连进十余剂，诸病俱愈[①]。

按 凡病有真热证与真寒证之分，又有真热假寒证与真寒假热证之别。本案热象服苦寒凉下之药十余剂，病反日趋严重；确系阳证，内热熏蒸，应见大渴饮冷，岂有尚喜滚饮？脉来虚浮欲散，是为六阳有将脱之兆。由此断定为真寒假热证，病情危急，以大剂回阳救逆力挽狂澜。

（二）病因分析

传统中医对病因的认识，主要包括时气外感、情志过激、饮食不调、劳逸失度、外物伤形、毒物中人、病理产物、寄生虫、药邪与医过、先天因素等。从发病的角度而言，上述病因可总归为直接病因与间接病因两大类，间接病因又可分为实体病因与模拟病因两类，它属于中医学邪气的范畴，是临床辨证过程中病因辨别的重点。中医临床对不同的病因所采用的分析方法并不相同。

1. 直接病因的分析

直接病因包括生物因素、社会因素、行为因素范畴的气候异常、社会关系失调、饮食不调、劳逸失度、寄生虫、外物伤人等。对于这类病因的分析与辨别，一般可通过询问病史而获得，如高温引起中暑，饮食不洁导致泄泻，劳累过度导致气虚证，社会关系失调引起情绪抑郁而致肝气郁结证，虫兽所伤导致的外伤与中毒等，只有通过病史的询问才可确定。在中医发病学中，直接病因导致人体发病，一方面是损失人体的正气，造成气、血、阴、阳、精的亏虚；另一方面是导致间接病因的生成，如饮食过饱导致宿食内停，过食肥甘厚腻导致痰湿阻滞等。因此，对直接病因的分析辨别，既有助于消除致病因素对人体的继续伤害，又有助于对间接病因的分析判断。直接病因往往并不等同于病邪，不是中医祛邪治则作用的对象，但它可以导致病邪的产生。

2. 实体病因的分析

实体病因包括宿食、燥屎、寄生虫、瘀血、痰饮、结石等，都属于病邪的范畴。对这类病因的分析，一般可通过病史询问、审症求因、参照现代科学检测手段结果三条途径来加以辨别确定。以瘀血病因分析为例，一是询问患者有无内外伤、出血、寒冷、情志过激

① 吴佩衡. 吴佩衡医案[M]. 吴生元，吴元坤整理. 昆明：云南人民出版社，1979：36-38.

等相关病史。二是审症求因，即以疾病的临床表现为依据，根据上述各类致病因素的性质和致病特点，通过对各种症状和体征的综合分析来推求病因。如患者出现舌质紫暗或有瘀点、瘀斑、典型涩脉或无脉、固定性刺痛或夜间加重、病理性肿块、出血紫暗或有血块、皮肤黏膜瘀斑或脉络异常、痛经以及色黑有血块或闭经、肌肤甲错等瘀血致病的临床表现特点，即可确定其病因为瘀血。这种方法也是一种倒果求因的思维方法。三是实验室检查，如微循环障碍、血液流变性异常、血小板凝集性增高、血液黏度增加、脑及心血管造影或CT异常、心肌闪烁扫描示血管栓塞、骨盆腰椎X线异常等。上述三条途径中，一般而言，中医临床往往以审症求因为其辨证的重点。

3. 模拟病因的分析

模拟病因，这里主要指六淫病因而言。《素问·至真要大论》说："夫百病之生也，皆生于风寒暑湿燥火，以之化之变也。"明确了六淫的范畴，成为后世论述六淫病因的基准。然人类对于六淫病因的认识，大致经历了从实体到模型的演变。

人类对于外界事物的认知与身体经验体验有着密不可分的关系，在古代缺乏对病因认识的现代科学手段的情况下，凭借直观经验人们会发现季节气候、地理条件等生活环境与发病密切相关，自然就从疾病与生活环境的直接联系上去认识病因。如"冬善病痹厥"，而冬天的最大特点是气候寒冷，人们很自然地认为"寒"是痹、厥的病因。由于感冒发热最明显的体验是受凉，古人即认为感受寒邪是发热的病因，故《素问·热论》言："人之伤于寒者，则为病热""今夫热病者，皆伤寒之类也"。张仲景根据此说，认为所伤之寒为病因，发热则是因寒所致的症状，于是按其病因对疾病命名，用伤寒概称所有的外感发热病证，将其著作命名曰《伤寒论》。再如人们若长期生活在潮湿的地方，或在水中作业，常会出现头重如裹，四肢酸沉，胸闷体困等症，于是人们就联想到湿气是这些症状的原因。经过长期的观察总结，人们将自然环境因素归纳为风、寒、暑、湿、燥、火六类，并建立起六类病因与若干病症的联系，即形成了具有实体性质的六淫病因。

六淫实体病因虽然对指导疾病的预防有一定的价值，但难以全面解释发病现象（如气候正常情况下的发病），不能深入说明病因的性质，不能满足控制疾病的需要。在此情况下，古人采用了模拟或者说隐喻的方法，以自然界风、寒、暑、湿、燥、火六类气候变化为模型或始源域，将人类通过对"六气"的身体体验获得的普遍常识，投射到人体疾病状态下六组病因的目标域之上，从而建立起六种病因模型[1~5]。故六淫概念的确立，究其实质，是采用把致病因素与机体反应结合起来研究病因的方法，是以自然界风、寒、暑、湿、燥、

① 贾春华. 一种以身体经验感知为基础形成的理论——以"六淫"中的风为例分析中医病因的隐喻特征[J]. 世界科学技术——中医药现代化，2011，13（1）：47-51.

② 谷浩荣，贾春华. 基于原型范畴理论的中医"六淫"概念隐喻研究[J]. 世界科学技术——中医药现代化，2011，13（6）：1091-1094.

③ 谢菁，谷浩荣，贾春华. 从认知语言学角度探讨中医六淫概念隐喻——以湿邪概念为例[J]. 中医药学报，2012，40（3）：3-6.

④ 刘惠金，贾春华. 从隐喻认知角度探究中医之"火"的概念内涵[J]. 世界科学技术——中医药现代化，2012，14（5）：2087-2091.

⑤ 杨晓媛，贾春华. "寒""热"在温度感觉与中医学之间的概念隐喻[J]. 世界科学技术——中医药现代化，2015，17（12）：2497-2401.

火六种气候变化的不同特征，与人体疾病情况下的临床表现相类比，寻找二者之间的相似关系，以确立病因的名称，虽然仍然包含着六种气候因素的意义，但从主要方面来看，它是标示能够使人体产生六类证候的病因符号，是依据人体证候特点对多种实体病因的六种综合归纳，是以机体整体反应性为基准的关于外界病因的综合性功能模型。从临床实践看，六淫致病除气候因素外，还包含了生物（如细菌、病毒等）、物理、化学等多种致病因素作用于机体所引起的病理反应。对这类病因的分析，中医学主要是借助取象比类的方法来审症求因。如患者出现头痛、恶风、汗出、游走性关节痛、游走性瘙痒等症状，其特征与自然界风的善行数变、轻扬上行、动摇树木等相似，则判断其病因为风；患者表现出头身困重、胸闷、脘痞腹胀，或排泄物黏滞不爽，舌苔黏腻不洁，或下肢浮肿等现象，其特征与自然界湿性类水而属阴、重浊黏滞、趋下，甚至发霉腐烂等特征相似，就认为是感受了湿邪的缘故；患者出现寒冷现象，腠理、肌肉、筋脉、血脉等收缩挛急，血脉运行不畅，不通则痛等，其特征与自然界气候寒冷，水体冰冻，物体收缩，土地冻裂等特征相似，即判断寒邪致病。凡此种种，都是借助取象比类的方法来认识病因的，并不顾及患者发病前是否有明显的气候异常，有是症便确定有是因；而且，此时病因、病邪、病性三者是统一的，如当审症求因为湿时，这里湿既是病因，也是病邪，同时也是病性的体现。

中医学的病因，是在对患者发病时临床表现的辨别、分析、综合的基础上，结合发病前患者生活状况及生活环境中的某些动态变化，对发病原因的回归性考察，偏重于宏观的、功能的、综合的、定性的研究。这也是人类对疾病病因认识早期阶段的共有历程，如古希腊医学家希波克拉底认为，所有的人类疾病都是由胆汁和黏液产生的。胆汁或黏液，无论其中哪一种变得过湿、过干、过热或过冷就会致病，而引起上述变化的因素有食物、饮料、劳累、外伤、气味、所见所闻的采集、纵欲以及冷热等等[①]。根据希波克拉底的观点，不同的疾病是由遗传因素、生活习惯、气候因素导致不同的体液失衡所引起的。19世纪，疾病的体液学说被病菌学说所取代；20世纪，医学研究又将引起疾病的营养缺乏、自身免疫反应和分子遗传学过程充实到疾病解释纲要之中，癌症这类疾病也可以通过遗传因素和环境因素的一般模式得到解释，其对病因的认识不断趋于精确、特异、量化。相对而言，中医学病因理论除明代吴又可提出杂气学说，预测到了致病微生物的客观存在之外，整体发展至今仍然滞后，而吴又可的杂气学说也犹如流星一闪而过，并为得到继承发展[②]。因此，中医病因理论亟待深化。

（三）病位分析

任何病证都发生在人体的某一部位上，都有其特定的病位，病位是证候不可缺少的基本病机要素，因此病位分析也是辨证过程中必不可少的重要环节之一。

众所周知，中医对病位的认识不仅仅是形态结构上的位置，而更主要的是功能上的位置；分析病位的依据主要是机体在病因作用下的疾病临床表现，而不是解剖实体上的病变事实；另外，中医的病位不等同于症状或体征发生的部位，而是运用中医学理论分析、综合所有症状与体征之后，对正邪斗争的位置做出的结论，它既可以与症状、体征发生的部

① [加]保罗·萨加德. 病因何在——科学家如何解释疾病[M]. 上海：上海科技教育出版社，2007：28.
② 邢玉瑞. 杂气学说的沉浮及其思考[J]. 江西中医学院学报，2007，19（3）：1-8.

位一致，也可以不一致。因此，中医的病位概念主要是在反映疾病位置的症候群的基础上形成的，病位认识的归宿就在于分析探求各种临床表现在病位属性上的内在联系。

中医对病位的认识与表述也很不一致，朱文锋等[1]认为古今重要论著中所提出的病位概念近 60 项，经筛选规范的病位有 20 项，即心神[脑]、心、肺、脾、肝、肾、胃、胆、小肠、大肠、膀胱、胞宫、精室、胸膈、少腹、表、半表半里、经络、肌肤、筋骨[关节]。根据中医对不同病位认识的特点，可以将中医病位划分为两大类来认识。

1. 具有空间涵义的具体病位

具有空间涵义的具体病位，是指人体的脏腑、经络及其外合组织器官而言。对这类病位的分析判断，中医学主要着眼于以下几点：一是依据脏腑功能特点定位。如患者出现腹胀、纳差、便溏或泄泻等症状，属脾的运化功能失调，故可定位在脾；或出现恶心、呕吐、呃逆、嗳气、胃脘胀痛不适等，属胃失和降的表现，故可定位在胃。二是依据脏腑经脉循行部位特点定位。如肝的经脉绕阴器，经少腹，上行胸胁，故上述部位出现的胀满疼痛等症状，可考虑定位于足厥阴肝。三是依据脏腑所通应的官窍定位。如患者出现鼻塞、流涕、嗅觉失灵等，因肺开窍于鼻，可考虑定位于肺。四是依据脏腑外合组织来定位。如发脱、齿摇、骨与脊椎的病变，因为肾之外合，故可考虑定位于肾。五是参考发病季节、气候影响与某些脏腑的关系定位。如潮湿气候及长夏季节发病，多见湿邪困脾；秋凉、秋燥季节以及气候突变发病时，多见外邪犯肺等。六是结合某些病因与脏腑的关系定位。如饮食不节发病多与脾胃肠有关；情志因素诱发的疾病多与肝有关；房劳过度致病多与肾有关。七是参考某些脏腑病变与体质、年龄、性别的关系定位。不同的年龄、体质、性别有不同的常见病、多发病，如女性更年期疾病多与肝肾有关；中老年胸痛、眩晕多与心肝肾有关；小儿发育不良多与脾肾有关。

由于临床所出现的症状、体征与脏腑、经络的联系紧密度不同，因此，其定位的意义也有所不同。如果某一症状、体征与某脏腑、经络的联系是唯一性的，那么该症状、体征的定位范围小，定位比较明确，提示该症状、体征的出现，对于相应脏腑、经络病证的定位具有较大意义。如心悸、怔忡对心的病证有较大的定位意义，腰酸、遗精对肾的病证有较大的定位意义等。但临床上更多见的是某个症状、体征与几个脏腑、经络都有关，那么该症状、体征的定位范围较大，提示病位可能在这几个相关的脏腑、经络。如气喘与肺、肾有关，水肿与脾、肾、肺等有关，泄泻与肠、脾、肾等有关。在这些相关的脏腑、经络之中，几率并不均等，而且可有直接、间接之分。如咳嗽与脏腑的关系，《医学三字经·咳嗽》指出："《内经》云：'五脏六腑皆令人咳，不独肺也。'然肺为气之市，诸气上逆于肺，则呛而咳。是咳嗽不止于肺而亦不离于肺也。"说明咳嗽不仅与肺，还与其他脏腑有关，但关系最密切、最直接的还是肺。因此，在分析病位时，一般首先要考虑几率大的、直接的，但还必须结合病程及其他兼症等各种因素全面考虑，才能最终确定病位究竟属于哪一脏腑、经络。

---

① 朱文锋. 证素辨证学[M]. 北京：人民卫生出版社，2008：47-53.

2. 病理层次涵义的模糊病位

病理层次涵义的模糊病位，主要指八纲辨证中的表与里，以及外感病辨证中的六经、卫气营血、上中下三焦等，这类病位的空间概念比较模糊，往往兼有具体的病位和抽象的病理层次两种内涵，或更多的与时间、阶段相关，有时与病性也有一定程度上的联系。当然，这里所说的空间概念比较模糊，并不表示中医对这类病位认识及界定的模糊不清。例如，《伤寒论》的六经病既涉及相关的经络、脏腑等病位，同时也具有正邪斗争的浅深层次的含义，而温病学的邪在卫、气、营、血以及普遍使用的病在气分、血分、阴分、阳分等概念，已很难说是人体哪一个具体位置，其主要显示为以某些特定临床表现为依据的、浅深各异的病理层次。即使八纲辨证中表与里，也仅仅是对患者总体病位的一种判断，如"表"，有病位浅、病情轻的含义，很明显其中病位浅表，在皮毛、肌腠，是"表"的主要内容。但中医临床所说的"表证"主要是指外感病的初期阶段，而真正意义上皮毛的病如皮肤病、毛发异常等往往并不属于表证之列。又如卫分证、气分证、营分证、血分证，临床指外感温热病过程中的四个病理阶段，"卫"属表，"气、营、血"属里，依次逐渐深入。很明显，仅限于表、里病位的分析，对于临床诊治来说是很不够的，还须进一步细化具体病位，以提高诊疗的准确性。

对这类模糊病位的分析与判断，必须与特定的病证相联系，如"恶寒发热，脉浮，苔薄"是病位在表的特点；"身热夜甚，舌绛"，是热在营分的特征；"胀、闷、疼"，是气滞证的特点，说明病变在气等等。具体方法在六经、卫气营血、三焦、气血辨证中已有详细论述，在此不再赘述。

由于脏腑经络病变的相互影响，因此，在进行病位分析中，医生还要注意多病位并存的情况，并分析多病位的主次性、因果性，否则就会失去病位分析的意义。

（四）病性分析

病性，即病证的性质，是中医对患者病理状态的总特质的判断。病性分析，就是在辨证过程中通过对患者临床表现以及各方面情况的综合归纳、辩证分析，以确定病证的性质，也称之为定性。

1. 病性分析的基本途径

在诸多辨证方法中，八纲中寒热、虚实、阴阳六纲、气血津液辨证以及病因辨证，即是对病性的分析判断。病性分析的过程，即是对临床资料进行分析，寻找与病性有相关联系的临床资料，然后运用八纲、气血津液、六淫等纲领进行归纳概括的过程。在对病性的分析过程中，能否从疾病现象中找出反映病性的特征，这是临床辨证思维的关键。一般来说，病性分析可着眼于以下三个方面：首先，依据临床证候特点定性。对邪实一类病性，可分析临床表现特点与病邪性质及其致病特点的关系，以确定病性。如临床见怕冷喜暖、疼痛、筋脉拘急、腠理闭塞等，乃寒性凝滞、收引之象，定性为寒；见刺痛、肿块、面色唇舌紫暗、脉涩等，为瘀血阻滞之象，定性为瘀血。对于正虚一类病性，可分析临床表现与各种正气的功能特点的关系，以确定病性。如临床见畏寒肢冷、神疲乏力等，乃阳气温煦不足，鼓动无力，定性为阳虚；见头晕目眩、面唇爪甲色淡，为血虚失于滋养，定性为血虚。其次，从发病与病程特点定性。一般而言，发病急、病程短者，多为外感、实证；发病较缓、病程长者，多为内伤、虚证。但也有湿性病证往往病程较长，缠绵不去；有时一些虚性病证，如亡阳等，也可呈现出发病急，病程短的特点。第三，参考发病季节与诱因定性。发病季节、诱发因素与某些病性有特殊的联系，对于病性的确定亦有帮助。如夏季多暑，秋季多燥；气虚者劳累易致症状加剧，阳虚者遇寒加剧等等。第四，参考治疗经过和对治疗的反应。如寒药伤阳，发汗伤阴，寒之不寒是阴虚等。第五，参考年龄、性别、体质。如消瘦多阴虚，妇女多血虚。

一些带有情感体验的症状，一般用"喜、恶""欲、不欲"等语言表述，对于确定病证的性质具有重要意义。以头痛为例，疼痛喜按、喜温者多为虚、为寒；拒按、恶热者多属实、属热。得热而适者属寒，得冷而适者属热。再如口渴，渴喜饮水提示热伤津液，口渴不欲饮水提示湿热，渴欲饮水而水入即吐提示水逆，渴欲热饮而多饮则呕提示痰饮，但欲漱水不欲咽提示瘀血等。

2. 病性分析的基本纲领

中医对病性的认识名目繁多，具有多方面的内容，不同学者所述也不尽一致。朱文锋[①]曾汇集古今重要论著中的病性概念有 60 余项，经筛选规范的病性证素有 33 项，即（外）风、寒、暑、湿、燥、火[热]、痰、饮、水停、虫积、食积、脓、气滞、（气）闭、血瘀、血热、血寒、气虚、气陷、气不固、（气）脱、血虚、阴虚、亡阴、阳虚、亡阳、精[髓]亏、津（液）亏、阳浮、阳亢、动风、动血、毒等。王永炎等[②]将证候要素归纳为 6 类共 30 个，即外感六淫：风、寒、暑、湿、燥、火；内生五气：内风、内寒、内火、内湿、内燥；气相关：气虚、气滞、气郁、气逆、气脱、气陷；血相关：血虚、血瘀、血脱、血燥、出血；阴阳相关：阴虚、阳虚、阴盛、阳亢；其他：毒、痰、水、石。但从中医对病性的总体认识而言，也可以将病性概括为寒、热、虚、实、阻滞、滑泄六个方面，其中寒和热，主要根据患者阴阳盛衰的状况，是着眼于机体体温的变化及对寒热的不同反应而归纳出来的；虚和实，主要是基于患者正气和病邪的力量对比而对其病理反应的强弱、缓急所作的结论；阻滞和滑泄，则是从患者气、血、津液、精等生命物质的运动状态的改变着眼，对其运动特征的高度概括。上述病性的具体分析与判断，八纲辨证、气血津液辨证、病因辨证已有具体阐述，此不赘述。

必须指出的是，人体的生命活动复杂多变，其病理变化也是多侧面、多层次的，临床上单一的性质判断往往不能反映病证性质的全部，因此，多采用一项以上的规定组合形式来加以限定。从逻辑上来说，六种病性之中任何一种都可以同除去对立面的其他四者相结合，以表现某一特定的病性。例如，同属寒性，有实寒、虚寒、寒滞、寒泄，还可能出现实寒而阻滞、虚寒而阻滞或虚寒而滑泄等多种病性的不同组合。在这种复杂的情况下，传统的用阴阳以概括病性的方法，往往会因过于笼统与含混而陷入困境，如寒滞，寒为阴，

---

① 朱文锋. 证素辨证学[M]. 北京：人民卫生出版社，2008：47-53.
② 王永炎. 王永炎院士集[M]. 北京：人民军医出版社，2014：90.

而阻滞则属阳，仅用阴性或阳性都不能表述出这一特定的病性。另有一些寒热特性不明显的病性，又可以兼夹寒热，而由此呈现出阴阳之象，如"毒"有热毒、湿毒、寒毒之不同等，瘀血可因寒凝导致，又可瘀久化热等。应注意从不同的层面、角度去分析其阴阳属性，并注意阴阳的演化。

（五）病势分析

病势是指疾病过程中某一阶段所呈现的总态势，主要包括病情的轻重缓急、发展演变趋势与病证动态之势等方面。决定病势的要素主要包括正气的损失程度，感受病邪的种类、强弱以及侵犯部位，病位的浅深，体质的类型，以及治疗或调护的得当与否等。

病势分析，也称之为"定势"，即对病情轻重缓急与发展演变趋势的分析、判断。确定病情的轻重缓急，在某种程度上包含着定量分析，而分析疾病发展变化的趋势，则涉及到量变与质变的关系，也是在对病证定性分析基础上的进一步深化和精确化。

1. 病情轻重缓急分析

病情的轻重直接反映了病证的严重程度，对病证轻重程度的认识，也是中医辨证论治中不可或缺的一个方面。例如"邪实"，究竟"实"到什么程度；"正虚"，又"虚"到何种程度；"虚实夹杂"，是正虚为主，还是邪实为主，虚、实又各占多少比例等等。病证的轻重不同，施治的方药及剂量自然不同，张仲景"麻桂各半汤""桂枝二越婢一汤"等，即是根据病证各部分的轻重比例而设，充分体现了张仲景在辨证中对判断病情轻重的重视与精细。中医临床对病情轻重的判断，主要着眼于对临床症状、体征的分析：一是看症状、体征的轻重分级，如"微寒、恶寒、身大寒""微热、发热、壮热""微汗、汗出、大汗淋漓""便溏、便稀、下利清谷、滑泻不禁""心悸、怔忡""苔微黄、苔黄、苔焦黄""苔薄、苔厚"等等。一般而言，主症及相应的兼症愈严重，则其所反映的病情愈严重。如外感发热，对于同样体质的人来讲，壮热者较发热轻者病情重，舌苔焦黄、老黄者较舌苔微黄者邪热盛而病情重。但对于年老体弱、机体内脏功能衰退、反应性低下者，则症状、体征的严重程度与病情轻重并不一致，如年老体弱者发热，尽管病情较重，也可能发热并不很高。二是看患者所表现出的同一类性质症状、体征的多少，此即反映病证的典型性，也与病情的轻重有一定的关系。另外，病情的轻重也与疾病的发展演变趋势密切相关，特别是在外感病的发展演变过程中，病位由浅入深，明确提示着病情由轻变重，而"逆传心包""直入三阴"等病势演变，则多提示病情比较危急。

病势的缓急与多方面因素有关，主要取决于邪正双方的力量的对比以及病邪的性质。一般而言，从病因上看，外感病变较急，内伤病变较缓；在外感中，疫毒、温邪致病发展势急，寒湿之邪致病发展势缓。从病性方面看，阳证、热证病势较急，变化较快；阴证、寒证病势较缓，变化较慢。从病程上看，一般病之初期发展较快，后期发展较慢（极危重证例外）。

病情的轻重与病势的缓急之间关系密切，但又不完全一致。一般情况下，病势急者病多重，病势缓者病较轻。但有时邪正俱盛，斗争激烈，病势常较亢奋、急迫，而病情却不一定危重，甚至可以自愈；反之，邪虽不甚，但正气大亏，病势一般比较消沉、平稳，而病情却往往十分严重。

2. 病证变化趋势分析

病证的变化趋势，包括了疾病的演变趋势与证的演变趋势两个方面。任何疾病都有其特有的演变规律，这种演变规律具体表现为疾病过程中相应证的转变与变化，也就是说，一个病在其不同的发展阶段，可表现为不同的证。如外感病有伤寒、温病之别，伤寒有六经发展趋势，而六经又有循经传、越经传、直中等传变规律；温病有卫气营血、三焦发展的趋势，其中又包括了顺传、逆传等规律。这些传变规律具体体现为不同证之间有一定规律的转变，往往呈现出病情的质变，即病证性质的改变。人们正是通过对疾病证的转变来认识其演变趋势的，如《伤寒论》第4条说："伤寒一日，太阳受之，脉若静者，为不传。颇欲吐，若躁烦，脉数急者，为传也。"又如第37条说："太阳病，十日以去，脉浮细而嗜卧者，外已解也。设胸满胁痛者，与小柴胡汤；脉但浮者，与麻黄汤。"即以患者的临床表现为依据，分析疾病的发展可能有三种趋势：一是脉象由浮而有力转为浮象不显，说明外邪已去，寒热等症状随之消失，惟精神欠佳，安舒静卧，此属邪解自愈；二是患者出现胸胁满痛，说明太阳表邪已传少阳，故用小柴胡汤和解少阳；三是患者脉仍见浮象，且其他表证症状未变，说明病邪既未外解，也没有内传，还在太阳，故仍可用麻黄汤发汗解表。

从证的角度而言，每个证也有其相应的演变趋势与规律。具体表现为一个证除了在致病因素作用下直接形成以外，还可以由某些证演变而来，同时随着病情的发展，该证又可转变为其他的证。如表热证，可由直接感受风热之邪而成，也可由表寒证化热形成，而表热证不解，一般又会传里而转变成里实热证。又如内伤杂病中肝病的证候，肝气郁结证，日久郁而化火形成肝火上炎证，火盛伤阴转变为肝阴虚证，阴虚不能制阳转变为肝阳上亢证，亢阳无制则可进一步演变为肝风内动证。对证的演变趋势的分析判断，同样必须以症状、体征的变化为依据。如《伤寒论》第339条说："伤寒热少微厥，指头寒，嘿嘿不欲食，烦躁。数日小便利，色白者，此热除也，欲得食，其病为愈；若厥而呕，胸胁烦满者，其后必便血。"即根据肢厥，饮食、小便的动态变化判断热厥轻证的发展趋势：一是数日后肢厥消失而手足温暖，小便转清长，由不欲食而食欲渐增，说明里热已除，胃气已和，病情向愈；若四肢厥逆加重，并发生呕吐，胸胁烦满，小便仍短赤等，则是邪热内郁加剧，病势加重之征，从而判断其有可能发生便血。

3. 病证动态之势分析

疾病在发展演变的过程中，还可表现为向上、向下、向内、向外等动态之势，如就正气活动而言，有肾精下陷、脾气下陷、阳气外脱、胃气上逆、心神浮越、卫气郁闭等；就邪气的动向而言，有风寒外束、湿热下注、热毒内陷、疫毒内攻等。对这类动态之势，中医学常常用"袭、犯、蕴、壅、困、凝、阻、闭、束、扰、注、停、积、滞、搏"等术语加以描述。明确病证的动态之势，往往对治疗原则的建立有着重要的指导意义，如《素问·阴阳应象大论》所说的"因其轻而扬之，因其重而减之，因其衰而彰之""其高者因而越之，其下者引而竭之，中满者泻之于内"等，就是根据不同的病势分别采取的因势利导治则的典范。因此，对正邪动态的判断，在病势分析中也不可不加重视。

综上所述，在临床思维中，认真分析病势，了解病情的轻重缓急之势，有助于正确推测疾病的预后，决定治疗措施的先后缓急；掌握疾病发生演变的趋势，有助于在病机分析的基础上洞察疾病发展的全过程，在辨证论治的过程中结合疾病的演变规律，制定出贯串疾病全过程的权衡之法，即所谓"治未病"；研究疾病阶段中的动态之势，有助于在辨证的基础上，顺逆动态之势，以因势利导，平其所逆。由此可见，病势分析在临床思维中有着十分重要的作用，是决定临床疗效好坏的重要环节。

（六）病机概括

病机是病因、病位、病性、病势四个要素及其关系的总括，是从整体上和动态中对患病机体所呈现的病机变化的高度抽象与概括，因而能够更全面、更具体、更深刻地揭示病证的本质，阐释疾病过程中的各种临床现象，为确立治疗方案、处方用药提供明确的依据。

1. 病机概括的含义与要求

病机概括即是在上述对临床症状、体征的病因、病位、病性、病势分析的基础上，综合四方面病机要素以做出病机即证名的判断。如患者临床症见恶寒发热，无汗，咳嗽喘息，痰多而稀，口不渴或渴喜热饮，舌苔白滑，脉浮或浮滑，根据中医病因病机以及藏象理论等分析其症状与体征，其病因为风寒、水饮，病性为寒、实、滞，病位在表与肺，病势是表邪入里与肺气上逆，综合诸种要素可确定其病机为"风寒束表，水饮阻肺"。

在中医临床实践中，进行病机概括应注意以下几个方面：一是病机结论必须蕴涵病因、病性、病位、病势等病理要素中一切有临床价值的部分，至少应有病位与病性要素。二是病机结论应构成一个有机的整体，结构严谨，符合逻辑。三是病机若是由两个或两个以上的单一病机组成，则要明确其相互关系，如并列、主从、因果、先后等。四是有些病人，或病程的某一阶段，四种病理要素并未全部显现，可能有一二项表现不明显，此时当突出重点，宁可阙如，不可勉强凑数。五是证名要规范、精炼，忌用笼统含混之词，或使用外延太宽的名词术语。如"心肾两虚"，到底是心肾阴虚、心肾阳虚还是两者都虚，或一为阴虚一为阳虚，或一属气虚一为阴虚或阳虚等，必须具体明确。

由于不同的医生学术水平和对中医理论的领悟程度有高低深浅之别，用词或行文等物化表达技巧也不一样，甚至还夹杂有不愿"拾人牙慧"或欲"标新立异"等心理因素，使得同一个病机内容的概括出现多种表述形式。如"脾气虚"有时又被写成"脾气不足""中气匮乏""中宫虚羸"等。因脾位居中焦，其主要功能是运化水谷与运化水湿等，所以又有"脾不健运""脾运失健""中州不运""脾运迟滞"等大同小异的文字表达形式。对此应尽可能进行规范，切记标新立异。

2. 病机概括的层次与次序

客观事物的形成，一般都遵循有秩序分层次的自然结构法则。中医学对病机的概括也有其自身的层次性，往往是从外延较广、内涵不具体逐渐向外延较小、内涵具体不断演进，即由上位证向下位证的逐步推演。八纲辨证中表、里、寒、热、虚、实、阴、阳，是第一层次的病机概括，也称为核心证候，它们只是辨证过程的中间产品，而不是一个最终的诊断。气虚、血虚、阴虚、阳虚、气滞、气逆、血瘀、湿热、痰浊等属于第二层次的病机概括，也可以称之为基础证候，其内涵较第一层次具体，外延也有所减小，辨证意义相对比较明确，基本上能据此提出一个较为具体的治法。临床上气虚又可分为心气虚、肺气虚、脾气虚、肾气虚、胃气虚等等，此为第三层次的病机概括，它较第二层次的病机进一步细化，其外延最小，内涵最为明确，比较全面地概括和反映了阶段性病理本质的各个方面，能够借此提出具体的治疗方案，遣方用药。因此，临床医生在辨证、确定证候时，应尽可能地落实到第三层次的病机上。

3. 病机概括与辨病的关系

中医临床诊治疾病总是辨证与辨病相结合，从辨病论治的角度而言，临床尚可见到"同证异治""异证同治"的现象。因此，中医辨证对病机的概括，往往与对疾病的诊断相结合。如临床表现为：①胃脘灼热疼痛，甚则食入即吐。②消谷善饥。③牙龈肿痛。④大便干结、小便黄赤、口干、舌红苔黄、脉数等。这里第④组症状为实热证共有的一些症状，前三组症状实际上反映着三种不同的疾病，它们分别与第④组症状组合，即①+④、②+④、③+④都属于胃火亢盛证，传统中医学认为此是胃火亢盛证的三种类型，其实质是由于疾病的不同导致了同一证的不同表现。由此可见，只有将病与证的分析有机结合，具体加以辨析，才能提高辨证的准确性，遣方用药才能精当。

4. 不同病机之间的关系

病机概括还必须注意是单一病机、复合病机、夹杂病机的问题，它们分别构成单一证、复合证与夹杂证。复合证是指两个或两个以上病变部分密切相关，融合为一个证而不可分割，如肝胃不和、阴虚阳亢等；夹杂证是指两个或两个以上可以独立的证同时并存，如表寒夹里热、心阳虚兼肾阳虚等。对于夹杂证尚须分清主次，通常将主证排列于首，次要证居后，这样便于议法论治，选方用药。如"春温入营、阴伤液涸、热盛动风"这一夹杂证，即准确反映了春温病邪入侵人体，向纵深发展化热、伤津、邪热炽盛、生风的病理发展演变规律。此外，还须注意在明显的证候后面还可能潜存着更为重要的、但因其症状目前尚不明显、表现还不突出而易被医生所忽略的某种潜隐性病机，如某些胃气虚寒、脾失健运证幕后潜藏着的肾阳不足病机，肝阴不足、肝阳上亢或肝风内动后面的肾阴亏虚等。

（七）类证鉴别

从临床思维来看，通过病机综合所形成的初始判断带有一定的推测性质，还须要通过比较鉴别这一思维运动来向前发展。

1. 同异之间比较

类证是指临床表现比较相似，或其病机方面具有某种同一性，相互之间既有联系又有区别的证候。对于这些类证的鉴别，医生既要善于从哪些表面上有差异的证候中看到它们在病机方面可能存在的共同点，同时又当由症状表现颇为近似的若干证候中揭露出它们在病机方面的差异，即同中求异，异中求同。

具体而言，在面对若干类证或疑似证候时，首先要进行主症的比较分析，同中求异，抓住其特异性表现；其次，抓住比较双方的病机特点，分析主症和其他症状之间的内在联系属性，以了解临床症状出现的相关性变化规律，如由同一病机所联系的有关症状是否伴随出现；最后在上述比较的基础上进行综合分析，比较异同，以确定拟诊结果。以嗳气为例，临床上因嗳气的性质有别，伴随的症状不同，病机特点有异，一般可分为三种不同的证型：①嗳气有酸腐臭味，嗳气闷浊，胸脘痞闷，苔腐腻，脉滑——食滞停胃证；②嗳气响亮而频作，胸闷，胁肋隐痛，苔白，脉弦——肝气犯胃证；③嗳气低弱断续，泛吐清水，舌淡苔白，脉弱——脾胃虚弱证。又如脾不统血、肝不藏血、热迫血溢、瘀阻血溢、冲任不固等证候，都有出血这一比较突出的共有症状。但其中脾不统血、冲任不固一般皆属于虚证范畴；而肝不藏血、热迫血溢、瘀阻血溢等证通常都是实证或虚实互见之证。从症状、疾病种类和病机等方面逐一加以比较，则脾不统血多表现为便血、崩漏等慢性反复性出血，血色淡或黯，质地常较清稀，舌质以淡胖者居多，一般总多少伴有四肢无力、食欲不振等脾气虚衰的症状。肝不藏血的出血来势一般比较凶猛，多为突然涌出，发病之前多有抑郁不乐或郁怒伤肝的病史，且证情以偏热者居多，临床每易见肝热、肝火等现象。热迫血溢或血热妄行者，一般皆在血分热炽或各种火证的基础上出现，起病通常较急，出血量较多，范围较宽，血色鲜红，或伴有发热，或胸腹之内有灼热感。其原发证候多为全身性的实热实火，但亦有起于虚热虚火者，且受病范围可宽可窄，宽者热在全身如热入营血等；窄者热在局部如单纯的胃热吐血、齿龈出血或肺热咯血等。冲任不固下元虚损的出血，一般仅见于妇科，常由肝脾肾不足所引起，多在肝肾两虚或脾肾两虚的基础上出现阴道流血或月经过多，或经行淋漓难尽等，且常伴有小腹部隐痛下坠等不适感觉。瘀阻血溢的出血，血色较暗，或夹血块，舌多有瘀斑，常见于某些崩漏、产后恶露不尽或鼓胀患者。通过对上述主症、兼夹症、舌脉特点的对比分析，一般不难做出正确的诊断。

2. 典型与非典型的区分

类证鉴别还须注意研究证候的非典型表现，认识各种不典型的证候，只有如此，才能进一步提高辨证的准确性。所谓典型表现，是指某种证候经常出现的、大量的、普遍存在而且具有一定特征性的症状。证候的诊断标准，通常也就是在典型症状的基础上经过提炼而制订出来的。所谓非典型表现，即是不完全符合恒常的表现，如某些轻型证候、早期证候、晚期证候、中间型证候、过渡性证候、兼夹性证候以及特殊型证候等。对此，要善于"谨守病机"，索隐探微，自觉地将典型与非典型辩证地统一起来加以分析判断，从实际出发，具体情况具体分析。在临床上，尚有一种介于病名鉴别与证型鉴别之间的病证分类鉴别，即在疾病判断前提下，根据疾病的规律和临床病史、资料对思维中形成的疾病阶段或类别判断进行分析比较。如黄疸之阴黄、阳黄与急黄；水肿之阴水与阳水；中风之中络与中经、中脏与中腑；哮病之发作期与缓解期；肺痈之初期、成脓期与溃脓期、恢复期等等。这种在已确定的疾病诊断中区别类型，划分阶段的思维方法，有些类似于病势分析，至少可与病势分析相衔接，通过比较分析有助于医生加深对疾病发展态势的认识。

到此，中医临床辨证思维的过程基本上告一段落，医生对病证的认识大体上能做到心中有数。当然，临床上的辨证思维并不一定像我们所描摹的那样清晰，实际过程也许更复杂,甚至有许多内容存在交叉、渗透,但是有一点必须肯定,上述七个阶段的划分总体上反映了中医临床辨证思维运动发展的一般过程,基本上能概括中医临床辨证思维活动内在过程的联系及其作用方式。当然,在此基础上确立治则治法、遣方用药,观察患者的疗效反映与病情变化,以此反馈信息为基础,将会启动新一轮的辨证思维过程。如此反复,直至诊疗活动过程的结束。

 拓 展

一、"临界辨证"方法

申春悌等[1]提出"临界辨证"方法,主要包括对基础证、临界证(型)、典型证(型)及跨界证(型)的辨别。首先是通过传统的望、闻、问、切四诊收集临床信息,确定证候的关键性症状集,也即基础证。但此组信息尚不足以确诊为何种具体型,若在基础证之上再出现一定量的特征信息,即形成临界证(型)或典型证(型),同时特征信息量出现的多少,又决定了基础证是向临界证(型)还是典型证(型)发展。跨界证(型)则是在已确定某证(或是临界证/型或是典型证/型)的情况下,出现了另一个证的特征信息,表明原证开始向另一个证过渡,提示中医师要及时进行截断治疗,防止病情传变。其中"前沿状态"是指:①有一定的信息量,但不足以确诊为何种证;②若再出现佐证信息,证即形成;③有活泼的动态变化;④与边缘的证有交叉关系。"临界证候"是指:①它是某个证的最低诊断标准;②它是与其他证的鉴别所在;③它不具备证的全部信息;④它按自身规律演化。以外感为例,若有"恶寒、发热、头痛体楚"三个信息,没有其他的佐证信息,即为"临界前沿"状态,因为这三个信息的组合是外感风寒、风热、风湿、温燥等各证共有的临界前沿信息。若见"恶寒发热,鼻塞流涕,喷嚏,头痛,脉浮或数",则为外感的基础证。基础证信息+1项特征信息=临界证(型),如上述基础证若再有"恶寒重发热轻,无汗,肢体酸楚,鼻流清涕,脉浮紧"之中的任何一项信息,即可初步诊断为"风寒表实证(型)"。基础证信息+≥2项特征信息=典型证(型)。跨界证(型)是指在具有基础证信息的同时,出现另外两证(型)的各一项特征信息。如风寒表实临界证,若出现"鼻流黄涕,口干,咽痒咽痛"等里热证表现,此时临界证已走向表寒里热的跨界证。"临界辨证"方法可以很好地体现了证候动态变化的过程,进一步明晰了证(型)诊断、演变和转化过程的思路,从而更准确地指导处方用药;亦能对某些表现不典型的疑难症做出正确的诊断,予以及时的截断治疗。

二、辨证思维案例

案例1 张某,42岁。肾气素亏,于1929年9月2日返家途中,时值阴雨,感冒风寒而病。初起即身热恶寒,头疼体痛,沉迷嗜卧(即少阴病但欲寐之病情),兼见渴喜热饮不多,脉沉细而兼紧象。舌苔白滑,质夹青紫,由于肾气素亏,坎阳内弱,无

① 申春悌. 临界辨证诊治法[M]. 北京:中国中医药出版社,2018:6-10.

力卫外固表以抵抗客邪，以致寒风乘虚直入少阴，阻塞真阳运行之机，而成是状。以仲景麻辛附子汤，温经解表、扶正除邪治之。

黑附片36g，麻黄10g（先煮数沸，去沫），北细辛6g，桂尖13g。

3日，服上方一剂即汗，身热已退，唯觉头晕咳嗽，神怯。表邪虽解，肺寒尚未肃清，阳气尚虚，以四逆合二陈加细辛、五味子，扶阳温寒主之。

黑附片50g，干姜26g，甘草10g，广皮10g，法夏13g，茯苓13g，北细辛4g，五味子2g。

1剂尽，咳嗽立止，食量增加，精神恢复，病遂痊愈[①]。

按　本案患者外受阴雨，感冒风寒而病，伤及太阳之表，故见有身热恶寒，头疼身痛，脉紧诸种临床表现，本当以麻黄汤之类的方药散其表邪。但因其体质素弱，初病之时又见有沉迷嗜卧、脉象沉细等症，符合《伤寒论》中所说"少阴病，脉微细，但欲寐"的少阴病提纲记述。此病人太阳、少阴之病证俱见，故初诊用麻黄附子细辛汤加桂枝，一解太阳之表邪，一温少阴之真阳，阳气得复，表邪得解。后又见有咳嗽，故二诊改为四逆汤、二陈汤与苓甘五味姜辛汤合方，四逆汤以温少阴未复之阳，二陈汤以化痰，苓甘五味姜辛汤以温肺散寒止咳，标本兼顾，方证相应，故能又一剂而痊愈。

案例2　韩茂远，伤寒九日以来，口不能言，目不能视，体不能动，四肢俱冷，皆曰阴证。士材诊之，六脉皆无。以手按腹，两手护之，眉皱作楚。按其趺阳，大而有力，乃知腹有燥屎也。与大承气汤，得燥屎六七枚，口能言，体能动矣（《医宗必读》）。

按　本案症见四肢俱冷、六脉皆无，极易诊为阴证。但李氏诊察其腹部时却两手护之，眉目作楚，则腹有实邪可想而知；进一步检查趺阳脉，趺阳脉大而有力，为诊为阳明腑实证提供了可靠证据，所以用大承气汤下之，燥屎得下，诸症皆减而向愈矣。本案提示了腹诊和诊趺阳脉的方法，在危重病人特别是虚实寒热真假的确诊方面的重要性。

四、诊断假说的建立与检验

临床诊断本质上是一种由已知探求未知的思维活动，从提出初步诊断到确立诊断的过程就是建立假说、验证假说的过程，因而假说是临床诊断思维的基本方式。诊断假说是假说的理论和方法在临床诊断思维中的具体运用。

（一）诊断假说的概念与结构

诊断假说是医生在临床诊断思维中运用假说的理论和方法，依据不充分的疾病病象信

---

① 吴佩衡. 吴佩衡医案[M]. 吴生元，吴元坤整理. 昆明：云南人民出版社，1979：5-6.

息对患者的病情做出的初步解释或假定，实际上就是初步诊断。其目的是确定诊断思维的主线，以此建立起鉴别与区分、排除与肯定等思维活动的平台，并最终达到对疾病的确诊。

诊断假说的逻辑结构一般包括以下四个方面的要素，并且诊断问题就是通过这四段循环往复的过程解决的。①临床资料：即假说依据的病史资料、体征资料及实验室检查获得的临床信息资料；②临床病证模型：由诊断标准形成，还包括理论原理、经验模型及相关背景知识；③提出诊断假说与诊断解释：包括将临床资料同相关知识、经验和病证模型联系起来进行分析对照，形成假说以解释搜集到的证据；④诊断假说的评价或判断：即达到诊断决定的过程。下一个阶段的治疗决策自然也是从这个诊断判断中得出的。

（二）诊断假说的重要性和必要性

诊断思维是一个从搜集资料到做出分析判断，再到形成诊断假说、临床检验、验证直至最后确诊的反复过程。从拟诊到确诊，是从诊断假说到科学诊断的认识和发展过程。

1. 诊断假说为医生活动提供线索，指明方向

临床诊断认识具有模糊性。首先，中医师是在近乎"黑箱"状态下诊察病人的，很难对其体况、病况做出清晰明确的认识，只能进行一定程度的近似诊察。其次，在病人的病证较为复杂时，医生很难立刻获得确切的诊断，必须建立合理的初步假定性的诊断。再次，生理指标和病理指标都在较大幅度之间，使健康与亚健康、健康与疾病、疾病与疾病之间有许多指征交叉的情况。第四，L·H·史密斯在《西氏内科学》（第 19 版）中指出，医学像物理学一样，也有它的"测不准原理"：①医学所用的检测工具是个人，因而是独特的，主观检测就不可能精确，谁能用数量确定疼痛或恶心的程度？②通过个性的筛子滤出的症状，可能被夸大，也可能被抑制甚至被淡化。③可供应用的资料往往是间接的、不完整的甚至是矛盾的。④病人对治疗做出的反应也是多种多样的，而就治疗本身，从单纯的安慰到药物或手术治疗又千差万别。第五，临床医生经常遇到时间紧迫与详尽诊察、深入思考的矛盾，由此制约使医生的某些应急诊断往往带有初步假定性。由于上述原因，使不确定性渗透于诊断过程的每一步，使诊断问题的解决带有很大的试探性。正是由于假说在解决科学问题中能引导人们试探性地前进，所以用假说解决诊断问题就成为必然的选择。只有在诊断假说的引导下，才可以缩小"问题"空间，提高诊察活动和病证认识的目的性、针对性，以便有的放矢地进行体检和辅助检查等资料搜集工作；没有诊断假说，资料的搜集是无目的的，容易陷入盲目性、误入错误性，结果既浪费时间，又得不到正确的结论。

2. 诊断假说先行的不可避免性

在疾病的诊断过程中，"假说先行"是不可避免的。传统的临床思维观点认为，诊断假说必须在收集大量的、可靠的资料基础上才能提出。认知心理学的研究表明，当面临一个复杂问题时，信息处理者不可避免地要产生某种概念框架，作为探索问题的解决办法的最早步骤。有资料表明，越是有经验的医生，初步的印象诊断即诊断假说的形成就越快。这种情况说明，临床诊断假说并不是等到掌握了大量资料后才提出的，而是在最初的少数资料的基础上就开始了不可避免的假说先行。而之所以越是有经验的医生假说的形成越快，

就在于他运用了经验模型和直觉思维，因而早期的诊断假说多半是经验假说或直觉假说。

（三）形成诊断假说的基本方法

不同的临床事实和临床问题，其解释和说明的方式不同，形成假说的方法也就不同，没有固定不变的模式。但总是基于医生所掌握的医学理论知识、诊断根据、自身临床经验以及思维方法。临床常见的提出诊断假说的基本方法，依据疾病信息与疾病模型的对照而形成以下几种模型。

1. 类比-直觉模型

临床医生抓住病人的典型症象，直接与存储于医生大脑中的经验疾病模型对照，经由从特殊到特殊的思维通道而迅速形成诊断假说的思维模型。类比-直觉模型是临床诊断中的一类常见的经验思维模型，具有准确性高、反应快速等特点，但仍具有或然性。

2. 主症联想-演绎推理模型

诊断思维的步骤为医生首先依据疾病的主症，展开"主症-病种"的联想；其次根据联想的疾病病种，按照演绎推理的方法，推演出可供临床观察、检验和进一步搜集的病症。即运用选言推理方法展开临床思维，假定病人是某病、将应当出现某病症，现病人有某病症则可能是某病；或现病人没有某病症，则病人可能不是某病。

3. 归纳-综合模型

医生将所搜集到的部分临床症象，归纳综合为某个诊断的"综合征"，再根据这种"综合征"可能蕴含的疾病病种，形成诊断假说。这一诊断假说模型，既包括了经验直觉的作用，也包含了理论推导的因素。

另外，在推出诊断假说时，还应考虑诊断假说的外延与应答域的问题。诊断假说所设定的应答域越大，风险则小，但对临床的指导意义也小；否则，应答域越小，风险则大，然而对临床的指导意义也大。外延适中理论认为，对临床有指导意义的假说，外延应该适中，在临床资料条件允许的情况下，逐步缩小诊断假说的应答域，使认识逐渐加深。

（四）诊断假说的择优与评价

在临床实践中，当出现多个诊断假说同时存在的局面，必须对多个诊断假说进行优选，利用最佳假说的判断。这种情况下，可参照以下标准选择临床假说。

1. 可检验性标准

一般来说，具有科学价值的假说，都具有可检验性。如果诊断假说 H_1 的命题比 H_2 更具有可检验性，即它的诊断标准更加确定而不模糊，那么应首选 H_1。

目前医学对于各种疾病的认识程度不一，由此导致了临床诊断中的不同诊断标准，可依其可检验度分为四级：Ⅰ.确定性标准：即建立在有明确病因学或病理学根据基础上的标准。Ⅱ.基本确定标准：指虽然缺乏明确的病因和病理根据，但临床医生从非特异的症征中总结出特异性的组合，并为同行所公认的标准。Ⅲ.非确定性标准：指疾病有明确的病理变化，但诊断依据缺乏特异性，必须在排除了Ⅰ、Ⅱ类疾病的基础上方可做出诊断。如高血压病、脑动脉硬化等。Ⅳ.功能性标准：指疾病查不出病理组织学改变，仅表现为功能性障碍，诊断的成立必须以排除器质性疾病为前提。如癔病和各类神经官能症等。依据以上四级诊断标准，相应假说的可检验性强度也就依次递减，Ⅰ级标准有直接的可检验蕴涵，Ⅱ级标准有间接的可检验蕴涵，Ⅲ级标准的可检验蕴涵是非特异性的，Ⅳ级标准几乎没有可检验蕴涵，只有就医者的主观症状。因此，可检验度的排列是：Ⅰ＞Ⅱ＞Ⅲ＞Ⅳ。当出现不同诊断标准级的假说竞争局面时，应优选可检验性强的假说，当特异性检查和试验性治疗将可检验性强的假说排除之后，才考虑可检验性相对较弱的假说。

2. 概率性标准

概率是表达可能性程度的指标。诊断假说的择优概率性标准可表述为：对于竞争假说，应视其在各种场合出现的可能性大小进行选择。这些场合包括：①时空概率：选择在特定时空条件下发病率较高的假说，特别是在传染病、地方病流行地区，应优选考虑此类疾病。②人群概率：优选假说时应考虑到同一疾病在不同种族、性别、年龄人群中的患病率的不同。③危险概率：若病人有接触危险因素史及接触的频率较高，则应优先考虑该危险因素所致疾病。

著名的贝叶斯公式，可以帮助医生在面临某种临床表现有多种疾病可能时，做出哪种疾病的可能性最大的临床判断：

$$P（D/M）= P（D）\cdot P（M/D）/ P（M）$$

其中用 P 代表概率，D 代表疾病，M 代表临床表现，$P（D/M）$ 即出现临床表现时患疾病的条件概率，$P（D）$ 为疾病在人群中发生的一般概率，$P（M/D）$ 为当患疾病时临床表现出现的条件概率，$P（M）$，为临床表现在人群中发生的一般概率。

贝叶斯公式已得到广泛应用，但一般难以得到准确的 $P（D）$ 和 $P（M）$ 数据，同时这个公式也没有考虑多种疾病同时出现的复杂情况。

概率逻辑是临床思维中常用的方法，在多种多样的临床鉴别诊断方法中，基本上都要考虑各种疾病发生的概率的大小。首先考虑概率最大的疾病，排除之后再考虑概率较小的疾病，这种方法称为除外诊断法。因此在运用诊断思维方式范畴时，总是依常见、少见、罕见的思维程序展开推论，这样较为符合概率论的两条基本原理："小概率事件一般不可能"和"小概率事件大数量必然可能"。

临床概率是通过群体与个体的结合表现出来的，即共性与个性的辩证统一。共性表现为疾病的社会性（人群发病率、病征频率），通常称之为病症概率，通过群体统计来确定。个性是病人的个体差异，如性别、年龄、文化背景、人格特征、遗传素质、一般健康状况、职业、经济状况和疾病的表现变异（如疾病亚群、症状的常见与少见），通常称作诊断概率（为病症几率的逆概率），多为临床医师的经验所验证。目前兴起的循证医学方法，正力图在为提供有关方面的大规模的最佳证据做出努力。

3. 解释性标准

如果诊断假说 H_1 比假说 H_2 能解释更多的临床事实，假说 H_1 统一并联结了在假说 H_2 看来是不相干的临床事实，那么，就应优先选择 H_1。对于某一诊断假说来说，阳性资料是诊断假说的支持证据，诊断假说对它的可解释性自不待言，需要进一步比较的是假说对阴性资料和中性资料的解释能力。针对这三类资料，在假说选择时应考虑：①比较和选择阳性资料数最大的假说。②比较和选择阳性资料数和阴性资料数之差最大的假说。③比较和选择对阴性资料和中性资料做出合理解释的假说。

4. 确证性标准

确证是指事实对科学假说的支持度。在诊断逻辑中，确证性主要是从阳性资料这个角度来比较证据对不同假说的支持度。确证性标准对诊断假说的优选可表述为：如果诊断假说 H_1 在证据的质量（特异性、敏感性、准确性）、证据组合的特异性、证据的分布域三个方面优于 H_2，则说明 H_1 确证度高，应该首选 H_1。

5. 效益性标准

临床判断凝结了认识与价值的双重属性，它追求的目标不仅是能真实反映病人的病情，而且必须能够指导治疗，对病人产生效益。因此，当竞争诊断假说的任何一方如果经上述择优原则的权衡尚不能做出选择时，应考虑选择对病人利益相对有利的假说进行治疗。这些利益包括：①安全因素：对于个人安全而言，相对于治疗中危险性大的假说，要优先考虑治疗中危险性小的假说；相对于病情进展缓慢、预后好的假说，应优先考虑病情变化快、预后不良的假说；对于群体安全而言，相对于非传染性疾病，要优先考虑传染性疾病。②疗效因素：即相对于无法治疗的疾病应优先考虑可以治疗的疾病，以争取可以治疗的机会，特别是对于有危险性，但尚有治疗办法者更是如此。③社会心理因素：除非有确凿的诊断依据，否则在竞争性假说选择时，不应优先考虑那些给就医者带来一系列的社会、心理、法律、伦理问题，甚至造成个人、家庭、社会生活紊乱的诊断假说。

一个正确概率大的可靠性假说，应具备以下三个条件：①相容性：即假说内部和假说同医学科学知识间都无矛盾性；②完备性：能解释尽可能多的临床征象，并不存在无法解释的临床征象；③可推演性：从假说中能够推出可供检验（证实或否证）的判断。

（五）诊断假说的验证与确诊

1. 诊断假说验证的思路

证实与证伪是验证诊断假说的基本思路。证实是依据新的临床资料对诊断假说加以肯定、上升，是从肯定中求得诊断，故诊断思路是排他性的。单纯的证实性思路较易关注收集相容性资料，而易忽视不相容性资料。证伪则相反，它是依据新的事实材料对诊断假说加以否定、推翻，是从否定中求得诊断，思路是排己性的。单纯的证伪性思路较易忽视相容性资料，而较为关注不相容性资料。两条思路应交互应用，才有利于诊断假说的验证思维活动顺利进行。

证伪方法在诊断假说的验证过程中有重要的认识论意义。首先，通过证伪方法常能较有效地摆脱思维惯性的束缚，使诊断思维不至于局限在经验联想所形成的诊断假说框架之内。证伪的实质就是不承认原有认识的绝对正确性。对经验性联想的产物进行否证，亦即批判地对待经验。它有助于人们从各方面来审视和思考问题，辩证地对待各种资料之间的相互关系。其次，证伪过程还促使临床认识主体自觉地尽可能广泛地收集各种相关信息，不仅包括支持假说的资料，更重要的是包括不支持假说的资料，并对之进行辩证综合的分析，从而在此基础上得出正确结论。再次，证伪过程有利于促使医生提高自身素质和业务水平。要对经验印象进行证伪，其涉及面远较证实为广，故要求医生掌握更多的基础知识和间接、直接经验，这又驱使人们在诊断过程中必须重新学习，不断摄取以充实自己的知识储备。

2. 诊断假说验证的基本方法

（1）**证据完善法** 即通过病程观察、医技检测，进一步完善支持性或否证性资料，在获得充分可靠的经验资料的基础上证实或证伪原诊断假说。

（2）**逻辑验证法** 根据新获得的临床资料，对诊断假说中的临床资料进行反复、重新的认识与评价，综合与判断。其中包括医生个人诊断假说的前后验证，医生集体间的相互验证等。

（3）**试验治疗法** 根据能否达到预期的治疗效果来肯定或否定诊断假说的一种验证方法。必须要符合以下条件：①通过逻辑方法判定疾病的可能性是单一的，病因是特异的；②针对疾病的治疗措施是特异的，并被已往临床实践证明是有效的；③药物治疗的机制与作用的环节是明确的，疾病治愈的标准是已知和客观的。试验治疗法是临床中医认识疑难病证常用的一种权宜之法，它寓探病于治疗之中，变治疗为探病的一种手段，根本目的在于通过"投药问路"，帮助人们透过疾病现象，排除认识上的疑虑，揭示疾病的本质。

3. 诊断的客观依据与逻辑特征

诊断依据即作为确诊疾病的理论和逻辑前提，包括诊断标准和逻辑规则两个基本方面。诊断标准是对病证基本特征的理论概括和标准化方式的表述，逻辑规则是对诊断依据的逻辑分析，并用逻辑分析公式来表达。

（1）**诊断依据的理论表达形式** 常见的有：①主症次症组合选择式。即将诊断依据分为主症与次症，若干主症加若干次症即可成立诊断，如风湿热的诊断标准。②病象并列选择式。即不区分主次症象而罗列若干条，选择其中几条即可成立诊断，如系统性红斑狼疮的诊断标准。③综合病象式。如肾病综合征的诊断标准。④条款综合式。必须具备条款中全部特征方可诊断，如钩虫病所致贫血性心脏病的诊断标准。⑤数量界限式。即以一定的数量标准为诊断依据，如白细胞减少症的诊断标准。⑥混合式。即包括以上两种形式者。

（2）**诊断依据的逻辑分析** 即根据诊断的价值（即某症征与某病证的相关度）对病证、症征进行逻辑分类，一般可分为必要征、充分征、充要征、可能征与否定征等五种类型。①必要征（恒见征）。即对于诊断某种病证来说是无之必不然，有之未必然的症征。也就是说，要诊断该病证，此征是不可缺少的，但未必是充分的，因为这些症征也可以出现于其他病证。如往来寒热为半表半里证的必要征。②充分征（仅见征）。即对于诊断某种病证来说是无之未必然，有之必然的症征。也就是说，要诊断该病证，有此征就可以确定诊断，但没有此征不能排除该病证。如日晡潮热为阳明腑实证的充分征，但并非所有阳明腑实证病人都有日晡潮热。③充要征。指既充分又必要的症征，即该征出现100%是该病，而该病又100%出现此征，如骨折的诊断。④可能征（或见征）。此征出现该病证的概率从1%～95%，即常见于该病证（高度可能征）→可见于该病证（中度可能征）→偶见于该病证（低度可能征）。这是临床诊断复杂性与或然性的一个重要来源。有时特异性很高的诊断依据依然是可能征而非充分征。如《伤寒论》第96条说："伤寒五六日，中风，往来寒热，胸胁苦满，嘿嘿不欲饮食，心烦喜呕，或胸中烦而不呕，或渴，或腹中痛，或胁下痞硬，或心下悸、小便不利，或不渴、身有微热，或咳者，小柴胡汤主之。"其中"或"字以后诸症，即为可能征。⑤否定征（不见征）。指决不会出现于某病证的症征，若此征出现，可断然否定该病证的可能性。如往来寒热者决不可能是太阳病，有动风见症而无发热者不属于热极生风。

（3）诊断依据的逻辑分析公式 第一，可确定诊断的逻辑条件：①充要征，可独立作为诊断依据确诊疾病；②充分征∧必要征∧ 否定征 →确诊。第二，可能诊断的逻辑条件：可能征∧必要征∧ 否定征 →可能诊断。第三，除外诊断的逻辑条件：否定征∧ 必要征 →除外诊断。

4. 中医诊断假说验证的特点

中医学由于历史条件的限制，没有引进科学实验这一特殊实践形式，中医临床假说的验证途径总是依靠临床实践，主要标志是看病证假说指导临床论治后所获得的实际治疗效果。用医疗效果来验证临床病证假说的客观真理性，是几千年来中医临床认识发展的必然选择和客观需要，它遵循着假说检验的一般规律和方法，但又有一定的复杂性和特殊性。

首先，临床实践对中医病证假说的检验很难像其他科学假说一样，运用演绎逻辑，从假说中引出检验蕴涵，然后依靠实验获得的客观指标来直接说明，而是以临床病证假说直接指导论治和治疗实践，通过治疗后与病证假说相容或对病证假说成立起支撑作用的症状、体征等病情资料的减轻、缓解、消失，以及患者整体功能状态的改变等经验事实的客观观察和药证效应的辩证分析来作综合评价，这种治疗实践表现为临床自然发展过程，易受医患感知觉的限制，因涉及生命机体的健康，实际过程中常常遇到主客观需要与现实条件的矛盾，治疗效果也往往易受到个体差异及治疗中间环节的影响。但是，由于临床决策严格地受中医理论指导，渗透着前人的治疗实践经验，医疗效果对病证假说的检验或评价也常和大量的临床经验相关联。因此，只要医生论治决策严谨，临床观察仔细，思维符合逻辑，在宏观范围内，依靠病证经验事实变化和药证效应检验，仍然能够构成对临床病证认识客观真理性的充分说明。其次，中医治疗实践过程还担负着深化病证认识的历史使命——即在验证的基础上，根据治疗后患者的病情变化资料，发展病证假说。中医临床假说的发展遵循着其他科学假说发展的同样规律，也有着其他科学假说相同的发展趋势，但由于疾病的好转是一个量变与质变过程，故不仅被治疗实践否认了的初诊病证假说，需要综合新的临床资料重新辨证论治，而且，被治疗实践证明了的病证假说，进入复诊之后，也还要随疾病的动态变化而变化，或者在肯定的同时加以新的补充、调整，赋予病证认识新的内容，继续指导治疗实践，然后在治疗实践的推动下，向着最终病证判断发展。也就是说，在疾病尚未治愈之前，每一次病证认识都不能得到充分地肯定，中医临床辨证论治是一个假说的形成——验证——发展过程。

 拓 展

　　试探诊法，又称试验疗法，《景岳全书·传忠录》称之为"探病之法"，是指在疾病错综复杂，疑似难辨，或疾病表现隐微不显，四诊不易收集到特异性病症资料，难以确诊之际，用药物或饮食等进行以诊断为主要目的的试验性治疗，观察分析患者机体对试治的反应以诊断疾病的方法。中医临床常用的试探诊法可概括为以下几种。

　　一、试探燥结

　　《伤寒论》第 209 条云："若不大便六七日，恐有燥屎，欲知之法，少与小承气汤，汤入腹中，转矢气者，此有燥屎也，乃可攻之。若不转矢气者，此但初头硬，后必溏，不可攻之，攻之必胀满不能食也。"第 214 条亦指出："阳明病，谵语，发潮热，脉滑而疾者，小承气汤主之。因与承气汤一升，腹中转矢气者，更服一升；若不转矢气者，勿更与之。"均以是否出现矢气转动作为燥结形成与未成的判断标志。不转矢气者，燥结未成，慎不可攻。

　　二、试探虚实

　　《景岳全书·传忠录》云："探病之法，不可不知，如当局临证，或虚实有难明，寒热有难辨，病在疑似之间，补泻之意未定者，即当先用此法。若疑其为虚，意欲用补而未决，则以轻浅消导之剂纯用数味，先以探之，消而不投，即知为真虚也；疑其为实，意欲用攻而未决，则以甘温纯补之剂，轻用数味，先以探之，补而觉滞，即知有实邪也。假寒者略温之，必见躁烦；假热者略寒之，必加呕恶。探得其情，意自定矣。"即对可疑性虚证用去实的方药探之，对可疑性实证用补虚的方药去探，以观察药、病之间是否相符合。

　　三、试探寒热

　　《伤寒纲目》云："凡遇阴证似阳者，先以冷水与之，得水反剧者，阴证也。后以热汤与之，得汤稍解，次以姜汤与之，热又稍缓，然后以理中、四逆、桂枝、麻黄、附子、干姜等投之，何至有九窍流血之祸乎？遇阳证似阴者，先予热汤与之，得汤反躁者，阳证也，后以冷水与之，得水稍解，次以芩、连与之，热又稍缓，然后以大黄、芒硝、承气等投之，何至有滑脱不禁之惨乎？"

四、试探瘀血

《金匮要略·妇人产后病脉证并治》云："产妇腹痛，法当以枳实芍药散，假令不愈者，此为腹中有干血著脐下，宜下瘀血汤主之。"即产妇腹痛有瘀血之征，先用枳实芍药散以行气活血。若不愈，则说明有瘀血在脐下，着而不去，非破血逐瘀之剂不能除，故后用下瘀血汤。

五、试探痰饮

《金匮要略·痰饮咳嗽病脉证并治》云："咳满即止，而更复渴，冲气复发者，以细辛、干姜为热药也。服之当遂渴，而渴反止者，为支饮也。"用干姜、细辛温热之品，当有口渴，今反不渴者，说明饮邪内盛，水气有余，病属支饮无疑。

六、试探胃气

《伤寒论》第332条云："伤寒始发热六日，厥反九日而利。凡厥利者，当不能食，今反能食者，恐为除中，食以索饼，不发热者，知胃气尚在，必愈。"伤寒厥阴病见厥利反能食，则有两种可能：一为阳复阴退，胃气来复；一为胃气垂绝之除中证。用"食以索饼"的方法试探，若食后安然而不发热，或仅有微热，则能食为胃气来复，阳胜阴退之兆；若食后突然发热，且立即衰竭而热降，则是胃气衰败，犹如回光返照，属除中死候。

五、临床误诊与思维

从诊断学意义看，误诊是由于错误的思维过程导致对疾病分类的混乱和遗漏。从认识论意义看，误诊是对疾病客观性的一种片面和歪曲的反映与认识。狭义的误诊是指将有病误为无病、甲病误为乙病或者相反。广义的误诊还应包括漏诊及延迟诊断。漏诊是指遗漏了病人主要疾病之外的次要疾病，如若遗漏的是主要疾病，则仍属于狭义范围的误诊。延迟诊断是在相对于诊断的社会必要时间（即在相同的历史和区域条件下，对同类疾病做出初步诊断的平均最低时间）内，未能对疾病确诊，而使诊断仍停留在假说的阶段；若因延迟诊断而延误了病人的治疗，仍属于广义的误诊范围。

造成误诊的原因是多方面的，总体上可划分为客观原因与主观原因两个方面。客观原因往往比较复杂，如医疗环境因素（诊疗设备不完善、医院管理混乱、科室协作精神差、医技科室诊断技术能力有限等），疾病过程因素（病象暴露不充分）和病人因素（病史叙述不清和有意回避）等。主观因素主要有职业责任心不强，诊断技术不熟练，理论思维方法不正确，甚至医师的过度紧张、疲劳，思想负担和不良情绪等因素均可成为诱发误诊的原因。这里仅从思维因素的角度来分析临床误诊的原因。

（一）误诊的认识论原因

1. 认识客体的复杂性与误诊

疾病的个体差异性，疾病信息的模糊性、离散性、不确定性，患者社会文化特征的特异性；疾病现象的同异性、非典型性、变异性，疾病过程的治愈性与反复性；发病方式的暴发性与隐匿性，疾病变化的周期性与不可逆性；疾病病因的多样性，病人的自然、社会、文化和医疗等环境因素的多重性等，都可能成为影响诊断的因素，并在相应的社会、心理因素的作用下，造成误诊。

2. 认识手段的局限性与误诊

病史采集不全，体检发生重要的遗漏，诊疗设备不足，医技检测误差等构成临床资料的不真实、不完整从而可能导致误诊。认识过程的不确定性，如虽可初步排除部分相似性疾病，但却始终难以形成依据充分的主要诊断；或虽可初步确定某种疾病的诊断，但却不能有根据的排除类似表现的疾病；筛选诊断和除外诊断法在立论建组时，有可能遗漏被诊对象的实际病种，故诊断具有或然性。

3. 认识主体专业水平与误诊

医生对自己从未见过的疾病诊断不了，这是个体知识与技术水平局限性所致；医生对他科疾病诊断不了，这是专科发展带来的认识局限性所致；基层医院对某个少见疑难性疾病诊断不了，这是整个医院设备与技术水平不足的局限性所致；对正在新产生的疾病，整个人类一时还诊断不了，这是当代医学知识整体水平的局限性所致。

（二）思维方法的弊病与误诊

临床医生的思维方法，是造成误诊的一个重要的主观因素，有学者分析统计，误诊病例有 70%以上主要是临床医生思维方法不当造成的。从思维方法的角度来看，造成临床误诊的主观原因主要表现为以下几种。

1. 主观性思维

主观性思维的特点是先入为主，自圆其说。包括：①对资料搜集的主观随意性，表现在诊断假说先入为主且凝固不变，对相反的资料视而不见，听而不闻，没有详细地占有资料，甚至凭自己头脑里早已形成的先入之见，对客观事实进行随心所欲的取舍，此也被称为思维倒转。②对资料分析的主观随意性，对一元病论与多元病论、常见病、少见病与罕见病、器质性疾病与功能性疾病等诊断思维范畴未能辩证理解，在运用这些范畴时带有主观随意性，甚至习惯于只用一种疾病诊断观来分析问题，从而形成僵化和静止的思维方式。此外思维偏执、主观武断，不讲实际、只讲经验，不做深入调查，只凭印象想当然，即使会诊讨论，也有"门户之见"等各种不同的主观性思维，也常是误诊的重要原因。

2. 片面性思维

片面性思维的特点是以点代面，不及其余。包括：①思维肤浅的片面性。其思维往往为表面的病象所迷惑，被片断病象所束缚，被现时显症所局限，拘泥于现象而未能从现象到本质进行分析，抓住一点而未能对病象做全程的联系，满足显症而未能挖掘疾病的潜症和隐匿症状。②分科思维的片面性。分科思维是暂时地、人为地撇开他科病种，而以本科病种概念来分析、判断病情，处理疾病的一种诊断思维方式。病种范围的缩小，一方面使得各科医生能以有限的精力去精通自己的业务，迅速积累起本科的临床经验，但又是以少看甚至不看他科疾病为代价的，从而对邻近学科与专业的病种概念模糊化甚至完全缺失。因此相对病人这个整体而言，分科思维也是一种片面性的思维方式。首先，分科思维如忽视整体观念，只用本科疾病解释病人的情况，很容易形成思维惯性而误诊；同时由于采用"铁路警察，各管一段"的思维方式，也容易形成思维狭窄，思维活动局限，而出现"一叶障目，不见泰山""固守局部，不见整体"等片面性。其次，分科思维同时也容易形成反向的思维方式，即只用他科疾病解释病人的情况，形成本科思维停滞、思维倒转而误诊。③迷信仪器，轻视思维的片面性。由于现代检查手段日趋先进，医生往往可以直接得到有关疾病的某种现成答案。然而辅助检查不能离开其他临床资料的支持，它只能反映局部一时的、某一层次的变化，只根据单项检查所提供的数据或图像来肯定或否定某种疾病的存在，往往会循其谬误，导致错误结论。

3. 习惯性思维

医生在临床工作中，长期接触或处理某些病证，会形成一定的经验思维模式，心理学上称为思维定势。其形成的主要原因是相似情景的反复呈现和用同一思路处理问题获得成功。这种定势的形成使医生每遇到病人时只准备将其诊断为很小范围内的某个疾病，这种心理准备和思维倾向阻碍了医生思维的开拓，往往造成对一些病症视而不见。思维定势的形成还有一种近因作用，即指刚刚发生的事件有足够的强度和新异性，在临床上表现突出的是因袭前诊，可以是门诊医生的诊断对住院医生诊断的影响，也可以是学术权威的诊断对一般医生的影响。这种定势对医生下一步思维的影响是在无意识的情况下进行的，无形中规定了医生的思维方向。习惯性思维的特点是思路狭窄，惯性滑行。

4. 盲目性思维

医生个体由于知识、经验、技术水平的不足，与诊断相关的概念缺失或模糊，容易形成盲目性思维方式而导致误诊。临床上容易缺失和模糊的概念有：①病种概念，尤其是他科病及本科少见病的概念，任何医生熟知的病种概念数量总是有限的；②疾病病象概念，尤其是常见病的少见表现、疾病的早期和异常表现、少见和罕见病的表现等；③疾病变迁引起的病象变异，使概念的内涵发生了变化，如不及时知识更新，原有的知识概念老化而又缺乏新概念；④各个概念间的联系。概念模糊容易形成诊断思维的倒转，概念缺乏容易形成诊断思维狭窄乃至思维中断，进而形成盲目性思维方式。另外，盲目性思维还可表现为对已有经验的过分自信，对专家、权威、名医过分盲目的迷信，一切从本本出发的教条主义等。

5. 静止性思维

疾病是一个发展变化的过程，要把握具体病例的矛盾特殊性和病程演变规律，往往只有在疾病运动中才能实现。有些疾病的特征病象并不表现在整个病程，只是在其发展的某一阶段才出现。然而常常有这样的情况，当原有诊断不符合病情的新发展时，临床医生不能随着变化了的情况改变自己的看法，而是抱住"初诊"不放，这势必导致误诊。静止性思维的特点是固守初见，一成不变。

6. 中西医知识相互干扰

由于中医与西医两套知识体系在临床诊断思维过程中相互干扰，而形成误诊。其主要表现有：套用西医的诊断思维模式，把中医的诊断规定为若干典型症状，见其一二症者，便确定为某证；中西医病、证互套，如见炎症为有热，见贫血为血虚，见中风为气虚血瘀等；机械分型，把生动的中医病理活动，勉强分为若干证型，或将疾病的分期等同于中医的辨证等等。如一男孩 16 个月，1 月前患咳嗽发热，经服退热片、抗生素、清开灵口服液等，热退咳减，其母虑其体素虚，未再继续服药，致咳嗽缠绵未尽。近见咳嗽加重，送到某院行 X 线胸透检查，结果示：支气管肺炎。予以青霉素、链霉素肌注 4 天未效，求诊中医……投麻杏石甘汤加鱼腥草、黄芩、桑白皮、川贝母等，服 2 剂，咳嗽加剧来诊。症见：患儿便溏，舌淡苔薄白。两肺可闻及痰鸣音。证属脾阳不足，运化失司，痰液泛肺，治以温阳健脾，温肺化痰，拟苓桂术甘汤加减，服 6 剂，咳止而愈，后以香砂六君子汤加黄芪、五味子善后[①]。此例前医不审证求因，而以支气管肺炎为肺热，导致误诊、误治。

临床误诊有其难免性，但也不是绝对的，作为医务人员，在临床工作中应尽量减少误诊。首先，要勤于对病人进行观察和检查，系统地掌握病人的各种信息和动态，这是减少和避免误诊的重要前提。其次，加强理论学习，及时总结临床经验，不断扩展知识面，是减少和避免误诊的基本途径。第三，辩证、周密、深入、客观的思考，是减少和避免误诊的关键手段，而善于听取不同意见与勇于改正错误是减少和避免误诊的重要条件，尊重实践是减少和避免误诊的根本措施。

> 🎯 **拓 展**
>
> 一、石某，男，58 岁，1991 年 5 月初诊。患肺痨病 2 年。干咳，气急喘息不得卧，痰中时有带血如丝如点，血色鲜红，午后潮热，大便艰行，脉细数，苔少舌红。多次 X 线摄片，两上肺见斑片状阴影，境界不清。虽经西药抗痨、中药养阴润肺配合治疗，奏效不彰，而来本院求治。此乃阴虚肺伤，腑气不通，肺失宣降。治投滋阴和络、通腑泻肺法，方用宣白承气汤合百合固金丸加减：石膏（先煎）30g，生大黄（后下）、瓜蒌、杏仁、百部、百合、川贝母、化橘红、玄参、麦冬、桔梗、甘草各 10g，仙鹤草 30g。连服 6 剂，药后翌日解黄色黏液样便 3 次，喘息减轻，6 剂服完，咳喘渐平，已能平卧，继以原方巩固 50 余天，诸症均先后消失[②]。

---

① 曹是襄，曹静. 儿科误治 3 则[J]. 新中医，1997，29（12）：45.
② 赵光明. 下法在虚证中应用体会[J]. 江西中医药，1998，29（1）：18.

按 本案前医之误有两个方面:一是拘泥于"痨瘵主于阴虚"之说,又见患者咳嗽痰血,午后潮热,舌红苔少,脉细数,阴虚火热之象明显,辨证为肺阴虚,呈现出习惯性思维的特点。二是对缺乏整体全面的把握,辨证思维遗漏了气急喘息、大便艰行等重要兼症,没有认识到患者尚有肺失宣降,腑气不通的病机,呈现出片面性思维的弊端。肺与大肠相表里,腑气不畅,浊气上逆,可使肺气失降进一步加重。故前医只予养阴润肺而奏效不彰。后医改以通腑气、泻肺气,配以增液行舟、润肺止咳,上病下取而使肺阴得复,肺气得降,则咳喘自平。

二、杨某,男,8岁,1981年4月18日诊。其母代述:咳嗽、发烧已历月余。更询之,患儿于3月上旬患支气管肺炎,经中西医结合治疗,病情好转,仍遗低烧,咳嗽。今症见咳嗽气短,发热,体温38.9℃,右肺可闻及散在湿性啰音,查白细胞计数1.3×10^9/L,中性78%,查大便未见虫卵,舌淡,脉细数无力。伴有形体消瘦,厌食纳呆,懒惰自汗,时见腹痛。辨证为痰热壅肺,治以葶苈大枣泻肺汤加桔梗、黄芩、栀子、瓜蒌皮、知母2剂。药后咳嗽减轻,俨若微效,考虑药不胜病,宗上续进3剂。不料诸症未减,且体温上升(39.4℃)。查血象依然,肺部啰音增多,虚烦不宁,动则气喘,胃脘胀满,精神更差,大便溏泄。诊毕踌躇良久,遂细诊之。脉细数无力,舌质淡、苔薄黄,余始惑;更析发热自汗、咳嗽气短、虚烦不宁、动则气喘、胃脘胀满、大便溏泄,继而参阅自带以往病历所见:尝屡用银翘散、大青龙汤、葶苈大枣泻肺汤等重凉之辈。如此析之,暗自权衡,莫非中阳虚也……故断为中阳虚弱,肺气失宣,阴阳失调,虚阳外露。乃悟出东垣"甘温除热法",治宜益气助阳,甘温建中,平调阴阳。治宗《金匮要略》"虚劳里急,诸不足,黄芪建中汤主之"之旨,药用黄芪15g,桂枝、白芍、法半夏、焦白术、五味子、炙甘草、干姜、熟附片各6g。服3剂,诸症见减,毋庸更方,续进5剂。药后病已七、八,但见咳嗽,遂处方:黄芪10g,桂枝3g,白芍、法半夏、五味子各6g,杏仁、白芥子、前胡各10g,黄芩、炙甘草各3g。5剂药已,诸恙咸除,查体温、血象正常,肺部啰音消失,已告痊愈[①]。

按 本案误治,一是询问病史不详,忽视既往诊疗用药情况;二是受西医诊断的影响,生搬硬套,见"炎"为热;三是拘泥常法,不知达变。后经仔细审辨,乃明其病机是久服寒凉之剂,致中阳受伤,故用黄芪建中汤,其中生姜易干姜,加附片、焦白术益气助阳,甘温建中,冀其中阳振兴,土旺生金,肺气得振,宣降自调,咳嗽当止。

三、张某,男,10岁,农村学生。河北省某县医院门诊患者,初诊日期:1972年5月21日。

问诊:主诉吐舌挤眼、手足挥舞、坐立不安,已3个多月。

半年前,因与同学生气,次日发生手足不自主的挥舞运动,经西医诊断为小舞蹈病,注射硫酸镁等而愈。春节时因爆竹响受惊而复发,又经医院注射硫酸镁等多种治疗,均未见效。现在不停地吐舌挤眼,两手不自主地舞动,两腿也不自主地乱动。二便尚正常。

---

① 潘涢民. 一例肺炎辨治失误录[J]. 上海中医药杂志, 1985, (5): 28.

望诊：发育正常，营养一般。舌头不断地吐弄，频频挤眼，头部摇摆，手舞足蹈，一刻不停，坐立不安，舌苔薄白，舌质略红。

闻诊：言语清楚，声音正常。

切诊：头颈胸腹四肢未见异常。切脉时由于手不停地动而不能详诊，只诊到脉有弦象。

当时正在进行临床实习的西医学习中医班的同学，共同商讨后，即从一本西医书小舞蹈病篇中，找到一张治疗舞蹈病的中药方，照抄如下：

艾叶 3g，防己 1.5g，桂枝 3g，秦艽 1.5g，防风 3g，女贞子 1.5g，菖蒲 3g，花椒 15g，蒙花 3g，橘叶 3g，干姜 0.9g。

我听说是从书上查来的专治舞蹈病的经验方，也未改动，嘱患者服用 3～6 剂。

二诊（5 月 29 日）：上方服完 6 剂，症状仍同前，西医同学们仍诊为舞蹈病，要求进行中医辨证论治。

辨证：病由生气、受惊引起，舌头吐弄频频，知病在肝、心二经。肝主风，舌属心，再参脉见弦象，舌质较红，知为肝郁化热生风，肝热上燎心火所致。风、火皆为阳邪，其性主动，风动则挤眉弄眼，手足舞动，心热则舌头吐弄不休。四诊合参诊为肝经风动、心经热盛而致的弄舌风病。

治法：镇肝潜阳，息风清心。

处方：生代赭石（先煎）21g，生牡蛎（先煎）24g，天竺黄 6g，白蒺藜 9g，钩藤 15g，全蝎 9g，防风 9g，归尾 9g，白芍 12g，桑枝 30g。水煎服，6 剂。

另：牛黄镇惊丸 12 丸，每日 2 次，每次 1 丸，随汤药服。

三诊（6 月 6 日）：上方服完 6 剂，已基本痊愈。手足已不舞动，能安静地坐着让医生诊脉，偶见吐舌、挤眼，不注意则看不出异常。舌诊近于正常，脉象略有弦意。再投上方（生赭石、生牡蛎均改为 30g）3 剂，嘱有效可再服几剂。

6 月 30 日随访：已痊愈，未复发。

按 本例初诊时由于从小舞蹈病这一病名出发，根据西医认为儿童舞蹈病以风湿所致者为多的理论，把西医的风湿与中医的风湿硬套在一起，看到药方中有桂枝、防风、秦艽、防己等祛风湿的药，就同意使用。由于没有运用中医理论进行辨证，结果无效。第二诊时，运用中医理论辨出是弄舌风，病在心、肝二经，而用镇肝、潜阳、清心、息风之法，其效果与药证不符的第一诊明显不同。再者，第一方与第二方虽然都用了治风药，但第一方多是治外风、祛风湿的药，第二方则是治内风的药，更重要的是采用了镇肝、潜阳、清心、镇惊诸法，进行了整体治疗。可见运用中医辨证论治比单纯根据西医病名进行治疗效果明显。因而个人体会认为中医诊治西医诊断的疾病时，要注意运用辨证论治，不要单以西医病名作为治疗依据①。

---

① 焦树德. 焦树德从病例谈辨证论治[M]. 北京：中国医药科技出版社，2001：501-502.

4.5 中医临床治疗思维

> 凡大医治病，必当安神定志，无欲无求，先发大慈恻隐之心，誓愿普救含灵之苦。
>
> 孙思邈《备急千金要方》
>
> 有时去治愈，经常去帮助，总是去安慰。
>
> 特鲁多

临床治疗是运用各种临床手段和方法，驱除病因、消除症状、恢复功能、增进健康的实践过程。它既是诊断的目的，又是诊断的继续，是主观见于客观的过程。临床治疗思维，是指医生在治疗疾病的过程中，应遵循的思维原则和方式，是从诊断思维的理性认识过程转向实践活动的思维，包括临床治疗决策、确立治则治法、组方用药、治疗实施与疗效判定思维等基本环节。

一、临床治疗决策

决策思维，是指人们为了达到一定的目标，在充分认识思维对象客观规律及各方面条件的基础上，制订和选择最佳行动方案的思维活动。决策思维是一种追求优化的选择活动。决策思维的内容包括思维目标、思维方案、方案的实施以及在思维方案实施过程中的反馈思维，由此构成一个统一体。治疗决策就是为了达到一定的治疗目标，运用专业知识、临床经验和科学思维，根据就诊病人病情、疾病发展趋势及患者个体差异情况，考虑各种治疗手段的作用，从两个以上的可行治疗方案中选择一个最优治疗方案的分析判断过程。

（一）明确治疗决策的基础

治疗决策的基础涉及诊断、客观与问题基础三个方面。首先，正确的诊断是提出合理的治疗决策和形成切实有效的治疗方案的基础。但诊断正确，并不能保证治疗一定有效，故治疗决策还必须把握与之相关的特殊性问题。其次，客观基础，即全面考虑病人各方面的情况，包括疾病诊断、病人的一般状况（性别、年龄、体质等）、经济承受能力、社会心理因素、既往接受治疗的情况等。第三，问题基础，此又涉及三个方面：①有无必要治疗，医师由于经常处于"要做点什么"的巨大压力之下，从而常常导致过度医疗。而事实证明，诈病者一经查明，就根本不应当给予任何治疗；疑病者一经确诊，给予解释、开导、说明和安慰，一般也不需要开安慰剂和"保险药"；而一些诊断未明、症状又不明显的疾病，在严密观察、定期追踪下，也可以暂不给予治疗；而当某种治疗有可能干扰病情自愈，或掩盖真相不利疾病的诊断，其至延误疾病治疗的，也应坚持暂不治疗。②有无可能治疗，如若病人的体质太差，或经济承受能力太差，或技术上缺乏有效的治疗方法，有时也不得不采取保守治疗甚至"放弃医疗"。③何谓最佳治疗？应按照系统方法给予择优或达到满意。

（二）确定治疗的各项目标

治疗目标是指治疗的目的。治疗目标是建立在对病人内部条件和治疗的环境充分考虑的基础上的，因此具有一定的客观性。治疗措施的近期目标是消除疾病病因，缓解症状，改善一般状况以及防止疾病的播散，增进社会效益；康复的具体目标包括近期和远期两方面的效果，即延长生命与提高生存质量，消除疾病和病因，愈合创伤和保留功能，适应和回归社会。

治疗的整体目标是指治疗决策必须以维护机体整体的安全性、最小损伤性、整体效果最佳性为前提。为此，必须正确处理局部治疗与全身治疗、对症治疗与对因治疗、对抗治疗与调动治疗的辩证关系，以局部治疗服从全身治疗、对症治疗服从对因治疗、对抗治疗服从调动治疗为基础，来达到维护机体系统的安全性，保证治本的长远性和根本性，维护自愈的功能性。

明确治疗目标的意义在于，要根据治疗方案与治疗目标的贴近度，从治疗方案是否能够满足目标的要求决定治疗方案的取舍。只有能够较好地实现既定目标的治疗方案才是可行的，不利于目标实现的治疗方案应在首先淘汰之列。

（三）治疗决策的基本原则

虽然临床治疗决策非常复杂，但总有一些被实践证明的原则可作为临床决策的指导。从认识论和决策论的角度来看，应注意以下基本原则。

1. 整体性原则

所谓整体性原则，是指临床医生在治疗过程中，必须从人体是一个有机联系的统一体这个整体观念出发，在运用各种治疗手段实施治疗时，都必须在整体联系和从全局着眼的观念的指导下，通盘考虑，全面衡量，正确处理好整体与局部的关系，拟定综合的治疗方案。

整体联系的观点是中医理论的特色，也是中医临床辨证论治的根本要求和基本出发点，它指导着中医临床治疗决策思维，体现在中医临床治疗决策的各个环节之中。首先，中医临床立法不是单纯考虑病变的局部或脏腑组织，而是从整体出发，抓住反映疾病阶段的主要病机，以整体性的"证"为轴心来确定治则，然后，根据机体的整体反应，以及人体内部脏腑组织、经络气血、体表组织之间的有机联系，考虑具体的治法，进行全身调整，立足于整体功能的恢复，立足于增强机体的抗病能力，使机体内已经失调或遭到破坏的联系重新建立、协调起来。从而避免了见痰治痰、见血治血、头痛医头、脚痛医脚的简单思维局限性。如中医用麻杏甘石汤治疗肺炎，就是贯彻整体联系原则的一个典型。此汤剂没有一味药能抑制或杀灭细菌，其所以能够治疗肺炎，关键是这个汤剂调节了机体生理功能，增强了机体的抗病能力，使病原菌的活动受到抑制或不杀自灭，从而达到治疗效果。其次，在疾病治疗过程中，善于把握整体与局部的统一，既看到整体对局部的制约，又看到局部对整体的影响，善于把局部疗法与整体疗法有机结合起来，以提高治疗效果。如用乌梅丸治疗"蛔厥"就是一个典型的例子。根据"蛔得酸则静，得辛则伏，得苦则下"的道理，既从局部着眼用乌梅之酸，蜀椒之辛，黄连、黄柏之苦，以达抑蛔、逐蛔、下蛔之目的；又从整体出发，用干姜、附片、桂枝以温脏祛寒，用人参、当归以补气养血，从整体方面调节机体功能，提高抗病能力。这种治疗方法，既立足于整体，又不忽视局部，使局部与整体，扶正与祛邪有机结合起来，是整体联系原则的成功体现。第三，从处方的药物配伍和剂量、剂型、疗程选择以及煎服方法对方剂整体结构与功能作用的影响来看，中医治病通常是以中药，特别是方剂的整体功效作为实现调节全身的主要手段，方剂本身就是具有整体功能的小系统，药物之间存在着"相须""相使""相畏""相恶""相杀"等七情关系，方剂的结构取决于药物之间的君、臣、佐、使配伍变化，整个方剂的功效也不等于各味药的功效机械相加，而是方剂的配伍结构与剂量、剂型等方面的有机统一。改变方中的药物组成，整个方剂的功效将发生改变；组成不变，而剂量、剂型、煎法、服法等条件不同，方剂的整体功效也将不同，方剂内部的系统性是治疗决策思维整体性的又一体现。第四，中医整体观强调形神统一，与现代生物-心理-社会医学模式有着相通之处。人作为生理与心理统一的整体，躯体损害与精神损害往往重叠发生，不仅大多数神经官能症和一部分精神病和心理因素存在密切关系，许多躯体疾病的发病，也和精神因素有关；随着疾病谱的变化，心血管疾病、脑血管疾病、恶性肿瘤等成为威胁人类健康的主要疾病，在酿成这些疾病的各种因素中，社会因素（包括社会环境、生活方式等）占60%。因此，临床治疗决策必须坚持心身统一的原则，对病人实行综合治疗，使躯体治疗和精神治疗有机地结合起来，互相促进，提高疗效，以达到治愈疾病的目的。

2. 动态性原则

医学研究和服务的对象是人，而人又是一个处在不停地运动中的生命机体。疾病也不是孤立、静止不变的，而是始终处在不断的运动发展变化之中，表现为过程与阶段、量变与质变的有机统一。这就要求医生临床治疗决策时，不能孤立地静止地研究生命过程中的各种联系，而应以运动的观点去研究生命过程，把握疾病的量变、质变规律，审度疾病特定阶段的邪正消长趋势变化，针对疾病阶段寒热、虚实的程度进行方剂药物的加减或剂量的调整。即使是基本相同的病证，如果正邪斗争的力量对比存在差异，或因人、因时、因地不同出现了症状差异，那么治疗也当不同，即所谓"同病异治""证变法变""病变药也变"。若目前的病证处于转化的关节点上，或有传变之可能，则治疗决策还必须参合患者的病史和治疗经过，把握疾病的传变规律，针对疾病的病机发展趋势，果断地采取防变措施，所谓"见肝之病，知肝传脾，当先实脾"，就是治疗动态性的一个范例。

决策的动态性还表现为重视标本分析，根据疾病阶段的主要矛盾变化，因势利导，灵活施治。以肾阳虚衰证的治疗为例，常法温阳利水消肿，首选方剂为真武汤。但若患者水肿盛，治方还当加大腹皮、茯苓皮等增强利水之功；若水肿影响心肺，阻滞气机，则还要加用宣肺、健脾利水的杏仁、薏苡仁，或另择一方。《孙子·虚实篇》云："兵无常势，水无常形，能因敌变化而取胜者，谓之神。"用兵如此，用药也如此。总之，临床疾病的变化是绝对的，不变是相对的，在辨证论治中通过方剂的加减和剂量、剂型、疗程等变化来应付千变万化的临床病证，是中医临床决策思维动态性的基本表现，有知常达变之功。

再次，决策的动态性原则，还体现为在治疗中要准确地把握治疗时机。一般说来，病变在早期的范围局限，组织破坏较少，功能紊乱较轻，早期诊断和早期防治，治疗效果事半功倍。危重病症要争分夺秒地抢救，生命方有保障；且在有效期间的及时治疗，预后颇佳。一些需要择期治疗的疾病，则必须及时抓住有效良机，否则难以发挥手术和药物的治疗作用，且治愈率和生存期也都会大大降低。另外，由于生物周期的规律变化，多种治疗手段在不同时间，会有不同的效果，因此，治疗措施的应用，也要符合人体的生物周期。

3. 平衡性原则

维持经常的动态平衡是人体健康的根本条件。一般在正常情况下，人体通过自身形成的调控系统，保持着内外环境的动态平衡。当致病因素作用于机体时，人体调控系统发生障碍，动态平衡遭到破坏，人体不能适应不断变化着的内外环境，于是就罹患各种疾病。所谓治疗疾病，就是要通过各种方法，促使机体动态平衡的恢复。如《素问·至真要大论》说："谨察阴阳所在而调之，以平为期。"即指出了中医治疗疾病的手段在于调理阴阳，并说明了中医治疗疾病的目标在于通过促进"阴阳自和"的自我调节机制，以达到"阴平阳秘"。协调阴阳除了采用"寒者热之""热者寒之"，或"壮水之主，以制阳光；益火之源，以消阴翳"等方法，以调整阴阳的偏盛、偏衰，恢复阴阳的相对平衡，达到"阴平阳秘"外，还包括针对气血不和、脏腑失调、升降失序等病理变化的调理。故《素问·至真要大论》又说："谨守病机，各司其属，有者求之，无者求之，盛者责之，虚者责之，必先五胜，疏其血气，令其条达，而致和平。"

另外，中医临床决策的平衡性，还表现为从邪正斗争的力量对比着手，依据不平衡的矛盾双方的实际情况进行补偏救弊，利用药物之间的"七情"关系协调方剂的配伍结构，通过剂量、剂型、煎服方法、疗程等变化实现方剂整体功能与患者具体病情的辩证统一。中药、方剂的功效发挥以中药本身的内在偏性为物质基础，药物的内在偏性包括性、味、升降沉浮等方面，性指寒、热、温、凉四气，味即辛、甘、酸、苦、咸五味，升降沉浮为药物作用趋势。疾病有阴阳、表里、寒热、虚实属性及病机动态趋势等病理偏性。中医临床方剂的选择和药物加减即是以药物的内在偏性与疾病病理偏性的对立统一作为根据。一般热性病只能用寒凉药，温热药往往与寒性病相对立；表证宜用辛味药发散，热证与湿证多用苦味药泻火燥湿；盗汗、遗精、久泻可用酸味药收涩，便秘、痰核、瘰疬宜咸味药软坚散结。病势下陷者宜升陷，用升提药；病势上逆者宜降逆，用沉降药；邪在表在上者，顺其势宜选药性上行向外的药物；邪在下在里者，顺其势宜用药性下行向内的药物；病势凝滞取药势之动，病势之闭取药势之散等等。这种运用药物的性味偏性来纠正疾病偏性，以药物的动态趋势来控制疾病的病理趋势，是中医临床用药的方向性原则。总之，平衡性是人体各种矛盾关系的一种表现形式，是临床治疗决策的一项原则性要求。

由于中医学的治疗目的主要是通过多途径、多环节的间接动员调节，以期实现"正气存内，邪不可干"与"阴阳自和"的内外和谐的生态平衡及共存共演，它不同于西医学的消除病因、清除病灶，发展直接对抗和补充替代疗法，以期征服疾病和消灭疾病为目的。

所以,"以平为期"的治疗目标,要求与具体的病体、病况紧密联系,并处于不同层次的动态过程之中。切忌过高地要求,否则会加大失调的程度。应该根据个体的差异、病情轻重的不同,以确定"平"的水平层次,并根据疾病的治疗情况,逐步提高水平。

4. 有序性原则

有序性是系统和系统方法的根本特点,表现为过程有序和结构有序两个方面。中医临床治疗决策思维遵循和体现了这一原则。

中医临床治疗决策不是简单地见病施药、对症下药、方证对应,而是针对主要矛盾,兼顾次要矛盾,同时考虑患者的个体因素和自然、社会因素作系统决策。首先,从纵向看,中医论治从审病、立法到选方、遣药、组方,各环节之间丝丝入扣,层次分明,次序井然,整个决策思维过程保持着证(理)、法、方、药的高度协调一致。其次,中医治法的实施,要根据病证的具体情况,遵从标本缓急、表里先后的有序治疗。如《素问·至真要大论》云:"从内之外者,调其内;从外之内者,治其外;从内之外而盛于外者,先调其内而后治其外;从外之内而盛于内者,先治其外而后调其内;中外不相及,则治主病。"《金匮要略·脏腑经络先后病脉证》曰:"夫病痼疾加以卒病,但先治其卒病,后乃治其痼疾也。"第三,从横向看,中医论治又恰似网络经纬,每一个环节都具有自身的联系,并保持着小整体的动态有序性,各环节之间的联系方式或结构也保持着整体的有序。尤其是药物的选择和方剂配伍可谓结构与功能有序的完美结合。

如前所述,中医临床用药的原则是用药物的内在偏性来控制疾病的偏性,进而达到"以平为期"的目的。但性味、升降沉浮内在偏性相同或相似的药物很多,而这些偏性的相同并不意味着药物的功效完全相同,有时即便是功效也相同,但药物的药性还存在着峻、缓、强、弱的差异或作用部位的选择性。因此,选方遣药时,医生还须进一步考虑同类药物的层次关系和每味药固有功效的主次关系,揣度效应部位(归经)以及药物在方剂群体中的主次顺序,尽可能的根据患者病证的轻重和需要选用最适合病情的药物,使药物的效应部位与病变部位相对应,药性的峻、缓、强、弱与病证相适应,并按照方剂君、臣、佐、使配伍规律协调每味中药在治方中的关系,突出主药,协调辅药,趋利避害,扬长避短。以补气药为例,按其药性峻、缓、强、弱顺序,可分为人参、党参、白术、山药、甘草等数种。若遇到大失血血亏气脱,病势危笃的病人,临床当首选药性强峻、大补元气的人参,而不应选力弱势缓的党参、山药、甘草。再如小承气汤与厚朴三物汤,均由大黄、厚朴、枳实三味药组成,但由于药物剂量不同,君、臣、佐、使之序有异,故主治功效也有差别。厚朴三物汤重用厚朴为君药(厚朴倍于大黄),主要功用在于行气除满,故主治证以胀甚于积为特征;小承气汤大黄用量倍于厚朴,功用重在通里攻下泻热,故主治证以满痛俱甚为特征。总之,临床药物选择和配伍的有序,是方剂整体结构有序性的可靠保证,也是方剂系统结构与功效最佳化的具体体现,有助于方剂整体在协调完成主体效应的基础上,减少副作用,提高疗效。

5. 个体化原则

任何事物都是普遍性与特殊性、共性与个性的对立统一,既没有离开个性而独立存在的共性，也没有不包含共性的个性。临床诊断一旦确立，根据临床医学理论，便有相应的治疗原则及方案。但是，有同一诊断的不同病人，由于个人机体状态不同，发病的空间时间不一，致病因子的强弱以及侵入机体的途径各异，因此，具体病情就不可能完全一致，而要治愈疾病，在制定治疗决策时就必须坚持根据不同病人病情的个人具体化原则。

治疗的个体化原则，必须考虑病人的个体差异以及所处的具体环境、空间和时间等问题，区分不同的疾病与病证，把握疾病不同的类型、证候、分期等来设计和选择治疗方法与方案，必须针对主要病因、主要病变、区分主要症状与次要症状，来选择治疗方法（手术、药物与其他）、组合治疗方案。中医的辨证论治与"三因制宜"的治疗法则，强调治疗用药必须考虑患者的个体、地域、时间特点，即充分体现了个体化治疗的原则。近年来发展起来的个体化用药，是通过检测个体药物代谢酶、受体、转运体的基因型，确定某种药物在个体内药代动力学参数改变的情况以及药物作用靶点敏感性的改变，并根据这些个体差异性指导临床用药，实现个体化治疗。个体化用药提高了药物疗效，降低了药物的毒副作用，同时减轻了病人的痛苦和经济负担，从根本上揭示了个体药物敏感性差异的本质，克服了用药剂量上的盲目性，从而为个体化治疗开辟了一条崭新的思路。

6. 效益性原则

临床治疗的目的为解除病人的痛苦和促进机体康复，人们总是以最小的代价换取最大的效益。因此，治疗决策的一个基本原则应当是，治疗所带来的风险和危害不应大于所患疾病本身的危害性，即在现有医学知识与技术可以预测的前提下，不能采用风险和危害大于疾病本身危害性的治疗措施。必须注意治疗措施的二重性，防止医源性疾病与医疗事故的发生。

医生在进行治疗决策的时候，应从对病人整体效益诸方面考虑利弊，不可单凭"有效"的原则进行治疗，尤其是任何药物均有一定性质和频率的副作用，一般用药时需从病情危重程度、用药指征强度、预期显现药效的可信度以及在特定的情况下可能发生的危害性副作用等方面权衡用药利弊。对危重病症、急需解除威胁生命病象的病人，需用药性强、可预计较快出现效应的药物，即使有可能发生轻中度副作用，可采取保护措施者，亦应果断使用；对病情业已稳定，用防治性或促使康复的药物，需慎重考虑，尽可能挑选无毒性、不出现过敏反应、且可出现预期药效的药物。此外，对于一些有效的治疗要在保证生命安全的前提下进行。

中药、方剂往往有一定的量变质变规律性。有的药物在其作用范围内，随着剂量的变化，主治和功效会发生量变和质变。例如，炮附子小剂量时主要功效是温阳，而大剂量时却能温经止痛；麦芽用 10～15g 量可健胃催乳，而剂量增加到 40～60g 则回乳。有的药物在一定的剂量范围内是治病的良药，而超过这个"度"反而会成为致病的有害"毒物"，如人参、鹿茸等补益药和马钱子、川乌、草乌等等。因此，临床遣药组方，要依病定量，做到药物的剂量与患者病证适度，防止引起毒副作用。

在临床治疗决策时，还必须注意效价问题，必须了解病人的经济状况。医疗方案必须在病人经济承受能力许可的条件下才能顺利执行。否则方案再好，医嘱等于一纸空文。因此必须为病人精打细算，用最少的代价，取得最大的效果。在同类检查或同类药物中要选择有效价廉者，以取得更高的效价比。医生必须兼顾专业、病情、社会、经济等各种因素，才能制定出一个合理可行、安全有效的治疗方案。

7. 综合性原则

所谓综合性原则，就是在治疗疾病时，从有利于疾病治疗的多种方法入手，联合运用各种治疗手段，以达到最大限度地提高疗效，快速而高效地治愈疾病，恢复健康的目的。综合性治疗是在天人合一、形神合一思想指导下，建立在多病因致病学说基础上的一种治疗观。人体是一个复杂的开放系统，不仅与自然界相通应，而且与社会环境息息相关。中医治法有内治、外治、针灸、推拿、气功、食疗、心理治疗等多种方式，各种疗法的作用性质不同，作用程度有强弱，起效时间有缓急，维持作用时间有长短。所以，治疗疾病应当熟练掌握各种治法及其特点、适应范围，充分利用自然界的物质、能量和信息，包括时间、空间上的一切有利因素，同时重视并采用心理、社会手段，寻求它们的最佳组合，通过协调作用，实现多极、多路、多环节的全方位调节，恢复和增强人体系统的有序性，全力开发机体内在的抗病潜能，克服单一疗法作用的不足和不良反应。

《素问·异法方宜论》指出："杂合以治，各得其所宜。"《素问·刺法论》防治疫疠，即采用刺疫五法、思想五气护身法、药浴、催吐、小金丹口服、精神疗法等多种手段，综合防治。《外科精要》治痈疽重证，内服清热通腑排毒方药，外敷中药散毒消肿，内外兼施，以图尽快顿挫邪势。对于病因交错、虚实夹杂、旧邪未去瘀浊又内生、慢性病、数脏同病以及脏气衰弱者，中医治疗常以药物配合食疗、气功或太极拳等方法，培补精气，消除积郁，化解病邪，调整心身功能。另外，中医还特别重视心理治疗。《东医宝鉴·内景篇》曾指出："古之神圣之医，能疗人之心，预使不致于有疾。今之医者，惟知疗人之疾，而不知疗人之心，是犹舍本逐末，不穷其源而攻其流，欲求疾愈，不亦愚乎？"中医学还创立了情志相胜、移精变气、顺情从欲、释疑解惑、疏导、激情、澄心静默、暗示、威慑、行为诱导等多种心理治疗方法，以配合其他疗法，提高疗效。

8. 适度性原则

适度性原则是中医哲学之"中和协调"思想在治法思维中的体现。《素问·五常政大论》云："大毒治病，十去其六，常毒治病，十去其七，小毒治病，十去其八，无毒治病，十去其九，谷肉果菜，食养尽之，无使过之，伤其正也。"病有新久之异，方有大小之别，药有峻缓之分。任何药物都有性味之偏胜，调配不当，服之过久，必然矫枉过正，造成新的疾病。因此，临床用药应根据药性的峻缓和毒性的有无或大小，而决定治病用药的程度及饮食调养，所谓"病有久新，方有大小，有毒无毒，固宜常制矣"。用药当中病即止，切勿过用，以免损伤人体正气，强调通过食疗、食养促使人体正气的自然康复。对此，《素问·六元正纪大论》也指出："大积大聚，其可犯也，衰其太半而止，过者死。"如《伤寒论》指出汗出之度为"遍身漐漐微似有汗者益佳，不可令如水流漓，病必不除"；剂量之度为"若一服汗出病差，停后服，不必尽剂"；若药后汗出过多，需以"温粉粉之"以防伤正。

中病即止，不仅针对汗、吐、下、清、消等祛邪之法，对温阳、益阴等扶正之法也同样适用。《素问·至真要大论》说："久而增气，物化之常也，气增而久，夭之由也。"饮食五味可以滋养身体元气，若滋补过度，反伤元气。如男性不育症和性功能障碍患者，医生每遇此症往往滥用温热壮阳之品，如肉桂、附子、仙茅、仙灵脾、鹿茸、海马等，虽一时见效，久而变证丛生。临床所见，久服温热壮阳之剂，反致勃起减弱，时或早泄，表现为性欲亢强，但勃起不坚，同床即软，伴见早泄、腰膝痠软、头晕耳鸣、口干，舌红少苔，脉细数。显系温热之剂劫伤肾阴，致令阴虚火旺之证。

强调中病即止，还需注意其与"效不更方"的关系。效不更方，主要是针对虚证、虚实夹杂证，多为慢性病病程长，病情变化缓慢者。譬如，临床对慢性肝炎属肝脾不和、脾虚湿困、肝血不足或肝肾阴虚等证者，经治疗后，病情改善、病人精神状态转佳，医者不得囿于"中病即止"之说而终止治疗。另有一些内伤杂病如慢性肾小球肾炎，经一段时间治疗，病人自觉症状明显好转，浮肿消、小便利、舌脉接近正常人，但化验小便，发现有蛋白或者血球等，则应仍用原方，直至彻底治愈。针灸治疗、饮食调护等也需适度。

（四）临床治疗决策的模型与方法

1. 临床治疗决策模型

根据医患双方在决策过程中的地位与主动程度，可将临床决策模型分为家长式决策、知情决策与共享决策三种类型。

（1）家长式决策　即医生受病人信托，在医疗活动中完全代理病人进行决策。这种决策模式基于医生与病人之间知识的不对等状况，并假设病人所患疾病只是躯体结构上异常和功能上障碍的客观存在，医生可以通过知识和技术除去异常、修复功能，医疗活动主要是医生的事情，病人只不过是呈现疾病模型的载体。由于医生与病人的知识与信息存在严重不对称，且病人严重缺乏对医疗信息的理解力，而以一种纯疾病载体的状态存在，故病人只能全权委托医生进行医疗决断。

（2）知情决策　病人从医生和其他医务人员和非医务人员获取有关信息，进行有或没有独立的价值判断的过程。在医患双方不充分信任的情况下，或在极少数情况下，负责医疗的医生将所有的可能性选择都告诉病人，让病人自己全权决策。当医患双方并未取得充分信任的情况下，患方希望医生提供所有的医疗信息，并由病人自己全权决策。这种决策表面上看尊重了病人的权力，但实际上是医生放弃了自己的责任，尤其是在面临巨大医疗风险时，医生可能以此种方式转移了医疗风险，造成对病人不利的局面。

（3）共享决策　是让病人充分了解相关的医疗信息，尤其是可供选择的医疗方案、利弊及代价等关键性信息，让病人参与决策的过程，使病人的自觉愿望与价值判断恰如其分地融入可能的方案之中。本类型的特点是让病人：①理解疾病和预防措施的风险和严重性；②理解防治措施的风险、益处、替代方案及不确定性；③权衡了价值和利弊；④平等和愉快，同医生一起发挥了自己的作用。医患交流，共同决策，互相合作，是实施治疗决策的根本保证。其中又可分为两种类型：①强共享型：在这种模式中，医生与患者具有近似相等的权力和地位，医患双方共同制定并实施治疗方案；②弱共享型：在医疗活动中，医患双方都具有一定的主动性，但医生是指导者，其建议具有权威性，且患者乐意接受医务人员的指导，并主动或被动地配合医疗，又称之为指导合作型。

共享决策代表了临床互动的合作类型，医生与病人都发挥重要作用。具有医学专长和情感支持的医生能帮助病人考虑各类与病人的目的相符的医疗选择。共享决策强调忠诚的重要性，因为实际遵循哪一种治疗和保健方案，最终取决于病人。共享决策考虑病人的生活方式和病人看重哪些事情，这将使执行计划更有可能，尤其是在多种选择存在的时候，以及病人选择是关键的时候，共享决策模式更为优越。

2. 临床治疗决策方法

（1）经验决策方法 医学认识主体即医生或医疗小组，对临床事实的解释与评价，依靠的是自身的理论知识、临床经验，和对具体病人的病象、诊断和预后的判断。在此模式和决策的环节中，信息的真实性、系统性如何是影响决策正确性和有效性的前提。

（2）数学决策方法 对策论、概率论、排队论、树状决策与矩阵决策等数学方法在临床决策中都有着各自应用的优势。有学者指出马尔可夫模型可以取代决策树方法，作为标准的决策分析模型，因为它简明、计算上易于操作，用它来描述临床问题较少失真。

（3）循证医学方法 此方法结合临床医生的经验，采集最佳临床证据，对病人、病情进行综合评价，再做出临床决策。这是在不同个体的医疗条件、病人价值、社会背景、个性特征等情境中，从医务人员和其他来源获得的信息来进行综合评价，并把个体的临床资料同群体的社会资料整合起来进行综合评判，其正确性和有效性比经验决策方法大为增强。

二、确立治则治法思维

（一）治则、治法的含义及其关系

治则治法是指根据病机拟定的治疗方案，是指导制方的理论依据，是联结病机与方药的桥梁，因而也是辨证论治的重要环节。

治则是在中医基本理论指导下制定的对防治疾病具有普遍指导意义的原则。中医治则是中医基础理论的重要组成部分，它以古代辩证法的整体观、运动观、矛盾观为指导，是中国古代哲学理论在中医防治疾病过程中的具体体现。

中医治则体系的内容十分丰富，可以根据治则抽象程度的高低及其在临床中的地位、作用，将其划分为治疗观和基本治则两个层面。治疗观是治疗过程中最高层次的原则，其抽象程度较高，对医生的治疗行为起主导作用，主要内容包括治未病、治病求本、知常达变、因势利导、以平为期、综合治疗。基本治则是指导具体病证治疗过程的原则，是治疗观的具体化，对具体治疗方案、方法的选择与确定起着重要的指导作用，主要内容包括早治防变、正治反治、治标与治本、扶正祛邪、调整阴阳、调理气血、调理脏腑、三因制宜。治疗观和基本治则是治疗疾病过程中紧密联系、不可分割的两大组成部分。一般而言，治疗观具有抽象性、灵活性的特点，而基本治则抽象程度相对较低一些，针对性强一些；治疗观在治疗领域具有统帅作用，基本治则在治疗观的指导下制定，同时又反映治疗观；随着医疗实践的深入，治疗观的不断丰富发展，相应的基本治则也不断充实、完善。

治法是在治则指导下制定的针对疾病与证的具体方法，治法更为具体和灵活多样。审证立法，依法用方，故治法是制方、用方、选药的依据，各种疗法如针灸、推拿、外治、气功、食疗等，在具体运用中均须贯彻治法的精神。治则指导治法的确立，治法是治则的具体化，它由治则所规定，并从属于一定的治则。所以，治法上贯治则，下统方药，承上启下，是中医治疗过程中的关键环节。治法也有层次高低的差异。高层次治法可称为一般治法，是针对不同种类病因病机提出的治法。一般治法后世常概称为汗、吐、下、和、温、清、消、补八法，可分为解表法、泻下法、和解法、温里法、清热法、补益法、升降法、理气法、活血法、止血法、化湿法、祛痰法、消癥法、固涩法、解痉法等。低层次治法可称为具体治法，是贯穿表里上下、脏腑经络的病理，结合病证特点，区别主次，具有具体化意义的治法。如辛温解表法、辛凉解表法、清暑解表法、疏表祛湿法、疏表润燥法等均隶属于解表法；固涩法可分为敛肺止咳、涩肠止泻、涩精止遗、固脬缩尿、固冲止带、固卫敛汗、收敛止血、安胎止滑等。

这里治疗观、基本治则、一般治法、具体治法构成了中医治则、治法体系，反映了临床治疗思维的不同阶段与层次，往往是从外延较广、内涵不具体逐渐向外延较小、内涵具体不断演进，其中上一层次对下一层次有着指导作用，也是下一层次决策的前提和选择标准。就治则与治法而言，治则是从总体上，从高层次反映人们对治疗过程所选择的根本途径；而治法是局部的、临时的和可变性的，是临床医生对治疗过程和方式所选择的具体步骤。因此，治则属于医生对治疗活动的原则规定，治法则是对具体措施、方法的选择。治则规定和支配着治疗措施的实施和治疗方法的选择，其作用范围广，持续时间长，具有相对的稳定性；治法是为了治疗目的的实现采取的灵活性方法，其作用范围小，灵活可变，具有多选性。治法从属于一定的治则，又是治则的具体应用和深化，离开了治则思维的指导，治法思维难免出现盲目性，而脱离了具体问题具体分析以及整体观的指导，治法也将缺乏针对性和灵活性。而治则、治法的选择，都必须遵循临床治疗决策的基本原则。

（二）确立治则、治法的思维活动

1. 审机定治

中医临床辨证，主要是以脏腑经络辨证确定病变的部位，八纲辨证确定病变性质，气血津液辨证以审察基础物质的盈虚通滞，多种辨证方法综合使用，最后审证求机，就能将病因、病位、病性、病势融为一体，从各个侧面揭示病变的本质，为确立治疗方案、处方用药提供明确的依据。

审机定治，是医生根据病证特点、病机趋势等构思和制定扭转病机、消除病证的治则、治法的复杂认识过程，它强调病机是确定治则、治法的首要依据或决定性因素，也是《黄帝内经》治病求本思想的现代表述。《素问·至真要大论》所谓"谨察阴阳所在而调之，以平为期""寒者热之，热者寒之""衰者补之，强者泻之""诸寒之而热者取之阴，热之而寒者取之阳""必伏其所主，而先其所因"等等，都属于审机定治的范畴。治病求本也就是针对病机治疗，以减轻和纠正病机所概括的病理状态及病理变化，恢复或重建患者的整体的、动态的平衡作为治疗的基本宗旨。

审机定治的立法过程，是在治疗观的指导下确定基本治则，进而选择一般治法，最终确定具体治法的过程。由于病机有不同的层次，一般八纲辨证中表、里、寒、热、虚、实、阴、阳，是第一层次的病机概括；气虚、血虚、阴虚、阳虚、气滞、气逆、血瘀、湿热、痰浊等则属于第二层次的病机概括；临床上气虚又可分为心气虚、肺气虚、脾气虚、肾气虚、胃气虚等等，此则为第三层次的病机概括。因此治则、治法的确立即伴随着病机层次的演进而变化。试以外感病的论治为例加以说明。对于外感病而言，从八纲辨证的角度而言，首先当辨病位之在表还是在里，假若病位在表，即可选择"其在皮者，汗而发之"（《素问·阴阳应象大论》）的汗法，即解表法。其次，根据病因之风寒、风热之不同，分别选用辛温解表法或辛凉解表法。第三，根据病性与病势的不同，以确定最终的具体治法与方剂。如同为"太阳之为病，脉浮，头项强痛而恶寒"（《伤寒论》第 1 条）的外感风寒，营卫失调，若见"发热，汗出，恶风，脉缓者，名为中风"（《伤寒论》第 2 条），其病机特点为卫阳不固，腠理疏松，营阴失守，治法自宜祛风解肌，调和营卫，方用桂枝汤；若见"太阳病，或已发热，或未发热，必恶寒，体痛，脉阴阳俱紧，名为伤寒"（《伤寒论》第 3 条），其病机特点为卫阳郁闭，腠理致密，营阴郁滞，治法则宜发汗解表，泄卫调营，方用麻黄汤。若为风热病邪侵袭肺卫，当用辛凉疏透法。邪偏于卫者，以邪郁卫表的发热而见恶风寒为主症，宜用辛凉平剂银翘散；邪偏于肺者，以肺气失宣而咳为主症，宜用辛凉轻剂桑菊饮。第四，根据病机的兼夹与否，考虑多法联用。如风寒表证或兼气虚，当益气解表，方用人参败毒散；或兼阳虚，当助阳解表，方用麻黄附子细辛汤；或兼里热，当解表清里，方用大青龙汤；或兼里饮，当涤饮解表，方用小青龙汤；或兼里湿，当和中解表，方用香薷散；或兼气郁，当理气解表，方用香苏散等。总之，审机定治包括了根据病机确定治则治法，根据治则治法选方用药以及治法方药随着病机的变化而改变的不同环节，体现了病机、立法与处方用药的一致性。

具体治法的确定，除上述所论外，还须注意把握机体内部整体联系和矛盾对立面相互制约、相互转化的关系，以决定控制病证的有效方法。如根据五脏之间的关系确立的治法有滋水涵木、培土生金、益火补土、金水相生、佐金平木、抑木扶土、泻南补北法、培土制水等；根据五脏与六腑的关系确立的治法有脏病治腑、腑病疗脏、实则泻其腑、虚则补其脏；根据脏腑升降关系确立的治法有升脾降胃（升清降浊）、升肝降肺、交通心肾等；根据人体部位表里、上下关系确立的治法如泻表安里、开里通表、上病下取、下病上取、内病外治、外病内治等；根据阴阳气血的互相依存、制约、转化关系决定寒病热治，热病寒治；阳中求阴、阴中求阳；行气活血，补气摄血，补气生血，降气止血等等。

2. 统筹兼顾

虽然审机定治是中医拟定治则、治法的原则，但必须认识到，病机并非中医治疗的唯一依据。中医在临床拟定治则、治法时，常统筹兼顾病名诊断、个体体质、外部环境等因素，由此形成了"辨病-辨证-辨症""辨体-辨病-辨证"诊疗以及因人、因地、因时制宜等治疗大法。

辨病论治，是依据不同的病名诊断而分别确定其治疗法则及处方。由于中西医对疾病的认识不一，故辨病论治可划分为中医辨病论治与西医辨病论治。总体而言，疾病概念是建立在对具有相同或相似异常生命现象及其过程的人群的共性的归纳上的，与每个患者的个体特异性没有必然的联系，而且每种疾病都有其特定的发生、发展、演变及转归过程及其相应的病理变化规律；病机则是对疾病某一阶段的病理状态的概括，其形成往往受不同患者个体特异性的影响。因此，辨病论治也可以说是着眼于疾病过程中的基本矛盾予以治疗，而审机定治则是着眼于疾病过程中某一阶段的主要矛盾治疗。现代中医临床常结合西医病理特点进行辨病论治，这种辨病论治通常针对的是西医的病，治疗手段主要是中医的专方专药，论治决策的理论指导是中西医两种理论以及中药、复方的现代药理、药效研究结果。辨西医病名论治对于中医临床治疗而言，有如下四方面的作用：一是直接根据西医病名诊断提示的病理变化选方用药，可弥补辨证论治的不足，增强治疗的特异性。如针对细菌性痢疾，可加用黄连、秦皮、马齿苋等有抑菌或杀菌作用的药物；若为阿米巴痢疾，可加用白头翁、鸦胆子、苦楝子等有杀虫作用的药物。二是有助于加深对病机或某一病机要素的认识，使病机结论更加具体明确，进一步增强治疗的针对性。如同为中医的中风病，若确诊为出血性中风，在审机定治的基础上，宜选用具有活血和止血双向作用的中药，如三七、丹皮、益母草等，而三棱、红花、桂枝等作用峻猛或温燥之品则应慎用；若确诊为缺血性中风，早期则应以活血通络为主或痰瘀同治，后期则以益气化瘀为主，而不宜用止血、凝血的药物。三是有利于合理用药。如中医的胃脘痛，若诊断为胃溃疡则胃酸大多偏高，若诊断为慢性萎缩性胃炎则多有胃酸缺乏，故前者应少用酸味或醋制药，而宜加制酸药；后者则相反。四是对于无证可辨的患者，可根据西医诊断来酌情治疗。

对症治疗，是指针对具体症状以治疗的方法。在中医临床上，对症治疗也有其重要意义。首先，对症治疗具有应急性的优点，如对于大失血、剧痛、尿闭等严重、危急症，有时已经成为整个病情的关键，就需采用止血、止痛、导尿等对症的治疗方法，以解决紧急情况。其次，对症治疗具有灵活性的特点，而为临床治疗普遍采用，如治法、主方确定以后的所谓"加减灵活在变通"，其中一个主要方面就是根据主要症状而加减用药。其三，对症治疗还有实用性强的优点，临床上有时病、证一时难以明确，而病情又不能不进行诊疗，此时则只能根据主要症状进行暂时性诊断与治疗。其四，疾病发生以后，审察疾病传变的先兆症，根据疾病基本病机的演变规律及传变趋势，及时进行先证而治，防微杜渐，以安未受邪之地，有助于既病防变。

辨体论治，是以人的体质为认知对象，从体质状态及不同体质分类的特性，把握其健康或疾病的整体要素和个体差异，制定防治原则，选择相应的治疗方法，从而进行"因人制宜"的干预措施。因此，辨体论治的基本要求，多见于中医"三因制宜"的基本治则中，有关"三因制宜"的基本治则，在《中医基础理论》中有较为详细的阐述，这里从略。从辨体立法、处方用药的角度而言，可从以下几个方面着眼：一是根据个体的体质类型决定治则治法，如匡调元[①]提出调质六法，即正常质用平补阴阳强质法，燥红质用滋阴清热润质法，迟冷质用壮阳祛寒温质法，倦㿠质用益气生血健质法，腻滞质用除湿化滞利质法，晦涩质用行血消瘀活质法。二是处方用药应考虑不同性别和年龄的差异。三是要考虑患者平素的体质类型在药味和药量上予以加减变化。四是根据患者的体质类型预测疾病的发展趋

---

① 匡调元. 人体体质学——中医学个性化诊疗原理[M]. 上海：上海科学技术出版社，2003：222-228.

势，并采取措施阻断恶化，促其向愈。如叶天士《温热论》论述热病的治疗所说："吾吴湿邪害人最广，如面色白者，须要顾其阳气，湿胜则阳微也。法应清凉，然到十分之六七，即不可过于寒凉，恐成功反弃。何以故耶？湿热一去，阳亦衰微也。面色苍者，须要顾其津液，清凉到十分之六七，往往热减身寒者，不可就云虚寒，而投补剂，恐炉烟虽熄，灰中有火也。须细察精详，方少少与之，慎不可直率而往也。"五是考虑不同个体对药物和针灸等治疗措施的耐受程度，确定治疗的药量或刺激程度。六是病后调养以及平时养生防病，也要考虑不同体质类型的差异。当然，与病机相比，体质要素在立法处方中无疑处于次要地位，故当体质特征与病机不一致或矛盾时，一般审机定治要优先于辨体论治。

有关辨病、辨证、辨体、辨症诊疗的关系，在中医"中医临床诊疗模式"已有详细论述，此不赘述。

 拓　展

　　关于治法，传统中医常概括为汗、吐、下、和、温、清、消、补八法，虽然临床所用治法已经远远超出了八法的范围，但至今中医对治法尚缺乏明晰的分类体系。陈潮祖[①]将中医治疗大法概括为解表法、泻下法、和解法、温里法、清热法、补益法、滋阴法、升降法、理气法、活血法、止血法、祛湿法、祛痰法、消癥法、固涩法、解痉法。具体论述了各法的概念、致病原因、病变部位、基本病理、治法分类、配伍规律、临证应用及使用注意等。每一大法下，又根据具体病机进行二级分类，如温里法又可分为十法，即温肺散寒、温中健脾、温肝散寒、温补心阳、温肾散寒、回阳救逆、温经散寒、温中行气、温经祛瘀、温阳行水。侯树平[②]将常用内治法分为汗法、和法、下法、利法、化湿法、清法、温法、活血法、补法、吐法、固涩法、驱虫法、祛痰法、理气法、消导法十五类。从治法层次体系的角度，划分为针对病因、病机与主症三大类。由于辨证论治是中医治疗的特色与主体方法，所以针对病机的治法也是中医治法的主体，陈潮祖《中医治法与方剂》即着眼于病机，分别阐述了肺系、脾胃、肝胆、心系、肾系以及两脏同病的病机治法与方剂。以脾胃病机治法为例，总体分为纳运失常、统摄无权、升降失调、传导失职、脾窍病变五类。纳运失常包括：食积停滞-消积导滞、寒湿困脾-运脾除湿、中焦湿热-清热除湿、脾虚水泛-实脾利水、脾郁生痰-燥湿祛痰、寒痰为患-温化寒痰、痰热互结-清化热痰、痰毒结聚-化痰散结、胃阴不足-益胃生津、脾虚气弱-补气健脾、中焦虚寒-温中健脾、胃肠郁热-苦泄郁热；统摄无权包括：气不摄血-益气摄血、阳不统血-温阳摄血；升降失调包括：中气下陷-益气升陷、清阳不升-升阳举陷、浊阴不降-调中降逆、升降失调-升清降浊、脾胃气滞-行气宽中；传导失职包括：湿热成痢-清热止痢、虚寒失禁-温中固涩、阳明腑实-苦寒泻下、寒凝积滞-温阳导滞、津枯肠燥-润肠通便、肠道虫证-驱除肠虫；脾窍病变包括：热郁经脉-清宣郁热、阴虚火炎-滋阴清热、脾肾两虚-脾肾双补。每一治法下详论其适应证候、病理分析、立法组方以及例方，便于临床使用。

①　陈潮祖. 中医治法与方剂[M]. 第4版. 北京：人民卫生出版社，2003：62-85.
②　侯树平. 中医治法学[M]. 北京：中国中医药出版社，2015：23-186.

三、组方用药思维

组方用药思维，是指在治则治法的指导下，遣药组方，拟定具体治疗方案的思维活动，其思维的产物即通常所谓的处方。因此，组方用药思维方法的正确与否，直接关系到处方效力的大小。

（一）组方用药思维的原则

1. 以法统方原则

中医论治的过程，先是根据病机拟定治法，然后在治法的指导下组方用药，所以治法对方剂的结构起着决定性的作用。如上所述，病机包含着病因、病位、病性、病势四个要素，而病位主要在脏腑，病性与病势常常与脏腑功能失调，以及精气血津液的运行涩滞、外泄、虚损有关。因此，在治法指导下组成的一首完整方剂，从理论上来讲，应该包含消除致病因素、调理脏腑功能、调理精气血津液三类药物。如风寒表实证，其基本病机为风寒束表→表卫郁闭→津气宣发受阻→肺气宣降失常。治疗此证，当用辛温发汗、宣通肺卫、通调营卫之法，方用麻黄汤。其中辛温的麻黄、桂枝外散风寒，消除病因；麻黄、杏仁宣降肺气，调理功能；麻黄、杏仁宣降肺气，桂枝温通营血，甘草可以助桂枝通阳祛邪，麻黄发汗利水，共同达到流通气血津液的作用。全方开泄腠理，发汗祛邪，顺应了正气抗邪外达的趋势，体现了"其在皮者，汗而发之"（《素问·阴阳应象大论》）的治疗大法。这里，消除致病因素、调理脏腑功能、调理精气血津液三类药物，部分方剂配伍缓解经脉挛急的药物，陈潮祖[①]称之为方剂结构的共性，它揭示了组方的规律，制方的奥秘。除解痉、驱虫等治法外，所有方剂都反映了通、涩、补三种作用，此为方剂的作用共性。

当然，在临床实际情况下，病机诸要素的主次地位并不完全相同，有的以病因为主，有的以脏腑功能失调为主，有的则以精气血津液的盈虚通滞为主。因此，方剂的结构也就有所侧重，或者只有解决主要矛盾的药物而不计其他方面，反映了临床组方的灵活性。如五味消毒饮治疗疔疖，其病机为火毒凝聚，虽有气血凝结不通之象，但并未引起脏腑功能的失调，故只用金银花、野菊花、蒲公英、紫花地丁、紫贝天葵清热解毒，消除病因，没有调理功能的药物。虽然不同方剂对病机要素的侧重点可有差异，但组方用药必须坚持以法统方的原则，证候、病机、治法、方剂、药物环环相扣，才能使方药切中病情，减少盲目性，增强自觉性、针对性。

2. 系统方法原则

古代医家虽然还不知道什么是系统和系统方法，但是在组方用药思维中自觉地运用了系统方法，主要体现在以下两个方面：一是结构的有序性。即组方用药要建立君、臣、佐、使的结构体系，《素问·至真要大论》指出："主病之谓君，佐君之谓臣，应臣之谓使。"《神农本草经》也说："药有君臣佐使，以相宣摄。"一个方剂不是几味药的随便堆积，各味药

---

① 陈潮祖. 中医治法与方剂[M]. 第4版. 北京：人民卫生出版社，2003：92-93.

在方剂内的地位和作用必须有明确的安排，其基本结构就是君臣佐使的关系。这种结构关系确定了，也就确定了各味药的用量，方剂的主治、兼治也就随之得以确定。诚如李东垣《脾胃论》卷上所说："君药分量最多，臣药次之，使药又次之，不可令臣过于君。君臣有序，相与宣摄，则可以御邪除病矣。"二是效应的整体性。即方剂内的各味药物通过"七情合和"的相互作用，产生了"整体不等于部分之和"的整体效应，形成了方剂整体水平的新功效，即方剂的系统质。如交泰丸由黄连、肉桂组成，黄连苦寒，有清热泻火、清热燥湿、解毒医疮等功效；肉桂辛甘大热，有温中补阳、散寒止痛等功效。两者相互配伍，则能交通心肾，主治心肾不交的失眠。故徐大椿《医学源流论·方药离合论》指出："圣人为之制方以调剂之，或用以专攻，或用以兼治，或相辅者，或相反者，或相用者，或相制者。故方之既成，能使药各全其性，亦能使药各失其性，操纵之法，有大权焉，此方之妙也。"

3. 灵活应变原则

与西医学追求诊疗的规范化不同，传统中医学常追求诊疗的个体化。中医的方剂不同于西医的协定处方，后者具有严格的内容、形式和量的规定性，而前者具有极大的灵活性。其表现一是组方思维的直接对象是病机，但由于不同医生的经验、感悟、思路或方法不同，在同一病证的治疗中，不同的医生可能产生不同的治疗方剂。如对高血压肝阳上亢型的治疗，一般教材均以镇肝息风、平肝潜阳为治法，方用镇肝息风汤、天麻钩藤饮之类。名老中医颜德馨[①]则认为本病病机多为肝肾阴阳失调，形成上实下虚，治宜阴虚者补之，阴阳不调者燮理之，且多辅以活血软坚之品，仿二仙汤化裁，药用仙茅、仙灵脾、巴戟天、当归、知母、黄柏、潼关蒺藜、川牛膝、生蒲黄、水蛭、虎杖、夏枯草、决明子、莪术、海藻，疗效满意。赵绍琴[②]则认为本病为肝经郁火，源于气机郁滞、升降不得其所，肝郁化火，当以解郁为先，首选升降散，药用蝉衣、片姜黄、白芷、防风、僵蚕、苦丁茶、晚蚕沙、炒槐花、大黄，服之立效。二是治病过程中不是固守一首方剂，而是在前次治疗的基础上，谨察病机的变化来调整组方，以适应变化了的病情并且有效地加以调控。如前方不对证，则根据病情发展变化的轻重缓急、邪正盛衰、兼证不同等予以灵活化裁。常见的化裁方式，一是主药不变的加减，用于主症不变，次要症状或兼见症状发生变化的病情，随证加入与之相适应的药物或减去不相宜的药物，方剂的功用主治未发生根本的变化。如太阳中风兼喘者，治以桂枝汤加厚朴、杏子降气以平喘；太阳与少阳合病自下利，方用黄芩汤，若呕者加半夏、生姜降逆和胃止呕。二是主药变化的加减，用于主症发生变化的情况，随着主药的加减而产生新的方剂，但与原方仍有较为密切的关系。如桂枝汤加入炮附子，即变解肌祛风之方为温阳固表之方，主治汗出过多，阴阳两伤之证；又如麻黄汤去桂枝加入石膏，使麻黄与桂枝配以辛温发汗，变为麻黄与石膏相伍以发越郁阳，清宣内热，而成为辛凉清热之方。三是根据病情需要，将剂量加减变化，使方药主次关系与功效、主治随之发生变化。如桂枝汤加重桂枝的用量至五两，即成桂枝加桂汤，用于治疗汗多损伤心阳，阳虚阴乘，寒气上冲的奔豚。桂枝重用则温通心阳，平冲降逆。

① 颜德馨. 颜德馨临床经验辑要[M]. 北京：中国医药科技出版社，2000：195.
② 赵绍琴. 赵绍琴临床经验辑要[M]. 北京：中国医药科技出版社，2001：411.

4. 兼容药理原则

随着中药学现代研究的不断深入，出现了参照、兼容中药现代药理的组方思维方式。一种情况是以辨证组方为主，配伍具有现代药理作用的中药。如葶苈子，过去一般认为其苦泄之力较峻烈，只宜于实证，对肺虚喘促、脾虚肿满等证则非所宜；但近年药理研究发现，葶苈子具有强心甙样作用，临床上单用研末服或配伍附子、黄芪等温阳益气扶正的药物，用治肺心病、心力衰竭、小便不利、面目浮肿喘满，取得较好的疗效[①]。另一种情况是将中药按药理作用机理组方。如治疗慢性迁延性肝炎或慢性活动性肝炎谷丙转氨酶长期增高者，杭州名医余尚德根据黄芪、白术、茯苓能抑制乙肝表面抗原；茯苓促进抗体生成、稳定内环境、增加适应力，并可影响肝细胞及乙肝病毒；贯众、七叶一枝花、地耳草有抑制乙肝表面抗原的作用；丹参活血化瘀，改善微循环，促进肝细胞恢复，并加忍冬藤、半枝莲共同组成通阳解毒汤[②]进行治疗。也有的在按药理组方的基础上结合中医辨证，如治疗单纯性肠梗阻的复方大承气汤，在传统大承气汤的基础上加莱菔子、桃仁、赤芍三味，增强了降气通下的作用，有利于积滞下行，而且又有活血之功，可以改善肠管的血液循环，有利于炎症的消散，防止局部因血行不畅可能引起的组织坏死，对于急性肠梗阻气胀较重并兼有瘀血症状者，有较好的疗效。

上述组方用药思维原则中，以法统方原则是中医辨证论治的根本要求，系统方法原则是方剂结构的组成原则，灵活应变原则是中医诊疗个体化医学模式的体现，兼容药理的遣药组方思维方法则是中西医结合的产物，也是中医临床组方用药值得探索的途径。

（二）组方用药的常用思路

1. 针对性选方

从证候、病机、治法、方药一致性来看，审机定治中的治法和成方的功效应是统一的。临床选方是根据所立治法，选择与其相近功用的方剂的过程。显然，在现有成方中，尤其是在医生所熟悉的有限方剂中，从量上满足临床所有治法是不可能的，而针对性选方正是强调这种选方尽可能准确。如当根据风寒表证设立辛温发散法后，首先应考虑从辛温解表类（如麻黄汤、桂枝汤、葱豉汤、香苏散、九味羌活汤等）中选方；当立法中含有宣肺平喘时，则暂时排除了桂枝汤、香苏散、九味羌活汤等方，而从麻黄汤和三拗汤等具有辛温宣肺作用的方剂中选方；当考虑到机体壮实，风寒邪重，表闭无汗宜用辛温峻汗时，最后选方则指向麻黄汤。又如临床根据肺热壅闭或兼表郁证，立以辛凉宣泄治法后，针对性选方理应是麻杏石甘汤，而不应是越婢汤。虽然麻杏石甘汤与越婢汤两方均主以麻黄与石膏相配，均为辛凉解表之剂，但前方石膏用量较大，伍以杏仁；后方麻黄用量较大，佐以姜、枣，两方在功效上有宣泄肺热以平喘和发越水气以消肿之异。可以看出，针对性选方是以立法明确和拥有一定数量的成方以及对成方配伍功效的深刻理解为条件的。如岳美中[③]所说："善于使用古书成方，是名中医临证治病的特色。对于中医一个病的一个类型，我提出

① 颜正华. 中药学[M]. 北京：人民卫生出版社，1996：642.
② 卢祥之. 中国名医名方[M]. 北京：中国医药科技出版社，1991：629.
③ 陈可冀. 岳美中全集（上）[M]. 北京：中国中医药出版社，2012：289.

要求，起码应备三个以上的成方，每个成方的药物组成，每味药物的剂量大小，各药之间的配伍比例，方剂的加减进退，加减药物及其用量，都应当根据原书熟记。若证候不完全符合原书成方的主治证和加减证，便应更方。"

2. 成方化裁与直接组方

成方化裁和直接组方两者都须遵循"依法制方"的原则，但其组方思路依据的心智背景有所不同：成方化裁以方剂辨证和对成方配伍关系的理解为前提，倾向于直接利用成方中主要药味配伍；直接组方则以当前病证、病机、治法和中药配伍知识及个人用药经验为基础，表现为对个人用药谱中药味的一种临时重组。由于通常对成方方义的理解限制在原方方证和方药组成的范围内，因此成方中的药味关系在成方选用化裁中是相对固定的，同一立法下的不同医生的处方用药差异较小；而临床组方不仅因医生的经验不同而处方有异，且同一医生在同一立法下的组方用药也可有一定的时间随机性。

在临床组方时，首先应选准君药，因为君药在一定程度上作为一种指向，决定了方中其他部分药味选用的范围。如阳明胃经热证，选用石膏作为君药后，如邪热亢盛，津液受伤，则应配伍知母，因为石膏配知母所产生的清热泻火、生津止渴效用为石膏与其他清热药配伍所不逮；石膏性大寒，质重沉降，易伤脾阳，君用石膏，自然应考虑设立佐制药的必要性。当石膏与其他同类寒凉药配伍，特别是在患者脾胃素弱的情况下，尤其要考虑配伍佐制药。

现实中由上述不同思路制定的方剂，在涉及到具体药味配伍上是有所差异的，但均能取得疗效，这一方面可能反映了中医病证对所治方药在选择性上有一定的容许范围，另一方面也不能排除在各种有效方药间还存在有最佳选择的问题。

（三）方剂构比思维

方剂构比是指方剂内部各组成药物之间的结构关系、组方比例。每一首方剂的组成，都是在辨证立法的基础上，选择适当的药物妥善配伍，形成一定的构比关系。

1. 处方结构类型

处方结构是方剂组成的重要形式，也是认识方剂及临床制方用药的基本原则和重要思路。方剂的处方结构分为一元式结构和多元式结构。

（1）一元式结构　即组成方剂的所有药物具有相同或相似的作用，这些药物互相配合，协同取效。一元式结构又可分为单行式和相须式两种。单行式由一味药物组成，这类方剂较为少见，在现代临床应用并不多见，代表方剂如独参汤。相须式则由两味或两味以上药物组成，作用相似，协同取效，反映的仍是一元的单一结构。代表方剂如二至丸、失笑散、海浮散、参芪膏、二冬膏、黄连解毒汤、五味消毒饮等。此类方剂，往往难以用"君臣佐使"配伍理论加以解释。一些合方也是相须式结构，如二陈平胃散，方中二陈汤燥湿化痰、理气和中，平胃散燥湿运脾、理气和胃，二者作用相似，协同取效，为相须式结构。一般来说，一元式结构的方剂，常用于病机比较单一的病证，或病证虽较为复杂，但病情较重、病势较急，在治疗时只需解决主要矛盾。

（2）多元式结构 即由两味或两味以上作用不同的药物组成的处方结构。根据组成药物之间相互联系、作用方式的不同，又可分为主辅式和复合式。①主辅式结构。指组成方剂的药物中，有的药物是发挥主要作用，而另外一部分药物发挥的是减副增效的辅助作用。主药是针对主病或主证起主要治疗作用的药物，在方剂中起决定性作用，占主导地位，相当于君药；辅药包括增效辅助药和减副辅助药，涵盖了原臣、佐、使的内涵。②复合式结构。针对单一证或复合证，采取复合的治法而形成的方剂。这种方剂的处方结构各单元之间没有主次之分，而是互相配合，或者各行其是。每一个单元都是针对特定证候不可或缺的组成部分，如若删除，必将影响方剂的治疗方向。复合式方剂的运用，一是针对复合证，如心肾不交，治用交泰丸，方中黄连清心火，肉桂助气化，两者同等重要，缺一不可，互相配合，没有主辅之分，是复合式结构。二是针对夹杂证，如白虎加人参汤、柴胡桂枝汤、桂枝麻黄各半汤、桂枝二越婢一汤、八珍汤等。三是针对单一证，但根据中医传统理论，需要采取复合治法，选用相应药物复合组成方剂。如金匮肾气丸，小剂量附桂为一个单元——"少火生气"，六味地黄丸为一个单元——"滋补肾阴"，本方是针对肾阳不足这个单一证，根据"阴中求阳"理论，大剂量滋补肾阴药与小剂量温肾壮阳药复合而成的方剂。

2. 组方比例

组方用药不仅体现在药物的组成，同时也反映于药物剂量的配伍变化。所以，中医有"不传之秘在剂量"之说。组方用药比例属于方剂药量变化的范畴，包括方剂绝对量与相对量变化两个方面。方剂绝对量变化，是指方中某一味药物的剂量变化所引起的功效的变化，即量效相关性。这种量效相关性或有线性关系，如麻黄汤中麻黄量加大，则发汗、平喘作用增强，否则减弱；或为非线性关系，如柴胡小剂量升阳举陷，中剂量疏肝解郁，大剂量透热外出。方剂相对量变化，即组方用药比例的变化，指调整某些相互联系药物或单元结构的比例，使配伍关系发生改变，以至影响整个方剂的主治和功用。

中医临床根据所治病证的病机不同，确立不同的治法，遣药组方，制定用量策略，确定组方比例。如治疗肾阳不足证的金匮肾气丸，根据肾藏精、内寓阴阳的特点，方中滋阴益精结构与温阳生火结构的组方比例约为 10∶1，意在"阴中求阳""少火生气"。诚如《医宗金鉴 · 删补名医方论》所言："此肾气丸纳桂附于滋阴剂中十倍之一，意不在补火，而在微微生火，即生肾气也。"左金丸（黄连∶吴茱萸=6∶1）、六一散（滑石∶甘草=6∶1）、完带汤（山药、白术大于柴胡、荆芥穗）都是根据证候、治法定比的代表方剂。

相同的处方结构，调整组方比例，则可适应临床复杂证候的变化。如古方佛手散中川芎、当归的用量比例达 6 种以上。敦煌遗书古医方、《外台秘要》方、《太平惠民和剂局方》方皆为 1∶1；其他文献还有 2∶3、1∶4 等不同用量比例。这些用量比例多为古代医家临床根据病证变化的调整。又如以麻黄与石膏组成的方剂，随着病证的变化，二者比例亦随之变化，在越婢汤中二者用量比例 6∶8，用于治疗风水夹热证；在大青龙汤中二者用量比例 1∶1，用于治疗外感风寒，内有郁热证；在麻杏石甘汤中二者用量比例 1∶2，用于肺热咳喘证。现代临床又据证调整用量比例，如邪热闭肺，无汗，表有大热者 1∶3；如邪热壅肺，汗出，表无大热者，二者用量比例 1∶5；张锡纯则调整为 1∶10（石膏 1 两，麻黄 1

钱；或石膏 1 两半与麻黄 1 钱半）。枳术汤与枳术丸，同为枳实与白术组成，前方二者用量比例 2：1，突出"消食导滞"法，后方二者用量比例 1：2，突出"健脾和胃"法。黄芪与当归用量比例 1：1，体现"益气养血"法，如治疗气血两虚证的归脾汤；将二者比例调整为 20：1，则能"益气行血"，如治疗气虚血瘀证的补阳还五汤；如将二者比例调整为 5：1，则能"益气生血"，体现"有形之血生于无形之气"的治疗理念。

（四）临床用药思维

辨证论治的过程是先审证求机，根据病机确立治法，从治法选择具有相应功效的药物。因此，药物功效是联系治法与药物的纽带。临床总以中药具体的对病、对证、对症功效为基础，同时可结合现代中药药理研究结果。中药的药性，是从不同的特定角度，反映药物功效的一种性质或特征，是对该药功效的进一步高度概括。故对药效的把握，与病机之因、位、性、势相应，而有定性、定位、定向、定量等用药思维。

1. 定性用药，以偏纠偏

传统中药学将药物的性质概括为寒、热、温、凉四性，而从逻辑分类与能够更好指导临床用药的角度而言，应该分为寒性、平性、热性三类，其中寒性根据程度的差异可进一步划分为大寒、寒、微寒（凉），热性根据程度的差异也可再分为大热、热、温、微温等。只有掌握了药性的寒热，才能使辨证理论、治则治法与方药密切结合，从而有效指导临床实践。具体而言，一是祛除寒热病邪。有针对性地选择温热药以祛寒，寒凉药以清热或解暑，可以针对病邪，消除病因，治疗寒热证候。如寒邪在表，以辛温之麻黄、桂枝等散寒解表；表热之证，则以寒凉之薄荷、菊花等疏散风热。二是消除典型的寒热症状。在寒热病证中，因为寒热邪气内盛，往往继发一些典型的寒热症状，如畏寒、冷痛及发热、烦渴、红赤热肿等。利用相应的热性或寒性药物，可以通过祛邪而消除这些典型的寒热症状，亦可不经祛邪而直接缓解此类症状。三是调整脏腑阴阳失调。人体阴阳失调，往往导致机体出现偏寒或偏热的病理变化，即《素问·调经论》所谓："阳虚则外寒，阴虚则内热。"寒凉药常能扶阴抑阳以制热，温热药常能扶阳消阴以除寒。故补阴药的药性多偏寒凉，可退内生之虚热；补阳药的药性多偏温热，可解除内生之阴寒。另外，寒热药合用可以治疗寒热错杂之证，或纠正药性之偏，或反佐以防止用药格拒。

当然，对药性寒热的掌握与运用，又必须与药物的具体功效、归经等相联系。如同为温热药，吴茱萸善入肝经，用治肝经寒邪；干姜善温中阳，守而不走，用治中焦虚寒；附子辛热，色黑入于下焦，即可用于温肾阳，又因其能通达诸经，亦用于温经散寒。同属寒性药，有石膏大寒、知母寒、柴胡微寒的不同，所以表现在清热作用上，就有强弱和适应病证的差异。

中药除寒、热、平之性外，唐·陈藏器《本草拾遗》云："诸药有宣、通、补、泄、轻、重、涩、滑、燥、湿，此十种者，是药之大体……宣可去壅，即姜、橘之属是也；通可去滞，即通草、防己之属是也；补可去弱，即人参、羊肉之属是也；泄可去闭，即葶苈、大黄之属是也；轻可去实，即麻黄、葛根之属是也；重可去怯，即磁石、铁粉之属是也；涩可去脱，即牡蛎、龙骨之属是也；滑可去著，即冬葵、榆皮之属是也；燥可去湿，即桑白皮、赤小豆之属是也；湿可去枯，即紫石英、白石英之属是也。"结合此论，至少可进一步概括出补、泻、润、燥、通、涩等药性，分别与病性之虚、实、燥、湿、阻滞、滑泄相对应。凡能扶助正气，改善患者衰弱状态者为补，当分为补气、补血、补阴、补阳、补精等不同；凡能去除病邪、平其亢盛者为泻，又有解表、清热、泻下、祛风湿、利湿、驱虫、平肝潜阳、化痰等区别。药性的润燥是对药物祛除燥邪或湿邪，以及治疗燥证或湿证的作用性质的概括，并用以反映药物对人体阴液变化的影响。掌握和运用药性润燥之偏向，可以兼顾体质之燥红质与痰湿质、病证之燥湿以及地域、季节的燥湿特点，提高临床用药的准确性，减少用药的偏差。如同为解表药，有的燥性较强，可以胜湿，宜于外感夹湿之证；有的无明显燥性或略兼润性，则宜于外感之燥证。同为补气健脾药，因性有润燥，主治互异。如白术补脾胃而苦温燥湿，与脾喜温燥之性相符，善治脾虚有湿者；山药补脾而养阴生津，可遂胃喜柔润之性，主治脾虚津亏之证等。药性的通涩是对药物治疗气、血、津液、精等阻滞不通或滑泄不固病证作用性质的概括。大凡行气、活血化瘀、消食导滞、利湿等属于通的范围，止汗、止泻、固精、缩尿、止带、收敛止血等属于涩的范围，临床当根据不同病证酌情选用。

另外，临床定性用药，除考虑药物的性质外，还须考虑脏腑的生理特性。脏腑特性是脏腑功能的概括，对治疗用药具有高度的指导价值。顺应脏腑的生理特性而治，有利于促进其生理功能的恢复，在组方治疗中具有重要的意义。如肝主藏血、主疏泄，禀春木升发之性，喜条达恶抑郁，体阴而用阳，故治肝病用药常刚柔相济。肝失疏泄，不能条达，肝体失于柔和，可致肝血不足；肝血亏虚，亦可影响肝的升发条达之性，致肝郁气滞，二者互为因果。故四逆散中以柴胡疏肝解郁、调达肝气，芍药补血养肝，二者相配，疏肝柔肝，亦是适肝体阴而用阳之性。心主血脉而藏神，心气充沛，方能化赤，阴血充盈，方能灌注全身。故治心病，应兼顾其性，在炙甘草汤中以通心阳、补心血二者并用为要，即是此理。脾主升清，胃主降浊，为人体气机升降之枢纽，二者在生理上相互联系，在病理上相互影响。故小柴胡汤中以半夏、生姜降逆和胃止呕，人参、大枣益气健脾，升发脾气，二者相配，升脾之清阳的同时降胃之浊阴，以恢复气机的正常运行。肺主宣发、肃降，若肺气失宣或肺失肃降，出现肺气上逆之喘咳等证，用药宜宣降并用。麻黄汤中麻黄伍桂枝发汗解表的同时，以杏仁之苦降之性，肃降肺气，与麻黄相合，一宣一降，即是适合肺的生理特性。肾为封藏之本，其气化功能一可以向上蒸腾津液及元阴元阳，以温煦濡养脏腑；二可以向下渗利气化，以排出水湿和代谢产物。其病机不仅表现有肾精亏损而且有气化功能的失职，故组方治疗时，还应着眼于顺其蒸腾气化之性。大肠主传导糟粕，故槐花散中配伍枳壳宽肠行气，以顺肠胃下行之功。膀胱主贮尿、排尿，其排尿功能的正常与否，有赖于肾和膀胱的气化作用。所以，五苓散中以甘淡渗利之品利水之时，配伍桂枝既解表邪，又温通阳气，助膀胱之气化。总之，为提高临床疗效，组方用药时还要充分考虑所治脏腑的生理特性。

2. 定位用药，使药达病所

中药归经是药物作用的定位概念，即用以表示药物作用对人体部位的选择性，它揭示了药物作用的又一必不可少的特征。临床用药时，将归经和其他性能结合起来考虑，可以增强用药的准确性，从而提高疗效。对于那些性味与主要功效相同，而主治部位不尽一致的药物，尤其如此。例如，病邪侵入体内有脏、腑、经、络之不同，如同是热证，有肝火、胃火、心火、肾火等区别，清胃火之药未必能清心火。如果在掌握性味、升降浮沉等性能的基础上又考虑药物归经的特性，选择与发病的脏腑、经络相吻合的药物，便能取得理想的疗效。反之，不考虑药物归经，虽然所选择的药物切合病情的寒热虚实，却不一定能取得预期的疗效。

（1）经络归经理论指导用药　一般而言，专归某经或主归某经的药物，即针对该经病证起主要治疗作用的药物，可视其为方中之君药；而兼归该经或组方配伍后归属该经的药物则多为针对该经病证起辅助治疗作用的药物，可作为方中之臣药或佐药。如六经辨证中，以麻黄、桂枝为君药治疗足太阳经的病变，以柴胡为君药治疗足少阳经的病变。又如同是寒凝气滞之腹痛，治疗原则均为祛寒理气止痛，但因疼痛部位不同，则应根据药物的归经选择不同的药物，如大腹痛者为病在足太阴脾经、足阳明胃经，应选干姜、丁香等归脾经之药。若痛在小腹，甚则牵引睾丸，为病在足厥阴肝经，应选吴茱萸、小茴香、荔枝核等归肝经之药。

（2）脏腑归经理论指导用药　人体的脏腑、经络之间有着密切的联系，五脏六腑与经络归经一样，如一种药物专归或主归某脏或某腑，则多针对该脏或该腑的病证起主要的治疗作用，在以该治疗作用为主导的方剂中，此药多为君药；而方中其他兼归该脏、该腑或经配伍后归属该脏或该腑之药物，多为方中之臣药或佐药。如同为甘寒的补阴药，沙参归肺胃经，百合归肺心经，龟甲归肝肾经，必须准确选用。

（3）选用引经药引诸药直达病所　引经药，指药物对机体某部分的选择性作用，即某些药对某些脏腑经络有特殊的亲和作用，因而对这些部位的病变起着主要或者特殊的治疗作用。如川芎辛温走窜，走而不守，能上行至头，为头部的引经药，故治各种头痛，均可选用；桑白皮是肺经的引经药，在治疗肺燥所致的咳喘方剂中加入桑白皮能引药入肺；香附、柴胡是肝经的引经药，在治疗肝气郁滞、胁肋胀痛时加入柴胡、香附可引药入肝。独活为祛风散寒除湿之要药，性善引药下行，故对下半身肌肉关节疼痛最为适宜。姜黄能引药上行通达上肢，常作为上肢痹症的引经药。由于引经药能够引领方中其他药物直达病所，所以临床正确选用引经药，将起到事半功倍的作用。

3. 定向用药，以调病势

中药的升降浮沉，用以表示中药对人体作用的趋向性，主要反映药物对于病证的病势趋向的影响。升降浮沉理论补充和发展了中药的用药原则，增强了中药学的理论性和用药的准确性。如紫苏叶与苏子，均为性温、味辛、主要归肺经的无毒之药，按药性、归经等理论，很难表述其作用特点的差异。引入升降浮沉之后，前者性升浮而宣肺气，后者性沉降而降肺气。其论理更加深入，用药更加有据。

掌握各药的作用趋向，其临床意义有三：其一，纠正机体气机的升降出入失调，使之恢复正常。人体的各种病证，常常表现出向上、向下、向外、向内的病势趋向。这些病势趋向，大多是脏腑气机失调而不能自我调节和恢复而引起的，治疗应利用药物的升降浮沉性质，逆其病势趋向，使之尽快恢复正常。如胃失和降而上逆作吐者，须用旋复花、代赭石等降胃和中之药，逆其病势，以复胃气和降之常；脾虚下陷内脏位置下移，须用升麻、黄芪等升浮之药，逆其病势，以复脾气升清之常。其二，因势利导，祛邪外出，以避免外邪进一步损伤正气。有些病势趋向机体为了祛邪外出的保护性反应，治疗应顺其正气抗邪之势，以利于祛邪。如因饮食过多，胃腑拒纳而作呕者，应顺其上逆之势，因势利导，须以助吐之药，迅速吐出宿食，以避免脾胃受伤。其三，因时制宜，顺应四时升降浮沉之势。人体脏腑气机的升降出入，与自然界四时的寒热更替、阴阳消长的规律性变化息息相关，具有春升、夏浮、秋收、冬藏的特点。因此，用药防病治病，尤其是养身保健之时，必须考虑脏腑的生理特点，顺应气机四时生长收藏的节律变化。如《本草纲目·四时用药例》中说："必先岁气，毋伐天和……升降浮沉则顺之，寒热温凉则逆之。故春月宜加辛温之药，薄荷、荆芥之类，以顺春升之气；长夏宜加甘苦辛温之药，人参、白术、苍术、黄柏之类，以顺化成之气；秋月宜加酸温之药，芍药、乌梅之类，以顺秋降之气；冬月宜加苦寒之药，黄芩、知母之类，以顺冬沉之气。所谓顺时气而养天和也。"这种立足于中医学的整体观，要求用药时不仅要了解药物对人体病理状态的影响，还应了解自然界这一大环境与人体生理及药物功用的相互关系，并且更要掌握人体生理升降出入的节律变化，对于同一药物的喜恶和利害是相对的，又是不断变化的，这些认识不乏其科学性，但尚有许多进一步研究的问题。

4. 定量用药，中病即止

中药剂量是中医处方的一个重要组成部分，有时中药剂量稍有变化，处方的功用、主治则截然不同。当辨证、选方、用药确定后，合理用量是疗效的关键。古人曾有"中医不传之秘在用量"之说，说明中药剂量大小决定治疗效果。影响中药用量的因素有很多，大致可概括为患者、应用、药物三个方面。

（1）患者方面　患者方面的因素包括年龄、性别、体质、病证、病程长短、病势轻重等，总体可分为患病之人与所患之病、证等方面。

首先，因人施量。《圣济总录》卷三《叙例·用药多少》云："凡服药多少，要与病人气血相宜。盖人之禀受，本有强弱，又贵贱苦乐，所养不同，岂可以一概论。"患者的性别、年龄、体质等是影响药物用量的重要因素，故临床用量因人而异，做到个体化用量。一般对老人、小儿的用量要小于中青年，老人用量一般为青年人的 2/3，3～6 岁小儿用量为成人量的 1/3，6～12 岁儿童为成人量 1/2。体质强壮者，耐受力强，用量宜大；体质虚弱者，不胜药力，用量宜小。诚如《温疫论·老少异治论》云："凡年高之人，最忌剥削，设投承气，以一当十；设用参术，十不抵一。盖老年荣卫枯涩，几微之元气易耗而难复也。不比少年气血生机甚捷，其势浡然，但得邪气一除，正气随复。所以老年慎泻，少年慎补，何况误用也？亦有年高禀厚，年少赋薄者，又当从权，勿以常论。"

妇女月经、妊娠、产褥、哺乳等阶段，其体质可有某些暂时变化，用药剂量相应要有所变化。如产后亡血汗出而体虚多寒，或哺乳期中，乳汁去多，若营养较差，阴血每易不足，中气亦虚，此时应用补益气血药物宜量大，攻伐药物量宜小。月经期内，血室空虚，感邪即易深入，应用补血药物宜量大，攻伐药物量要小等。

其次，因病施量。病，指疾病的种类及病势。因病施量的思维可概括为：病种不同，用量不同；急危重病，剂量宜大；慢轻浅病，剂量宜小。因病施量具体包含随病施量和因势施量两方面内容。

单味药在临床中具有多重功效，在不同剂量范围内，发挥不同功效，因此，同一药物治疗不同疾病，其用量可能不同。如半夏，一两降逆止呕，二两安神催眠。桂枝汤中桂枝三两解肌和营；桂枝加桂汤中，桂枝五两平冲降逆。柴胡小剂量升提，大剂量退热，所以李东垣在创制补中益气汤时，方中柴胡用小剂量协助党参、黄芪升举清阳；而小柴胡汤治疗少阳病寒热往来或低热时，以柴胡为君药，用量较大。再如黄连调治脾胃病，一般用 1.5～9g 即可，其目的不在苦寒清热，而是与他药配伍以收辛开苦降之功；而黄连治疗糖尿病，一般用 15～45g，若出现酮症，则可用至 90g，甚者 120g[①]。又如石膏，治疗外有风寒、内有里热的麻杏石甘汤，用量为 24g；治疗瘟疫病的清瘟败毒饮一方，以重用石膏为主，生石膏用量为 180～240g。麦芽健脾开胃一般用 5～10 g，回乳则用 120g。山楂用于活血祛瘀，用 6g 即可见效，而治疗慢性胆囊炎用量须 15～30g 方可取效。槟榔行气除胀消积用 6～15g，驱杀绦虫则用 60～120g。

因势施量，即根据病势缓急、轻重决定药物用量。一般急危重症，或慢性病急性发作期，病邪来势凶猛，若不迅速扭转病势，恐病入险途，故须药力足够，方可击退病邪；而轻缓之病，或慢性病稳定期，邪气不盛，可予平和之量调治。如大黄牡丹汤，治肠痈将成脓或已成脓，病势紧急，若救治不及时，恐顷刻间危及生命，故重用大黄四两、桃仁五十枚；下瘀血汤治瘀血结于脐下，属长期淤积所致，病势相对较缓，故虽亦用大黄、桃仁推陈逐瘀，但用量相对较小。再如张锡纯《医学衷中参西录》论石膏云："以微寒之药，欲用一大撮扑灭寒温燎原之热，又何能有大效。是以愚用生石膏以治外感实热，轻证亦必至两许；若实热炽盛，又恒重用至四五两，或七八两，或单用，或与他药同用，必煎汤三四茶杯，分四五次徐徐温饮下，热退不必尽剂。"总之，病势急者，用量宜大，而病势缓者，用量宜轻。

第三，因证施量。辨证施治是中医的精髓，因证施量，是中医治疗疾病的一大特色。因证施量要求在理法方药确定后，对药物的量必须准确把握。同一种疾病，症状重者，用量要大，症状轻者，用量要小。《伤寒论》中大青龙汤证、小青龙汤证均有表寒症状，然大青龙汤证"脉浮紧""身疼痛""不汗出"等表寒症状较小青龙汤证更重，故大青龙汤麻黄用六两，而小青龙汤麻黄用三两。药物组成相同的处方，由于治疗症状不同，同一药物剂量也会不同。如厚朴三物汤、厚朴大黄汤和小承气汤，三者药物组成相同，均为厚朴、大黄、枳实，但厚朴三物汤证以痛而闭症状突出，故以厚朴、枳实为君，行气除满为主，方用厚朴八两、枳实五枚，大黄四两；小承气汤证以便秘为主症，故以大黄为君，荡涤积滞，方用大黄四两，厚朴二两，枳实三枚；而厚朴大黄汤证以胸满症状为主，治疗更偏重理气，故以厚朴一两为君，大黄六两、枳实四枚为臣。同一个处方，由于主治证不同，主药改变，用量也随之增减。如《医宗金鉴》颠倒木金散，是由木香与郁金两药组成，适用于气滞血瘀之胸腹胁肋疼痛病证，应用时可据气滞、血瘀两者的轻重程度增减其量。"属气郁痛者，以倍木香君之；属血郁痛者，以倍郁金君之。为末，每服二钱，老酒调下"。因此，有是证，用是药。证变药量亦随之而改变。

① 仝小林. 脾瘅新论——代谢综合征的中医认识及治疗[M]. 北京：中国中医药出版社，2018：220-221.

（2）应用方面　药物剂量大小的确定，从应用方面而言，主要与方剂的配伍、大小、剂型、服用方法等有关，也称之为因方施量。首先，药物配伍影响药物用量，不少毒性或偏性药物经过适当配伍，毒性降低，偏性纠正，去其性而存其用，此时用药剂量可增大。如乌头汤、乌头煎、乌头桂枝汤，乌头用五枚，然均以蜜煎乌头，以减轻乌头毒性。其次，一般制方大者，称为"围方"，其药味繁多，作用广泛，适合慢性病调理，故用量宜小，以平和见奇；制方小者，称为"精方"，其药味精简，作用集中，适合治疗危急重症，故用量宜大，以起效迅捷。倘若制方大者，仍用重剂，则总方药量必然偏大，长期服用恐有毒副作用。相反，倘若制方小者，仍用轻剂，则恐病重药轻。如《金匮要略·血痹虚劳病脉证并治》中治疗疟母用鳖甲煎丸，全方由 23 味药物组成，但药物用量很轻，方中药物最大用量仅 12 分，最小用量 1 分。同样是张仲景的方，《伤寒论》用来治疗少阴病，手足厥逆的通脉四逆汤有 3 味药物组成，方中药物最大用量为 3 两。另外，同一药物在复方中做主药时，一般比做辅药时量大。

此外，围方多用丸剂，精方多用汤剂，不同剂型，用量亦不同。如抵当汤与抵当丸，虽药物相同，但剂量不同。一般汤剂用量较大，煮散次之，丸散（服散）膏丹，用量较小。煮散，约为汤剂用量 1/3～1/2，丸散膏丹，约为汤剂用量 1/10。因此，药随方变，以方定量。

服药方法及服药后的反应，也影响着用药剂量。一般处方用量较大时，可分多次服用，使每次平均服药量不至于过大，且可保持一定的血药浓度。临床中，常常需要根据患者服药后反应，调整用量。如不效增量，中病即止或中病即减等。如《伤寒论》麻子仁丸方后注云："饮服十丸，日三服，渐加，以知为度。"尤其是一些毒性药物根据服药反应调整用量，能够有效保证用药安全。

（3）药物方面　药物剂量大小的确定，从药物本身而言，涉及到药材的质量、质地、气味、毒性等，也称之为因药施量。《神农本草经》分中药为上、中、下三品，上品药多是养生延年之药，可多服久服，不少药物属药食同源之品，如酸枣仁、淮山药、葛根、茯苓等，多用亦无大害；中品无毒或有毒，主养性，具补养及治疗疾病之功效，用量可酌情放宽；下品药多是有毒或峻猛之品，为除寒热、破积聚之药，主治病，如甘遂、马钱子、巴豆等，用量应谨慎，用之不当可伤正甚或危及生命。道地药材大多气味浓厚纯正，力大效宏，用量宜小，如云南的三七、西藏的红花、山西的党参、吉林的人参、宁夏的枸杞等。花叶类质地轻的药物，如菊花、桑叶、玫瑰花等用量宜轻；质重的药物，如代赭石、磁石、石决明、龙骨、牡蛎等用量宜大；芳香类药物，如麝香、冰片等用量宜小；同种药物鲜品用量大，饮片用量小。

另外，从因地、因时制宜的角度而言，药物所用剂量也受地域环境、季节气候的影响。如寒冷潮湿地区，多用温热、化湿、燥湿等药，且剂量偏大；干燥少雨地区，则养阴润燥药用量较大。《素问·六元正纪大论》指出："用寒远寒，用凉远凉，用温远温，用热远热。"即强调用药必须根据四季气候变化加以调整。

综上所述，定性、定位、定向、定量用药之间又密切关联，相互影响，与药物的功效一起构成一个有机体系，临床需谙熟药性，审视择药，综合考虑。如果医生能够心明于此，才能更好地使用药物，做到用药如用兵，药到病除。

拓 展

病案 1 焦某，女，20 岁，1972 年 12 月 29 日初诊。口腔、阴部溃疡已 6 年余。6 年前患口腔、阴部溃疡反复发作，始终未愈，伴头晕，视力模糊，双膝关节疼痛，畏寒，发热（38℃），下肢浮肿。在某医院诊为口腔炎、风湿性关节炎，给予抗菌素、维生素等治疗，未见显效。胃纳差，渴不欲饮，脉弦细，苔薄白，舌质稍红。检查：咽不红，扁桃体不肿大，颈、颌、腹股沟淋巴结均不肿大，心肺无异常，肝大右肋下及 0.5cm。局部检查：口唇、舌及上腭可见小片状糜烂，呈浅在性溃疡，表面附有灰白色渗出物，有触痛。鼻腔黏膜亦发现有溃疡。妇科检查：大阴唇及阴阜可见三个豌豆大较深之溃疡，边缘不整齐，无明显红晕，表面有白膜覆盖。曾在首都医院做口腔或阴部溃疡分泌物涂片检查，未发现致病菌。

中医诊断：狐惑病。西医诊断：白塞氏综合征。

此为湿热化浊，上下相蚀，湿热阻络，气滞血瘀而致病。治以苦辛通降、清化湿热。方用甘草泻心汤与导赤散合方加减：生甘草 50g，川连 6 克，黄芩 9 克，干姜 6 克，制半夏 6 克，黄柏 9 克，黄芪 6 克，生地 15 克，木香 12 克，木通 15 克，肉桂 1.5 克，细辛 1.5 克，车前草 9 克。每日 1 剂，水煎服。

二诊：服上方加减 7 剂后，诸症减轻。再服 13 剂，自觉症状消失，口腔、阴部溃疡愈合。嘱仍服前方 6 剂，以巩固治疗。1975 年 9 月 24 日随访病未复发①。

病案 2 雷某，女，40 岁，1999 年 7 月 1 日入院。心慌心跳，胸前区憋闷半月。5 月 1 日因受凉感冒，头痛鼻塞，自服康泰克等，上述症状消失，但仍有咽部不适。至半个月前因过度劳累后始出现心慌心跳，胸前区郁闷不适，心电图示偶发室性早搏，服用心血康、肌苷等，症状未见缓解。3 天后至空军总医院行动态心电图示频发单纯性早搏，诊为病毒性心肌炎，经予抗病毒口服液等药物治疗，效果不明显，遂来我院求诊而收入院。

邓老查房，四诊合参，其临床特点为：患者中年妇女，奔波劳累，神清，面色晦滞，准头欠光泽，疲倦乏力，心悸胸闷时作时止，纳一般，眠差，口干，二便调，舌淡黯边有齿印，苔少，脉结代。诊断：中医：心悸（气阴两虚，痰瘀内阻）；西医：心肌炎，心律失常，频发室性早搏。

第一阶段：扶正祛邪，治以补益气阴、养心安神为主，佐以祛瘀通脉，方以炙甘草汤加减……药用：炙甘草 30g，生地 20g，麦冬 15g，阿胶（烊）9g，桂枝 12g，党参 30g，麻仁（打）20g，大枣 6 枚，生姜 9g。水煎服，日 1 剂，共服 5 天。

第二阶段：（1999 年 7 月 5 日）。经上述治疗，精神好转，偶有心慌心跳胸闷，纳眠可，无口干，二便调，舌淡黯边有齿印，苔薄白，脉涩……气阴已复，痰瘀渐显，治法以益气养阴，豁痰祛瘀通脉为法，原方去生姜，加法半夏、茯苓、丹参、桃仁，加强豁痰祛瘀通脉之力，药用：炙甘草 30g，生地 20g，麦冬 15g，阿胶（烊）9g，桂枝 12g，党参 30g，麻仁（打）20g，大枣 6 枚，法半夏 12g，茯苓 30g，丹参 20g，桃仁 12g。水煎服，日 1 剂，共服 4 天。

---

① 路志正，易瑞云. 五种泻心汤的临床运用和体会[J]. 广西中医药，1984，7（2）：25-27.

第三阶段：（1999年7月9日）。精神好，心慌心跳胸闷偶作，纳、眠尚可，二便调，舌淡黯苔稍腻，脉细涩。心率78次/分，律欠齐，可闻及早搏1～2次/分，上药养阴太过，痰瘀更明显，当改予益气健脾、涤痰祛瘀通脉为主，药用：竹茹10g，枳壳、橘红各6g，茯苓15g，法半夏10g，太子参30g，白术15g，田七末（冲）3g，火麻仁（打）24g，炙甘草10g，五爪龙30g，丹参20g。水煎服。

患者守方服20天，诸症消失，纳、眠可，二便调，舌淡红苔薄脉细，心率80次/分，律齐，24h动态心电图示：窦性心律，偶发室性早搏，仅见原发室早4次，出院[①]。

按 甘草性平、味甘，具有补脾益气、清热解毒、调和诸药等功效，又名为"国老"。其中生甘草偏于清热解毒，炙甘草偏于补益。一般调和诸药，以甘草为佐使药，常用3～6g。而甘草泻心汤和炙甘草汤，甘草均为主药，故重用至30g以上。病案1中路志正重用生甘草50g为君，清热解毒，治疗久治不愈之狐惑病。现代药理研究显示甘草中的部分有效成分对溃疡有明显保护作用。病案2邓铁涛用炙甘草30g甘温补脾益气通脉，为本方的主药。以上两例是分别重用生、炙甘草的病案。而临床用生甘草解毒时，更常用大剂量水煮，方可见效。可见，同一种药物在不同剂量区间，其功效可能不同，临床治疗疾病，可通过调整药物剂量选择适合的治疗窗。

（五）组方用药中的辩证思维

中医临床组方用药十分重视药物之间的"七情合和"关系，概括起来，大致可分为三类关系：一是相辅相成。即以某一二味药物的功能为主，再配以某些性质、功能比较接近的药物，共同发挥某种治疗作用，达到协调增效的目的。如白虎汤中石膏与知母的协同清热，大承气汤中大黄、芒硝、枳实、厚朴的协同泻下，桃仁承气汤中桃仁、大黄的协同攻逐瘀血等。或将性味、功能不同的药物配伍，通过互补或协同，产生各自药物不具备的新功效。如桂枝汤中桂枝与芍药配伍以调和营卫，小柴胡汤中柴胡与黄芩配伍以和解少阳等。二是相制相成。指两类药物相互配合，一类药物发挥主要治疗作用，另一类药物用以消除或减低其毒性，或缓和其峻烈，或调矫其偏性，尽可能减少药物不良反应，确保用药安全。如麻黄汤配伍炙甘草，缓麻、桂相合之峻，以防过汗伤正。三是相反相成。指两类属性、功用或作用趋向相反的药物相互依赖、相互促进的配伍方法。它并不是一般意义上的寒热并用、补泻并用、升降并用、散收并用，而是通过反佐以达到纠偏防弊的目的。这一配伍方式充分体现了辩证思维的特点，常见方法有以下几种。

1. 寒热反佐

本法指在大量寒凉药中少佐温热之品，以防寒凉太过郁遏冰伏或败伤脾胃，又可获"火郁发之"之效；或在大量温热药中少佐寒凉之剂，以防温热太过伤阴化火。何梦瑶《医碥》深得此义，指出："以纯热证虽宜用纯寒，然虑火因寒郁，则不得不于寒剂中少佐辛热之品以行散之，庶免凝闭郁遏之患；纯寒证虽宜用纯热，然虑热性上升，不肯下降，则不得不于热剂中少佐苦寒之品，以引热药下行，此反佐之义也。"如吴茱萸汤清肝泻火，降逆止呕，重用苦寒之黄连，反佐吴茱萸（连萸之比约 6∶1），借其辛热之性制黄连之寒，散肝气之郁，使清中有散，寒中有温，热清邪解而不致过剂。芍药汤调气和血，清热解毒，药用黄芩、黄连、大黄之属，反佐肉桂之温热以防寒凉过剂伤及脾胃。四生丸凉血止血，于寒凉之生柏叶、生荷叶、生地黄中，反佐温经止血之艾叶，既可加强止血作用，又可防止寒凉太过凝滞致瘀。另如霍乱阳亡阴竭之证，若纯用辛热之品，恐为阴寒格拒，不易受纳，故张仲景创通脉四逆加猪胆汁汤，反佐猪胆汁之咸苦寒，取益阴和阳之意。黑锡丹温壮下元，镇纳浮阳，药用大队温热香燥之品，然恐温燥太过，故佐苦寒之川楝子监制诸药温燥之性，诚如喻嘉言《医门法律》所云："按此方用黑锡水之精，硫黄火之精，二味结成灵砂为君，诸香燥纯阳之药为臣，用金铃子苦寒一味为反佐。"

2. 升降反佐

升，指趋上、升陷的治法；降，指润下、降逆的治法。在组方中，有升无降，则会导致气血上壅或中气上逆；一味沉降，反会戕伤中气。故组方用药，应根据升降相因之理，在升药中少佐降药或降药中少佐升药，以启动升降之枢，制约药性之偏，收辅助之功。如济川煎温肾益精，润肠通便，药用苁蓉、当归、泽泻、牛膝、枳壳等润下降泄之品，为防润降太过反伤正气，故佐用升麻升阳举陷，以收"欲降先升"之妙。清胃散用黄连、丹皮、生地之属清泄胃火，凉血养阴，然恐寒凉清泄太过，损伤中气，甚至导致脾阳下陷，故反佐升阳散火之升麻，使清中有散，降中有升，清泄而无凉遏之弊，散火而无升阳之虑，相反相成，相得益彰。川芎茶调散疏风止痛，主治外感风邪头痛，因"高巅之上，惟风可到"，故多用辛散升浮之品，恐其升之太过，反佐茶叶之降，既制约风药升燥之性，又可清利头目，诚如李时珍《本草纲目》言："茶苦而寒，阴中之阴，沉也，降也，最能降火，火为百病，火降则上清矣。"他如东垣升阳益胃汤，在大剂益气升阳之品中，佐以半夏、黄连，既有辛开苦降之效，亦取升中佐降之义。

3. 开合反佐

开，泛指发表、宣散、疏通等治法；合，即收敛、固涩类治法。在遣药组方中，有开无合，则易耗伤正气；有合无开，则会壅滞不化，使气血运行不畅。故组方用药常据开合相成之理，在开药中少佐合药，或合药中少佐开药，以取利避弊。如苏合香丸芳香开窍，行气止痛，以芳香开窍之苏合香、麝香、冰片、安息香为主，配伍大量辛香行气之品，反佐煨诃子收涩敛气，以防辛香太过，耗散正气。小青龙汤解表化饮，止咳平喘，药用辛温燥散之品，又配伍酸敛之白芍、五味子以防伤肺耗津，诚如张秉成《成方便读》言："肺苦气上逆，急食酸以收之，故以芍药、五味子、甘草三味，一防其肺气耗散，一则缓麻、桂、姜、辛之刚猛也。"苓甘五味姜辛汤之用五味子，亦取此义。合中佐开者如固冲汤在益气收敛止血之中，配用茜草祛瘀止血，使血止而不留瘀；诃子散收敛止泻，佐理气之陈皮，使涩而不滞；真人养脏汤涩肠固脱，佐木香以行气，均体现了开合反佐之义。

4. 动静反佐

莫枚士《研经言》云："药性有刚柔，刚为阳，柔为阴。故刚药动，柔药静。"动，指药有行气、活血、疏通等效用；静，指填补精、气、血、阴阳等功用。行气活血走窜之品，动之太过则易于伤正，故宜佐静补之品。如行气降逆，宽胸散结之四磨汤，药用乌药、沉香、槟榔行气降气，又用大补元气之人参以防止行散太过，耗伤正气。血府逐瘀汤活血祛瘀，行气止痛，反佐静养之生地以养血滋阴，目的亦在于使瘀去不伤正，理气不耗阴。补益药物，多有滋腻之性，容易阻碍气机，故常佐以升散疏通之品，以使补而不滞。如五味异功散、补中益气汤等既用参、芪之类补气，又用陈皮行气。归脾汤补益气血，在大队甘补之品中，配木香以行气，当归以活血。四物汤用熟地、白芍滋腻填补，配当归、川芎则补中有行，静中寓动，使补而不滞。如周学海《周氏医学丛书·脏腑药式》所言："血宜疏通而恶壅滞，补血之中兼以活血，乃善用补者也。"

5. 补泻反佐

补益之中反佐渗利疏泄之品，可疏通气机，使补益作用更好地发挥。龚居中《红炉点雪》指出："古人用补药，必兼泻邪，邪去则补药得力，一阖一阖，此乃玄妙。后世不知此理，专一于补，所以久服必致偏胜之害。"如六味地黄丸为滋肾阴的基础方，药用熟地、山茱萸、山药滋肾阴，养肝血，益脾阴；然全用滋补，常滞碍药力之吸收，故加泽泻佐熟地以泻肾浊，取丹皮佐山茱萸以泻肝火，用茯苓佐山药而渗脾湿，使补中有泻，相反相成，补而不腻。邪实之证，治疗自宜泻邪，然泻中佐补，可防正气受损，如防风通圣散，汗、清、泻、利，用以治疗表里俱实之证，反佐白术、芍药等调养气血，寓补养于散泻之中，使汗不伤表，下不伤里。十枣汤攻逐水饮，用辛苦气寒大毒之甘遂、大戟、芫花，攻水邪之巢穴，决其渎而下之，一举而水患可平，同时反佐大枣之肥大者顾护脾胃，缓其峻毒。另如白虎汤之用粳米，败毒散用人参，龙胆泻肝汤用生地、当归，均属泻中佐补之例。故《医宗金鉴·删补名医方论》言："是败毒散之人参，与冲和汤之生地，人谓其补益之法，我知其托里之法。盖补中兼发，邪气不致于流连；发中带补，真元不致于耗散……此古人制方之义。"张秉成《成方便读》论龙胆泻肝汤亦指出："古人治病，泻邪必兼顾正，否则邪去正伤，恐犯药过病所之弊，故以归、地养肝血，甘草缓中气，且协和各药，使苦寒之性不伤胃气耳。"

6. 润燥反佐

润，即滋阴柔养之法，药用地黄、山茱萸、天冬、麦冬、白芍等；燥，指辛散温燥之法，如芳香化浊之厚朴、草果等，辛温雄烈之附子、干姜、肉桂，以及化痰之白附子、白芥子、南星、半夏等。石寿棠《医原》云："燥病治以润，不妨佐以微苦。"即取微苦之燥，以防润燥养阴药的滋腻。如治疗肺胃阴虚气逆的麦门冬汤，以及清热生津，益气和胃之竹叶石膏汤，均取半夏与麦冬相配，润燥相合，即取半夏降逆之效，又可制约麦冬滋腻碍胃之弊。反之，温燥之品每易伤津，故反佐以润，可克其弊。如二陈汤燥湿化痰，用橘、半之温燥，反佐少量乌梅于其中，既制其燥性，又收敛肺气，使全方燥中有润，散中有收。

温阳利水之真武汤，加用白芍养血滋阴之品，其意亦在于制姜、附、术之刚燥，使温阳而不燥烈，祛邪而不伤正。祝谌予①治疗糖尿病患者全身燥热、口渴多饮、易生痈肿等症，取苍术与元参合用，以元参之润制苍术之燥，以苍术温燥防元参滞腻，亦体现了润燥反佐之法。

反佐配伍不同于双向调节，后者是针对病机之寒热、虚实、升降等错杂并见而立，而反佐配伍所治病证一般性质单一，其目的仅在于纠偏以防止药害，或顺应四时变化，治不违时，故临证配伍用药多仅一二味即可，且用量宜轻，药性当柔和而忌峻猛，以免影响全方之治疗效果。

 拓 展

甲寅二月初四日，陈，三十二岁……症始于上肿，当发其汗，与《金匮》麻黄附子甘草汤。

麻黄去节，二两，熟附子一两六钱，炙甘草一两二钱，煮成五饭碗，先服半碗，得汗止后服，不汗再服，以得汗为度。

此方甫立，未书分量，陈颂帚先生一见云：断然无效。予问曰：何以不效？陈先生云：吾曾用来。予曰：此方在先生用诚然不效，予用或可效耳。王先生名谟（忘其字），云：吾甚不解，同一方也，药止三味，并无增减，何以为吴用则效，陈用则否，岂无知之草木，独听吾兄使令哉？余曰：盖有故也。陈先生性情忠厚，其胆最小，伊恐麻黄发阳，必用八分，附子护阳，用至一钱，以监麻黄，又恐麻黄、附子皆慓悍药也，甘草平缓，遂用一钱二分，又监制麻黄、附子。服一帖无汗，改用八味丸矣。八味阴柔药多，乃敢大用，如何能效？陈荫山先生入内室，取二十八日陈颂帚所用原方，分量一毫不差。在座者六七人，皆哗然，笑曰：何吴先生之神也？余曰：余常与颂帚先生一同医病，故知之深矣。于是麻黄去净节用二两，附子大者一枚，得一两六钱，少麻黄四钱，让麻黄出头，甘草一两二钱，又少附子四钱，让麻黄、附子出头，甘草但坐镇中州而已。众见分量，又大哗曰：麻黄可如是用乎？余曰：人之所以畏麻黄如虎者，为其能大汗亡阳也。未有汗不出而阳亡于内者，汤虽多，但服一杯或半杯，得汗即止，不汗再服，不可使汗淋漓，何畏其亡阳哉？但此症闭锢已久，阴霾太重，虽尽剂未必有汗。余明日再来发汗。病家始敢买药，而仙芝堂药铺竟不卖，谓想是"钱"字，先生误写"两"字。主人亲自去买，方得药。服尽剂，竟无汗。

初六日，众人见汗不出，佥谓汗不出者死，此症不可为矣。予曰：不然……余化裁仲景先师桂枝汤，用粥发胃家汗法，竟用原方分量一剂，再备用一帖，又用活鲤鱼一尾，得四斤，煮如前法。服麻黄汤一饭碗，即接服鲤鱼汤一碗，汗至眉上；又一次，汗至上眼皮；又一次，汗至下眼皮；又一次，汗至鼻；又一次，汗至上唇。大约每一次汗出寸许。二帖俱服完，鲤鱼汤一锅，合一昼夜亦服尽，汗至伏兔而已，未过膝也，脐以上肿俱消，腹仍大。

① 董振华. 祝谌予治疗糖尿病经验举要[J]. 中国医药学报，1993，8（1）：43-46.

初七日，经谓汗出不止足者死，此症尚未全活，虽腰以上肿消，而腹仍大，腰以下其肿如故。因用腰以下肿，当利小便例，与五苓散，服至二十一日，共十五天不效，病亦不增不减。陈荫山云：先生前用麻黄，其效如神，兹小便涓滴不下，奈何？祈转方。予曰：病之所以不效者，药不精良耳。今日先生去求好肉桂，若仍系前所用之桂，明日予不能立方，方固无可转也。

二十二日，陈荫山购得新鲜紫油安边青花桂一枝，重八钱，乞余视之。予曰：得此桂必有小便，但恐脱耳。膀胱为州都之官，气化则能出焉，气虚亦不能化。于是用五苓散二两，加桂四钱，顶高辽参三钱。服之尽剂，病者所睡系棕床，予嘱其备大盆二三枚，置之床下，溺完被湿不可动，俟明日予亲视挪床。其溺自子正始通，至卯正方完，共得溺三大盆有半。予辰正至其家，视其周身如空布袋，又如腐皮，于是用调理脾胃，百日痊愈（《吴鞠通医案》）。

按 本案用麻黄附子汤治疗，属方证相对，但前医用之何以无效？关键在于用量。本方用量比例当是麻黄最重，附子次之，甘草最少。否则，甘草甘缓，必掣肘于麻黄、附子，病故不愈。然像吴氏之用量，殊为少见，若非胆大心细，行方智圆之人，莫之为也。此外，本案先用麻黄附子汤，后用五苓散，充分体现了张仲景"腰以下肿，当利小便；腰以上肿，当发汗乃愈"的治水大法。

四、治疗实施与疗效判定思维

（一）实施医术的辩证思维

在实施医术的过程中，存在着一系列的诊治矛盾，需要我们以辩证的思维方法去认识和解决。实施医术的过程，实际上就是一系列的诊治矛盾在思维中具体展开的过程。

1. 诊断与治疗的矛盾

中医诊断包括辨病和辨证两个方面，诊断与治疗思维的互动表现为三种不同形式：①诊断正确，且治疗有方，正确的诊断成为导引常规治疗的前提；常规治疗是既往医疗经验的总结，反映了前人和当代医疗的基本原则与水平；诊断正确，但并无医疗良方，治疗仍处于探索性阶段。因此，正确的诊断并不能完全保证治疗有方，治疗仍有它自身的特殊矛盾需要我们去认识和解决。②诊断错误，错误的诊断常成为误治的思维导引；但治疗也并非必然导致误治，因为许多治法具有"广谱"治疗的效应，特别是中医中药及方剂的疗效相对更为广泛。当然，误诊或误治时所取得的疗效，是盲目性的疗效，是诊断思维与治疗实践相脱离的疗效，其固然有治愈、好转的可能，却潜伏着更多的贻误、恶化的危机。③诊断未明，治疗属于试验性的治疗。它是有目的性地通过治疗来试探机体的反应性，以用来验明诊断，这同诊断明确而治疗无方的试探性治疗是不同的认识范畴。应严格掌握指征，审慎选择狭谱、特效和安全的药物，并密切观察病情的变化，及时做出判断和确诊。

治疗对诊断的验证作用，包括证实和证伪。证实是指预想的结果在医疗实践中被证明，是一种主动性、合目的性的结果。证伪是先前的诊断认识被动地接受客观事实的否定，是一种意外性的客观性的检验。此时，认识主体若仍未醒悟，就有可能造成严重的不良后果。

2. 治愈与自愈的矛盾

治愈是指通过医疗手段的干预，缩短疾病的自然病程，改变疾病发展的方向，从而控制和消除疾病的过程。自愈是指通过机体自身的免疫、修复、适应与代偿等抗病能力而使疾病痊愈的过程。自愈是治愈的基础，治愈是自愈的发展，任何有效的治疗，归根结底是帮助病人自身战胜疾病，为机体恢复创造有利条件；疾病的痊愈，最终离不开机体自身的免疫、修复与适应能力。如张仲景《伤寒论》第 58 条所说："凡病，若发汗，若吐，若亡血，亡津液，阴阳自和者，必自愈。"因此，治疗的第一原则是自然痊愈力的利用。有时可以不采取任何医疗措施而求之于自然痊愈，在更多的时候，是在采取特定的治疗措施的同时，注意保护和增进机体的治愈力和充分调动机体的抗病力与患者积极配合的自觉性，来获得最佳的康复效果。例如，对于肿瘤的治疗，西医学主要通过手术、化疗、放疗等手段干预以寻求治愈，中医学则重在通过扶助正气以促进机体的自愈能力，两者结合可谓相得益彰。以方药来调动、调理、发挥人体生生之气的自主调理作用，是方药发挥治疗功效的深层复杂机制和规律，也是中医药防治疾病的特色之所在。

3. 治病与致病的矛盾

治疗作用是指符合医疗预期目的的医疗效果，而致病则是指与预期目的相反的结果。医源性疾病是指由于医疗手段实施不当，语言、态度与行为不当及医疗环境因素引起的疾病。任何医疗手段都具有二重性，既可以治病，又可以致病。如一种治疗方法都有它的适应证与禁忌证，应用不当，就会产生医源性疾病。适应证有它的安全度，失度也会导致医源性疾病。即使在安全度的情况下，若对某种条件把握不当，也还有可能导致医源性疾病。"良言一句三冬暖，恶语伤人六月寒"，不当的语言常常也是引起医源性疾病的重要原因之一。绝大多数的中药虽然毒副作用较少，然辨证不精，用药不当，也可导致新的病症。如李时珍《本草纲目·木部第三十五卷·巴豆》云："用之得宜，皆有功力；用之失宜，参、术亦能为害。"

4. 难治与可治的矛盾

所谓难治之症是指在现有的人类认识与医疗技术能力下难以治愈的病症，而可治之症则是可能治愈的疾病。具体的医疗实践中，两者可以相互转化。难治之症通过研究与探索，在实现技术创新之后可以转化为可治之症，而可治之症由于处理失当，失去有利的治疗时机也可能转化为难治之症和不治之症。因此在实施医疗措施时，医生既不可以因为疾病的难治而随意放弃医疗；也不可因为疾病可治而疏忽大意，并因此而失去有利的治疗时机。而要实现从难治之症到可治之症的转化，关键的一条就是要实现医疗技术的创新。

此外，在实施医术的过程中，还要正确处理病因治疗与对症治疗、局部治疗与全身治疗、特异治疗与综合治疗的矛盾；谨慎选择适宜技术与高新技术，正确处理传统技术与技术创新的关系，以及掌握病情变化，及时调整治疗方案，力争达到最佳或满意的治疗效果。

（二）疗效判定思维

疗效判断思维包含着有效还是无效，单一疗效还是综合疗效，个别有效还是总体有效，近期疗效还是远期疗效，治愈还是自愈，预期结果与意外结果等系列辩证思维范畴。

1. 有效还是无效

要判断某项医疗措施是否有效，需要考虑判断的可靠性与依据的科学性两方面的问题。

（1）判断的可靠性　即必须首先排除非治疗因素的好转，如：①患者的心理作用。因为精神因素对主观症状的改善起着重大的作用，毫无药理作用的安慰剂有时也会出现明显的治疗效果。医师的威望与对病人的良好态度，患者对医师的高度信赖，能对疾病的治疗产生直接的影响作用。②疾病的自愈。某些疾病有自愈的可能，有时治疗的时间恰好是与疾病自然病程的终末期重叠，从而产生用药即好转的假象。③疾病的周期性变化。许多疾病发作有间歇期，像梅尼埃尔病、癫痫。间隙期有长有短，长则数年，短则数日。故对此类疾病的疗效判断，必须排除间歇期的可能。

（2）依据的科学性　判断的依据可以是主观症状，也可以是客观指标，亦或两者兼而有之。单纯依靠自觉症状的改善和消失作为疗效判断的标准，有时是不可靠的。其原因是：①单纯的主观症状随意性较大，医师有时无意识地采用暗示的方法，诱使病人说出他期望的结果；有些患者为取悦医师或碍于情面，也会有意无意地夸大疗效。②有些疾病的自觉症状可以显著好转，甚至毫无不适感，但医技检测资料却长期异常，如慢性肝炎与慢性肾炎。因此，疗效的判断既要有自觉症状的改善，又要有客观指标做依据，单凭一方面的资料就可能产生判断的片面性。

2. 单一疗效还是综合疗效

在同时采取多种治疗手段与方法进行治疗时，必须分清是单因素疗效还是多因素的综合疗效，多因素疗效中又是哪项因素起了主要的作用？这样就不会把多因素的复合疗效误为某因素的单一疗效，同时还要注意筛选出无效因素，尽量精简药物的品种，以减少毒副作用，减轻患者的经济负担。在当代中西医结合治疗的情况下，如何判定中医药治疗措施的疗效，也是值得认真研究的问题。

3. 个别有效还是总体有效

在评价某项医疗措施的治疗效果时，要注意个别与一般的关系。所谓"单方气死名医"不过是指某种治疗方法特别适合某些病人，而并不是此种疗法能对群体产生同样的疗效。在这里，个体的差异性起着决定性的作用，这种个别也是不能完全代表一般的个案。在临床疗效判断思维中，除注意这种个别有效性的个案，并力图找出它的有效的原因外，更要关注的是一种疗法对某种疾病群体的总体有效率是多少。这种治疗率的判断，才是科学判断临床疗效的可靠性依据。

4. 近期疗效还是远期疗效

有些近期疗效包含着一些临床假象，必须加以排除。像慢性支气管炎、支气管哮喘发作有明显的季节性，在季节转换期间的治疗效果，有时就包括了疾病自然好转的因素；有些疾病的自觉症状可一时缓解，但疾病的本质问题并没有真正解决，像慢性肾炎、肝硬化腹水，如果仅凭一时症状的好转，如浮肿、腹水的消退，就得出痊愈的结论就不可靠。有些治疗措施，本身只能解决一些燃眉之急的短期症状，而不能取得长期巩固的疗效，如临床上大多数的退烧、止痛等对症治疗，就是如此。因此，不能依据短期疗效做出"有效"或"痊愈"的判断。同时还要注意，近期疗效是远期疗效的基础，也是增强患者的治疗信心，赢得治疗时间的关键，所以要重视近期疗效的成果；远期疗效是病人的根本利益所在，在巩固近期治疗效果的基础上，积极对因治疗，巩固治本的效果，防止复发等具有更重要的意义。疗效的判断要把两者有机地结合起来。

5. 预期结果与意外结果

预期结果是指根据现有的医学知识与技术水平在治疗前就已经知道的结果；意外结果是指在实施治疗前未能认识和估计的结果，或疗效的好转程度，或不良反应的严重程度超出了原有的认识和估计。两种结果都包括治疗作用与不良反应两个方面。医生要尽可能地抓住意外疗效中的机遇因素，做出科学发现与技术创新；也要找出意外不良反应的真实原因，并有针对性地采取医疗措施，减轻其不良反应，避免对病人造成更大的伤害。

总之，中医临床疗效的判定应遵循病证相结合，整体与局部相结合，静态描述与动态观察相结合，传统四诊信息与现代医学指标相结合，软指标与硬指标相结合，近期效应与中远期疗效相结合，有效性、安全性及卫生经济学指标相结合，群体共性与个体特质相结合等评价原则。既要重视对西医"病"的评价，更不能丢失对中医"证"的观察；既要重视西医"病"在局部解剖部位的改善，也要重视中医"证"对整体状况的调节；既要重视现代医学指标，也应科学体现中医四诊信息，重视患者症状的改善，生存质量的提升；既要静态评价疾病指标和四诊信息，也要从四诊信息动态演变中寻找中医诊疗规律；既应重视近期效应，也应重视中远期效果及终点结局。

主要参考文献

安军. 科学隐喻的元理论研究[M]. 北京：科学出版社，2017

保罗·萨加德. 病因何在——科学家如何解释疾病[M]. 上海：上海科技教育出版社，2007

畅达. 中医临床思维要略[M]. 北京：中国中医药出版社，2011

陈波. 逻辑学十五讲[M]. 第2版. 北京：北京大学出版社，2016

陈潮祖. 中医治法与方剂[M]. 第4版. 北京：人民卫生出版社，2003

陈巍，殷融，张静. 具身认知心理学：大脑、身体与心灵的对话[M]. 北京：科学出版社，2021

陈伟. 逻辑思维训练[M]. 北京：北京大学出版社，2006

陈战.《黄帝内经素问》隐喻研究[M]. 北京：人民卫生出版社，2021

成肇智，李咸荣. 中医病机论——从基础到临床[M]. 北京：中国医药科技出版社，1998

戴汝为. 系统学与中医药创新发展[M]. 北京：科学出版社，2008

杜慧群，袁钟，刘奇. 逻辑与思维技巧[M]. 北京：中国协和医科大学出版社，2002

冯显威. 医学科学技术哲学[M]. 北京：人民卫生出版社，2002

傅世侠，罗玲玲. 科学创造方法论[M]. 北京：中国经济出版社，2000

高晨阳. 中国传统思维方式研究[M]. 济南：山东大学出版社，1994

郭贵春. 隐喻、修辞与科学解释[M]. 北京：科学出版社，2007

贺达仁. 医学科技哲学导论[M]. 北京：高等教育出版社，2005

胡志强，肖显静. 科学理性方法[M]. 北京：科学出版社，2002

黄帝内经素问[M]. 北京：人民卫生出版社，1963

贾春华. 中医学——一个隐喻的世界[M]. 北京：人民卫生出版社，2017

姜德友. 中医临床思维方法[M]. 北京：中国中医药出版社，2017.

焦树德. 焦树德临床经验辑要[M]. 第3版. 北京：中国医药科技出版社，2017

李灿东. 中医误诊学[M]. 福州：福建科学技术出版社，2003

李约瑟. 中国古代科学思想史[M]. 南昌：江西人民出版社，1999

理查德·尼斯贝特. 思维版图[M]. 刘秀霞译. 北京：中信出版集团，2017

梁作民. 当代思维哲学[M]. 北京：人民出版社，2003

灵枢经[M]. 北京：人民卫生出版社，1963

刘大椿. 科学哲学[M]. 北京：中国人民大学出版社，2006

刘大椿. 自然辩证法概论[M]. 北京：中国人民大学出版社，2004

刘冠军，王维先. 科学思维方法论[M]. 济南：山东人民出版社，2000

刘虹，张宗明，林辉. 医学哲学[M]. 南京：东南大学出版社，2004

刘虹. 临床哲学思维[M]. 南京：东南大学出版社，2011

刘虹. 医学逻辑思维[M]. 南京：东南大学出版社，2011

刘奎林. 灵感思维学[M]. 长春：吉林人民出版社，2010

刘明明. 中国古代推类逻辑研究[M]. 北京：北京师范大学出版社，2012

刘长林. 中国系统思维——文化基因探视[M]. 北京：社会科学文献出版社，2008

刘长林. 中国象科学观——易、道与兵、医[M]. 北京：社会科学文献出版社，2007

马佩. 辩证思维研究[M]. 开封：河南大学出版社，1999

孟祥才，王勇，靳振怀，等. 临床诊断逻辑[M]. 上海：第二军医大学出版社，2004

苗东升. 系统科学精要[M]. 北京：中国人民大学出版社，1998

苗启明. 辩证思维方式论[M]. 昆明：云南大学出版社、云南人民出版社，2015

欧文·M·柯匹，卡尔·科恩. 逻辑学导论[M]. 第 13 版. 张建军，潘天群，顿新国，等译. 北京：中国人民大学出版社，2014

彭漪涟. 冯契辩证逻辑思想研究[M]. 上海：华东师范大学出版社，1999

乔治·莱考夫，马克·约翰逊. 我们赖以生存的隐喻[M]. 何文忠译. 杭州：浙江大学出版社，2015

邱鸿钟. 医学与语言：关于医学的历史、主体、文体和临床的语言观[M]. 广州：广东高等教育出版社，2010

邱鸿钟. 中医的科学思维与认识论[M]. 北京：科学出版社，2011

冉雪峰. 冉雪峰医案[M]. 北京：人民卫生出版社，2006

任秀玲. 中医理论范畴[M]. 北京：中医古籍出版社，2001

邵志芳. 思维心理学[M]. 上海：华东师范大学出版社，2007

申春悌. 临界辨证诊治法[M]. 北京：中国中医药出版社，2018

沈春悌，王忠，王海南. 病证型结合中医诊疗新模式研究方法[M]. 北京：人民卫生出版社，2021

石勇. 中医隐喻研究[M]. 北京：中国社会科学出版社，2021

宋家明，陶雄飞，胡宗宇. 临床诊治思维方法与实践[M]. 合肥：安徽科学技术出版社，2007

宋为民. 中医全息论[M]. 重庆：重庆出版社，1989

苏富忠. 思维科学[M]. 哈尔滨：黑龙江人民出版社，2002

孙小礼. 科学方法中的十大关系[M]. 上海：学林出版社，2004

孙毅. 认知隐喻学多维跨域研究[M]. 北京：北京大学出版社，2013

孙中原. 中国逻辑研究[M]. 北京：商务印书馆，2006

唐孝威，何洁，等. 思维研究[M]. 杭州：浙江大学出版社，2014

仝小林. 方药量效学[M]. 北京：科学出版社，2015

王东. 科学研究中的隐喻[M]. 广州：世界图书出版广东有限公司，2016

王国有. 日常思维与非日常思维[M]. 北京：人民出版社，2005

王琦. 辨体–辨病–辨证诊疗模式创建与应用[M]. 北京：中国中医药出版社，2012

王琦. 中医理论与临床思维研究[M]. 北京：中国中医药出版社，2012

王琦. 中医原创思维研究十讲[M]. 北京：科学出版社，2015

王前. 中西文化比较概论[M]. 北京：中国人民大学出版社，2005

王庆宪. 中医思维学[M]. 北京：人民军医出版社，2006

王树人. 回归原创之思——"象思维"视野下的中国智慧[M]. 南京：江苏人民出版社，2005

王小燕. 科学思维与科学方法论[M]. 广州：华南理工大学出版社，2015

王永炎，严世芸. 实用中医内科学[M]. 上海：上海科学技术出版社，2009

王振方，王坚定，石淑荣. 临床思维学[M]. 北京：人民卫生出版社，2002

温公颐，崔清田. 中国逻辑史教程[M]. 天津：南开大学出版社，2001

吾淳. 古代中国科学范型[M]. 北京：中华书局，2001

吾淳. 中国思维形态[M]. 上海：上海人民出版社，1998

吴彤. 自组织方法论研究[M]. 北京：清华大学出版社，2001

武占江. 中国古代思维方式的形成及特点[M]. 西安：陕西人民出版社，2001

萧延中. 中国思维的根系：研究笔记[M]. 北京：中央编译出版社，2020

肖林榕，陈佳，吴宽裕，等. 中医临床思维[M]. 北京：中国医药科技出版社，2004

邢斌. 方剂学新思维[M]. 北京：人民卫生出版社，2009

邢玉瑞. 中医模型化推理研究[M]. 北京：中国中医药出版社，2021

邢玉瑞. 中医学概念问题研究[M]. 北京：中国中医药出版社，2017

邢玉瑞. 中医哲学思维方法研究进展[M]. 北京：中国中医药出版社，2017

徐建国. 中医诊断学应用与研究[M]. 上海：上海中医药大学出版社，2007

严道南，黄俭仪，陈小宁. 医案中的辨证思维——百岁名医干祖望医案品析[M]. 北京：人民军医出版社，2011

杨光华. 中医临床思维研究[M]. 南昌：江西科学技术出版社，1992

姚乃礼. 中医证候鉴别诊断学[M]. 第 2 版. 北京：人民卫生出版社，2002

叶浩生. 具身认知的原理与应用[M]. 北京：商务印书馆，2017

于惠棠. 辩证思维逻辑学[M]. 济南：齐鲁书社，2007

岳美中. 岳美中医学文集[M]. 北京：中国中医药出版社，2005

张大松. 科学思维的艺术——科学思维方法论导论[M]. 北京：科学出版社，2008

张岱年，成中英，等. 中国思维偏向[M]. 北京：中国社会科学出版社，1991

张国骏. 伤寒论思维与辨析[M]. 北京：中国中医药出版社，2006

张浩. 认识的另一半：非理性认识论[M]. 北京：中国社会科学出版社，2010

张巨青. 辩证逻辑导论[M]. 北京：人民出版社，1989

张天奉. 中医辨证路径解析[M]. 北京：中国协和医科大学出版社，2009

张廷模，彭成. 中华临床中药学[M]. 第 2 版. 北京：人民卫生出版社，2015

张维真. 现代思维方法的理论与实践[M]. 天津：天津人民出版社，2002

张晓芒. 创新思维方法概论[M]. 北京：中央编译出版社，2008

张颖清. 全息生物学（上册）[M]. 北京：高等教育出版社，1989

张仲景. 金匮要略[M]. 北京：人民卫生出版社，2005

张仲景. 伤寒论[M]. 北京：人民卫生出版社，2005

赵光武. 思维科学研究[M]. 北京：中国人民大学出版社，1999

赵智强. 中医临床过程中的思维与方法[M]. 北京：人民卫生出版社，2018

赵总宽. 辩证逻辑原理[M]. 北京：中国人民大学出版社，1986

钟东屏. 诊断逻辑学[M]. 贵阳：贵州科技出版社，1991

周翰光. 中国古代科学方法研究[M]. 上海：华东师范大学出版社，1992

周建武. 科学逻辑——逻辑推理与科学思维方法[M]. 北京：中国人民大学出版社，2020

周云之. 中国逻辑史[M]. 太原：山西教育出版社，2004

祝世讷. 中医系统论与系统工程学[M]. 北京：中国医药科技出版社，2002

祝世讷. 中医学原理探究[M]. 北京：中国中医药出版社，2019

W. I. B. 贝弗里奇. 科学研究的艺术[M]. 北京：科学出版社，1979